MYOFASCIAL TRAINING

필라테스 • 요가 전공자를 위한

근막 트레이닝

가동성 및 기능 회복을 위한 효과적인 움직임

양정원 옮김

MYOFASCIAL TRAINING

Intelligent Movement for Mobility, Performance, and Recovery

Ester Albini

영 문 출 판 사

■ 옮긴이

양정원

- 차의과학대학교 통합의학대학원 겸임교수
- 국민대학교 스포츠산업대학원 겸임교수
- 남서울대학교 물리치료학과 겸임교수
- 에코필라테스 서울 청담본점 대표
- 자이로토닉에코 한남점 원장
- (사)국제필라테스교육협회 교육이사

MYOFASCIAL TRAINING : Intelligent Movement for Mobility, Performance, and Recovery
by Ester Albini

Translation and adaptation of the first English language edition.

필라테스·요가 전공자를 위한

근막 트레이닝

2021년 4월 24일 초판인쇄
2021년 4월 31일 초판발행

지은이 : Ester Albini
옮긴이 : 양 정 원
발행인 : 박 병 조
발행처 : 도서출판 영문출판사
등 록 : 1987년 12월 21일 제2-419호
주 소 : 서울시 강남구 삼성동 69-1
전 화 : (02) 514-5590, 776-5590
팩 스 : (02) 756-8943
E-mail : yeongmunsa@empal.com
홈페이지 : www.ymsbook.net
정 가 : 35,000 원
ISBN 978-89-7224-495-0 93510

※ 파본은 교환해 드립니다.

목차 /CONTENTS

감사의 글 /ACKNOWLEDGMENTS

우리 모두는 한 쌍의 날개를 가지고 있지만, 꿈을 꾸는 자만이 나는 법을 배운다.
Jim Morrison

나는 날개를 가지고 높이 하늘을 날아서, 아빠에게 조금 더 다가가고 싶다.

Gigi 나도 너를 위해 날개에 힘과 파워를 실어 날고 싶다.

나는 나를 믿어 왔고, 계속 나를 믿는 모든 사람들을 위해 계속 하늘을 날아다니고 싶다.

정말 고마워... 나는 날아다니는데 힘드는 것을 모르겠어.

Jacob과 Nicole에게: 나는 너희들이 날개를 펴고 자유롭게 날기를 바란다.

내 곁에 있으면서 항상 나를 올바른 길로 인도해 주는 나의 조종사 겸 비행 동료인 Guido에게:
난 너와 함께 마법에 걸린 알 수 없는 곳과 폭풍우를 뚫고 날아가는 게 좋아. 중요한 건 네가 내 곁에 있다는 것뿐이야. 우리의 여정이 끝나지 않기를.

수년간 나를 따라왔던 훌륭한 나의 학생들에게 감사드린다: Ugo, Loredana, Isabella, Simona, Novella, Benedetta, Paola, Anna, Susi, Cristina, Iva, Silvia, Luana, Monica, Francesca, Valeria, Antonella, Giovanna, Ilse, Sara, and Gigi.
여러분도 내 여정의 한 부분이기 때문에 항상 고마워.

나의 트레이닝 과정의 팬들에게 감사드린다: Nora, Isabella, Antonietta, Mimi, Laura, Carmen, Anna, Gisela, Sabina, Giovanna, Elena, Antonella, Michela, Agnese, Paolo, Daniela. 그리고 나를 따라줬던 모든 사람에게 감사드린다.

먼 곳에 있으면서도 항상 가까운 나의 좋은 친구 Jacky Klossner에게 감사드린다.

나의 환상적이고 매혹적인 세계에 눈을 뜬 Karin Locher에게 감사드린다.

끝으로, 인내를 가지고 내 책을 기다려 준 Elika에게 감사드린다.

서론 / INTRODUCTION

FReE: Fascial Real Emotion

FReE(Fascial Real Emotion)는 단순한 움직임 그 이상이다. 이것은 여러분이 매일 입어 왔던 "근막"이라는 옷을 바꿀 수 있는 핵심이다: 여러분은 즉시 더 젊고, 더 탄력 있고, 더 활기찬 것을 느낄 것이다. 어제가 아니라 내일이 아니라 지금이 바로 변화의 적절한 시기이다. 뭘 더 기다려야 하는가?

이 책에서 나는 간단한 동작부터 단계별 가이드를 제공할 것이다. 변화를 위해 연습을 실천하고 나의 권고를 따를 수 있는 여러분의 진지한 약속이 필요하다. 그렇지 않으면, 여러분이 원하는 결과를 얻을 수 없을 것이다.

제시된 운동은 수행하기 쉽고 근막에 상당한 영향을 주지만, 매일 반복한다는 것은 어려운 일이다. 목표가 있다면, 놓치지 않아야 한다. 그러면 좋은 결과를 얻을 수 있을 것이다. 예전의 일상을 떨쳐버려라. 그러면 여러분은 새로운 정상에 도달할 것이다!

효과적인 움직임의 새로운 핵심

30년간의 경험에서 나의 목표는 항상 사람들과 함께 몸과 마음을 함께 하고, 뗄 래야 뗄 수 없는, 진정한 모습 그대로의 사람들을 기분 좋게 만드는 것이었다. 그렇기 때문에 나는 항상 운동의 모든 측면에 대한 이해력을 향상시키려 노력해 왔다.

나는 수년간 피트니스 강사와 퍼스널 트레이너 뿐만 아니라, Les Mills, Reebok, Polar, 그리고 Airex BeBalanced trainer로 활동했다. 나는 나의 스킬을 강화하기 위해 2년에 한 번씩 미국에 갔고, posturology (Bricot, Mézières), Pilates (Polestar, Balanced Body, Fletcher, Hermann, Locher), the functional method, kettlebell training (London, IKFF), and Gyrotonic 등의 자격을 취득했다. 이들 모든 코스는 나의 전문성과 훈련에 새로운 줄이 되어 주었다. 그러나 나는 이미 어떤 위치에 올라 있었고, 이것들은 나의 재료, 방법 및 전문성과 나의 경험에 약간의 도움을 주었을 뿐이다.

나는 Thomas Myers의 책 덕분에 근육근막을 처음 접했다. 솔직히 충분하게 이해하지 못했지만, 매우 만족스러웠다. 우연히 일어나는 일은 결코 없지만, 중요한 일은 반드시 일어난다. 이것은 정말 사실이다! 나는 직감을 따랐다. 나는 이곳저곳으로 움직이기 시작하면서 Thomas Myers(미국, 스위스, 독일, 네덜란드), Michol Dalcourt(미국, 네덜란드), Robert Schleip(독일), Karin Locher(잉글랜드, 스위스)의 코스에 참가했다. 물론 각 코스는 적용되고, 흡수되고, 느껴지고, 인식되는데 시간이 걸렸다. 나는 발끝으로 조심스럽게 근육근막 세계에 들어갔고, 이탈리아 사람의 명랑함과 가벼운 마음이 이것을 풍부하게 해 주었고, 무엇보다도 그렇게 살아가고 있다.

그리고 거기서 마법이 일어났다. 달리 어떻게 설명해야 할지 모르겠다. 다른 날과 같은 오후에 나는 취리히에 있었고, 처음으로 내 깊은 곳에서 무언가가 바뀌는 것을 느꼈다. 마치 내가 미처 알아차리지 못한 블록이 내게서 떨어져 나간 것 같았다. 이것을 인정해도 되는가? 나는 행복감에서 놀라움으로, 그리고 두려움으로 사로잡혔다. 그리고 나는 울었다. 그날 오후 내게 무슨 일이 일어났는지를 깨달았다.
나는 처음으로 나 자신이 변한다는 것을 느꼈고, 나 자신에 대한 나의 인식은 더 이상 같지 않았다.
한마디로 나는 자유였다.

이것이 바로 FReE(Fascial Real Emotion)라는 이름에서 유래한 것인데, 이것은 근막 트레이닝이 정말로 무엇에 관한 것인지를 하나의 약자로 설명한다.

우리가 익숙해지는 것보다 더 깊이 육체를 연구함으로써, 우리는 보통 무시되고 눈에 띄지 않게 되는 것들을 이해할 수 있다. 내 몸을 느끼고 새로운 사용법을 실험함으로써 내가 하고 있는 일의 의미를 발견하고 내가 새로운 움직임의 열쇠를 찾았다는 것을 깨달았다.

FReE의 세계에 온 것을 환영한다. 즐겁게 공부하자.

계속 연결하고 FReE를 즐기자!

Ester Albini

역자서문

저는 어린시절부터 20년간 발레를 해왔습니다. 그러다보니 움직임에 대한 것들을 온몸으로 느끼면서 자라왔습니다. 우연히 대학교에서 처음 필라테스를 접하게 되었습니다. 발레는 아름다움을 몸으로 표현하는 일이었지만, 필라테스는 몸이 좋아하는 움직임을 하는 일이었습니다. 단순한 움직임으로 시작했지만 신체의 큰 변화를 경험했습니다. 수년간 발레로 인한 부상과 통증이 필라테스로 인해 감소하는 것을 느꼈고, 코어가 단련되고 몸이 정렬되는 느낌은 말로는 표현할 수 없을 만큼의 만족감을 주었습니다.

이렇게 좋은 필라테스를 사람들에게 알려주고 싶어서 주저없이 발레리나의 꿈을 접고 필라테스 지도자의 길로 접어들게 되었습니다. 더 많은 대중들에게 건강을 유지하고 되찾는데에 도움을 주고싶었기에 여러 방송과 강연으로 대중 앞에 섰습니다. 2016년 MBC 〈마이 리틀 텔레비전〉에서 필라테스 전문가로 출연하였는데, 필라테스의 장점을 설명하기에 앞서 "필라테스"가 무엇인가? 라는 질문이 쇄도했습니다. 사람들은 이 좋은 필라테스가 무엇인지 몰랐기 때문에 한계에 부딪혔습니다. 이때부터 필라테스를 연구하고 더 많이 알리는 것에 집중했습니다. 다행히 많은 필라테스 지도자들의 노력 덕분에 최근에 필라테스의 대중화는 짧은 시간 엄청난 양적 성장을 하였습니다.

이제는 우리 지도자가 더 깊게 공부해야 할 시기라고 생각합니다. 필라테스의 장점을 제대로 알려야 합니다. 필라테스는 움직임을 배울수록 그 깊이가 더 깊어지고, 체계적인 공부가 필요한 종목입니다. 지도자의 신체 이해도가 높을 수록 그 동작의 목적을 알고, 움직임의 특성을 알고, 원리를 알게 되어 운동효과를 극대화시킬 수 있습니다. 곧 지도자의 신체 이해도에 따라 동작은 완전히 새로운 결과들로 몸에 표현되는 것임을 깨달았습니다. 필라테스, 요가 등 올바른 움직임을 수행하기 위해서는 동작에 지식과 숙련도가 필요하지만 그에 앞서 몸에 대해 좀더 깊은 인지가 필요성을 느낍니다.

100세 시대라는 말이 현실로 다가온 지금, 사람들은 100세까지 건강하게 살기를 원하고 있습니다. 앞으로의 필라테스는 단순 운동을 넘어서 건강과 재활, 즉 치료의 목적을 지녀야 합니다. 신체에 대한 구조에 관해 사람들은 뼈와 근육에 가장 먼저 초점을 둡니다. 여러분이 '근막'에 초점을 둔 움직임에 눈을 떴을 때, 온 몸의 감각과 신경이 얼마나 잘 연결되어 있는지 느낄 수 있을 것입니다. 근막을 이해하고 이행하는 운동은 운동효과는 물론 몸의 기능까지 개선해줄 것입니다.

저는 이 책을 필라테스와 요가 지도자들에게 추천하고 싶습니다. 필라테스, 요가, 피트니스, 어떤 운동이라도 이 책을 읽고 근막에 대한 이해가 높아진다면 더 정확한 수행과 나아가 티칭에도 도움이 되리라 생각됩니다. 마지막으로 이 책을 번역하는데 큰 도움을 주신 영문출판사 박병조 대표님 및 관계자분들께 진심으로 감사의 말씀을 드립니다.

2021년 3월 **양정원**

근막이란 무엇인가?

1

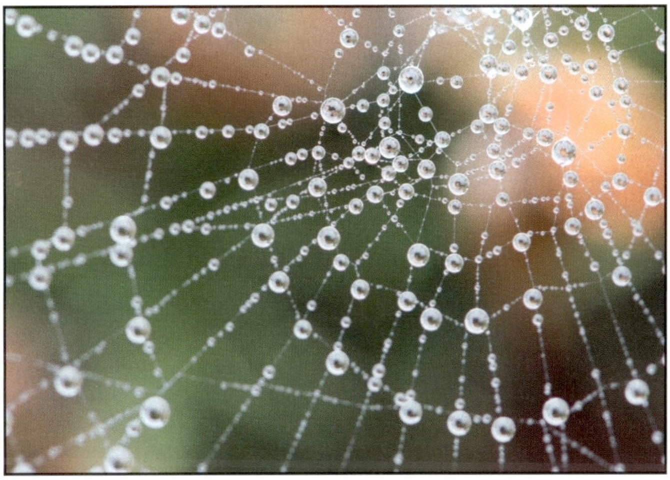

1.1. 근막과 근막계

1.1.1. 이론적 배경

아침에 이슬이 거미줄에 맺혀 있는 모습을 생각해 보자. 이것이 근막에 대해 여러분께 내가 제안하는 방법이다.

근막은 생물학적 거미줄이다. 만약 피부의 맨 바깥층을 제거하면, 여러분은 머리에서부터 발가락까지 전신을 덮고 있는 촘촘하고 매우 얇고 밝은 하얀색의 거미줄처럼 생긴 근막을 볼 수 있을 것이다.

사람들에게 그들의 신체에 대해 제일 먼저 생각하는 해부학 이미지를 물었을 때, 사람들은 뼈, 근육 및 내장기에 대해 이야기를 했다. 아무도, 아니 사실상 아무도 거의 투명한 시스템인 근막을 보지 못했다. 이런 근막은 최근에 운동치료사, 오스티오패스 및 도수치료사 등에 의해 관심을 받고 있다.

근막의 이미지가 왜 부족한가?

하나의 답은 "해부학(anatomy)"이란 단어에 기인한다. "anatomy"는 그리스어인 "ανατομή"에서 유래되었고, 의미는 절개한다는 것이다(ανά－"through" 의미이고, τέμνω는 "절개 또는 분리한다"는 의미이다). 이 어원은 우리가 사체를 해부함으로써 상세한 해부학 서적을 어떻게 제작하게 되었고, 또 신체 구조물에 대해 오늘날의 믿음을 어떻게 습득했는지를 설명한다.

시간을 한발짝 뒤로 물리자. 해부학자들에게 있어 인체를 연구하는 유일한 방법은 사체를 해부하는 것이다. 실제로 이탈리아의 레오나르도 다빈치를 포함한 해부학자들의 연구는 인체를 연구하는 중요한 기초였고, 이들 발견은 수 세기 동안 우리의 믿음에 영향을 미쳤을 것이다. 그 당시, 이런 연구에 필요한 도구들이 발명되지 않았고, 메스나 다른 정밀 기구를 사용하게 된 것은 한참 후에야 비로소 가능해졌다.

그러므로, 인체를 더 잘 이해하기 위해 해부가 이루어졌다. 불행하게도, 이들 개척자들은 근막의 중요성을 간과한 채 근막조직을 남겨 놓지 않고 한 조직과 다른 조직 사이의 모든 것을 절단했다. 결과적으로, 수세기 동안 인체에 대한 매우 중요한 개념들이 이 분야에 지적으로 연결되어 왔고, 이것은 모든 해부학 교재에 그대로 나타냈다. 수 세기 동안, 우리는 인체를 지속적이고 상호작용하는 단일 시스템으로서 이해하지 않고, 개별 부분들을 검사하는데 초점을 맞추어 왔다. 삶의 다른 부분에서처럼, 작은 것에 집중하기 전에 큰 것을 바라보는 나의 의견은 삶의 다른 부분에서처럼, 우리는 작은 것에 집중하기 전에 큰 것을 먼저 바라보는 경향이 있다는 것이다. 하지만 이것들이 작을지라도, 덜 중요한 것은 아니다.

1.1.2. 근막의 정의

근막은 우리를 있는 그대로 만드는 것이다.
결합조직은 결합하고 연결하는 모든 것이다.

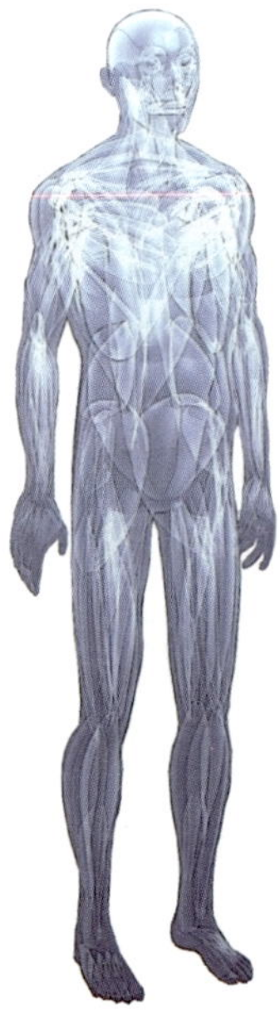

나와 전문가들은 단일 정의에 동의할 수 없다. 근막에 대한 이런 의견 일치가 부족한 중요한 이유는 두 가지이다.

1) 근막의 두께, 기능, 깊이, 견고성(consistency) 및 위치 등이 매우 다양하다.
2) 근막은 비교적 최근에야 폭넓게 수용된 개념이기 때문에, 아직 완전하게 정의가 내려진 것이 아니다.

내가 알고 있는 가장 간단한 정의는 "근막은 밴드이다": 이것은 18세기 문헌에서 이미 존재했던 개념이다[15].

근막 조직은 신체의 모든 부분을 둘러싸고 분리하는 4차원의 그물망이다. 근막 조직은 모든 조직이나 장기에 그들의 형태와 기능을 제공하는 구조적 연속체를 만들어낸다. 인체는 근막 그물망을 통해 모든 부분이 다른 부분과 소통하는 기능적 단위이다.

> 근막은 4차원 구조물로 정의될 수 있는데, 그 이유는 중추신경계와 밀접한 연결을 하는 신경이나 감각 차원을 포함하기 위해 3차원(너비, 높이 및 깊이)을 넘어서 확장하기 때문이다.

머리에서 발가락까지 우리를 감싸고 연결하는 치밀한 반투막성 그물로서 근막을 생각해 보고, 또 감각이나 역학적 자극을 처리하고 반응하는 외부 신경계로 근막이 작용하고 있다고 생각해 보자.

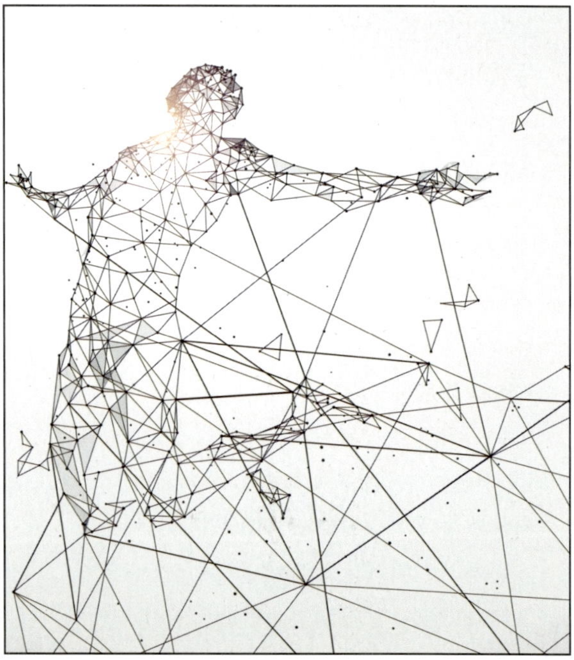

신체 전반에 걸쳐 발견될 수 있는 근막 조직은 혈관, 신경, 장기, 수막, 뼈 및 근육을 둘러싸고 통과한다; 그들과 상호작용한다; 다양한 깊이에서 여러 층을 형성한다; 그리고 기계적, 대사적, 탄성적 및 자율신경적 특성이 혼합된 4차원 바탕질(기질)을 형성한다. 근막은 4차원 구조물이다. 그 이유는 근막이 중추신경계와 연결하여 상호작용하기 위해 3차원을 넘어서 작동하기 때문이다: 근막은 진정한 4차원이다. 이런 관점에서 볼 때, 근막은 사람의 건강에 영향을 미치는 장기이다. 보다 일반적인 관점에서 볼 때, 근막의 기능에 대한 지식과 근막이 통제한 부위에 대한 지식은 사람의 건강과 웰빙에 중요하다.

만약 우리가 근막 구조를 나머지 신체 부분과 분리하여 관찰할 수 있다면, 우리는 시작도 끝도 없이 모든 것에 형태를 제공하고 그들을 분리하고 연결하는 매우 치밀한 4차원 그물망을 보게 될 것이다. 근막은 피부에서 시작하여 근육, 뼈 및 내장기를 둘러싸고 있는 두꺼운 섬유조직의 반투막성 그물망이다. 근막은 우리의 신체를 덮고 가로지르는 연속적인 시스템이며, 체중의 20%에 해당하는 무게를 가진다.

개념을 단순화하기 위해, 여러분이 오렌지를 생각해 보길 바란다. 나는 근막과 비교하기 위해 트레이닝 코스에서 오렌지를 사용하여 시각적인 도움을 주고 있다. 오렌지를 반으로 절단해 보자. 만약 횡단면을 살펴보면, 여러분은 하얀 막에 의해 분리되는 개별 분절을 볼 수 있을 것이다.

오렌지가 세포조직의 하얀 막(견고성을 유지하고 과육에 형태를 제공하는)에 의해 둘러싸여 있듯이, 우리의 신체(피부밑 영역)도 얕은층 근막으로 불리는 결합조직에 의해 둘러싸여 있다. 부가적으로, 오렌지는 쥬스가 들어 있는 작은 주머니를 가진 분절로 나누어진다. 모든 신체 구조물, 모든 근육 및 모든 장기들이 결합조직의 말이집(수초)에 의해 둘러싸여 있기 때문에, 인체는 오렌지와 매우 비슷하다. 심지어, 오렌지 쥬스가 인체의 바탕질(기질)과 비교될 수 있다(**1.3.1** 참조).

여러 층을 통과하여 표면(피부)에서 깊은 곳(뼈)으로 여행해 보자. **얕은층 근막**(결합조직의 첫 번째 층)과 섞여 있는 피부밑지방의 첫 번째 얕은 층은 피부밑에서 발견될 수 있다. **깊은층 근막**은 지방의 깊은 층보다 더 깊은 곳에 위치한다. 인체 여행을 계속하면, 우리는 근육 전체를 둘러싸는 **근육바깥막**(근외막)에 도달하고, 그 다음 근육다발을 둘러싸는 근육다발막(근주막)에 도달한다. 그리고 모든 근섬유와 근육세포를 둘러싸는 근육속막(근내막)에 도달한다. 여행의 마지막은 뼈막(뼈를 둘러싸고 있는)이다.

아래의 그림은 여러 근막층을 보여주고 있다.

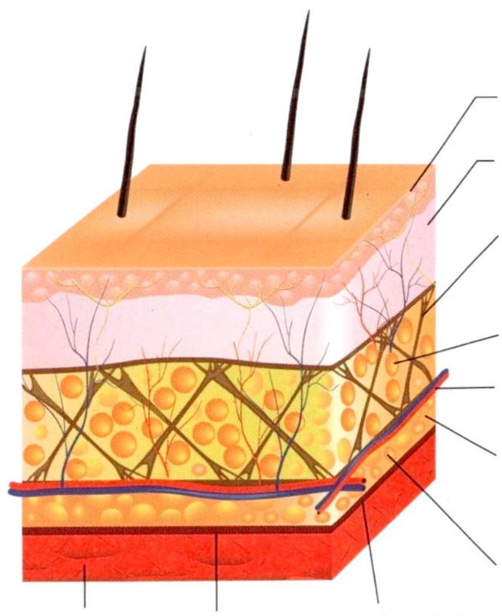

오렌지로 다시 돌아와서, 오렌지의 하얀 막은 근막의 요소를 나타낸다. 하얀 막을 제거하면, 오렌지 쥬스(즙)만이 남게 된다. 인체의 경우도 원리는 동일하다: 만약 근막(근육바깥막, 근육다발막 및 근육속막)층을 제거하면, 근육은 자신의 형태와 견고성을 잃게 된다.

내가 Thomas Myers와 함께 근막 해부 인증 과정에서 배웠던 모든 것은 인체 해부학에 대한 나의 관점을 완전히 바꾸어 놓았다. 그 이전까지 나는 전통 해부

근육과 오렌지의 시각적인 비교

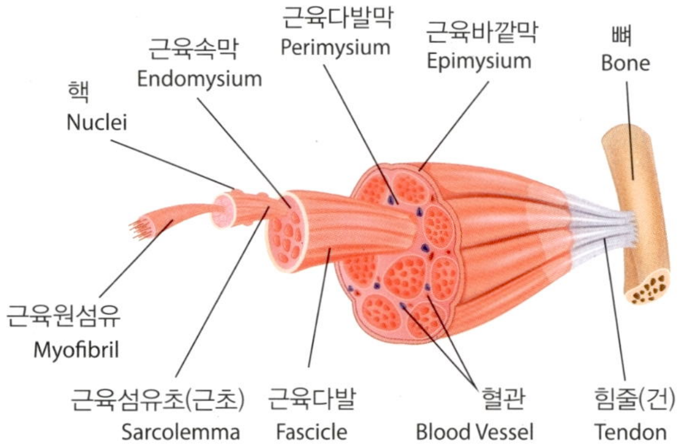

근육의 횡단면

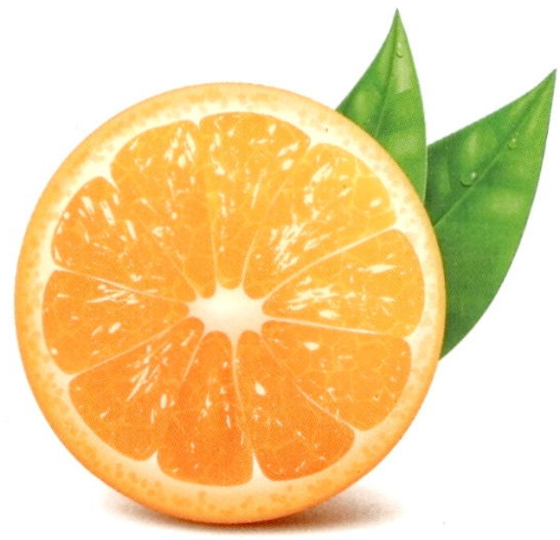

오렌지의 횡단면

근육바깥막, 근육다발막, 근육속막은 왼쪽 그림에서 명확하게 구분될 수 있다.

- **근육바깥막:** 근육 전체를 둘러싸는 막
- **근육다발막:** 근섬유의 다발을 둘러싸고, 신체의 가장 풍부한 근막조직을 형성하기 위해 그들을 연결하고 있다. 혈관과 신경을 근육다발(근육다발막의 영양 기능의 조절)까지 전달한다. 이 막은 수축할 때 가동성이 좋은 막이고, 근육이 자신의 케이스 안쪽으로 미끄러질 수 있도록 만든다.
- **근육속막:** 개별 단위를 형성하는 근육세포를 둘러싸고 있는 막이다. 이 막은 모든 근섬유를 둘러싸고 있는 튜브의 형태로 정렬되어 있다.

학 교재를 통해 해부학을 공부했다. 해부학 교재들은 근육에 색칠을 한 것에 불과했고, 근막을 볼 수도 없었고 근막이 얼마나 중요한지를 알 수 없었다. 개별 근육에는 이는곳(시작점)과 닿는곳(착지점)이 그려져 있고, 다른 근육과 분리되어 그려져 있었지만, 이것은 실제 내용을 반영하지 못한다. 사실, 모든 근육은 근막을 통해 이웃한 근육과 연결되고, 소통을 한다.

오렌지를 생각해 보자: 만약 여러분이 각 분절들을 서로 분리하고 싶다면, 여러분은 오렌지의 하얀 막을 벗겨 내야 할 것이다. 서로 조각들을 분리하고 싶다면, 여러분은 하얀 피부를 벗겨내야 할 것이다. 분절들은 서로에 대해 타이트하게 쌓여 있지 않다; 이것들은 서로 붙어 있고 연결되어 있다. 이것은 우리의 근육도 마찬가지이다. 따라서 이것은 매우 의미있는 발견을 보여주었다. 왜냐하면, 트레이닝에 대한 나의 접근 방법 뿐만 아니라, 내가 신체를 어떻게 보고 있는지에 영향을 주기 때문이다. 명심해야 할 것은, 근막이 분리하고, 형태를 제공하고, 또 소통을 한다는 점이다.

오렌지의 하얀 막이 체액과 섬유로 구성되어 있음을 명심해야 한다. 전체적으로 봤을 때, 이런 구조 모델은 사과에 비해, 변형에 대한 높은 내성을 보장한다. 손가락으로 사과를 누르면, 영구적인 압박 지점이 생긴다. 그러나 만약 여러분이 오렌지를 가볍게 누르면, 오렌지가 변형을 하지만, 시간이 지나면 원래 형태로 되돌아올 것이다.

근막 조직(fascial tissue)은 다음의 기능을 가진다.

기능 연결하기

근막(fascia)은 근육과 장기를 위한 "플레이스 홀더(placeholder)"처럼 작용하여 신체를 안정화시킨다.

전체 뼈대계(골격계)는 결합조직, 관절주머니(관절낭) 및 인대와 접촉하고 있다. 근육은 힘줄(건)에 의해 뼈(뼈막)와 연결된다. 근육, 장기 및 피부는 근막 구조물에 의해 주변 조직과 연결된다. 근막은 시작과 끝이 없으며 전신을 둘러싸는 4차원의 그물 구조이다.

신체의 지각

신체는 관절과 근육보다 근막에 더 많이 의존하는 감각 소통을 인지할 수 있다. 신체 지각을 담당하는 수용기는 근육보다 근막에서 6배나 더 많다. 이것은 치유 과정을 가속하고, 웰빙을 증가하고, 또 수행을 강화하는데 매우 중요하다.

유연성에 대한 영향

근막 조직의 네트워크는 모든 것을 연결하고 있다. 만약 근막이 잘 수화되고 탄력이 있다면, 근막의 이웃 구조물도 서로에 대해 자유롭게 활주할 수 있다. 한편, 탈수화된 근막 조직은 유연성에 부정적인 효과를 가지고 있어, 웰빙과 수행을 감소하고 손상의 위험을 증가시킬 수 있다.

움직임의 질

근막은 우리가 만드는 모든 움직임과 관련된다. 움직임의 질은 근육과 근막의 협응뿐만 아니라 근육과 근막의 구조물에 좌우된다.

운동성 근에너지의 전달

근육에 의해 발생되는 에너지가 움직임 동안 인대, 힘줄 및 관절주머니 뿐만 아니라, 근육을 둘러싸는 근막에 의해 다른 신체 부위로 전달됨을 알아냈다. 만약 근막의 전달 특성이 좋다면, 운동선수는 자신의 최대 수행을 달성할 수 있다. 그러나 만약 근막이 훈련되지 않으면, 이 특성들은 수행 감소와 손상 위험 증가 때문에 변화가 오고 억제될 수 있다.

방어

면역학적 관점에서 볼 때, 근막은 방어 능력을 가지고 있다. 사실, 신체의 면역 체계는 근막의 질에 좌우된다.

근막이 조화를 잘 이루고 건강하면, 노폐물이 잘 배출된다. 많은 식세포들이 바탕질에서 발견될 수 있다. 여기에서 바탕질은 투명한 젤성 물질과 비슷하고, 신체의 모든 세포를 둘러싸고 있다. 이들 식세포는 세포 파편과 세균들을 섭취하고 파괴하는 쓰레기 수집가로 작용한다. 탈수화된 근막의 경우, 움직임 부족이나 한 방향의 움직임으로 인한 체액 부족이 식세포의 특별한 기능을 억제시킨다.

운반과 영양 기능

영양소는 결합조직을 통해 동맥계로부터 필요로 하는 장소로 운반된다; 다른 방향에서, 노폐물은 결합조직(근막)을 통해 정맥계나 림프계로 운반된다.

많은 통증 종류의 원인

근막 구조물은 많은 통증 수용기를 가지고 있다. 오늘날 많은 과학자들은 모든 통증의 약 2/3가 근막과 연관이 있는 이론에 동의하고 있다. 많은 연구들이 근막 통증(myofascial pain)과 신체 지각 사이에 직접적인 연관 관계가 있음을 보여주었다. 지속적인 근막 통증이 있는 경우에는, 통증 부위의 신체 지각이 현저하게 감소된다. 그러나 이 부위의 신체 지각이 좋아지면, 근막 통증이 줄어들거나 완전히 사라진다. 이 연구들에 따르면, 많은 사람들은 폼 롤러, 볼, 스틱 및 유사 장비를 이용한 근막 트레이닝 이후에 통증이 감소되었음을 보고했다고 한다.

1.1.3. 근막은 결합조직이다.

해부학적으로 말해, "근막"이라는 용어는 콜라겐 섬유와 탄성 섬유로 만들어진 섬유성 결합조직의 막을 의미하며, 이것은 모든 근육뼈대계 구조물을 매끄럽게 덮고 있고, 생체역학적으로 근육뼈대계 구조물을 서로 연결하고 있다. 근막은 표층에서 깊은층까지 모든 레벨에서 신체에 상호작용하는 장기를 위한 섬유성 보호 조직의 네트워크다. 실제로, 모든 신체 구조물과 연결되는 근막을 단순히 결합조직이라고만 정의하는 것은 부당하다.

근막계는 근육—근육내, 장기, 그리고 장기 사이의 지지와 연결을 제공하는 장기이다. 근막은 모든 신체 구조물을 둘러싸고 있고, 모든 내인성 시스템과 연결하고 소통한다. 이들 기능은 근육, 장기, 혈관 및 신경 사이의 움직임 동기화와 관련이 있다.

과학적 연구에 따르면, 근막 연속체는 교감신경에 의해 지배를 받는다고 한다. 근막 연속체는 근력을 전달하고, 정확한 운동 협응을 보장하고, 장기를 제자리에 유지시키는 매우 중요한 역할을 한다. 근막은 우리가 소통하고 자율적으로 살아갈 수 있도록 만드는 필수 요소이다.

인체를 구성하는 다양한 구조물은 종종 역학적 스트레스에 반응하거나, 이동이나 활주하는 기능을 수행한다. 이 움직임들의 지지를 담당하는 결합조직은 이런 스트레스에 반응할 만큼 충분한 탄성이 있는 구조물을 가져야 한다. 만약 스트레스가 해제되면, 그 구조물은 원래의 크기와 형태로 돌아가야 한다.

"결합조직"이라는 용어는 "배아 중간엽의 공통 기원을 공유하는 여러 조직의 집합을 설명하는데 사용된다. 중간엽은 모든 결합조직이 시작되는 배아조직이다. 이것은 특별한 특성이 없고 결합조직을 구성하는 다른 세포로 분화될 수 있는 세포들로 구성되어 있다[24]."

3 종류의 결합조직이 있다:

1) **고유 결합조직:** 이것은 느슨(소성) 결합조직, 치밀 결합조직, 그물 결합조직 및 탄성 결합조직을 포함한다.
2) **특수 결합조직:** 이것은 지방 조직, 연골 조직, 뼈 조직 및 혈액을 포함한다.
3) **배아 결합조직:** 간엽과 점막을 포함한다.

이 책에서 우리는 고유 결합조직만 다룰 것이다. 고유 결합조직은 섬유의 치밀도, 비율, 방향 및 구성하는 세포 종류에 따라 2개의 범주로 나누어진다:

1) **느슨 결합조직**
2) **치밀 결합조직**

"느슨 결합조직은 섬유들이 느슨하게 얽혀 있고, 반면 치밀 결합조직은 조직에 뚜렷한 견고성을 제공하는 커다란 다발이 풍부하다"[44].

결합조직은 "장기 사이의 모든 공간을 채우고 있다. 즉, 이 장기들 사이에 들어가서 그들을 서로 연결하고 있다"[45]. 느슨 결합조직은 주로 바탕질(수성 젤)로 구성되어 있다. 이것은 느슨하게 짜여지고 다소 적은 콜라겐 섬유와 얇은 다발의 탄성 섬유로 구성되어 있다[14]. 기능적인 측면에서 볼 때, 이것은 충전제(filler)로서 뿐만 아니라, 물탱크로서, 또 많은 세포를 위한 살아 있는 공간으로서 사용된다.

치밀 결합조직은 콜라겐 섬유가 풍부하다. 결과적으로, 치밀 결합조직은 느슨 결합조직보다 바탕질이 적은 편이다.

치밀 결합조직은 콜라겐의 구조적 방향에 따라 아래와 같이 세분화될 수 있다:

1) **그물 치밀 결합조직**
2) **평행 치밀 결합조직**

섬유는 피부에서처럼 그물 형태(그림 A)로 콜라겐 섬유와 탄성 섬유가 가로나 수직, 그리고 사선 방향으로 배열될 수 있고, 또는 힘줄, 인대 및 널힘줄(건막)(규칙적인 치밀 결합조직)처럼 섬유들이 나란하게 배열될 수도 있다(그림 B).

마지막으로, 몇몇 종류의 느슨 결합조직은 특별한 특성을 가진다: 점막조직, 탄성조직, 그물(망상) 막조직, 지방조직, 색소조직 등.

그물 치밀 결합조직(그림 A)은 탄성 섬유가 풍부하고, 다음과 같은 특징을 가진다:

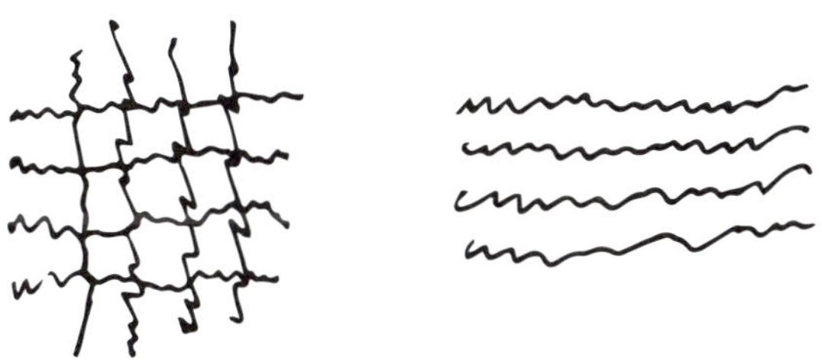

A B

- **섬유 정렬:** 그물 형태; 모든 방향으로 신장이 이루어질 수 있다.
- **부위:** 내장기 주머니, 진피, 뼈막, 연골막, 신경 및 근육 말이집; 그러나, 이런 그물 구조물은 발바닥근막(족저근막), 허리근막(요추근막) 및 근육 말이집 등과 같은 납작한 부분에도 발견될 수 있다.
- **기능:** 여러 방향으로 적용된 반대 힘에 저항한다.

반대로 평행 치밀 결합조직(그림 B)은 비탄성 섬유가 풍부하고, 아래와 같은 특성을 가진다:

- **섬유 정렬:** 평행; 이것은 안정화 작용을 일으킨다.
- **부위:** 뼈대근(골격근)과 뼈 사이(힘줄과 널힘줄), 뼈 사이(인대), 뼈대근 주위의 관절주머니(깊은층 근막)
- **기능:** 힘줄과 뼈 사이에 강력한 연결고리를 제공하고, 근육의 수축을 협응하고, 근육 사이의 마찰을 감소시킨다.

이 그림은 결합조직의 다양한 분류를 보여준다. 여기에서 근막 조직을 고려해 볼 때, 이 조직들은 콜라겐 섬유의 밀도와 정렬 방향에서 다양하다[60]. 근막이 표층에 가까울수록, 이것들의 조직화가 약해진다.

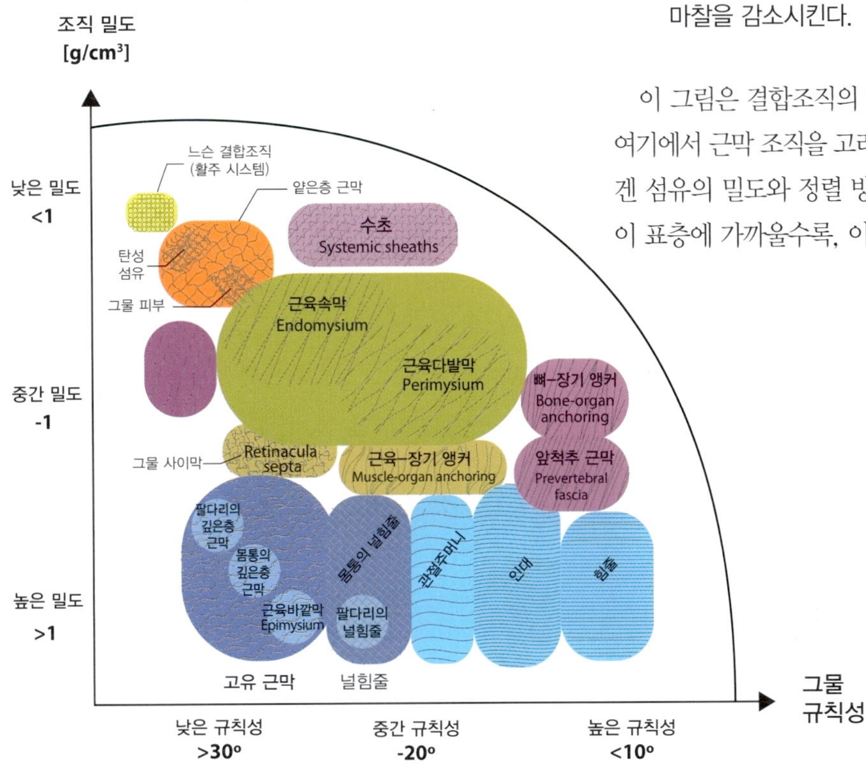

결합조직의 밀도와 규칙성에 의한 신체 조직의 분류

1.1.4. 근막의 해부학

근막의 해부학은 해부학의 새로운 분야이다.

우리가 하나의 근막 네트워크만을 종종 언급할지라도, 사실 근막 구조물은 그들의 위치와 기능에 따라 4개의 주요 영역으로 나누어진다. 비록 이들 분류에 대해 공감대가 거의 없지만, 이 책에서 영감을 얻었다. 이런 분류에 대해서는 의견 일치가 거의 없지만, 이 책에서 나는 F. Willard이 제시한 모델로부터 영감을 얻었다[76]. 근막은 아래와 같이 4개의 층으로 세분화될 수 있으며, 이들은 종축으로 상호연결된 구심성 원통을 형성한다.

1) 얕은층 근막
2) 깊은층 근막
3) 내장기 근막
4) 수막 근막

얕은층 근막(Superficial fascia)

근막층을 전신을 지지하고 형태를 제공하는 잠수복(wetsuit)처럼 생각해 보자.

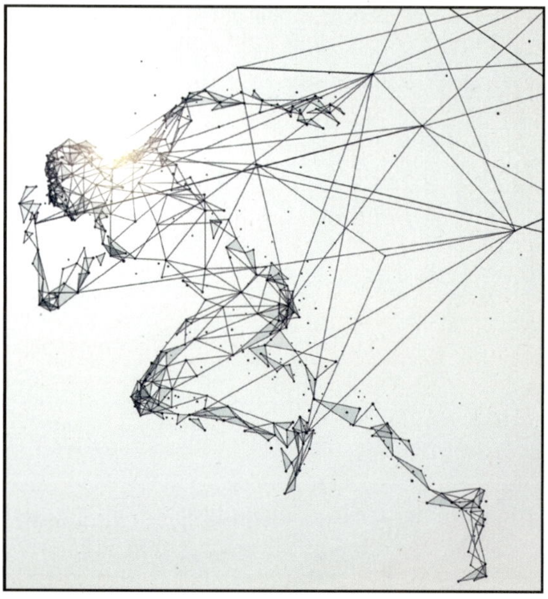

얕은층 근막은 전신을 덮고 있는 근막중에서 가장 바깥층에 있는 근막이다; 이것은 진피 바로 밑에 위치하고, 피부밑지방(피하지방)과 얽혀 있다. 얕은층 근막은 다양한 레벨로 구성된다; 이것은 많은 섬유모세포(결합조직 세포)가 그물 형태(여러 방향으로 정렬된)로 정렬되어 있다.

얕은층 근막은 액상 결정체 안에 물이 가득차 있는 형태이고, 느슨 결합조직(콜라겐 섬유와 풍부한 탄성 섬유와 얽혀 있는 형태)과 지방조직으로 구성되어 있다.

이런 근막은 물과 지방이 들어 있는 중요한 저장소이며, 역학적 변형과 열적 변형으로부터 보호해 주고(부도체 층), 여러 신경과 혈관이 지나가는 통로의 역할을 해 주고, 또한 깊은층 근막 위에서 피부가 잘 활주할 수 있도록 만들어 준다. 후자는 가동성이 있는 관절 주변과 손등에서 뚜렷하다. 특히 손등의 경우에는, 손가락을 움직일 때 폄근 힘줄을 위에서 피부가 쉽고 자유롭게 움직일 수 있도록 만든다. 엘라스틴과 결합된 여러 층의 콜라겐 섬유가 존재하기 때문에 가동성이 촉진된다.

섬유의 그물 배열 때문에 근막이 모든 방향으로 신장될 수 있는 것이다. 얕은층 근막은 느슨 결합조직에 의해 깊은층 근막과 연결되어 있다.

기능:

- 얕은층 근막은 신체의 외형을 결정한다.
- 얕은층 근막은 매우 적응력이 뛰어나고, 활주를 위한 이상적인 표면을 제공한다.
- 얕은층 근막은 모든 방향으로 신장될 수 있다.
- 얕은층 근막은 신장이 해제되면 원래 자세로 되돌아간다.

깊은층 근막(Deep fascia)

깊은층 근막은 신체(뼈나 근육) 자체와 장기 및 혈관계와 접촉하기 전에 이루어지는 마지막 결합조직층이다. 깊은층 근막은 다른 레벨에서 다양한 생체역학적 특성을 보여주는 그물 치밀 결합조직의 층(콜라겐 섬유와 탄성 섬유가 가로 방향, 세로 방향 또는 사선 방향으로)들이 중첩된 형태를 띤다. 깊은층 근막은 신체(몸통과 팔다리) 주변에 있는 응축된 원통형 층이고, 근육의 바깥 부분을 덮고 있는 막을 형성한다.

깊은층 근막의 독특한 특징은 특정의 신경지배와 근육군을 포함하는 기능적 구획과 구조적 구획으로 구성된다. 구획은 근육의 특정 형태기능적 특성을 가진다. 말이집 안에서 수축하는 근육은 수축에 문제를 일으키는 압박을 발생시킨다.

사이막, 널힘줄 및 힘줄 등에 의해 분리되는 개별 근육의 경우, 깊은층 근막은 **근육 근막**(근육바깥막[전체 근육을 둘러싸는 섬유탄성 결합조직])으로 이어지고, 근육 힘살(근복) 안으로 연장된다. 근육 힘살 자체는 근육다발막(근섬유 다발을 둘러싸는 느슨 결합조직)과 근육속막(근섬유를 덮고 있는 섬세한 결합조직의 말이집)에 의해 형성된다. 정상 상태에서는 이 사이막과 말이집이 근섬유에 영양을 공급하고 근막들의 활주를 허용해 준다.

깊은층 근막은 신경근육방추(근방추)나 골지힘줄기관과 해부학적으로나 기능적으로 직접 연결되어 있다. 깊은층 근막은 풍부한 수용기를 가지고 있다(1.8 참조).

기능:

- 깊은층 근막은 근육을 감싸고 있고, 근육들을 서로 연결시키고 있고, 이것들을 기능적 단위로 조직화하고, 서로에 대해 활주를 허용해 준다. 깊은층 근막은 매우 적응력이 좋다.
- 깊은층 근막은 힘줄, 인대 및 기타 구조로 구성된다; 깊은층 근막은 수용기를 통해 위치와 움직임에 대한 피드백을 제공할 뿐만 아니라, 개별 근육이나 이웃한 구조물의 움직임에 대한 피드백도 제공해 준다.

내장기의 근막과 수막의 근막

모든 장기는 인대 덕분에 근막층에 의해 둘러싸여 있고, 장기의 구조적 위치와 근막 네트워크의 통합을 유지한다. 수막, 심장을 둘러싸는 주머니, 그리고 폐의 벽쪽 가슴막(흉막)을 덮고 있는 필름 등을 덮고 있는 근막(백색 층)을 생각해 보자.

기능:

- 이 근막들은 인접한 구조물을 구분하고 장기의 활주를 허용한다.
- 이 근막들은 장기와 주변 환경을 연결한다.

해부학적 관점과 기능적 관점 모두에서 볼 때, 결합조직의 근막과 근육은 근육근막계를 구성하며, 균형과 자세에서 핵심적인 역할을 한다. 사실, 근막조직은 신체에서 가장 큰 감각기관이다. 이것은 중추신경계로 정보를 보내고, 내장 인대와 척수 및 뇌의 구조물까지 많은 수의 역학적 수용기를 연결한다.

역학적 수용기는 내장 인대까지 근막이 풍부한 곳이나 또 뇌와 척수를 둘러싸는 경질막에서 발견되는 국소 효과나 전신 효과를 유도할 수 있다[11].

부가적으로, 근막은 특히 관절과 근막사이의 공간과 근막과 근육 사이의 공간에서 많은 고유수용기(Pacini와 Ruffini)를 가지고 있다. 근막 연속체는 매일의 움직임과 자세에 중요한 역할을 하는 진짜 감각 기관이다.

근막계의 특성과 기능을 요약해 보면, 근막은 둘러싸고, 분리하고, 지지하고, 윤활작용하고, 소성적이고 탄성적으로 힘(근막을 통과하는 힘)에 적용한다. 우리의 형태는 근막의 덕분으로 이루어지고 있고, 근막은 지금 우리를 만들고 있다.

해부학 용어

힘줄(건)과 인대

여러분이 줄줄이 달린 소세지를 상상할 수 있다면, 이것들 사이의 연결은 힘줄이다. 이런 이미지는 힘줄이 개별적으로 뼈 사이에서 연결되지 않고, 다양한 기능을 수행하는 근육이나 장기를 둘러싸는 근막의 일부로서 우리가 이해하는데 도움을 준다.

인대는 뼈를 연결하는 근막 구조물이다.

널힘줄(건막)

널힘줄이라는 용어는 근육을 덮고 감싸는 얇은 섬유성 근막을 의미한다. 널힘줄은 다양한 두께로 이루어져 있고 커다란 표면적을 가지고 있다. 이것들은 종이 모양의 힘줄처럼 작용한다. 그러나 힘줄은 밴드 모양이다. 널힘줄의 한쪽은 근육으로 직접 연장되고, 다른 쪽은 힘줄을 형성하기 위해 뼈대 분절에 부착한다(아킬레스 힘줄처럼).

널힘줄은 견인에 대한 저항을 보장하기 위해 다양한 방향으로 배열된다. 널힘줄은 배의 앞쪽과 등허리(흉요추) 부위와, 손바닥과 발바닥에서 가장 두껍고 뚜렷하다.

역학적 관점과 근막적 관점에서 볼 때, 널힘줄은 투석기처럼 강하고 역동적인 힘이 요구되는 곳이면 어디든지 운동 협응의 역학적 인자로서 작용한다(투석기 효과에 대해 더 많이 알고 싶으면, 7.3을 참고하기 바란다).

사이막(중격)

사이막은 근육을 두 그룹으로 나누는 근막의 막이다. 예를 들어, 허벅지에서 가쪽 근육사이사이막과 안쪽 근육사이사이막은 굽힘근의 뒤쪽 구획으로부터 폄근의 앞쪽 구획을 분리한다.

연골과 관절주머니(관절낭)

연골 조직은 특수 결합조직이며, 연골아세포와 연골세포로 불리는 세포들로 구성되며, 콜라겐 섬유와 기질로 형성된 풍부한 세포바깥기질 안에 들어있고, 이것에 의해 합성된다.

관절주머니는 섬유성 구조물이고, 전체 관절을 보호하고 유지시키는 기능을 한다. 뼈 끝단(관절연골)들은 서로 가까이에 위치하지만, 연결되지 않는다. 관절주머니는 2개의 층으로 나누어진다:

1) 바깥층: 뼈막에 직접 연결된다.
2) 안쪽층(윤활막); 관절강을 경계짓는데 도움을 주며, 윤활액으로 채워져 있다.

1.2. 텐서그리티(TENSEGRITY)

텐서그리티는 장력과 압박의 힘을 통해 분산과 균형을 잘 이루어 역학적 안정성을 유지하는 신체의 능력이다. 국소 장력의 최소한의 변화가 근막계에 의해 신체에 전달된다. 글자 그대로, 텐서그리티는 **장력과 온전성**이 결합된 단어이다.

텐서그리티(tensegrity)의 개념을 재현하기 위해 건축학적 모델을 이용해 왔다: 유연성 요소는 견인에 반응하고, 단단한 요소는 압박에 반응하여 구조물이 스스로 안정화할 수 있도록 한다. 이것의 예는 지오데식 돔이고, 이것은 미국의 공학자이자 건축가인 Buckminster Fuller[8]에 의해 설계되었다. 돔은 사용된 물질에 따라 예측가능한 힘과 예측 불가능한 힘에 다양한 정도로 쉽게 적응한다[8]. 이런 3차원 모델은 많은 타이 로드와 단단한 요소로 구성되어 있다. 그리고 이것은 압박이든 견인이든 특정 힘에 관계없이 공간 방향에 노출되면, 변형될 수 있고 또 원래의 중립 위치로 되돌아갈 수 있다.

이 모델은 우리 몸 안에 있는 세포, 결합조직과 특히, 근육근막계를 잘 표현했다. 근육근막계는 신체 움직임과 안정성에 영향을 주는데, 그 이유는 견인, 유연성, 압박 및 비틀림 등과 같은 다양한 힘들이 근육근막계에 작용하기 때문이다. 모든 종류의 움직임과 운동 입력은 근막이 반응하는 메시지나 요청(신장, 지지, 호흡 또는 수축 등)이 된다.

이런 기전은 새로운 지각과 함께 근막계를 공급하여 우리의 신체가 새로운 요청에 잘 적응할 수 있도록 새롭고 심화된 조건을 생성한다.

돔 텐트를 예를 들어, 텐트를 세우면, 텐트는 자신의 형태를 유지한다. 이것은 사전 하중(preload) 또는 사전 긴장(pretension)으로 알려져 있고, 모든 개별 구조물 요소를 통해 텐트의 모든 부분에 힘을 잘 분산시킨다. 텐트가 일단 설치되면, 개별 단위로서 각 구조물 요소의 사전 긴장은 외적 힘과 내적 힘에 저항하기 위해 제작 과정 동안 조심스럽게 보정된다. 장력과 온전성이 합쳐진 텐서그리티는 견인력에 적응하는 요소와 압박힘에 적응하는 요소의 결합으로 확립된다. 텐서그리티 또는 조화를 이룬 사전 하중은 손상을 입지 않고 중력, 진동, 바람 등을 구조물이 흡수할 수 있도록 만든다.

이것은 험지를 여행하는 사람들이 사용하는 텐트처럼 최악의 대기 조건을 위한 최상의 텐트가 왜 돔 형태의 텐트인지를 알려 준다. 인체도 이런 전략을 사용하고, 우리의 모든 세포들이 바이오텐서그리티 구조물이라는 명확한 증거들이 있다.

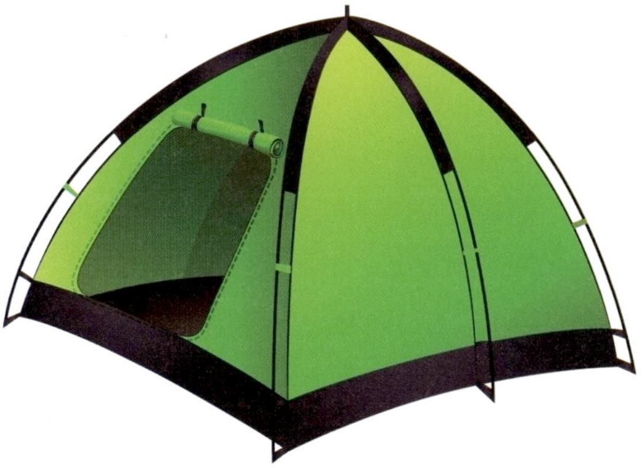

1.3. 근막을 구성하는 구조물

1.3.1. 근막 조직을 구성하는 구조물

결합조직은 다양한 구조물로 구성되고, 본 장에서 결합조직의 기능을 설명할 것이다. 근막을 트레이닝함으로서 발생하는 변화를 더 잘 이해하고자 하는 것이 본 장의 목적이다.

근막은 투명한 젤처럼 생긴 바탕질 안에 들어 있는 섬유와 세포로 구성되어 있다. 그물 섬유, 탄성 섬유 및 콜라겐 섬유가 세포바깥기질(세포사이액)로 알려진 바탕질에 존재한다. 물을 제거하면, 콜라겐이 주요 성분이 된다.

콜라겐은 주요 단백질 축(코어 단백)을 형성하는 거대 분자이다. 코어 단백은 글리코사아미노글라이칸으로 불리는 복합 폴리사카라이드(polysaccharide) 사슬에 붙어 있다.

근막 조직의 주요 성분은 다음과 같다:

1) 바탕질(또는 세포바깥기질로 알려짐)
2) 섬유
3) 세포
4) 물과 신경섬유(물은 본 단락에서 설명될 것이고, 신경섬유는 1.6에서 설명될 것이다).

바탕질(Ground substance)

근막조직의 세포와 섬유는 바탕질이라고 불리는 젤과 매우 비슷한 점성 액체 안에 들어있다. 이런 액체는 세포와 결합조직 섬유 사이의 모든 공간을 채우고 있다. 이 액체는 길고 얽혀 있는 프로테오글라이칸 분자로 구성된다. 프로테오글라이칸은 글리코사아미노글라이칸(GAG) 사슬로 형성된다. 이것들은 물과 결합할 수 있어 기질이 혈액에서 조직의 세포 또는 세포에서 혈액으로 전달되는 대사물질과 가스를 통과할 수 있다.

바탕질은 중요한 교환 활동이 일어나는 장소이다. 한편, 바탕질은 충격 흡수장치로 작용하고, 압박에 저항하고, 윤활작용을 하며, 세포사이의 교환을 조절한다. 바탕질이 함유하고 있는 물의 양은 전체 결합조직의 약 70%이다. 따라서 기질이 혈액에서 조직의 세포로 전달되는 대사 물질과 기체에 스며들 수 있게 하고, 그 반대의 경우도 마찬가지다.

섬유(Fibers)

근막 조직은 3개의 기본 섬유로 구성되어 있다:

1) 콜라겐 섬유
2) 탄성 섬유
3) 그물 섬유

건강한 섬유의 구조는 웨이브(파형, crimp) 형태이다. 사실, 섬유들은 원래 형태로 돌아기기 전에 필요 시 신장이 잘 될 수 있도록 매우 구불구불하다. 여러분이 기억하듯이, 섬유들의 구조적 배열은 그들의 기능에 따라 그물 형태이거나 나란한 형태를 띤다. 이런 배열은 근막 구조물이 다양한 신장에 잘 적응할 수 있도록 만든다.

항상 존재하는 섬유는 2가지 종류이고, 이것들의 비율은 하중에 따라 바뀐다.

콜라겐 섬유(Collagen Fibers)

콜라겐은 결합조직과 인체에서 가장 풍부한 단백질이다. 콜라겐은 결합조직을 강하게 만들고, 과도한 신장으로부터 보호를 보장한다. 콜라겐은 모든 척추동물의 피부, 힘줄, 연골, 뼈, 치아, 막, 각막, 혈관 등의 주요 섬유 요소를 구성하는 구조 단백질이다. 피부의 콜라겐은 신체의 역학적 보호를 담당하고, 다른 역할로는 진피와 다른 장기의 웰빙, 피부의 탈수화 방지, 조직의 탄력과 견고성 유지, 그리고 주름의 최소화 등이 있다.

근막 조직을 구성하는 구조물

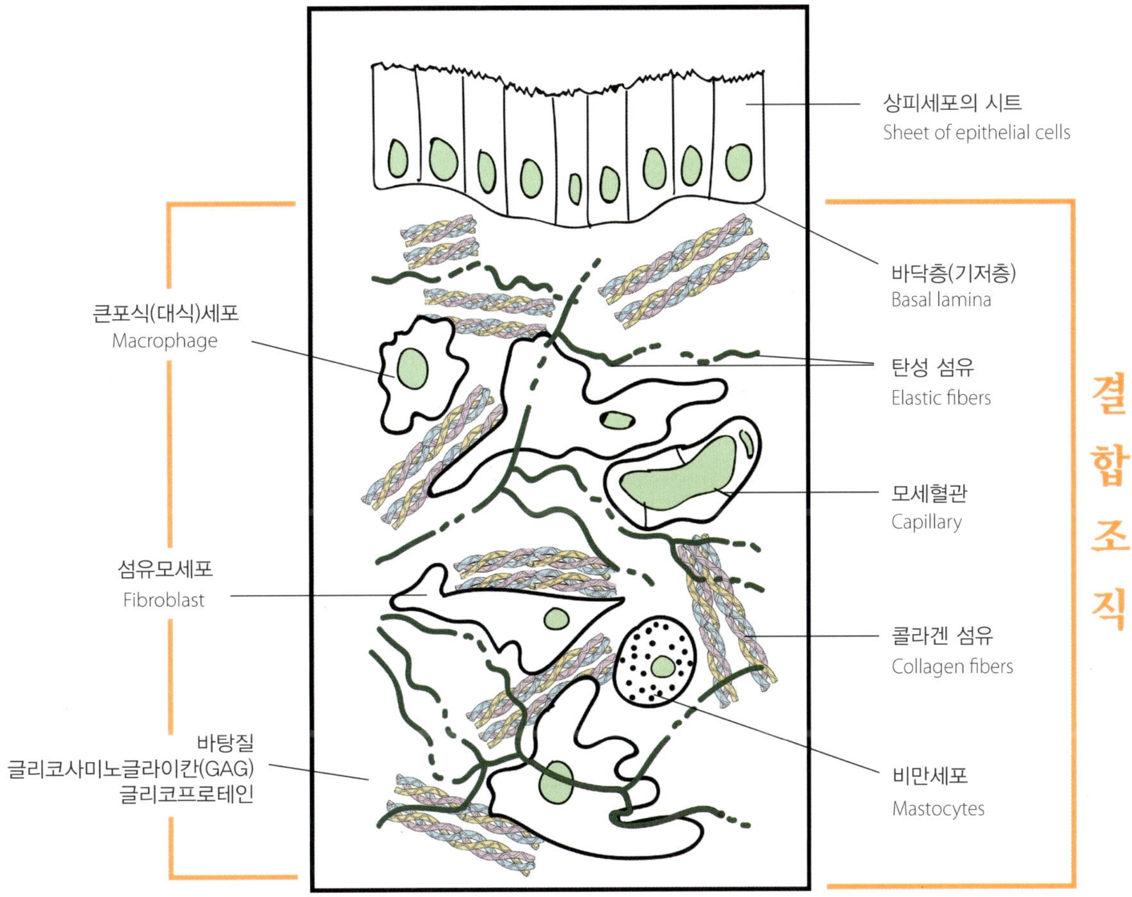

콜라겐을 3가닥의 밧줄처럼 생각해 보자. 폴리펩타이드의 3사슬은 콜라겐의 나선 구조를 형성한다; 꼬인 사슬의 형태는 하중의 용량을 증가시킨다.

밧줄을 생각해 보자. 여러분이 밧줄 가닥을 더 많이 엮을수록, 견딜 수 있는 하중이 더 커질 것이다. 그런 다음, 꼬인 밧줄을 반대 방향으로 푼다고 생각해 보자. 밧줄의 다양한 가닥은 느슨해지고 마모되어 약해질 것이다.

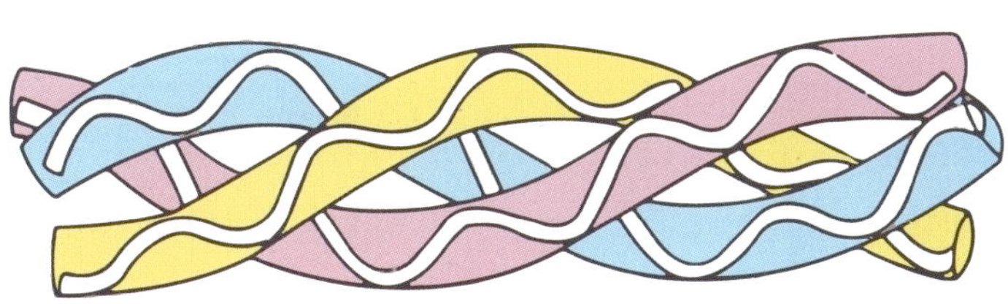

콜라겐의 기능은 견인력에 저항하고, 한편 프로테오글라이칸은 압박력을 완화시킨다. 네트워크에서 이들의 두 역할을 건설 업계에서 혁신적인 성공을 보인 철근 콘크리트라고 생각해 보자. 결합조직의 콜라겐을 의미하는 강철(스틸)은 높은 견인력에 저항하는 역할을 하고, 바탕질의 프로테오글라이칸을 의미하는 콘크리트는 압박력을 상쇄시킬 수 있다.

이런 특성을 점탄성(viscoelasticity)이라고 한다. 인체에서 이들 두 기능의 상호작용은 장기와 근육의 형태와 위치를 규정한다.

콜라겐 섬유의 특성은 다음과 같다:

- 콜라겐은 근막을 강하고 안정되게 만든다.
- 콜라겐은 보통 10–18개월 이내에 재생산한다.
- 콜라겐은 개별 섬유가 탄성이 거의 없음에도 불구하고 유연하다.
- 대부분의 콜라겐이 구불구불한 형태를 띤다.
- 콜라겐은 세로 방향으로 신장될 수 있다.
- 콜라겐은 신장에 잘 저항하고, 압박에 약한 편이다.

근육섬유모세포로 알려진 결합조직 세포가 근막 콜라겐 섬유 사이에서 발견되고, 평활근과 비슷한 수축성을 가지고 있다는 사실은 특히 중요하다. 이런 특성의 발견은 결합조직이 특정 상황에서 수축할 수 있음을 보여주었다[29].

탄성 섬유(Elastic Fibers)

탄성 섬유는 엘라스틴의 주요 성분이다. 몇몇 장기에서, 탄성 섬유는 결합조직이 탄성을 가지는데 매우 중요한 역할을 한다. 결합조직의 탄성 섬유는 외부 스트레스에 따라 활주되고 신장되고 또는 변형될 수 있지만, 원래 상태의 형태로 조직을 되돌릴 수 있다. 예를 들어, 탄성 섬유가 풍부한 결합조직은 방광이나 동맥의 중간층에서 발견된다. 탄성 섬유의 구조는 일생 동안 크게 변하지 않는다.

탄성 섬유의 특성은 다음과 같다:

- 탄성 섬유는 근막을 탄력 있게 만든다.
- 탄성 섬유는 원래 길이의 150%까지 신장될 수 있다.
- 신장 후, 탄성 섬유는 쉽게 원래 길이로 돌아갈 수 있다.
- 탄성 섬유는 98.6°F(37℃)에서 가장 잘 작용한다.

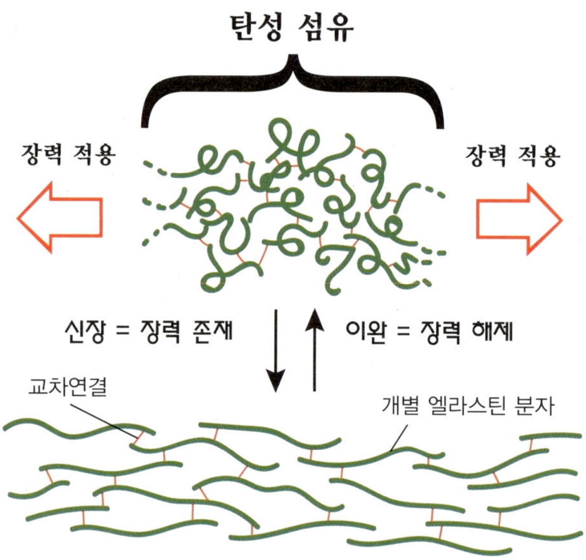

이름이 의미하듯이, 탄성 섬유는 조직을 좋은 탄성과 가동성을 갖게 만든다. 힘줄과 인대에 가해지는 스트레스는 콜라겐 섬유로 전달되기 전에 탄성 섬유에 의해 먼저 흡수된다. 탄성 섬유는 콜라겐 섬유의 구불구불한 형태를 유지하는데 도움을 준다.

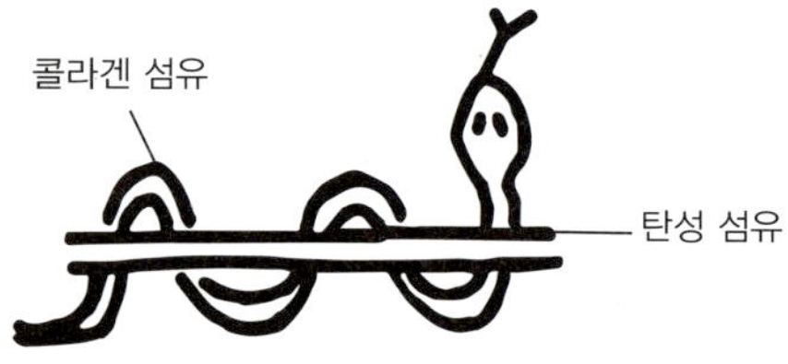

탄성 섬유와 콜라겐 섬유 사이의 협력

그물 섬유(Reticular Fibers)

그물 섬유는 III형 콜라겐을 만든다. 이들 섬유는 순수 구조물 안으로 조직화되는 측부 섬유를 생산하는 경향이 있다(이것 때문에 그물 섬유로 불린다). 그물 섬유의 역할은 이웃 세포(혈관과 진피, 신경, 림프절)를 지지한다. 한편, 콜라겐은 밧줄 가닥을 형성하고, 그물 섬유는 밧줄 가닥 사이에 있는 메쉬를 형성한다.

세포(Cells)

가장 많은 세포는 섬유모세포로서 바탕질과 콜라겐, 엘라스틴 등의 생성 뿐만 아니라, 교차연결 단백질의 생성을 담당한다. 이 세포는 **역학적** 변형에 의해 활성화된다. 섬유모세포는 조직의 충격 흡수장치인 프로테오글라이칸과 글리코사미노글라이칸을 만들어 압박 하중에 반응한다. 섬유모세포는 콜라겐과 엘라스틴을 합성함으로써 견인 스트레스에 반응한다. 그러므로 주로 움직임에 의해 결합조직의 질을 향상시키는 결정적인 자극은 압박 하중과 견인 하중 사이의 올바른 균형을 달성하는 것으로 이루어진다. 부가적으로, 탄성 운동은 콜라겐의 주름진 물결 배열을 선호하는 반면, 몸에서 생성되는 열은 근막에 긍정적인 영향을 미치는 것으로 보인다.

개별 근육섬유 말이집에 있는 섬유모세포는 최대 힘의 20~30%(매우 작은 힘 생산을 일으키는)에서 활성화되는 것으로 밝혀졌다. 이것은 합당한 것인데, 그 이유는 근육을 안정화시키고 제자리에 유지하는 것이 근막 조직의 주요 역할이기 때문이다.

물(Water)

근막 바탕질의 약 2/3는 결합수(bound water, 근막의 딱딱한 기질을 결합하는 물)로 알려진 물로 구성되어 있다. 이런 결합은 사방으로 흩어지지 않고 물이 강바닥에서 흐르도록 하지만, 오히려 수로와 비슷한 수송수단으로 작용한다.

근막에서의 물 균형은 삼투압에 의해 이루어지고, 다른 신선하고 깨끗한 물을 흡수하기 위해 소비된 물은 근막에 의해 제거된다. 물의 지속적인 교환은 대사산물의 섭취와 제거 및 면역세포에 중요한 역할을 한다. 물의 교환이 거의 없는 연못을 생각해 보자.

시간이 지나면, 연못은 푸르스름해지고 냄새가 나기 시작한다. 반대로 물 교환이 계속 이루어지는 호수는 깨끗하고 신선하게 유지된다.

삼투 현상

삼투는 반투막에 의해 분리된 두 용액 사이에서 물의 교환이 일어나는 현상이다. 삼투는 농도 차이에 의해 발생한다; 즉, 농도가 낮은 용액에서 높은 농도의 용액으로 물이 이동한다.

반투막에 외력이 적용되면, 삼투 흐름의 방향이 정반대로 되는데, 즉, 더 높은 농도의 용액에 들어 있는 용매가 낮은 농도의 용액으로 이동한다. 이것은 역삼투로 알려진다[27].

깨끗한 물을 흡수할 수 있도록 고인 물이 가득한 스펀지를 쥐어 짠다고 생각해 보자. 간질공간의 물 함량은 약 70%이다.

결론(Conclusions)

우리는 이제까지 근막 조직의 주요 성분과 이것의 주요 기능을 공부했다. 남겨진 신경세포는 1.6에서 설명될 것이다. 얼핏 보면, 서로 다른 유형의 결합조직 목록이 분명해 보이지 않을 수 있지만, 보다 상세한 공부를 통해 다음의 주요 기능을 확인할 수 있다:

- **형태:** 둘러싸고, 지지하고, 보호하고, 채우고, 유지하고, 조직화한다.
- **움직임:** 힘을 전달하고 저장하고, 긴장을 유지하고 신장한다.
- **공급:** 대사물을 지지하고, 체액을 운반하고, 영양분을 공급한다.
- **소통:** 자극과 정보를 받아들이고 전달한다.

다른 기능들이 항상 함께 일어나기 때문에, 서로를 보완하고 서로에게 영향을 미친다.

우리는 근막 조직의 생체역학적 특성이 바탕질에 비해 콜라겐 섬유의 숫자와 방향에 좌우되고, 또 엘라스틴에 대한 콜라겐 섬유의 비율에 좌우된다는 결론을 내릴 수 있다.

근막 구조물의 주요 기능과 FReE 훈련법을 결합하고 중첩시키면, 아래의 **움직임 사각형**이 나타난다.

움직임 사각형

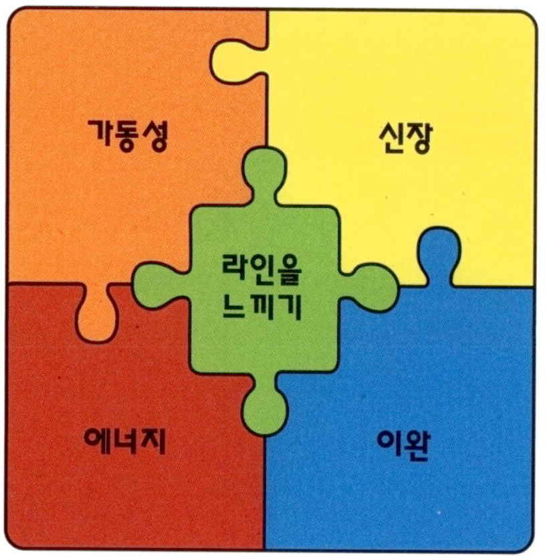

1. 라인을 느끼기 = 지각과 활성
2. 가동성 = 기능적 가동성
3. 신장 = 근막 신장과 형태
4. 에너지 = 탄성 에너지로서의 움직임
5. 이완 = 근막 이완

움직임 사각형은 이 책의 전반에서 언급될 것이다.

1.4. 고려사항과 연구

우리는 근막 조직을 분석함으로써 우리의 직무에 명확성을 가져다주는 흥미로운 연구로부터 결론을 도출할 수 있다.

아래의 그림(출처: R. Schleip와 D. G. Muller[60])은 증가된 탄성 기억 용량(elastic memory capacity)을 나타낸다. 매일 달리기하는 것과 같은, 규칙적인 진동 운동은 탄성의 힘을 저장하는 조직의 능력을 증가시킨다. 즉, 이것은 스프링처럼 작용한다.

아래의 그림(출처: R. Schleip와 D. G. Muller[60])은 젊고 활동적인 사람과 비활동적인 노인에게서 발견된 다른 콜라겐 구조를 보여주고 있다. 여러분이 볼 수 있듯이, 비자극된 근막은 그들의 조직화를 잃어버려 불규칙적이고 혼란스러워진다: 콜라겐의 구조는 하중에 반응한다.

젊은 사람의 근막 조직에 있는 양방향성 콜라겐 섬유가 매우 구불구불한 형태이고, 압박 스타킹과 비슷한 그물 구조를 형성한다는 것이 흥미롭다(왼쪽 그림)[63].

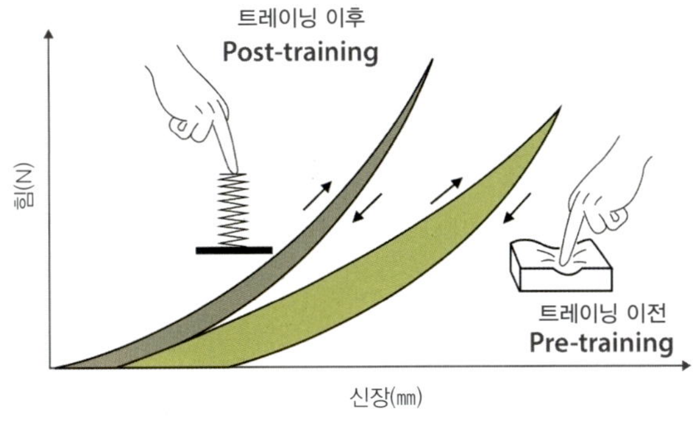

출처: R. Schleip과 D.G.Müller, "Training Principles for Fascial Connective Tissues: Scientific Foundation and Suggested Practical Applications," Journal of Bodywork and Movement Therapies 17, no. 1 (2013): 1-13.

이와 대조적으로, 우리가 늙으면 콜라겐 탄성이 소실되는 경향이 있고, 근막의 섬유들이 무작위의 여러 방향으로 정렬된다(오른쪽 그림). 노화와 관련된 움직임 부족과 부적절한 자세는 근막에서 잘 조직되지 않고 무작위의 상호연결을 야기한다. 이 섬유는 탄성을 잃어버리고, 활주 능력이 소실된다; 오히려 섬유는 서로 유착되고 최악의 경우 엉겨붙는다[31].

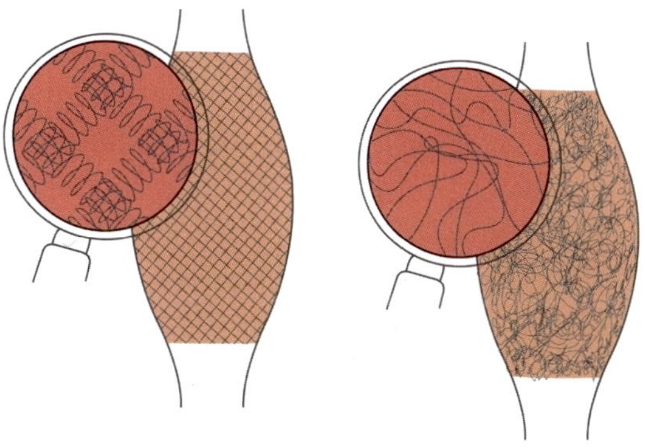

출처: R. Schleip과 D.G.Müller, "Training Principles for Fascial Connective Tissues: Scientific Foundation and Suggested Practical Applications," Journal of Bodywork and Movement Therapies 17, no. 1 (2013): 1-13.

근막 트레이닝의 목적은 젊고 탄력적인 근막 구조를 유지하기 위해, 탄성 에너지와 동적 신장을 이용하는 전략을 통해 섬유모세포를 자극하는 것이다. 이것은 조직의 탄성을 자극하는 다방향 신장에 의해 달성된다[41].

전문가의 경우 다음의 사항에 유념하는 것이 매우 중요하다: 지속적으로 활동하는 사람은 근막을 자극하여 근막의 조직화를 향상시키고 있는 반면, 소파나 병원 침상에서 벗어나지 못하고 좌식생활을 하는 사람은 다음과 같은 2가지 어려움에 직면하게 된다: 1) 나선형 그물 구조의 리모델링과 2) 구불구불한 모양의 재형성. 이와 같은 2가지 어려움은 단순한 근육 형성보다 더 많은 시간을 필요로 한다.

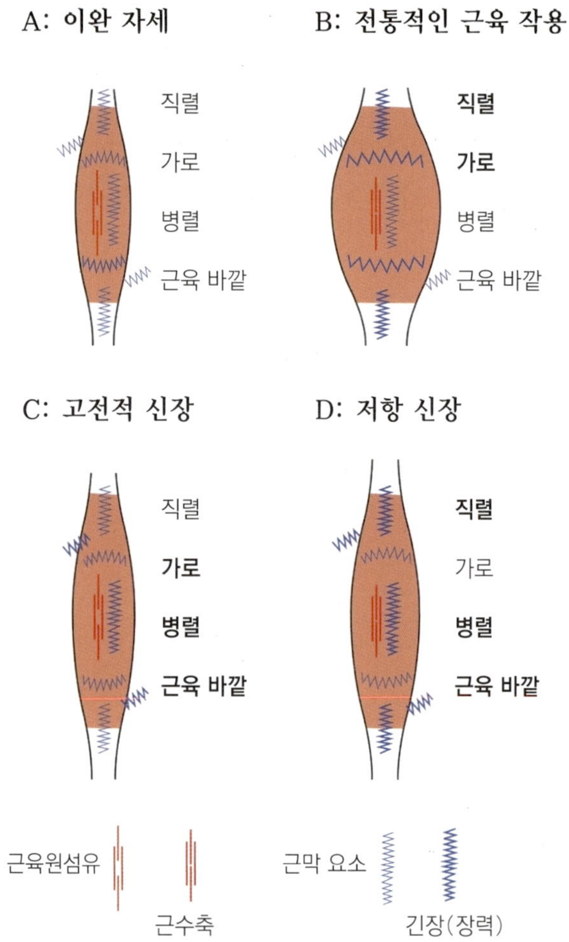

1996년, Staubesand는 젊은 여성들의 근막 격자가 나이든 여성들보다 양방향성을 띤다는 것을 발견했다[63].

2002년, Jarvinen은 움직임의 부족이 콜라겐의 다방향성을 일으키고, 또 구불구불한 형태의 감소를 일으킨다고 제안했다[31]. 1988년, Wood는 매일 뛰는 기니피그의 콜라겐이 더 구불구불하다는 것을 발견했다[79].

근육근막은 직렬, 대각선, 병렬 또는 근육 바깥쪽으로 배열될 수 있다. 위의 그림은 다양한 근막 요소의 하중을 보여주고 있다(출처: R. Schleip과 D.G. Muller[60]).

A. **이완 자세:** 근육섬유가 이완되고, 근육의 길이는 정상이다. 근막 요소는 신장되지 않는다.

B. **전통적인 근육 작용:** 근육섬유가 수축된다. 근막 조직은 긴장되고, 이것은 근육원섬유와 직렬로 배열되고, 근육섬유와 대각선으로 배열된다.

C. **고전적 신장:** 근육섬유가 이완되고, 근육이 신장된다. 근막 조직은 근육섬유와 병렬로 배열되고, 근막 조직은 긴장된다; 그러나, 근막 조직은 근육원섬유와 직렬로 배열된다. 이때 근육원섬유는 충분히 긴장되지 않는다.

D. **저항 신장:** 근육섬유는 긴장된다; 대부분의 근막 요소는 신장되고 자극된다.

1.5. 콜라겐 교체율

근막 네트워크는 이화작용과 재구성의 지속적인 과정을 거친다. 콜라겐의 절반은 약 1년 후에 재생산된다. 근막 조직이 유연하지 못하고 강직되어 있으면, 재생하는데 걸리는 시간이 더욱 길어진다. 신체의 재구성과 재생산하는 능력은 한 자원을 다른 자원으로 변형시키는 능력에 좌우된다. 단백질 합성은 촉매로서 콜라겐을 필요로하는 대사과정이다. 신체 콜라겐의 양이 떨어지면, 자원과 촉매도 감소한다.

다음 사항을 포함해 다양한 요소가 손상될 수 있고, 콜라겐 생산이 감소한다:

- 영양 불량
- 좌식 생활
- 알코올 남용

신체는 매일 콜라겐을 생산하지만, 나이가 증가할수록 생산량이 감소하기 때문에, 사용 가능한 콜라겐 공급이 빠르게 중단되고, 여러 신체 부위가 점진적으로 퇴화하기 시작한다. 첫 번째 뚜렷한 징후는 주름과 관절 통증의 발생이지만, 이것들은 주요 문제의 일부일 뿐이다. 건강이 신체 내에서 오기 때문에, 젊고 건강하게 보이는 비결은 노화 과정이 시작되기 전에 퇴화의 근원을 다루는 것이다.

여러분이 기다려야 하는 근육근막 트레이닝 수업 사이의 기간은 얼마나 될까? 이 질문에 답을 하려면, 수행된 연구들을 다시 한번 참고해야 한다.

운동 이후 콜라겐 교체율

근육 트레이닝(muscle training)에 사용된 초과회복(supercompensation)의 개념도 근막에 적용될 수 있다. 수행을 향상시키고 신체를 강화하기 위해 트레이닝과 휴식을 잘 조합하는 것이 필수적이다.

Magnusson 등(2008)의 연구는 운동 이후에 힘줄의 콜라겐 합성이 증가되었음을 보여주었다. 그러나 섬유모세포 자극에 의한 콜라겐 퇴화의 비율도 높아졌다. 실제로, 신체 운동 후 1-2일에 콜라겐 퇴화 비율이 콜라겐 합성의 비율보다 높았지만, 3일 이후에는 역전되었다. 재생은 72시간 이후에 완성되었고, 기준선에 비해 높은 질을 가졌다. 결과적으로 볼 때, 이런 자연스런 과정을 위해서는 2-3일의 휴식이 필요하다는 것이다; 이 시기 동안에 트레이닝을 다시 시작한다는 것은 연구의 결과에 맞지 않는 것이다.

1.6. 신경계: 서론

신경계를 언급하지 않고 근막에 대해 말할 수 없다. 우리는 신경계가 매우 복잡한 시스템임을 잘 알고 있고, 나는 신경계에 대해 너무 자세하게 설명하지 않을 것이고, 또 이해하기 어려운 용어를 사용하지 않을 것이다. 그러나 트레이닝 프로그램을 향상시키거나 자신있게 제안하기 위해서는 기본 지식이 필수적이다.

신경계를 다양한 신체 부위에서 뇌와 척수로 정보를 보내거나 이곳으로부터 정보를 받아들이는 복잡한 신경 네트워크라고 정의하면서 시작해 보자. 신경계는 중추신경계와 말초신경계로 구성된다. 중추신경계(CNS)는 뇌, 소뇌, 척수로 구성되는 반면, 말초신경계는 아래의 두 부분으로 구성된다:

1) 몸신경계
2) 자율신경계

1.6.1. 몸신경계(체성 신경계)

몸신경계는 말초기관(근육, 팔다리, 근막 및 관절)으로부터 받아들인 감각 정보나 감각을 중추신경계로 운반하는 말초신경섬유와 감각기관을 운반하는 말초신경섬유로 이루어져 있다. 예를 들어, 여러분이 뜨거운 것을 만졌을 때, 감각신경은 열 정보를 뇌로 전달하고, 손이 열로부터 빨리 피할 수 있도록 운동신경을 통해 손의 근육으로 정보를 내려 보낸다. 이런 과정은 1초 내에 일어난다.

1.6.2. 자율신경계

자율신경(ANS)은 식물신경계 또는 내장 신경계로 불린다. 이 신경들은 내부 장기와 샘을 지배하여 자율신경(불수의적으로 움직이는)의 기능을 조절한다. 이런 이유 때문에, 자율신경계를 **불수의 자율신경계**라고 부른다. 자율신경계는 말초신경의 한 부분이다. 이것은 신체 항상성(평형) 조절을 담당하고, 말초반사의 형태에서 자율 기전에 의해 작용되는 불수의적인 운동계를 조절한다.

자율신경계는 3 부분으로 나누어진다:

1) **교감신경계**
2) **부교감신경계**
3) **장내신경계**

교감신경계는 투쟁 또는 회피 반응을 조절하는 반면, 부교감신경계는 휴식과 동화를 담당한다. 여러분은 교감신경계를 자동차의 가속장치로, 부교감신경계는 감속장치로 생각할 수 있다. 교감신경계는 자동차의 가속기(가스페달)로, 부교감신경계는 브레이크로 생각할 수 있다.

교감신경계

교감신경이 활성화되면, 우리는 행동을 위한 준비를 하고, 심박동수, 혈압, 근육활동 그리고 호흡 등이 증가한다.

교감신경계는 투쟁-회피 반응과 관련된 많은 기능을 수행한다. 엄격히 말해, 교감신경계는 다음과 같은 작용을 한다:

- 부신으로부터 카테콜아민(catecholamines)을 순환시킨다.
- 동공 확장근을 수축함으로써 동공을 확장시킨다.
- 섬모근을 이완시키고, 장거리 시력을 조정한다.
- 심장의 수축기 용적을 증가시킨다; 심박동수와 혈압을 증가시킨다.
- 기관지를 확장한다.
- 관상동맥을 확장한다,
- 뼈대근의 혈관을 확장한다.
- 말초혈관을 수축시킨다.
- 피부와 장기(심장과 폐 제외)의 혈관을 수축한다
- 위샘의 벽재세포에 의한 염산합성을 증가시키고, 위 괄약근의 가동성과 자극을 감소시킨다.
- 글리코겐의 가수분해를 촉진한다.
- 이뇨를 감소시킨다.
- 위장관 움직임과 장 운동을 감소시킨다.

교감신경계
Sympathetic System

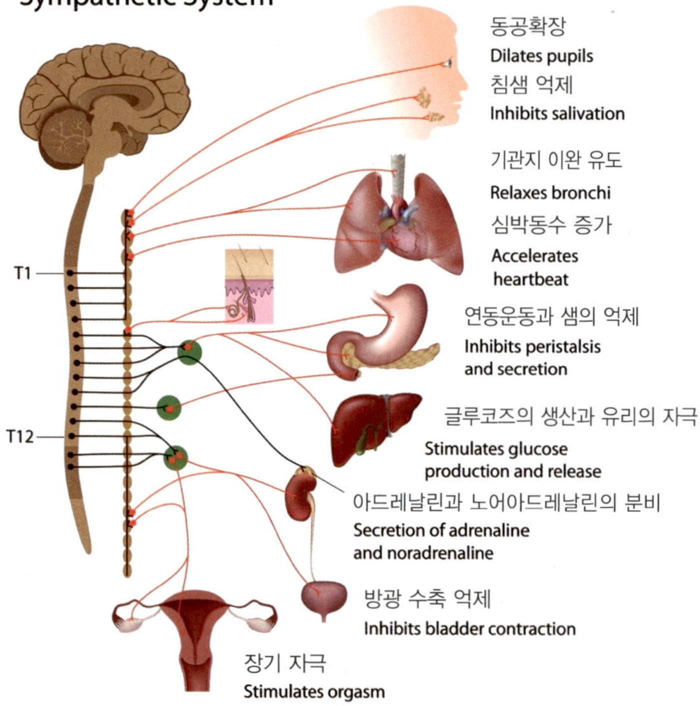

부교감신경계

부교감신경계가 활성화되면, 우리는 회복 단계에 있는 것이다: 심박동은 느려지고, 근육은 이완되며, 호흡률은 신체의 다른 활동과 함께 느려진다.

부교감신경계는 다음과 같은 기능을 한다:

- 동공 수축(축동),
- 눈물샘의 정상 작동,
- 침샘의 풍부한 분비,
- 허파(폐) 평활근을 수축하고, 흡입용량 감소
- 생식기의 혈관과 소화기 샘의 확장
- 심장 수축기 용적의 감소; 심박수와 혈압 감소
- 관상동맥의 수축,
- 위 분비 증가, 위 괄약근의 억제, 가동성 증가
- 장벽의 가동성 증가
- 글리코겐 합성 촉진과 담즙 분비 증가
- 췌장 분비 촉진
- 방광벽의 자극과 괄약근 억제

침샘, 눈물샘, 발기 조직(성기와 클리토리스의 해면체)에서는 부교감신경이 교감신경보다 우위에 있다 [73].

우리의 수명은 교감신경과 부교감신경 사이의 지속적인 평형에 좌우된다. 우리가 항상 전속력으로 산다면, 머지않아 우리는 쓰러질 것이다. 우리는 삶, 훈련, 회복 및 수행을 향상시킬 수 있는 이들 기전을 알아야 한다. 이런 기전은 우리의 훈련과 삶의 일부분이어야 한다.

장신경계(Enteric Nervous System)

이것은 자율신경계의 세 번째 부분이다. 장신경계는 소화기, 췌장, 담낭 등 복부 장기를 지배하는 복합 신경섬유 네트워크이다. 이것은 1억 개의 신경을 포함하고 있다.

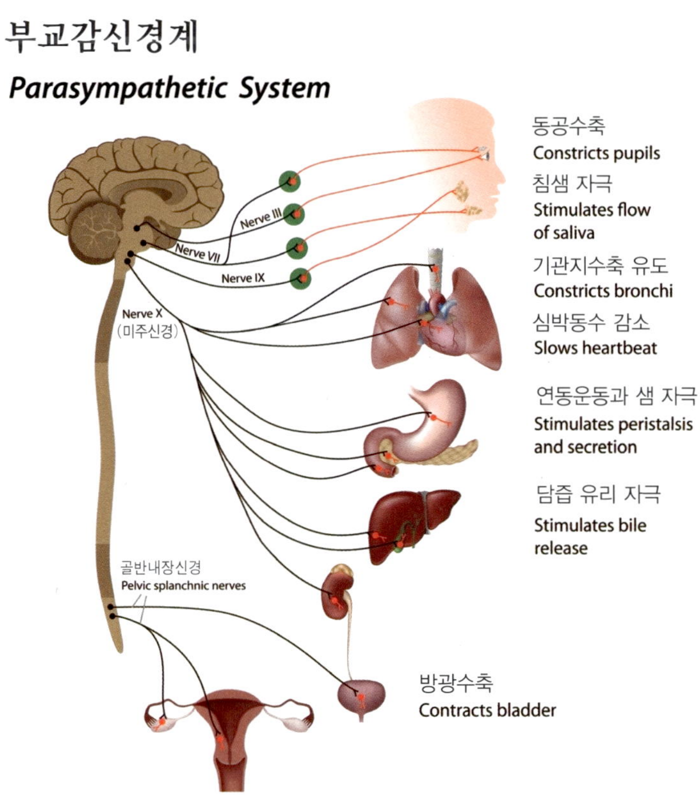

1.7. 뇌(The Brain)

이제 우리는 놀라운 뇌의 세계로 들어간다. 우리는 뇌가 **소성** 장기(plastic organ)임을 알고 있다; 뇌는 의사 결정자일 뿐만 아니라, 청취하고 변화할 수 있다. 뇌 연결을 **변화시킬 수 있는 이런 능력**은 움직임에 영향을 받을 수 있는 가장 흥미로운 측면 중의 하나인데, 그 이유는 우리가 뇌를 변화시킬 수 있다는 것이다.

뇌엽의 기능

- **이마엽:** 추리, 계획, 정서, 수의적 움직임, 언어
- **관자엽:** 소리 크기와 주파수, 기억 훈련 및 강화
- **마루엽:** 감각 지각, 통증, 청각, 시력
- **뒤통수엽:** 물체를 확인하는 시각 정보 해독

뇌의 용적은 나이가 들수록 감소한다. 25세부터 위축되기 시작해 40세 쯤에는 15% 정도 감소하고, 50세 쯤에는 세포사망이 심화되고 인지능력이 30% 감소한다.

뇌는 무한한 자원을 가지고 있고, 적절한 자극을 받으면 새로운 신경회로를 만들 수 있는데, 이것이 뇌 기능의 저하를 늦출 수 있는 유일한 방법이다.

만약 우리가 뇌를 현대의 어떤 기계보다 진보된 컴퓨터와 비교한다면, 지금까지 우리는 "하드웨어"에만 초점을 맞추고 있었다. 이제 뇌의 "소프트웨어"를 고려해 볼 시간이다. 뇌가 깨어 있고 활동하기 위해서는 뇌의 모든 부분이 활성화되어야 한다. 그렇지 않으면, 시냅스는 시간의 경과에 따라 퇴화될 것이고, 시냅스의 원리를 잃어버리게 될 것이다. 우리의 뇌는 새로운 개념과 새로운 과제를 배우고, 신경가소성으로 알려진 과정을 통해 기존 파일을 수정하게 된다.

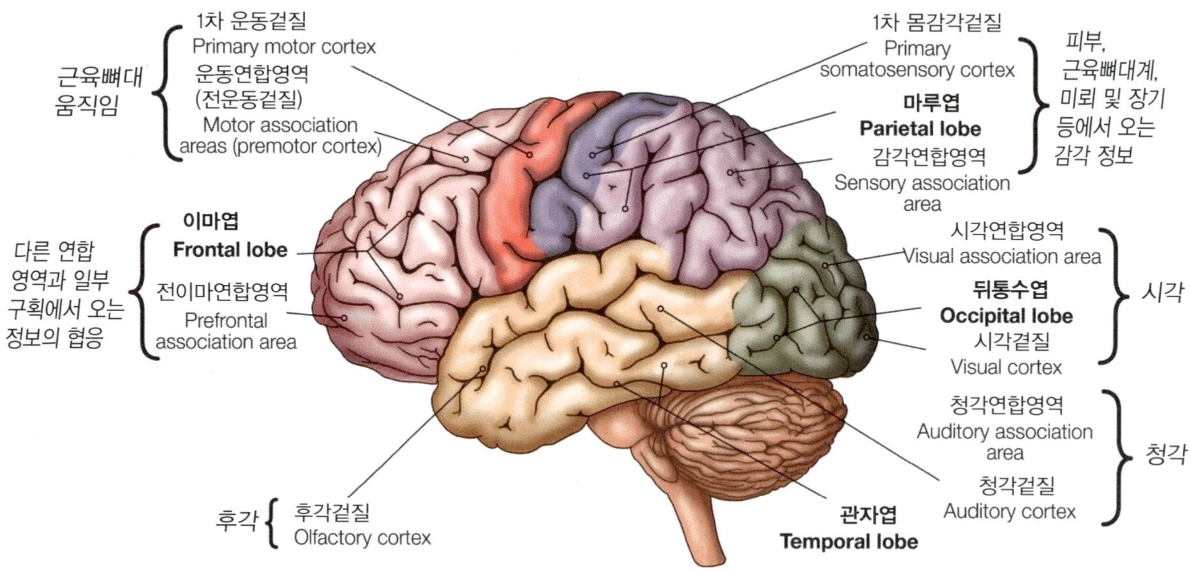

1.8. 지각과 수용기
(Perception and Receptors)

근막 네트워크는 우리의 신체 중에서 가장 크고 치밀한 감각 기관이다. 모든 자신경종말/수용기의 80%가 얕은층 근막에 위치한다.

근막 수용기의 특성은 다양한 신경 수용기(Ruffini, Pacini)의 존재 덕분에 잘 설정되어 있다. 이 수용기들은 요통과 같은 특정 문제에 고유수용성 변화를 유도할 뿐만 아니라, 움직임에 대한 피드백을 제공해 줄 만큼 많이 존재한다[75].

전신에 걸쳐 있는 근막 연속체, 역학적 역할, 그리고 이음부를 통한 서로에 대한 섬유모세포의 소통 능력은 근막이 신경계의 통합 기능과 비슷한 통합 기능을 가지고, 역학적-감각적 신호 시스템으로 작용한다고 제안한다[36;35]. 이것은 전체 시스템의 텐서그리티에 토대가 된다.

우리의 뇌는 정보를 필요로 하는데, 이것은 특정 자극을 감지하고 중추신경계로 보내는 **수용기**(nerve station)를 통해 이루어진다. 간단히 말해, 나는 수용기를 주변부에서 일어나는 일을 감시하는 "센트리(sentry)" 또는 "모니터"라고 부른다. 이 수용기들은 매우 특별한 자극만을 감지하는 매우 특화된 기관이다.

많은 역학적 수용기는 근육, 관절, 힘줄, 인대, 관절주머니 등에 위치한다. 기계적 수용기는 가장 빠르고 강력한 고유수용기이고, 말초 상태와 관련된 거대한 정보를 뇌로 보낸다. **기계적 수용기**(감각수용기)는 자세나 움직임과 관련된 정보를 전달한다.

유해수용기(통증 수용기)는 기계적 수용기일 수도 있고, 열적 수용기일 수도 있다. 이것은 통증 감지의 기능을 가진다. 이 유형들의 세포는 다른 세포를 변화시키거나 억제할 수 있다. 움직임은 통증을 억제할 수 있고, 반면 움직임 부족은 통증을 증가시킬 수 있다.

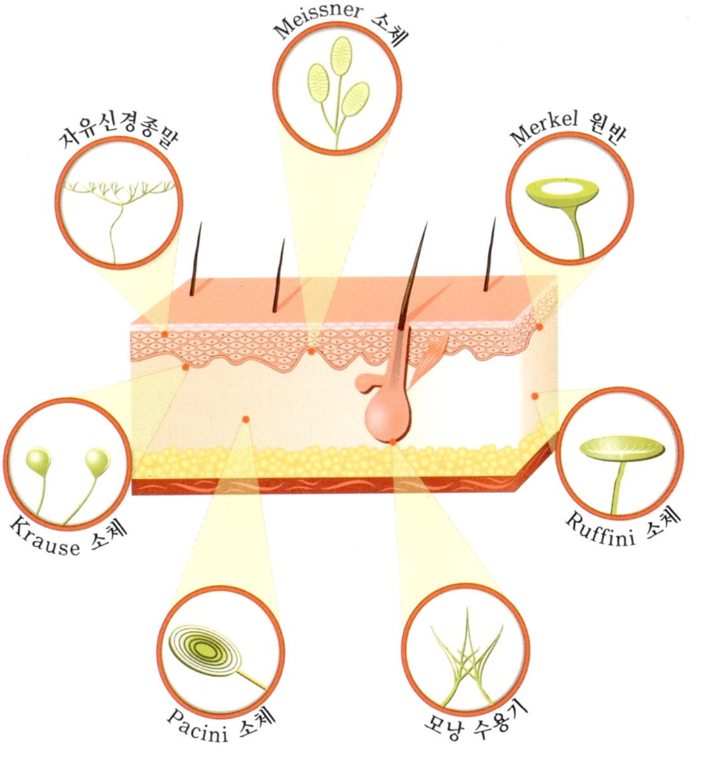

Schleip[61]에 의해 이루어진 가장 최근의 연구에 따르면, 근육 자체보다 근막에서 6배 이상의 수용기가 확인되었다는 것이다. 근육 자체는 덜 민감한 편이다(몇 가지 예외[뒤통수밑근, 눈 근육, 발바닥 근육]를 제외하고). 근막 미세 구조의 분석에 따르면, 근막은 풍부한 신경망 뿐만 아니라 다중 평활근 세포 덕분에 자신의 반응과 움직임을 발달시킬 수 있고, 자신의 삶을 가지고 있다는 것이다[61].

근막계는 힘줄(10%)에서 거의 발견되지 않고 인대, 관절주머니 및 근육힘줄 이음부(90%)에서 발견되는 Golgi 수용기 등과 같은 역학적 수용기를 많이 가지고 있다.

이제 우리는 다양한 종류의 기계적 수용체에 대해 자세히 공부할 것이다.

1.8.1. 기계적(역학적) 수용기

기계적 수용기(mechanicaloreceptors)는 그들의 형태 변화에 의해 자극을 받는 감각수용기이다. 이것들은 형태, 견고성, 그리고 주변 물체와의 관계에 대한 정보를 제공한다. 이것들은 다음과 같이 4개의 그룹으로 분류될 수 있다[61].

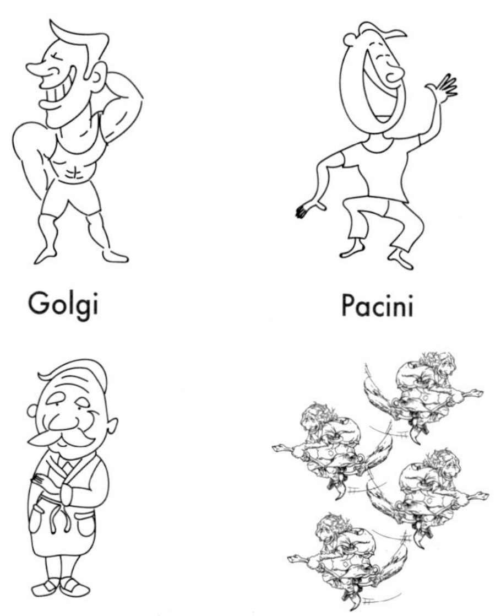

Golgi　Pacini

Ruffini　자유신경종말

Golgi(골지) 수용기

골지 수용기는 수직 수축에 반응한다. 이것들은 힘 수용기(force receptor)이고, 근육과 직렬로 배열되어 있기 때문에, 힘줄에서 일어나는 힘의 변화에 반응한다.

이것들은 어디에 위치하는가?

- 근육–힘줄 이음부
- 근육바깥막(근육 주변)
- 널힘줄
- 관절 인대
- 관절주머니

Pacini(파치니) 소체

파치니 소체는 빠른 압박 변화, 진동, 흔들림 및 갑작스런 움직임 등에 민감하다(세션 4.3.3의 폼 롤러를 이용한 마찰 운동 참고). 파치니 소체는 활성되기 위해 새로운 자극을 지속적으로 요구하고, 2초 이내에 반응한다.

이것들은 어디에서 위치하는가?

- 근육힘줄 이음부
- 관절주머니의 얕은층
- 척추 인대
- 근육근막

Ruffini(루피니) 소체

루피니 소체는 느린 충동 변화와 장기간의 압박에 반응한다. 물렁조직(연부조직)의 큰 부위를 자극하면, 교감신경을 진정시키고, 활동을 감소시키는 효과를 가진다(Berg e Capri, 1999). 이것은 이런 기법의 이완 효과를 설명해 준다. 루피니 소체는 주로 접선의 힘과 횡적 힘을 적용할 때 활성화된다[61].

루피니 수용기의 많은 집합체는 등허리근막에 위치한다.

호흡은 훌륭한 이완 효과를 가지며, 톤을 감소시키는데 큰 도움을 준다(세션 **8.4** "이완" 참조).

이것들은 어디에 위치하는가?

- 모든 종류의 근막 조직
- 관절주머니의 얕은층
- 널힘줄
- 인대

자유신경종말(*Free Nerve Endings*)

이것은 모든 수용기 중에서 가장 적게 알려진 수용기이다. III형 신경섬유(말이집신경)의 자유신경종말과 IV형 신경섬유(민말이집)에서 많이 발견되는 감각 수용기이다. 이것들은 근육근막계에서 중추신경으로 감각 정보를 전달한다. 자유신경종말은 근육사이(interstitial muscle) 수용기로도 불리고, 10%는 III형 신경섬유의 종말에 위치하고, 90%는 IV형 신경섬유의 종말에 위치한다. 이것들은 변화에 매우 가변적이다. 이것들은 압박과 기계적 견인에 반응한다[61].

이것들은 어디에 위치하는가?

- 뼈를 포함해 거의 모든 곳에 위치한다.
- 뼈막(자유신경종말이 풍부하다.)
- 지방조직
- 얕은층 근막

1.9. 결론(Conclusions)

본 장에서 우리는 감각기관이 수용기(신경 충동을 일으킴으로써 자극에 반응하는 특수 신경세포)를 통해 우리 주변에서 일어나고 있는 모든 것을 어떻게 뇌로 전달하는지를 공부했다. 뇌가 신경충동을 받으면, 이것들을 감각으로 전환시킨다.

뇌는 근막에서 일어나는 무언가에 흥미를 가진다. 안뜰계(전정계)와 수많은 피부 수용기를 제외하고는, 우리의 신체에서 무슨 일이 일어나는지를 알기 위해서는, 근막 센서는 절대적으로 중요하다.

감각 메시지를 무시하는 것은 단기적 근막 손상이나 장기적 근막 손상을 일으키는 확실한 방법이다. 이와 반대로, 고유수용기와 근운동감각의 조화로운 균형은 우리의 신체 능력이 노화되지 않는데 큰 도움을 준다. 이것은 신경계를 다양한 방법으로 자극하는 것이 왜 중요한지를 알려준다.

"여러분이 근막을 다룰 때, 뇌의 지점(branch offices)처럼 다루어야 한다"

Andrew Taylor Still
founder of osteopathy, 1899

근육근막 라인

2

2.1. Thomas Myers의 근육근막 경선

Thomas Myers는 근육근막 연결이 전신에 걸쳐 종 방향으로 퍼졌음을 발견했다. 근육근막은 우리가 신체를 읽고 해석하는데 도움을 주고, 또 움직임과 힘이 신체 내에서 어떻게 분산되는지를 설명하는데 도움을 주는 맵을 형성한다. Myers는 이런 라인을 **근육근막 경선**(myofascial meridians)이라고 불렀다.

이런 조직화된 도로망(road network)은 결합조직에 대한 심층 사후 검사와 연구에 의해 발견되었다. 이렇게 상호연결된 로드는 3차원 웹으로 신체를 감싸고, 기능적으로 신체의 주요 움직임을 지지하며 자세를 유지한다. 실제로 힘, 장력, 보상 및 대부분의 공간 움직임은 이 선을 따라 분산된다.

이 발견은 신체에 대한 우리의 이해를 변화시켰고 새로운 교육 접근법을 탄생시켰다. 구조적 관점에서 볼 때, 3차원 근육뼈대계 해부학은 우리 몸에서 힘 분배를 균형 있게 하는 네트워크이다.

이 라인들의 논리는 나의 모든 트레이닝 프로그램의 필수적인 부분이다. 왜냐하면, 나는 이것들을 볼 수 있고, 찾고, 느끼고, 사용할 수 있기 때문이다. 이 모든 것은 트레이닝 자체를 향상시키는데 도움이 된다. 왜냐하면, 몇 가지 좋은 방법을 사용함으로써, 이 라인들이 힘을 더 잘 분산할 수 있도록 활성화될 수 있기 때문이다.

장력의 연속선(continuous line)

근막의 연속면(continuous plane)

***볼륨(VOLUME)**을 생성하는 일련의 상호연결된 근육근막 단위*

2.2. 책의 언어

좀 더 자세히 설명하기 전에, 내가 사용하는 몇 개의 언어와 본 장이 어떻게 나누어지는지에 대해 설명하고 싶다.

라인 찾기

이 단락은 근육근막 경선의 맵에 따라 여러분 자신을 오리엔테이션 할 수 있도록 돕는다.

라인 느끼기

맵을 사용할 때, 여러분은 지점들을 함께 연결할 수 있을 것이다. 이것은 근육과 근육근막 라인 사이의 관계를 인지하고, 이것들의 연결과 근수축을 느끼는데 도움을 줄 것이다. 여러분은 이 라인들을 더 자세히 탐구하는 방법을 배우게 될 것이다.

라인 사용하기

끝으로, 본 장의 마지막 단락에서 여러분은 움직임 도중의 근육근막 라인들을 공부하게 될 것이다.

간단하게, 나는 이 책의 전반에서 아래의 약어를 사용할 것이다.

- **SBL = Superficial Back Line**(얕은 뒤쪽 라인)
- **SFL = Superficial Front Line**(얕은 앞쪽 라인)
- **LL = Lateral Line**(가쪽 라인)
- **DFL = Deep Front Line**(깊은 앞쪽 라인)
- **SL = Spiral Line**(나선 라인)
- **AL = Arm Lines**(팔 라인)
- **DFAL = Deep Front Arm Line**(깊은 팔 앞쪽 라인)
- **SFAL = Superficial Front Arm Line**(얕은 팔 앞쪽 라인)
- **DBAL = Deep Back Arm Line**(깊은 팔 뒤쪽 라인)
- **SBAL = Superficial Back Arm Line**(얕은 팔 뒤쪽 라인)
- **FL = Functional Line**(기능적 라인)

2.3. 얕은 뒤쪽 라인(SBL) (Superficial Back Line)

얕은 뒤쪽 라인(SBL)은 발바닥에서부터 정수리까지 신체 뒤쪽의 전체 표면을 연결하는 선이며, 2개 부분으로 나누어진다: 발 → 무릎과 무릎 → 이마. SBL은 발가락에서 오금까지, 그리고 무릎에서 눈썹까지 신체의 뒤쪽면을 연결하고, 안정화시키고, 움직인다.

다리를 곧게 뻗고 일어설 때, SBL은 연속 근육근막 라인으로서 작용한다.

라인 찾기

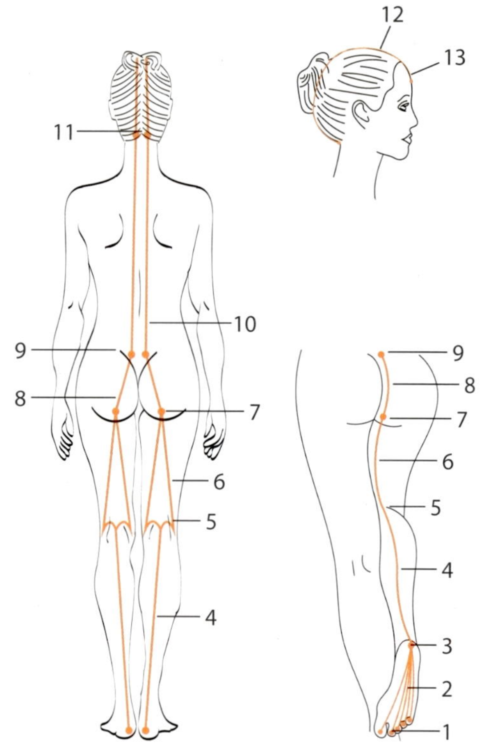

뼈 표식점		근육근막 트랙
이마뼈(전두골), 위눈확능선(상안와능)	13	
	12	머리덮개널힘줄(모상건막/두개외근막)
뒤통수뼈능선(후두골능선)	11	
	10	엉치허리근막/척주세움근
엉치뼈(천골)	9	
	8	엉치결절인대
궁둥결절(좌골결절)	7	
	6	뒤넙다리근
넙다리뼈융기(대퇴골융기)	5	
	4	장딴지근/아킬레스힘줄
발꿈치뼈(종골)	3	
	2	발바닥근막과 짧은발가락굽힘근
발가락마디뼈의 바닥면	1	

자세와 움직임

SBL의 주요 효과는 시상면에서 자세 패턴과 운동 패턴에 있다. SBL의 주요 작용은 다음과 같다:

- 머리의 폄(신전)
- 척주의 폄
- 엉치뼈의 굽힘(뉴테이션)
- 골반의 폄
- 무릎의 굽힘(굴곡)
- 발목의 발바닥굽힘(저측굴곡)

동시에 이것은 반대 방향의 무의식적인 움직임이나 과도한 움직임을 방지한다.

우리는 굽힘된(태아) 자세로 태어났기 때문에, SBL에서의 근력, 용량 및 균형의 발달은 이런 1차 굽힘에서 완전한 최종 폄으로 성숙하는 느린 진화적 움직임과 관련된다.

느린 근육섬유(빨간 섬유)의 높은 농도는 SBL이 엄청난 효율성으로 중력을 이길 수 있도록 만든다.

운동의 장들에서, 여러분이 특정 자세를 취하도록 지시를 받았다면, 나는 종종 SBL의 윗부분과 아랫부분(아랫부분은 다리를 의미하고, 윗부분은 가슴을 의미한다)을 언급할 것이다. 그 이유는 전체 라인이 항상 같은 방식으로 활성화될 수 없기 때문이다.

아킬레스힘줄과 발꿈치뼈

아킬레스힘줄과 발꿈치뼈는 특별한 언급이 요구된다. 아킬레스힘줄은 발목과 무릎의 움직임을 향상시키기 위해 장딴지 근육(장딴지근[비복근]과 가자미근)에서 발꿈치뼈까지 연결되어 있다. 발꿈치를 발목의 무릎뼈라고 생각해 보자.

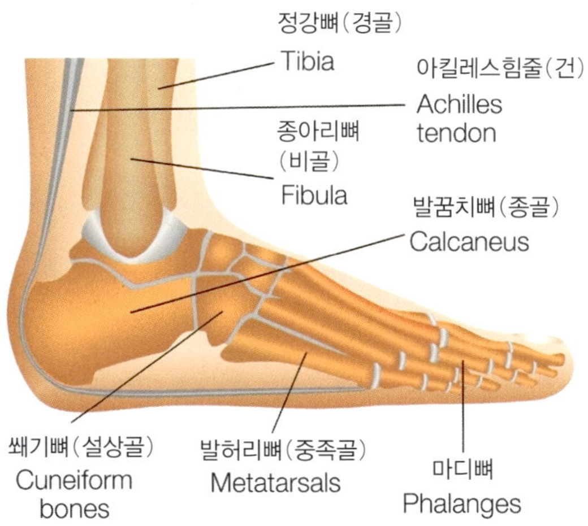

발꿈치뼈 주위에는 실제로 아킬레스힘줄과 발바닥근막(족저근막)을 연결하는 강력한 근막 네트워크가 존재한다. 발꿈치뼈는 발목으로부터 아킬레스힘줄의 탄성 조직을 분리한다.

발바닥근막과 아킬레스힘줄과 연관된 근막은 활시위처럼 작용하며, 발꿈치는 화살처럼 작용한다. 활시위(끈)가 지속적이고 과도한 긴장에 노출되면, 목말밑관절(거골하관절)의 앞쪽으로 발꿈치를 밀게 된다. 이런 변위는 지지면에 부정적인 영향을 미친다.

순전히 경험을 근거로, Thomas Myers는 효율적인 지지를 제공하는 발뒤쪽(hindfoot)과 발앞쪽(forefoot)의 비율이 1/3 또는 1/4(발꿈치와 복사뼈 사이)과 2/3 또는 3/4(복사뼈에서 발허리뼈머리까지)이었음을 발견했다. 이런 균형 잡힌 지지가 없다면, 나머지 신체 부위가 불안정하게 된다.

다음 장에서 볼 수 있는 운동들은 투석기처럼 작용하는 이런 활과 관련이 있다.

라인 느끼기

SBL에 대해 자세히 알아보자: 여러분이 자세를 선택하고 지점들을 연결하자. (여기에서 내가 제안하는 운동들은 순전히 보여주기 위함을 목적으로 한다: 이 운동들은 운동의 장에서 자세히 다루어질 것이다.)

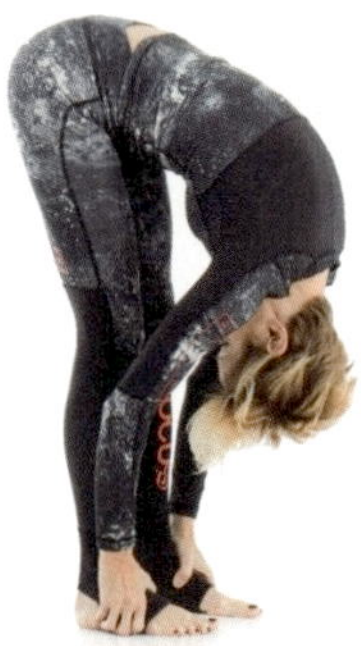

롤 다운(roll down): 몸통을 앞으로 숙이면서 발바닥에서 머리까지 SBL이 활성화되고 신장되는 것을 느껴 보자.

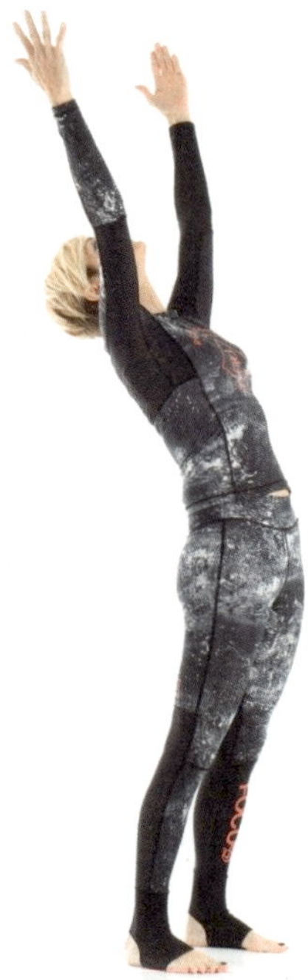

폄: 양 팔을 머리 위로 올리고, 골반을 약간 앞으로 이동시켜 몸을 아치 모양으로 만들어 보자. 여러분은 SBL이 활성화되고 강화되는 것을 느껴야 한다.

라인 사용하기

움직이면서 SBL을 찾아보자. SBL의 강도를 느껴 보고, SBL이 어떻게 신장되고 활주하는지를 느껴 보자. 그리고 이것들이 SBL의 여러 지점 사이에서 어떻게 변화하는지를 느껴 보자.

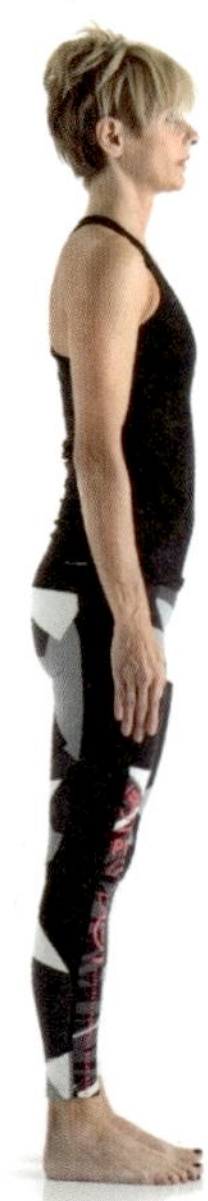

똑바로 선다.

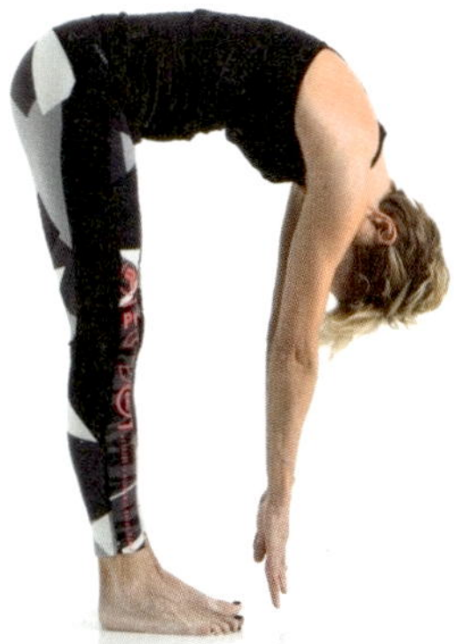

허리뼈 세움근과 허리근막을 신장한다.

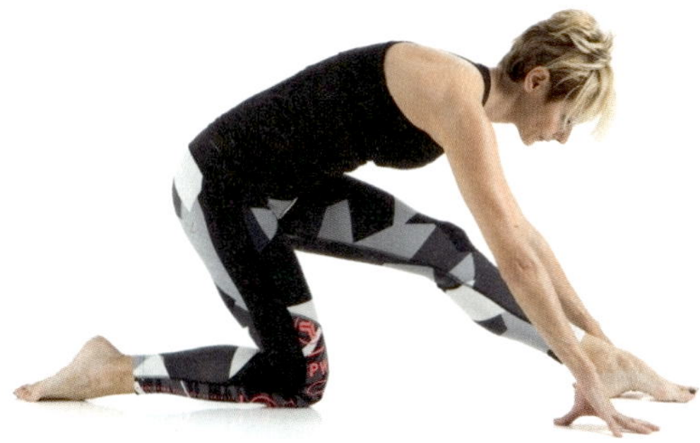

뒤넙다리근(슬괵근)을 신장한다.

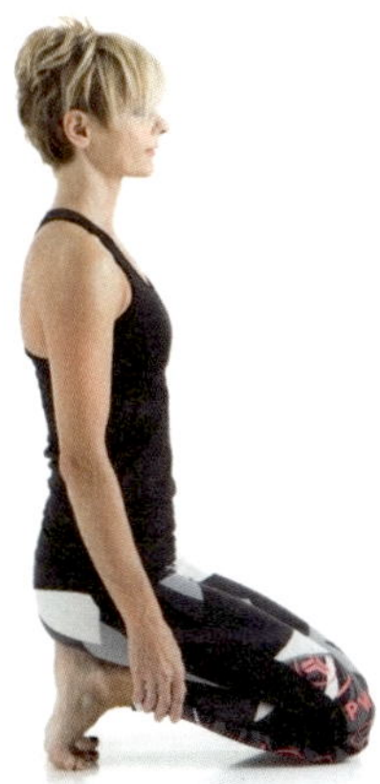

발바닥근막과 짧은 발가락굽힘근을 신장한다.

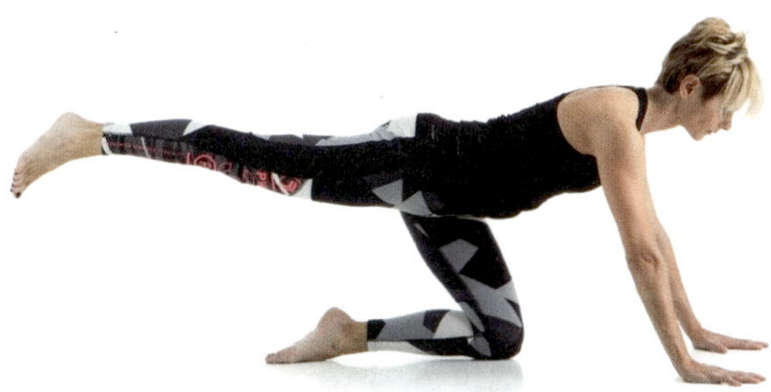

발가락에서부터 머리까지 등척성 근력을 강화한다.

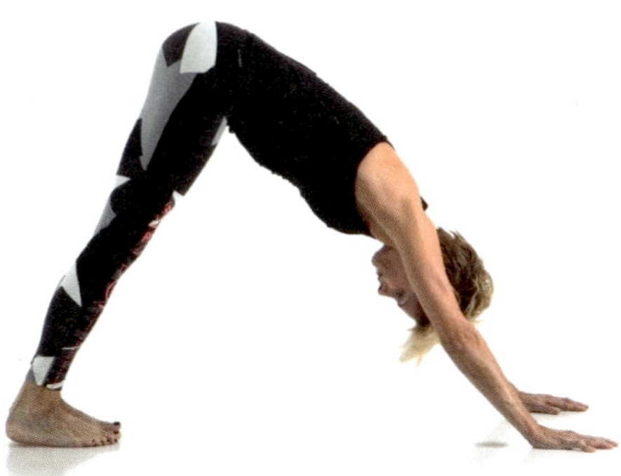

장딴지 근육과 아킬레스힘줄을 신장한다.

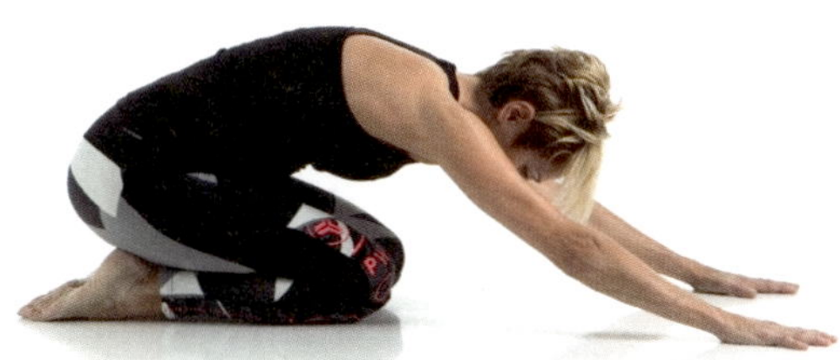

척주세움근(척주기립근)을 신장한다.

SBL에서의 보상

다음의 자세 패턴은 종종 SBL과 연관된다:

- 발목의 발바닥굽힘 제한
- 무릎 젖힘(넙다리뼈가 정강뼈 앞쪽으로 활주한다.)
- 뒤넙다리근의 뻣뻣함
- 골반의 전방 이동
- 엉치뼈의 뉴테이션
- 등뼈의 젖힘(등뼈 폄근의 단축)
- 등뼈 부위: 근육근막 조직이 신장되고 커진다
= 등뼈 굽힘
- 환축관절의 전방 이동과 회전
- 눈–척추 연결의 움직임 방해

마지막 항목은 눈과 척주사이의 흥미로운 관계를 강조한다.

참고: 시상면에서 일어나는 보상 패턴을 나열했지만, 우리는 SBL의 오른쪽이나 왼쪽에 대한 보상을 만들 수 있다. 이것의 중요성을 과소평가해서는 안 된다.

1980년대 초 J. Hegge는 시각에 의해 통제되는 인체 운동의 일부를 개선하는 일련의 기법들을 개발했다. 특히 그는 이 기법들이 목과 어깨의 과도한 근긴장을 어떻게 줄이고, 또한 목의 움직임을 어떻게 향상시키는지를 기술했다[26].

SBL과 트레이닝

SBL 트레이닝은 다음의 운동을 포함해야 한다:

- 모든 층의 원심성 근력 강화 트레이닝
- 등척성과 구심성 근력 강화 트레이닝
- 저항 근력 강화 트레이닝(긴장성 라인), 느린 연축 근육 섬유
- 탄성 근력 강화 트레이닝(탄성 아킬레스힘줄의 팽창, 이 힘줄을 머리 가까이로 고정화)
- 차별화된 유연성
- **SBL** 안에서나 주변에서의 활주
- 머리에서 발끝까지 확장

끝으로 트레이닝과 관련하여 모든 라인이 서로에 대해 영향을 미친다는 것이 중요하며, LL(가쪽 라인)과 팔 뒤쪽 라인이 SBL의 트레이닝과 관련하여 주의가 요구된다는 것에 유념해야 한다.

초점(Focus On)

SBL과 관련하여 다음의 사항을 고려해야 한다:

- **SBL**의 주요 기능은 똑바른 자세와 열린 자세를 지지하는 것이다.
- 이 라인에는 **SFL**보다 느린 연축 섬유를 더 많이 가지고 있다.
- 이것은 완전 폄 시에 우리를 지지하고, 굽힘된 자세에서는 굽힘에 저항한다.
- 우리를 똑바로 들어올리고, 똑바른 서기 자세를 유지시킨다.
- 주요 움직임은 시상면에서 이루어진다.
- 무릎 굽힘과 발목 발바닥굽힘을 제외하고, **SBL**의 기능은 폄을 일으킨다.
- **SBL**의 불균형은 2차 만곡에 영향을 미치는 경향이 있다.
- 뒤통수밑근은 **SBL**의 주춧돌로 간주될 수 있다.
- **SBL**과 **SFL**은 걸을 때 회전을 시작한다.
- 근막은 높은 곳에서 낮은 곳으로 흐른다.

SBL을 길고, 강하고, 윤활되고, 잘 적응할 수 있도록 만들고 유지하기 위해서는, 본 장의 후반부에 있는 운동들을 참고하기 바란다.

2.4. 얕은 앞쪽 라인(SFL)
(Superficial Front Line)

얕은 앞쪽 라인은 발가락에서 머리뼈 옆면까지 신체 앞쪽면 전체를 연결하는 주요 기본 라인이며, 발가락에서 골반까지, 그리고 골반에서 머리까지 두 부분으로 나누어진다. 여러분이 똑바로 선 자세에서 완전히 폄될 때, 이것들은 통합된 연속 근육근막 라인으로서 작용한다.

라인 찾기

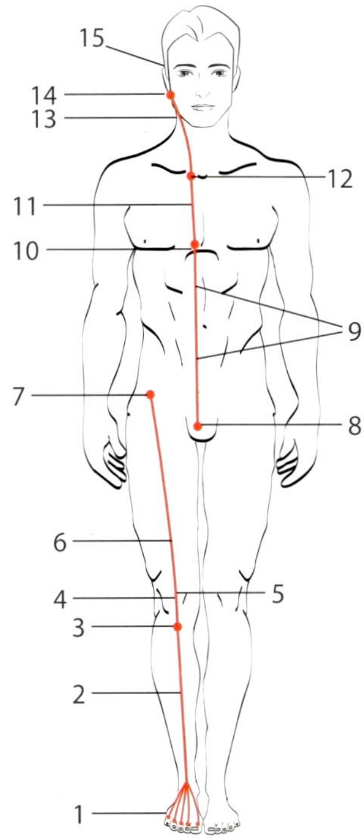

뼈 표식점		근육근막 트랙
	15	머리덮개근막
꼭지돌기(유양돌기)	14	
	13	목빗근(흉쇄유돌근)
복장뼈자루(흉골병)	12	
	11	복장뼈/복장연골근막
5번 갈비뼈(늑골)	10	
	9	배곧은근(복직근)
두덩결합(치골결합)	8	
ASIS	7	
	6	넙다리곧은근/가쪽넓은근, 안쪽넓은근, 중간넓은근
무릎뼈(슬개골)	5	
	4	무릎힘줄
정강뼈거친면(경골조면)	3	
	2	짧은발가락폄근/긴발가락폄근/앞정강근/앞쪽다리구획
발가락의 등쪽면	1	

자세와 움직임

SFL은 SBL과 함께 작용하고 균형을 맞추면서, 시상면에서 일어나는 자세 패턴과 움직임 패턴에 영향을 준다.

SFL의 1차 작용은 다음과 같다:

- 상위 목뼈(경추)의 폄, 하위 목뼈의 굽힘
- 등뼈(흉추)와 허리뼈(요추)의 굽힘
- 엉덩관절(고관절)의 굽힘
- 무릎관절(슬관절)의 폄
- 발목의 안정화(특히, 발꿈치 지지)
- 발의 뒤침(회외)

비율적으로 볼 때, SFL은 SBL보다 더 많은 빠른 연축 섬유(흰색 섬유)를 가진다. SFL의 근육은 빠르고 엄청난 힘으로 수축하고, 갑자기 무서운 것을 만났을 때 나타나는 반응과 비슷하다.

라인 느끼기

SFL을 자세히 살펴보자. 여러분이 자세를 선택하고, 그 지점들을 연결해 보자(여기에서 내가 제안하는 운동들은 순전히 보여주기 위함을 목적으로 한다: 이 운동들은 운동의 장에서 자세히 다루어질 것이다).

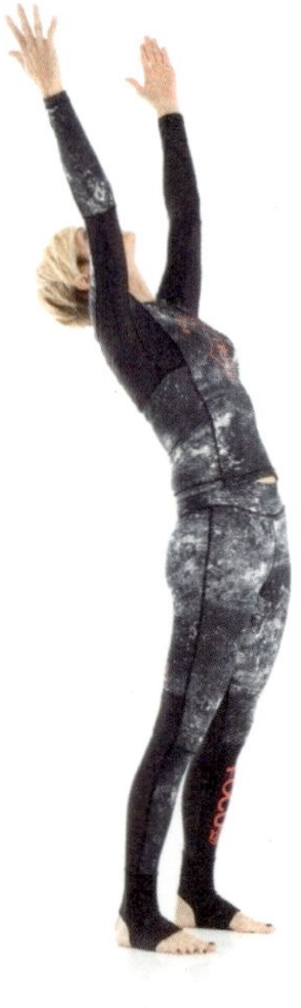

폄: 두 팔을 머리 위로 올리고 가슴을 신장한다. 골반을 앞쪽으로 이동시켜 몸을 아치 형태로 만든다.
여러분은 발에서부터 정수리까지 몸의 앞쪽면 전체가 활성화되고 신장되는 것을 느껴야 한다.

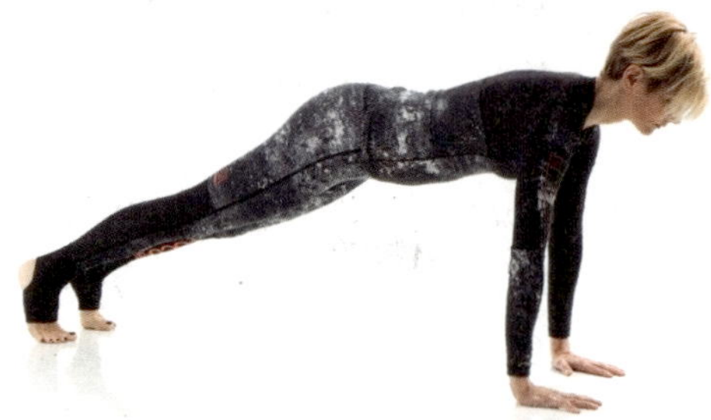

플랭크 자세(앞쪽 안정화)**:** SFL의 활성화와 강도를 느껴보자.

라인 사용하기

움직이면서 SFL을 살펴 보자. SFL의 강도를 느끼고, SFL이 어떻게 신장되고 활주하는지를 느껴 보자. 그리고 이것들이 SFL의 여러 지점 사이에서 어떻게 변화하는지를 느껴 보자.

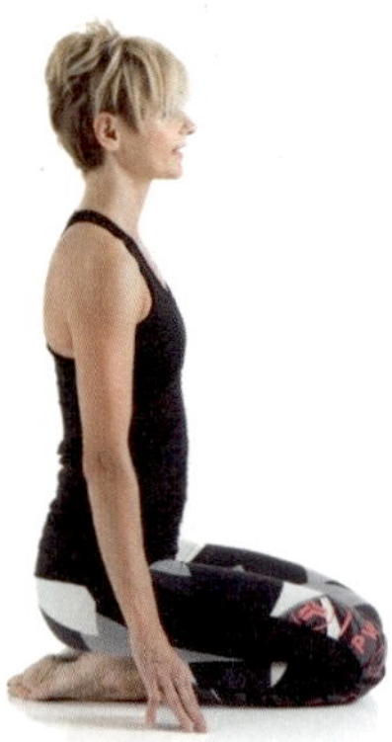

정강뼈 트랙(tibial tract)을 신장한다.

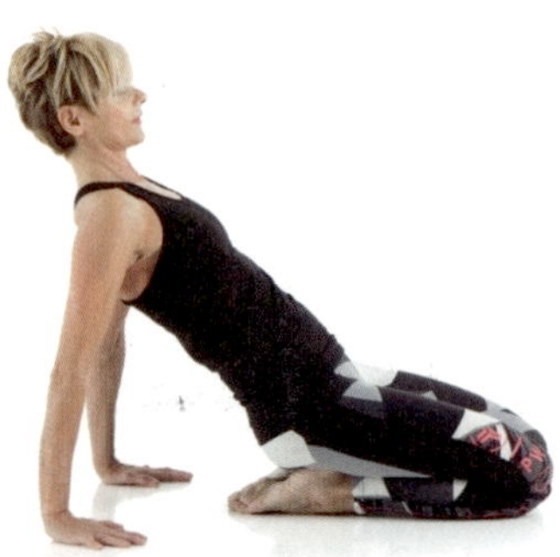

넙다리네갈래근을 신장한다.

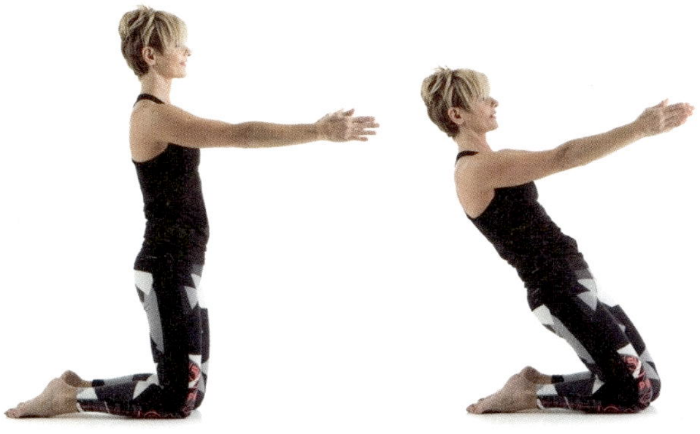

넙다리네갈래근을 신장한다.

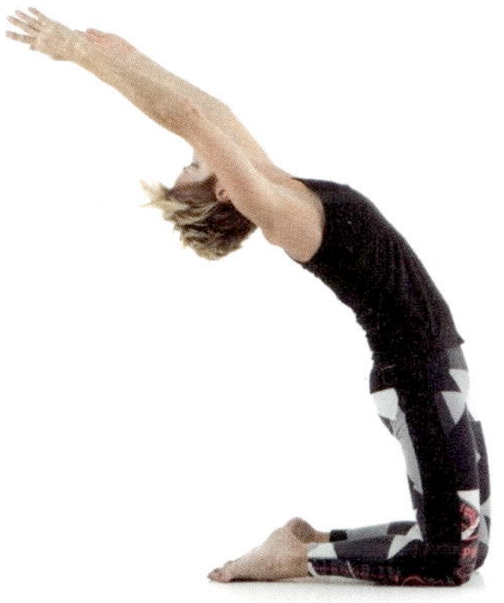

배곧은근과 목빗근을 신장한다.

SFL에서의 보상

다음과 같은 자세 패턴들이 종종 SFL과 연관된다:

- 발목 발바닥굽힘의 제한
- 무릎의 젖힘
- 골반의 앞방향경사
- 호흡과 갈비뼈의 앞쪽 제한
- 머리의 앞쪽 이동/아래쪽 방향 경사

참고: 시상면에서 일어나는 보상 패턴을 나열했지만, 우리는 SFL의 오른쪽이나 왼쪽에 대한 불균형을 만들 수 있다. 이것의 중요성을 과소평가해서는 안 된다.

얕은 앞쪽 라인(SFL)과 트레이닝

SFL 트레이닝에는 다음과 같은 운동이 포함되어야 한다:

- 원심성 근력 강화 트레이닝
- 차별화된 등척성 근력 강화 트레이닝과 구심성 근력 강화 트레이닝
- 탄성 근력 강화 트레이닝
- 기능적 유연성 트레이닝
- SFL 안에서나 주변에서의 활주
- 상체와 하체를 위한 트레이닝

최종의 고려사항: 만약 여러분이 트레이닝 동안 SFL에 초점을 맞춘다면, DFL의 기능을 고려하는 것도 특히 중요하다. SFL를 성공적으로 트레이닝하기 위해서는, 팔 앞쪽 라인(FAL)과 균형을 맞추는 것이 매우 중요하다.

초점(Focus On)

SFL과 관련하여 다음의 사항을 고려해야 한다:

- SFL은 SBL보다 빠른 연축 섬유를 더 많이 가지고 있다.
- SFL은 반응성이 좋다.
- SFL은 SBL과 조화를 이루어야 한다.
- SFL의 주요 움직임은 시상면에서 일어난다.
- 무릎, 발, 상위 목뼈의 폄을 제외하고는, SFL의 주요 기능은 굽힘이다.
- 근막은 낮은 곳에서 높은 곳으로 흐른다.
- SFL은 중력선을 교차하는 뼈대 부분(두덩뼈, 갈비우리 및 얼굴)을 들어올릴 수 있도록 위에서 장력 지지를 제공한다.
- SFL은 민감한 신체 부위를 보호한다: 내장기와 생식기.

여러분이 SFL을 길고, 강하고, 이완되고, 또 잘 적응할 수 있도록 만들고 유지하는데 도움을 얻기 위해서는 본 장의 후반부에 있는 특별한 운동들을 참고하기 바란다.

운동의 장들에서 여러분이 특정 자세를 취하도록 지시를 받았다면, 나는 종종 SFL의 윗부분과 아랫부분(아래 부분은 다리를 의미하고, 위 부분은 가슴을 의미한다)을 언급할 것이다. 그 이유는 전체 라인이 항상 같은 방식으로 활성화될 수 없기 때문이다.

2.5 가쪽 라인(LL)(Lateral Line)

가쪽 라인(LL)은 신체 좌우를 교차한다. 발 중간의 안쪽 지점과 가쪽 지점에서 시작하여 발목을 돌아 가쪽면을 따라 올라가고, 종아리와 허벅지의 가쪽 트랙을 따라 계속 위로 올라간다. 그리고 귀 근처의 머리뼈에 도달하기 전에 몸통을 따라 뒤엉키면서 올라간다.

라인 찾기

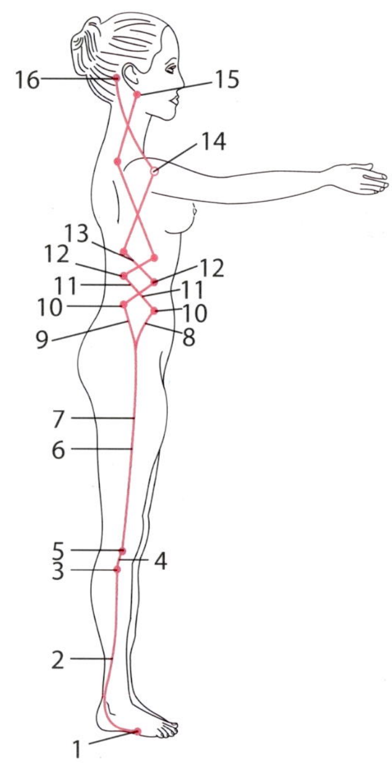

뼈 표식점		근육근막 트랙
뒤통수뼈 가장자리/꼭지돌기	16	
	15	머리널판근(두판상근)/목빗근
1번과 2번 갈비뼈	14	
	13	바깥갈비사이근(외늑간근)과 속갈비사이근(내늑간근)
갈비뼈	12	
	11	배바깥빗근(외복사근)
ASIS, PSIS 및 엉덩뼈능선	10	
	9	큰볼기근(대둔근)
	8	넙다리근막긴장근(대퇴근막장근)
	7	엉덩정강띠(장경인대)
	6	벌림근(외전근)
정강뼈의 가쪽융기	5	
	4	종아리뼈머리의 앞쪽 인대
종아리뼈머리	3	
	2	종아리근, 가쪽 다리 구획
1번과 5번 발허리뼈바닥	1	

자세와 움직임

LL은 자세와 움직임 모두에 중요하다. LL은 신체 좌우의 균형을 잡아준다. LL은 힘을 다른 근육근막 라인으로 전달한다. 비록 LL이 주로 이마면에서 작용하지만, 그들의 움직임은 가슴의 나선 운동과 역회전을 포함한다.

LL은 신체의 가쪽 만곡(몸통의 옆굽힘, 엉덩관절의 벌림 및 발의 가쪽번짐)을 형성하는데 도움을 주지만, 가쪽 움직임과 몸통 돌림에 대한 제동 장치로도 작용한다. LL의 주요 기능은 움직일 때 몸통을 안정화시킨다.

가쪽 라인(LL)의 주요 작용은 다음과 같다:

- 발의 가쪽번짐(외반), 엎침(회내) 및 발바닥굽힘(저측굴곡)
- 엉덩관절의 벌림
- 척주와 머리의 옆굽힘
- 척주와 갈비뼈의 돌림

라인 느끼기

LL을 자세히 살펴보자. 자세를 선택하고, 이 지점들을 연결하자(여기에서 내가 제안하는 운동들은 순전히 보여주기 위함을 목적으로 한다: 이 운동들은 운동의 챕터에서 자세히 다루어질 것이다).

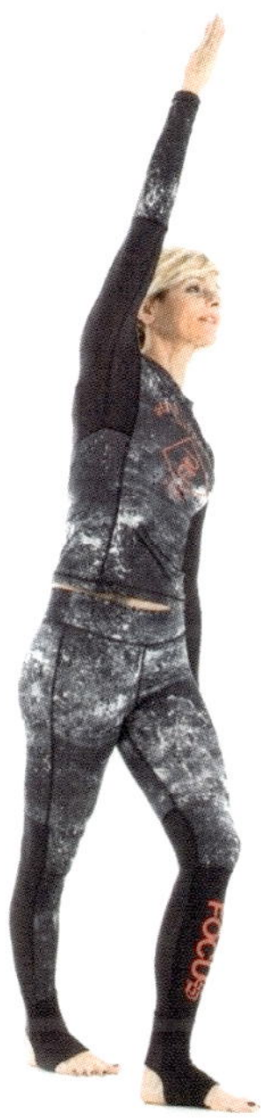

똑바로 선 자세: 오른발을 왼발 뒤에 배치하고, 오른팔을 머리 위로 올려 가슴을 왼쪽으로 부드럽게 신장하면서 기울인다. 여러분은 발의 가쪽면에서부터 새끼손가락까지 오른쪽 LL이 활성화되고 신장되는 것을 느껴야 한다.

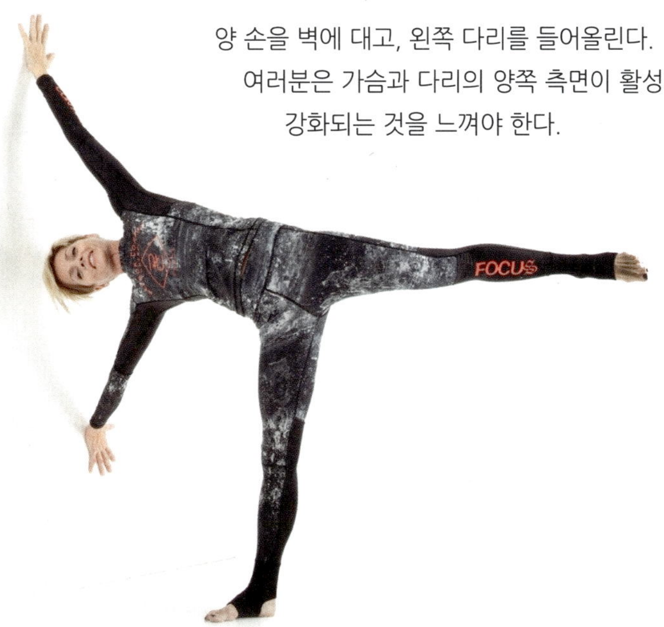

양 손을 벽에 대고, 왼쪽 다리를 들어올린다. 여러분은 가슴과 다리의 양쪽 측면이 활성화되고 강화되는 것을 느껴야 한다.

라인 사용하기

움직이면서 LL을 살펴 보자. LL의 강도를 느끼고, LL이 어떻게 신장되고 활주하는지를 느껴 보자. 그리고 이것들이 LL의 여러 지점 사이에서 어떻게 변화하는지를 느껴 보자.

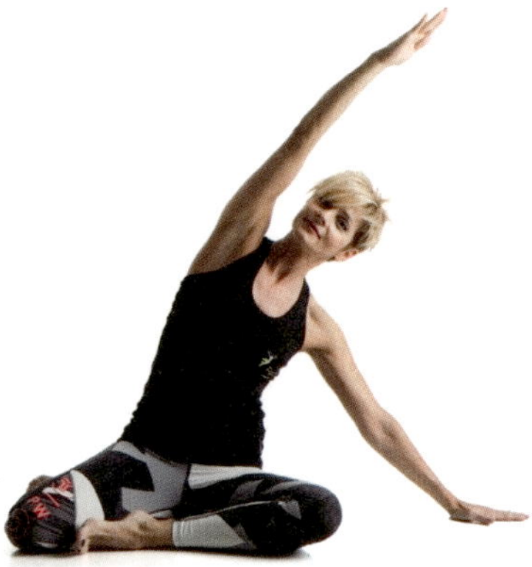

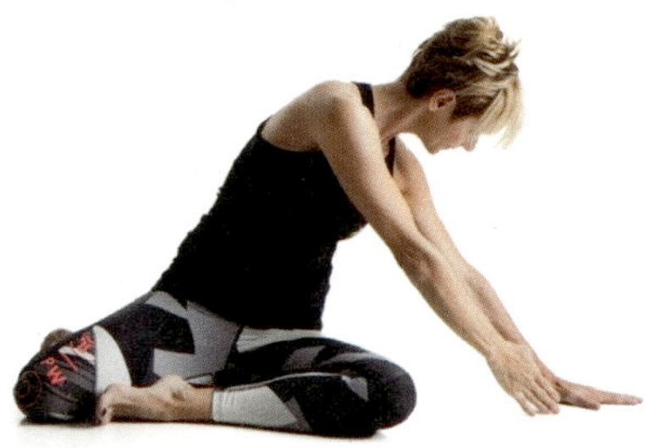

전체 LL을 신장한다.

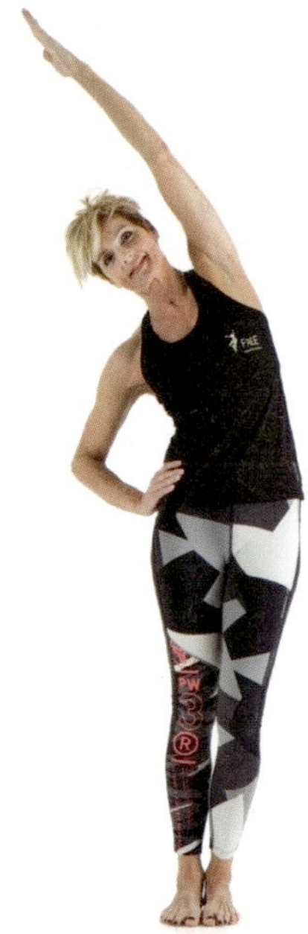

LL의 윗부분을 신장하고 활주한다.

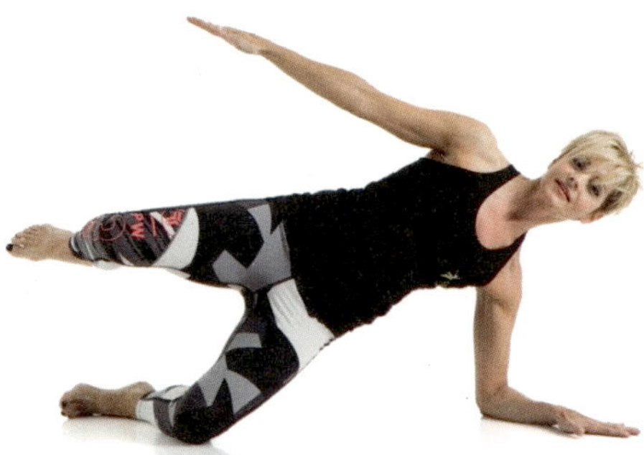

벌림근, 배바깥빗근 및 갈비사이근을 강화한다.

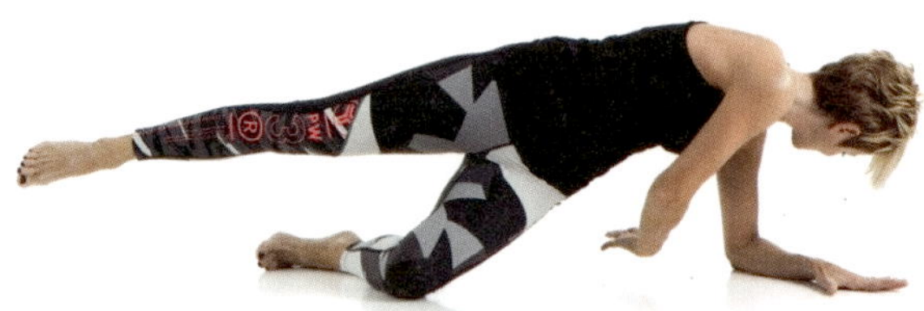

벌림근을 강화하고, 배바깥빗근과 갈비사이근을 강화하고 신장한다.

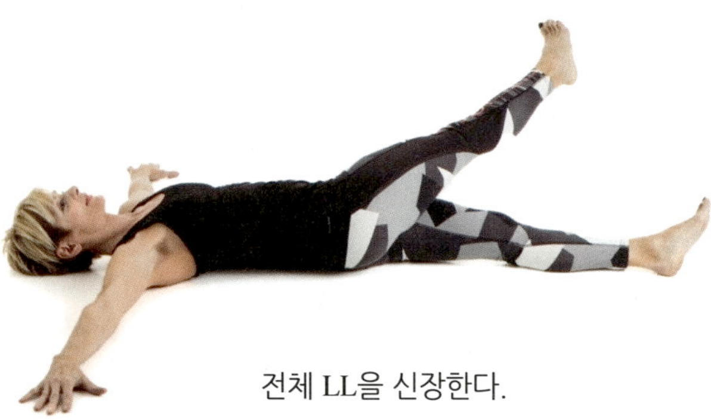

전체 LL을 신장한다.

가쪽 라인(LL)에서의 보상

다음과 같은 자세 패턴은 종종 LL과 관련된다:

- 과도한 발목의 엎침과 뒤침 제한
- 등뼈 폄의 제한
- 안굽이무릎(내반슬)이나 밖굽이무릎(외반슬)
- 모음의 제한/벌림근의 만성 긴장
- 허리뼈 압박
- 척주의 옆굽힘
- 골반과 관련된 가슴의 부정정렬
- 복장뼈와 꼬리뼈사이의 공간 감소
- 머리 안정화에 과도하게 관여함으로써 발생한 어깨의 제한

LL과 트레이닝

LL 트레이닝에는 다음의 운동이 포함되어야 한다:

- 동적 안정화 운동
- 원심성, 등척성 및 구심성 근력강화 트레이닝
- 탄성 근력 강화 트레이닝
- 기능적 유연성 트레이닝
- LL 안에서나 주변에서의 활주
- 확장할 수 있는 공간 확보
- 가슴의 돌림 움직임

가쪽 라인(LL)과 깊은 앞쪽 라인(DFL) 관계의 관점에서, 하체에서는 LL과 DFL이 여러 방향에서 균형을 이루어야 하고, 반면 상체의 경우에는 이것들이 호흡을 통해 연결되어야 한다는 것에 유념해야 한다.

끝으로, LL(가슴)의 근육근막 축성 구조는 팔 라인과 얽혀 있다.

초점(Focus On)

LL과 관련하여 다음 사항을 고려해야 한다:

- **LL**의 주요 기능은 신체의 좌우측과 **SFL/SBL**을 균형 맞추는 것이다.
- **LL**은 다른 라인(팔 라인, 나선 라인) 사이의 힘을 중계한다.
- **LL**은 얕은 라인 사이의 힘을 전달한다.
- **LL**은 가슴 부위에서 **SBL**과 **SFL**에 연결된다.
- **LL**의 윗 부분은 팔 라인과 밀접하게 연결되어 있으며, 머리를 가쪽으로 안정화시키기 위해 독립적으로 작용한다.
- **LL**의 주요 움직임은 발의 가쪽번짐, 엉덩관절의 벌림, 척주의 옆굽힘과 돌림 등이다.
- **LL**은 몸통의 가쪽 움직임과 돌림에 대한 제동 장치로 작용한다.
- **LL**은 민감한 라인이다.

어떤 대상자의 경우(특히 커다란 가속력을 수행하는 운동선수)에는, 볼기 근육과 넙다리근막긴장근이 매우 강하고, 타이트해진다. 이것에 의해 모음근의 톤이 감소되고, 과도한 길이로 작용하게 된다.

이 개념을 설명해 보자: 기능적 길이 이외에, 과도한 톤, 근막 비후, 근막 유착 등에 의해 근육이 단축될 수 있다. 그러나 동일 근육이 신장된 자세로 유지될 수 있다. 즉, 더 길어진 형태를 유지하도록 강요될 수 있다. 만약 작용근(주동근)이 단축되거나 너무 활동적이면, 대항근(길항근)은 장력을 양산하고, 작용근이 작용할 수 있는 상태에 위치해야 한다. 대항근의 주요 기능은 제어(조절)이고, 만약 대항근이 과도한 원심성 장력을 가지고 있으면, 시간이 경과함에 따라 섬유화될 수 있다. 그러므로 대항근은 비생리적 길이를 유지하기 위해 신장된 위치로 잠김될 것이다.

여러분이 LL을 길고, 강하고, 이완되고, 또 잘 적응할 수 있도록 만들고 유지하는데 도움을 얻기 위해서는 본 장의 후반부에 있는 특별한 운동들을 참고하기 바란다.

운동의 장들에서 여러분이 특정 자세를 취하도록 지시를 받았다면, 나는 종종 LL의 윗부분과 아랫부분(아랫부분은 다리를 의미하고, 윗부분은 가슴을 의미한다)을 언급할 것이다. 그 이유는 전체 라인이 항상 같은 방식으로 활성화될 수 없기 때문이다.

2.6. 깊은 앞쪽 라인(DFL)
(Deep Front Line)

이제 DFL을 살펴 보자. LL 이후에 DFL을 설명하고 있는데, 그 이유는 LL의 기능이 효율적인 호흡을 촉진하고 자세와 움직임을 향상시키기 때문이다. DFL은 우리를 안쪽에서 바깥으로 성장하게 만드는 우리의 핵이고, 중심이고 코어이다. 우리를 외부에서 성장하게 하는 핵심이다.

DFL이 나선 라인(SL)에 의해 틀이 잡히고, 또 기능적 라인(FL)에 의해 둘러싸여 있기 때문에, DFL은 신체의 근육근막 코어를 생성한다.

이것(DFL)에 다른 모든 근육근막 경선의 고유 기능이 의존한다. DFL은 발바닥의 깊은 지점에서 시작하고, 마치 발활(족궁)을 감싸는 손처럼, 종아리 뒤쪽을 따라 올라간다. DFL은 다시 무릎의 뒤쪽에서 시작해 허벅지 앞쪽을 따라 엉덩관절, 골반 및 허리뼈 등의 앞쪽을 주행한다. DFL은 가슴의 많은 부분을 채우고 갈비우리를 확장하며, 목을 통과해 아래턱과 머리뼈의 측면에 도달한다.

DFL과 다른 라인을 비교해 볼 때, DFL은 단순한 라인이라기 보다는 3차원 공간으로 규정되어야 함을 알 수 있다.

라인 찾기

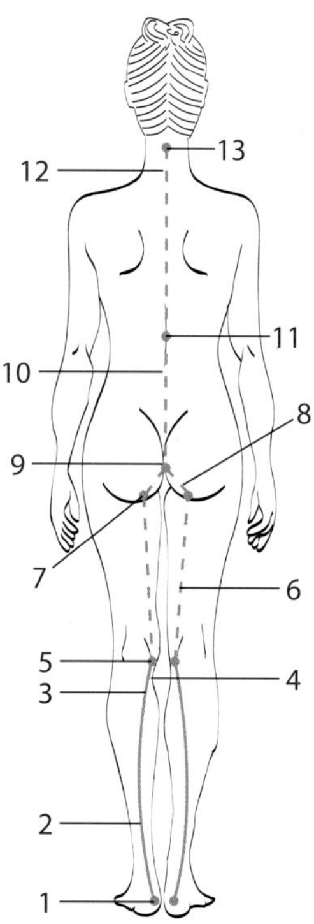

뼈 표식점		근육근막 트랙
단락: 위쪽-뒤쪽 허리 부위에서 뒤통수뼈바닥까지		
뒤통수뼈바닥	13	
	12	목과 머리의 앞세로인대
허리뼈몸통, 가로돌기(횡돌기, TP)	11	
단락: 공동 아래쪽과 아래쪽-뒤쪽 발에서 허리 부위까지		
허리뼈몸통	11	
	10	앞엉치근막, 앞세로인대
꼬리뼈	9	
	8	골반바닥의 근막, 항문올림근, 속폐쇄근의 근막
궁둥뼈가지	7	
	6	뒤근육사이사이막, 긴모음근 및 짧은모음근
넙다리뼈 안쪽위융기	5	
	4	오금근막, 무릎관절주머니
정강뼈/종아리뼈의 윗부분/아랫부분	3	
	2	뒤정강근, 긴발가락굽힘근
발목뼈와 발가락의 발바닥쪽면	1	

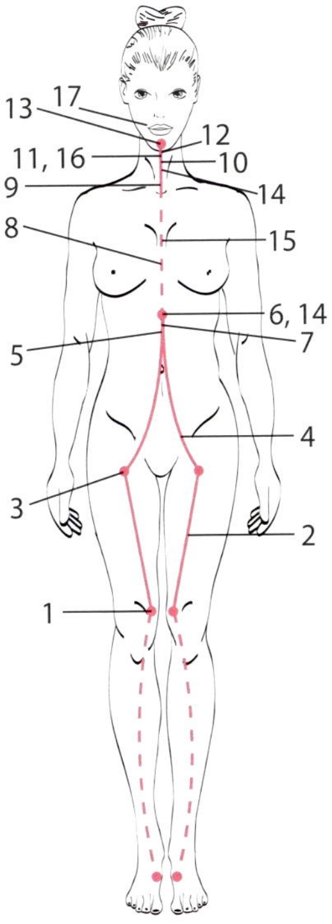

뼈 표식점		근육근막 트랙
단락: 위쪽-중심 허리부위에서 뒤통수뼈바닥까지		
뒤통수뼈바닥, 목뼈의 가로돌기	17	
	16	앞척추근막, 인두솔기(인두봉선), 목갈비근, 중간목갈비근 근막
	15	심막(심낭), 세로칸(종격), 벽쪽가슴막(벽측흉막)
	14	뒤가로막, 가로막의 기둥, 중심힘줄
허리뼈몸통	5	
단락: 위쪽-앞쪽 허리부위에서 아래턱까지		
아래턱	13	
	12	목뿔위근
목뿔뼈	11	
	10	목뿔아래근, 앞기관근막
뒤복장뼈자루	9	
	8	가슴속근막(흉내근막), 가로가슴근
갈비밑, 연골 및 칼돌기의 뒤쪽면	7	
	6	앞가로막
허리뼈몸통	5	
단락: 아래쪽-앞쪽 무릎의 안쪽에서 허리 부위까지		
허리뼈몸통	5	
	4	허리근, 엉덩근, 두덩근, 넙다리삼각
넙다리뼈의 작은뼈돌기	3	
	2	앞근육사이사이막, 짧은모음근, 긴모음근
넙다리뼈의 거친선, 넙다리뼈의 안쪽위융기	1	

자세와 움직임

DFL은 안쪽으로부터 몸을 지지하고, 유지하고, 곧게 펴주는 역할을 하기 때문에, 이것을 깊은 코어라고 부른다. 이런 일자 패턴은 DFL의 독특한 특징을 나타낸다: 이것은 다른 얕은 라인에 의해 복제될 수 있다.

움직임의 측면에서 DFL은 모든 근육근막 경선 사이의 상호작용을 균형 있게 하고, 이것들을 유연하고 효율적으로 만든다.

DFL의 주요 작용은 다음과 같다:

- 안쪽 발활의 동적 안정화와 들어올리기
- 무릎관절과 엉덩관절의 동적 안정화
- 척주의 앞쪽 지지와 곧게 펴 줌
- 허리뼈의 동적 안정화
- 가슴의 동적 안정화; 호흡 동안 3차원 팽창과 이완을 유지시킨다.
- 목과 머리의 균형과 동적 안정화
- LL의 상쇄 작용

DFL의 근육근막은 주로 느린 연축 섬유로 구성되어 있어, 뚜렷한 스트레스와 스트레인을 잘 견딜 수 있다. DFL은 가장 안쪽 구조물의 안정화를 유지하고 위치의 미세한 변화를 수행한다. 그리고 DFL에 의해 구조물과 가장 얕은 라인이 뼈대와 함께 큰 노력 없이 효율적으로 작용하게 된다.

T12

우리는 이제 DFL의 중요한 지점인 등뼈-허리뼈 이음부로 대표되는 T12(12번 등뼈)에 대해 자세히 살펴보겠다.

알게 되듯이, "T12"라는 용어가 이 책에서 자주 등장하는데, 이것은 DFL의 아래부분과 윗부분과 상위 허리뼈의 앞쪽 부분이 만나는 지점이다. T12는 중요한 이음부인데, 그 이유는 호흡과 자세에 부정적 영향을 미치는 차단(블록)이나 제한이 이 부위에서 흔하게 발생하기 때문이다.

이 부위를 몇몇 동양철학과 비교해 보면, 우리는 이것이 Solar Plexus Chakra(명치, 태양총 차크라) 즉, 제 3의 차크라임을 알 수 이다. 이 차크라는 유기적, 정신적 및 정서적 기능을 지배하는 우리의 몸에서 발견되는 에너지의 중심이다. 태양총 차크라(명치, Solar Pllexus Chakra)는 복장뼈 바로 밑인 가로막 높이에 위치한다. 이렇게 중요한 에너지 중심은 우리 자신만이 가지는 자아(에고, ego)의 본거지로 불린다. 태양총 차크라는 우리의 개인적 힘, 의지력, 자신에 대한 믿음, 그리고 자존감과 연관된다. 그러므로 우리는 이것을 "가장 깊은 나(our deepest me)"라고 정의할 수 있다.

제 3의 차크라에서, 우리는 우리 자신의 긴장, 두려움, 분노 및 원한 등을 해결한다. 우리가 부정적 감정을 가지면, 소화계에 이상 반응이 오는 것이 우연한 일이 아니다. 즉, 우리는 심리적 고통을 신체의 증상으로 경험할 수 있다.

우리가 매일 경험하는 분노, 두려움, 또는 스트레스는 장기의 올바른 기능을 손상시키고, 종종 소화기 장애, 대사 문제, 그리고 많은 기타 문제로 이어진다.

부정적 감정은 호흡을 방해한다: 에너지 차단이 있기 때문에, 내쉬기가 짧아진다. 이것이 일어나는 이유는 우리가 몸의 윗부분(즉, 마음)을 먹히는 경향이 있기 때문이다. 생리학적으로 말하면, 내쉬기가 짧다는 것은 폐로부터 이산화탄소를 완전히 제거하지 못한다는 의미이다. 무엇보다 정신적 독소가 전혀 제거되지 않는 것이다.

우리 자신의 웰빙과 스포츠 수행 능력을 향상시키기 위해서는, 가로막과 허리근이 연결되는 등뼈-허리뼈 이음부의 이런 중요한 지점을 완전히 이해하는 것이 매우 중요하다.

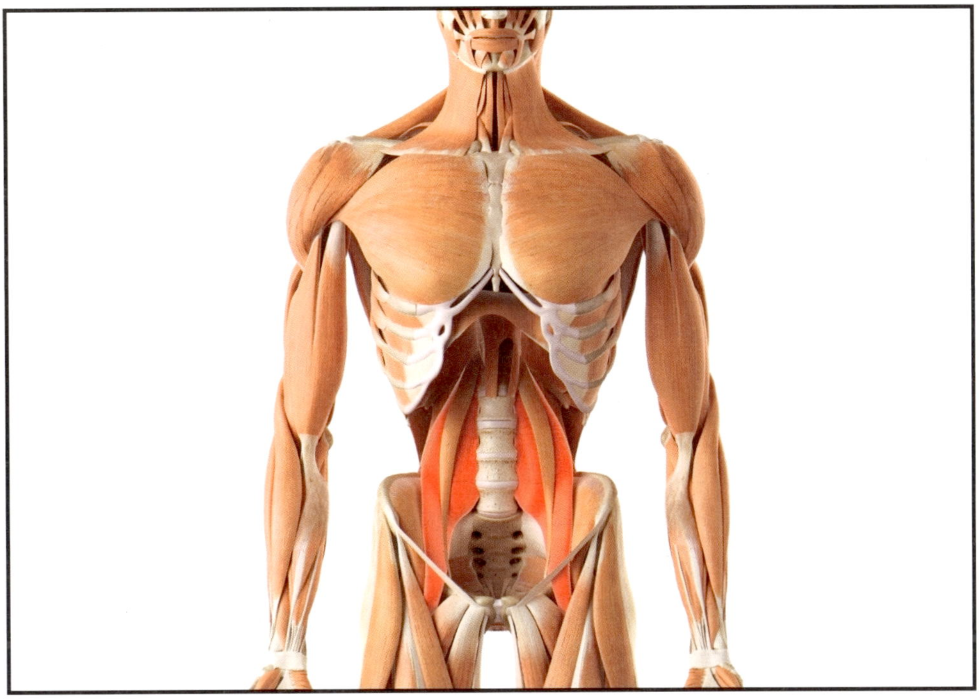

허리근(psoas)은 가로막 다리의 연장선이다. 가로막 호흡을 함으로써(8장의 이완 운동 참고), 우리는 긴장을 이완한다. 근육근막 필라테스에서는, 앞세로인대의 바로 앞쪽인 가로막에 도달하기 위해 호흡이 허리뼈 앞쪽에 집중된다.

여러분 스스로 시도해 보자: 무릎 세우고 누운 자세를 취한 후, 호흡을 T12 쪽으로 집중한다. 숨을 들이쉴 때는 아랫쪽 갈비뼈들이 바닥 쪽으로 팽창해야 한다. 이번에는 갈비뼈를 약간 들어올리면서 여러분의 호흡을 엉치뼈 앞쪽에 집중해 보자. 정확하게 수행하고 있는가? 여러분은 척주를 신장하여 척추뼈 사이에 공간을 만들고, 척주에 가해지는 장력과 압박을 없앤다.

우리가 조금 더 이것을 자세히 살펴본다면, 허리근 위쪽 끝부분의 근막이 가로막의 뒤쪽 닿는곳과 기둥 안으로 연결되고, 척추와 척추사이원반(추간판)의 앞쪽을 따라 위로 올라가는 앞세로인대와 연결됨을 볼 수 있다.

우리가 알고 있듯이, 허리근과 가로막 사이의 연결은 지지와 기능적인 측면에서 우리 몸의 중요한 지점인데, 그 이유는 이것이 아래의 것들과 연결하고 있기 때문이다:

- 바닥을 몸통의 위쪽 부분에 연결한다.
- 호흡을 움직임 가동성에 연결한다.

척추와 돌림 경첩

척주는 척추뼈들의 연결로 이루어져 있다. 척주는 33개의 다른 척추뼈로 구성되어 있다: 7개 목뼈, 12개 등뼈, 5개 허리뼈, 5개 엉치뼈(척추사이원반 없이 1개의 뼈로 융합됨) 및 4개의 꼬리뼈(1개의 뼈로 융합됨). 측면에서 보면, 척추는 서로 상쇄하는 4개의 생리적 만곡을 가진다: 목뼈의 앞굽음, 등뼈의 뒤굽음, 허리뼈의 앞굽음, 엉치뼈 뒤굽음. 척추뼈의 이름은 그들이 발견되는 만곡을 의미하며, 위쪽에서 아래쪽으로 내려가면서 숫자의 크기가 커진다. 예를 들어, T12는 12번 등뼈이고, L5는 5번 허리뼈이다. 척주는 자유도 3을 가진다:

- 굽힘-폄(시상면)
- 옆굽힘(이마면)
- 축 회전(가로면)

척추는 수많은 '특권' 부위로 이루어져 있는데, 나는 이것을 돌림의 지점과 돌림의 경첩으로 정의한다. 그들은 특권으로 불리는데, 그 이유는 척주의 만곡이 반전되는 지점이고, 척추의 돌림(가로면)이 시작하는 부위가기 때문이다. 돌림의 경첩은 척주 만곡과 일치한다(목뼈 앞굽음, 등뼈 뒤굽음, 허리뼈 앞굽음, 엉치뼈 뒤굽음); 돌림의 지점은 돌림 움직임이 시작하는 생리적 만곡의 첫 번째 척추뼈이다. 그리고 첫 번째 척추뼈의 돌림 움직임은 위쪽의 다른 척추뼈와 아래쪽의 다른 척추뼈의 돌림으로 이어진다(돌림과 역돌림의 움직임). 돌림의 경첩과 돌림의 지점은 아래에서 자세히 설명될 것이다.

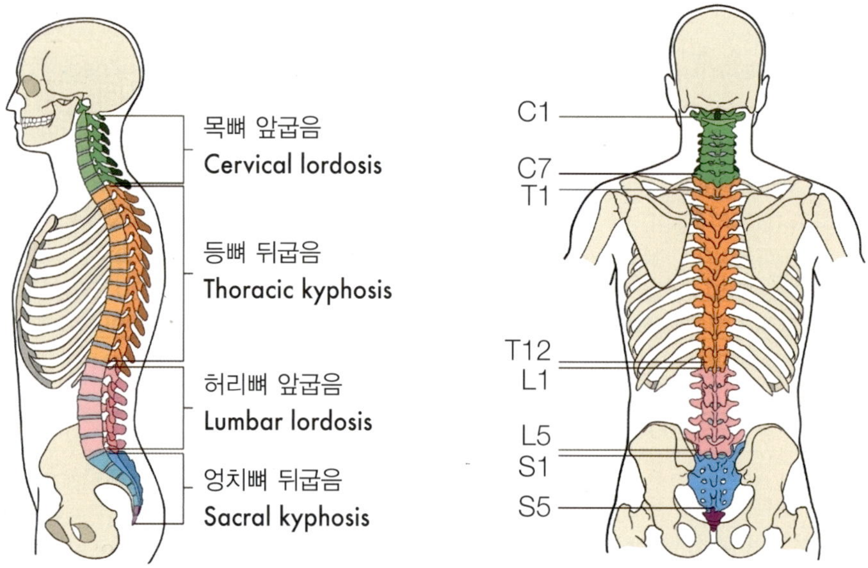

허리-엉치관절(L5-S1)

돌림 지점은 L5이고, 보행할 때 몸의 균형을 잡는 받침점이다; 이것은 아래쪽 S1 때문에 척주 자세의 위험 지점을 구성한다. 이것은 종종 으스러지고, 미끄러지고, 또는 다른 스트레스에 쉽게 노출된다.

등뼈-허리뼈 이음부(T12-L1)

T12는 등뼈 경첩의 받침점이다; Delmas는 이것을 척주의 무릎뼈라고 정의했다. 보행할 때, 다리의 추진 단계를 따를 수 있도록 T12에서 위쪽으로 T7까지는 몸통의 돌림을 일으킨다. T7는 이것들이 올라갈 때 역회전을 한다.

뒤통수뼈-목뼈 이음부(C1-C2와 C7-T1)

목뼈 경첩은 2개의 돌림 지점을 가진다: 등쪽 경첩이 시작되는 C1-C2와 C7-T1

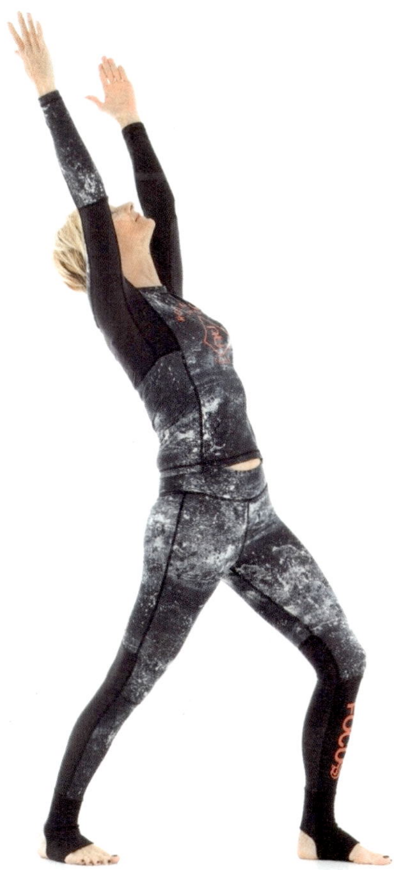

라인 느끼기

DFL을 자세히 살펴 보자. 자세를 선택하고, 이 지점들을 연결하자(여기에서 내가 제안하는 운동들은 순전히 보여주기 위함을 목적으로 한다: 이 운동들은 운동의 챕터에서 자세히 다루어질 것이다).

똑바로 선 자세를 취하고, 오른쪽 다리를 한 걸음 뒤로 내딛고, 두 팔을 머리 위로 올린 후에 할 수 있는 만큼 가슴을 최대로 벌린다.

반대 지점: 오른발 엄지발가락으로 바닥을 누르고, 턱을 앞쪽으로 민다; 숨을 들이쉬고 내쉬면서 가슴을 모든 방향으로 확장시킨다. 여러분은 DFL의 오른쪽이 활성화되고 신장되는 것을 느껴야 한다.

라인 사용하기

움직이면서 DFL을 살펴 보자. DFL의 강도를 느끼고, DFL이 어떻게 신장되고 활주하는지를 느껴 보자. 그리고 이것들이 DFL의 여러 지점 사이에서 어떻게 변화하는지를 느껴 보자.

비록 DFL이 특정 관련 움직임(엉덩관절의 모음을 제외하고)과 직접적으로 연관되지 않지만, 이 범위를 벗어나는 움직임은 존재하지 않는다. DFL은 다른 근막에 의해 둘러싸여 있는 거의 모든 신체 분절에서 발견될 수 있고, 이것은 각각의 근육에 의해 수행되는 역할을 복제한다.

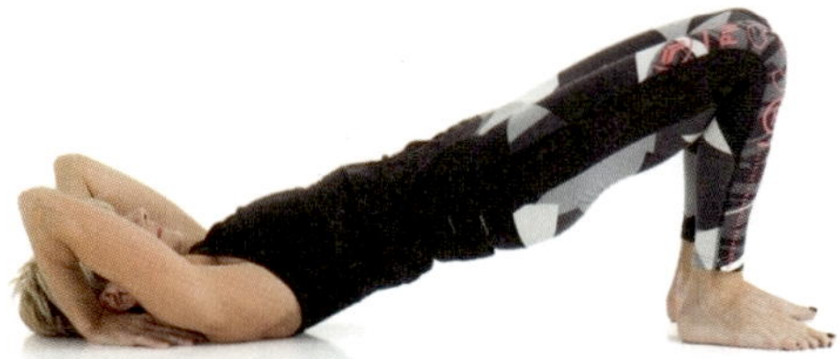

브릿지(하강 단계); 앞세로인대를 신장하고, 가로막을 개방한다.

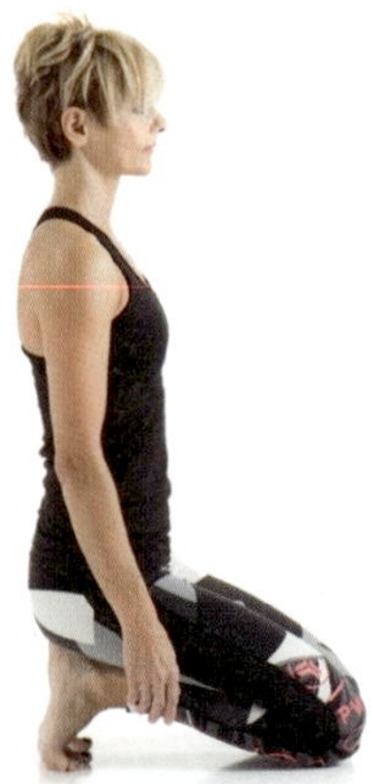

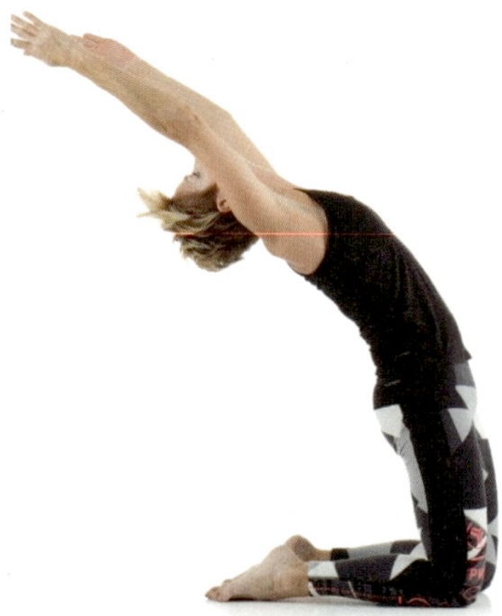

앞세로인대를 신장과 강화하며, 머리와 목의 근육을 강화한다.

발가락굽힘근을 신장한다.

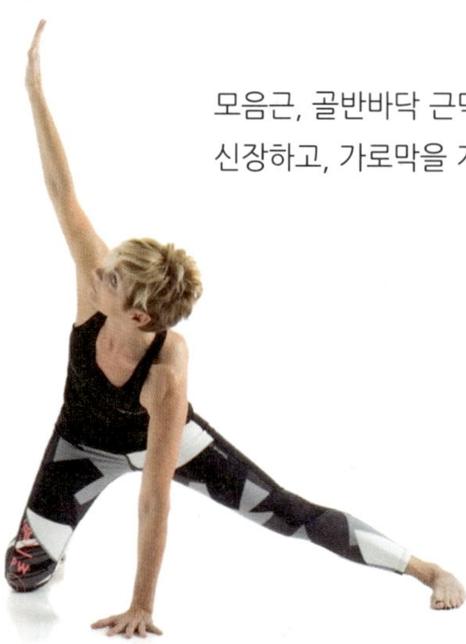

모음근, 골반바닥 근막을 신장하고, 가로막을 개방한다.

들이쉬기와 내쉬기를 통해서, 갈비우리를 모든 방향으로 확장한다; 가로막

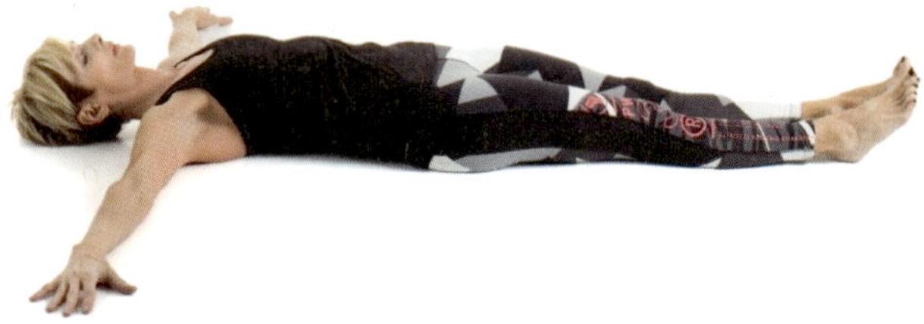

깊은 안쪽라인(DFL)에서의 보상

다음의 자세 패턴은 종종 DFL과 연관된다:

- 신체 내부의 전반적인 단축
- 만성 발바닥굽힘
- 엎침과 뒤침
- 밖굽이무릎과 안굽이무릎
- 약한 골반바닥
- 호흡 곤란
- 목의 젖힘과 굽힘
- 턱관절 장애

DFL과 트레이닝

DFL 트레이닝은 다음 운동을 포함해야 한다:

- 동적 안정성과 정적 안정성
- 원심성, 등척성 및 구심성 근력 강화 트레이닝
- 탄성 근력 강화 트레이닝
- 기능적 유연성 트레이닝
- **DFL**의 안쪽이나 주변의 활주
- 3차원 공간; 확장

트레이닝 목적을 위해, LL의 균형은 DFL의 균형을 위해 필수적임을 명심해야 한다. 호흡이 공간을 만들어 등허리 부위(T12)의 긴장을 제거한다는 점에 주목할 필요가 있다.

초점(Focus On)

DFL과 관련하여 다음 사항을 고려해야 한다:

- **DFL**은 3차원이며, 공간을 차지한다.
- **DFL**은 스트레스와 스트레인을 잘 견디는 느린 연축 섬유로 구성된다.
- **DFL**은 우리 몸의 핵심이다.
- **DFL**은 안쪽으로부터 우리를 들어올린다.
- **DFL**은 우리에게 안정성을 제공해 준다.

운동의 장들에서, 여러분이 특정 자세를 취하도록 지시를 받았다면, 나는 종종 DFL의 윗부분과 아랫부분(아래 부분은 다리를 의미하고, 윗 부분은 가슴을 의미한다)을 언급할 것이다. 그 이유는 전체 라인이 항상 같은 방식으로 활성화될 수 없기 때문이다.

2.7. 나선 라인(SL) (Spiral Line)

나선 라인(SL)은 이중나선처럼 우리의 몸을 둘러 감싸고 있다. SL은 기준선(SBL/SFL/LL)과 마찬가지로, 우리는 머리에서 발까지, 그리고 발에서 머리까지 전신을 둘러싸는 2개의 SL를 가진다. 3차원 움직임은 스포츠와 보행과 같은 일상 움직임에서 중요하다.

왼쪽 SL의 완전한 경로는 머리 뒤(뒤통수뼈 가장자리)에서 시작하여 목을 따라 가슴 위쪽의 영역으로 진행되고, 이어서 척주를 가로질러 오른쪽 어깨뼈의 안쪽 가장자리로 이어진다. 이 지점에서, 이 라인은 어깨뼈 밑으로 곤두박이로 떨어진 후에, 갈비뼈를 따라 계속 앞쪽으로 주행하고, 배꼽에서 교차하여 왼쪽 엉덩이에 도달한다. 여기에서부터 이 라인은 허벅지 가쪽을 따라 내려가면서 발바닥 아래로 이어진다. 끝으로 궁둥뼈와 척주세움근 근막에 도달하기 전까지 다리의 뒤쪽과 가쪽을 통해 위쪽으로 올라간다. 그리고 궁둥뼈에서 다시 머리 뒤로 올라가기 위해 반대쪽(오른쪽)으로 넘어간다.

자세와 움직임

SL은 모든 운동면 사이의 균형을 유지하는데 도움을 준다. SL의 기능은 신체의 나선과 회전을 만들어 중계하는 것이다. SL은 과도한 돌림 운동을 제어하는 장치로서 작용한다. SL은 기준 라인(SBL/SFL/LL)과 상호 작용하고, 팔 라인(특히, 깊은 팔 뒤쪽 라인[DBAL])과 밀접한 관계를 가진다.

라인 찾기

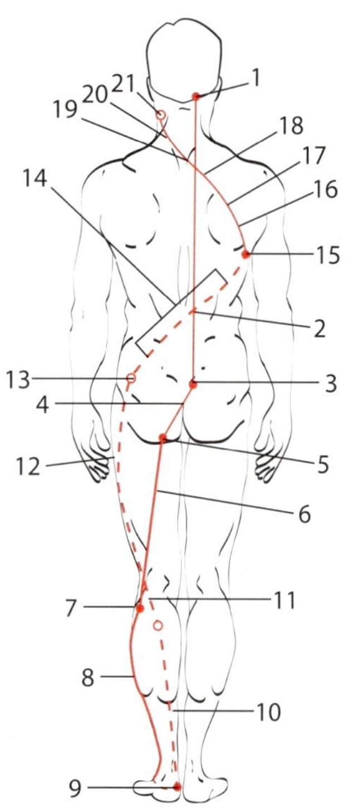

뼈 표식점		근육근막 트랙
뒤통수뼈 가장자리/꼭지돌기/고리뼈와 중쇠뼈의 가로돌기	21	
	20	머리널판근과 목널판근
하위 목뼈/상위 등뼈의 가시돌기	19	
	18	큰마름근(대능형근)과 작은마름근(소능형근)
어깨뼈의 안쪽 가장자리	17	
	16	앞톱니근(전거근)
갈비뼈의 가쪽	15	
	14	배바깥빗근 배널힘줄/백색선 배속빗근
ASIS, PSIS 및 엉덩뼈능선	13	
	12	넙다리근막긴장근, 엉덩정강띠
정강뼈 가쪽융기	11	
	10	앞정강근
1번 발허리뼈바닥	9	
	8	긴종아리근
종아리뼈머리	7	
	6	넙다리두갈래근
궁둥결절	5	
	4	엉치결절인대
엉치뼈	3	
	2	엉치허리근막, 척주세움근
뒤통수뼈 가장자리	1	

라인 느끼기

이 운동을 하면서 SL을 살펴 보자.

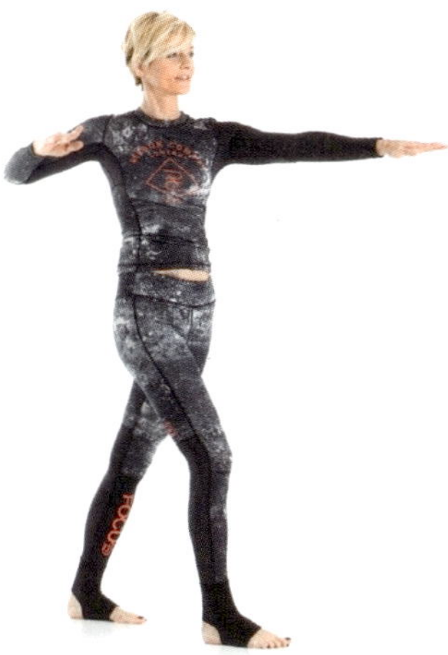

똑바로 서서 양쪽 팔을 어깨높이까지 옆으로 들어올리고, 오른쪽 다리를 한 걸음 앞으로 내딛는다. 그리고 전방을 응시하면서, 오른쪽 팔꿈치를 굽힘하고 가슴을 돌림한다. 왼쪽 발을 뒤쪽으로 한 걸음 내딛고, 왼쪽 팔꿈치를 굽힘하고 가슴을 돌림한다.
돌림을 느껴 보자.

라인 사용하기

움직이면서 SL을 살펴 보자. 여러분은 탄성적이고 나선형의 움직임, 힘 그리고 SL의 활주를 느껴야 한다.

신장한다

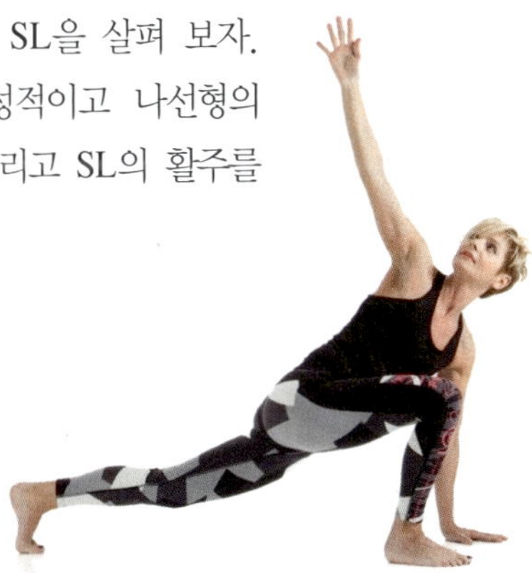

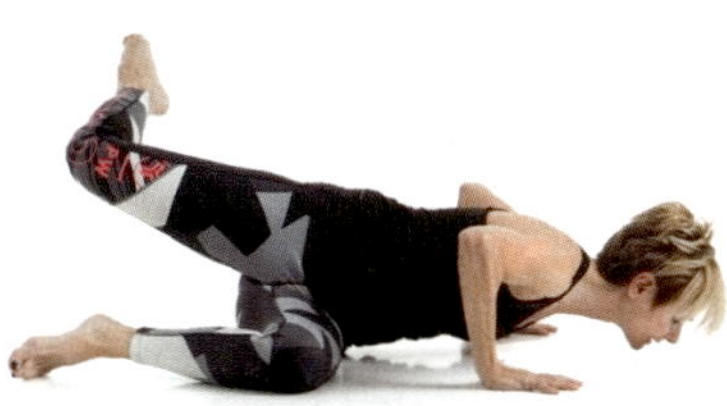

동적으로 신장한다

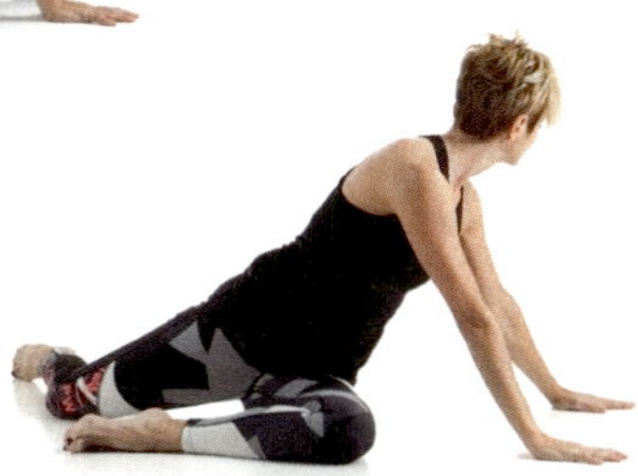

SL에서의 보상

불균형은 돌림, 가쪽 움직임 및 옆굽힘을 수행할 때 종종 일어난다.

나선 라인(SL)과 트레이닝

SL 트레이닝은 다음 운동을 포함해야 한다:

- 원심성, 등척성 및 구심성 근력 강화 트레이닝
- 탄성 근력 강화 트레이닝
- 유연성 트레이닝
- 두 나선 라인 사이의 균형
- 탄성 나선 움직임
- **SL** 안이나 주변에서의 활주

트레이닝에 대한 추가 고려사항: 우리는 SL이 다른 모든 라인에 영향을 주고 또 이것들로부터 영향을 받는다는 것을 명심해야 한다. SL의 제한은 다른 라인의 기능성을 감소시킨다.

초점(*Focus On*)

SL과 관련하여 다음 사항을 고려해야 한다:

- **SL**은 신체의 나선 운동과 돌림 운동을 만들고 중계한다; **SL**은 우리를 걸을 수 있도록 만드는 라인이다.
- **SL**은 **Deep Back Arm Line**과 긴밀한 관계를 유지한다.
- **SL**은 양쪽 **SL**(오른쪽 **SL**과 왼쪽 **SL**) 평형을 촉진한다.
- **SL**은 보상과 돌림에 책임이 있다.

운동의 장들에서, 여러분이 특정 자세를 취하도록 지시를 받았다면, 나는 종종 SL의 윗부분과 아랫부분(아랫부분은 다리를 의미하고, 윗부분은 가슴을 의미한다)을 언급할 것이다. 그 이유는 전체 라인이 항상 같은 방식으로 활성화될 수 없기 때문이다.

2.8. 팔 라인(AL)(Arm Line)

4개의 팔 라인(AL)은 가슴에서 시작하여 팔의 4개 사분원과 손의 4개 측면(엄지, 새끼손가락, 손바닥 및 손등)으로 주행한다. 이 라인들의 움직임은 뱀의 움직임과 유사하다. 이 라인들은 해당 다리 라인보다 더 많은 교차 근육근막 연결을 가지고 있다.

이렇게 되는 이유는 사람의 어깨와 팔은 움직임을 위한 것이고, 반면 다리의 주요 역할은 안정성이기 때문이다. 팔이 수행하는 움직임은 다양한 조절과 안정화를 요구하기 때문에, 라인 사이에 많은 연결을 필요로 한다.

자세와 움직임

팔꿈치의 자세는 등뼈에 영향을 미치고, 반면 어깨의 잘못된 자세는 갈비뼈, 목 및 호흡에 부정적인 영향을 미칠 수 있다.

여러분은 **"라인 느끼기"** 전략을 다루고 있는 4장의 팔 라인에서 **"라인 느끼기"**와 **"라인 사용하기"** 등을 찾아 볼 것이다.

라인 찾기

1) 깊은 팔 앞쪽 라인(DFAL)

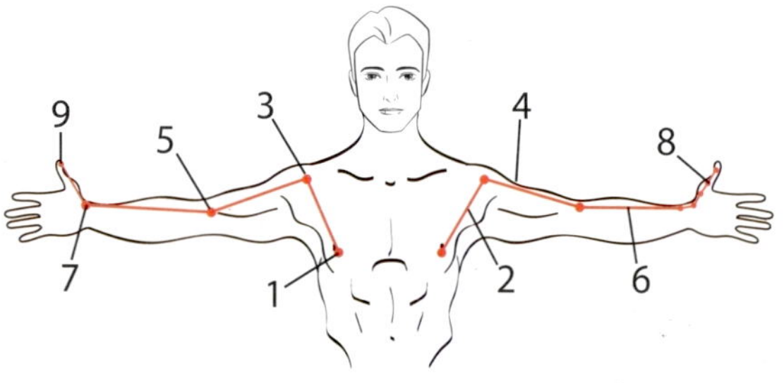

뼈 표식점		근육근막 트랙
3번, 4번, 5번 갈비뼈	1	
	2	작은가슴근, 빗장가슴근막
부리돌기	3	
	4	위팔두갈래근
노뼈거친면	5	
	6	노뼈 뼈막, 앞쪽 가장자리
노뼈붓돌기	7	
	8	노쪽곁인대, 엄지두덩근육
손배뼈, 큰마름뼈, 엄지의 가쪽	9	

2) 얕은 팔 앞쪽 라인(SFAL)

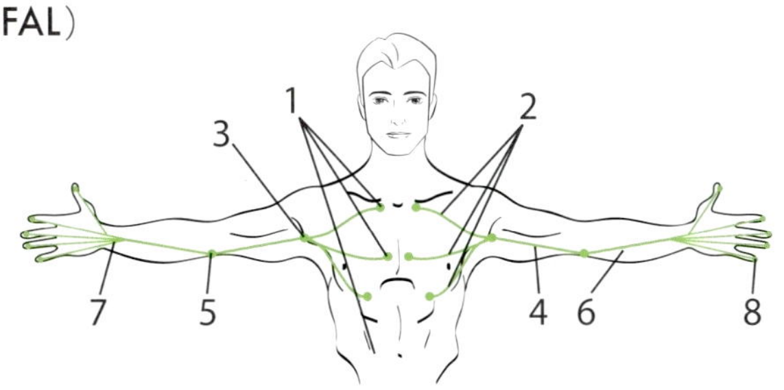

뼈 표식점		근육근막 트랙
빗장뼈 중간 1/3, 갈비연골, 등허리근막, 엉덩뼈능선	1	
	2	큰가슴근, 넓은등근
위팔뼈의 안쪽 라인	3	
	4	안쪽근육사이사이막
위팔뼈의 안쪽위융기	5	
	6	굽힘근 그룹
	7	손목굴
손가락의 바닥쪽면	8	

3) 깊은 팔 뒤쪽 라인(DBAL)

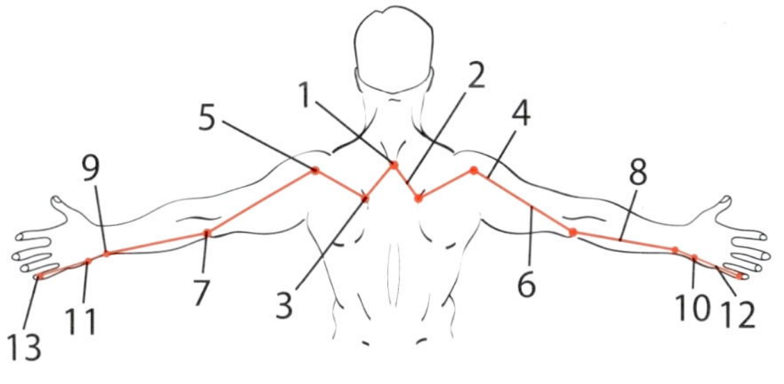

뼈 표식점		근육근막 트랙
하위 목뼈와 상위 등뼈(C6-7/T1-4)의 가시돌기, C1-4의 가로돌기	1	
	2	큰마름근과 작은마름근, 어깨올림근
어깨뼈의 안쪽가장자리	3	
	4	돌림근띠
위팔뼈머리	5	
	6	위팔세갈래근
자뼈의 팔꿈치머리돌기	7	
	8	자뼈 뼈막의 근막
자뼈 붓돌기	9	
	10	자쪽곁인대
세모뼈, 갈고리뼈	11	
	12	새끼두덩 근육
새끼 폄근	13	

4) 얕은 팔 뒤쪽 라인(SBAL)

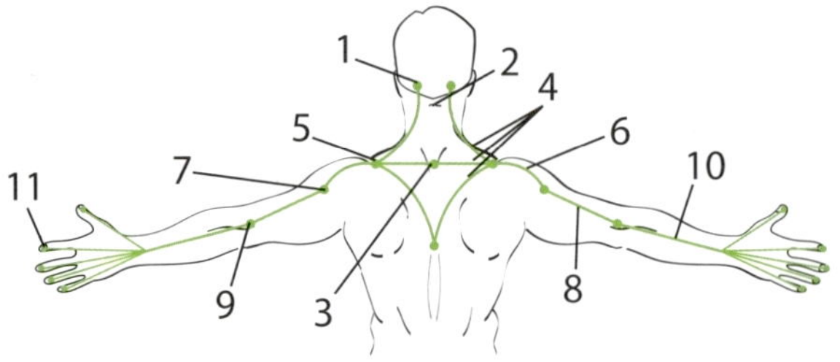

뼈 표식점		근육근막 트랙
뒤통수뼈 가장자리	1	
목덜미인대	2	
등뼈의 가시돌기	3	
	4	등세모근
어깨뼈가시, 봉우리돌기, 빗장뼈의 가쪽 1/3	5	
	6	어깨세모근
위팔뼈의 어깨세모근 거친면	7	
	8	가쪽근육사이사이막
위팔뼈의 가쪽위융기	9	
	10	폄근 그룹
손가락의 등쪽면	11	

팔 라인(AL)에서의 보상

다음의 자세 패턴은 종종 팔 라인과 관련된다:

- 어깨의 잘못된 자세
- 손목굴 문제
- 어깨와 팔꿈치의 충돌
- 어깨 근육의 만성 긴장

AL과 트레이닝

AL 트레이닝은 다음 운동들을 포함해야 한다:

- 원심성, 등척성 및 구심성 근력 강화 트레이닝
- 탄성 근력 강화 트레이닝
- 유연성 트레이닝
- 3차원 움직임
- 4개 라인 사이의 균형

트레이닝 목적에 대한 추가 고려사항도 염두에 두어야 한다. 예상할 수 있듯이, 신체를 움직이면, 개별 라인을 구분하기가 어려워진다. 우리는 운동을 통해 앞쪽 라인과 뒤쪽 라인 사이를 잘 구분할 수 있을 것이고, 힘을 올바르게 균형잡고 분산할 수 있을 것이다. 그리고 운동이 움직임 테크닉을 향상시킬 것이다. 우리는 팔 앞쪽 라인의 개방과 뒤쪽 라인의 강화에 초점을 맞출 것이고, 열린 사슬 운동을 시작하기 전에, 먼저 닫힌 사슬 운동부터 시작할 것이다.

다른 흥미로운 측면은 팔을 포함한 우리의 자세 시스템이 눈과 밀접하게 연결되어 있다는 것이다.

초점(Focus On)

4개 라인을 더 잘 이해하기 위해, 우리는 팔을 갈매기의 날개와 비교할 것이다.

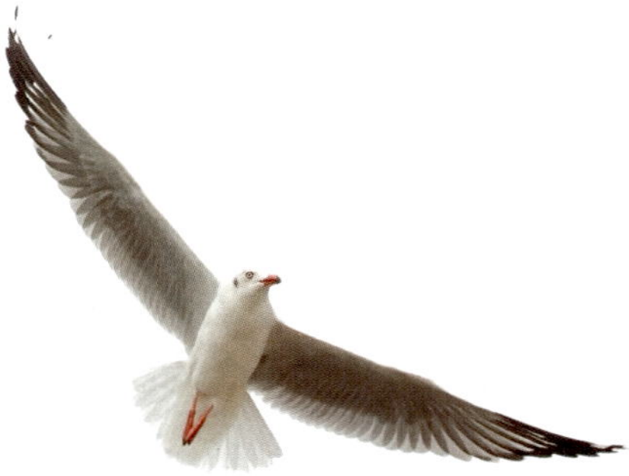

얕은 팔 뒤쪽 라인(SBAL)	
등세모근과 어깨세모근은 날개의 위쪽 부분을 형성하고, 이것을 들어올리고 뻗는다.	여러분을 갈매기라고 생각해 보자; 날개짓은 **SBAL**에서 시작한다.
얕은 팔 앞쪽 라인(SFAL)	
큰가슴근은 날개의 앞쪽 부분이다: 거위와 오리에서처럼, 비행의 원동력이다.	이것은 날개짓의 귀환단계이고, 비행속도를 제어한다.
깊은 팔 앞쪽 라인(DFAL)	
이것은 날개의 앞쪽 근막이고, 균형을 제어한다.	여러분을 갈매기라고 생각해 보자; 다이빙하기 위해, 여러분은 엄지와 팔을 약간 안쪽돌림할 필요가 있다.
깊은 팔 뒤쪽 라인(DBAL)	
이것은 새 날개의 뒤쪽 근막이고, 비행깃털의 보조날개에 대한 운동제어를 제공한다.	여러분은 팔을 가쪽돌림하고 새끼손가락을 가쪽으로 밀면서 다이빙한 후 위로 솟아 올라온다.

2.9. 앞쪽과 뒤쪽의 기능적 라인(FL) (Funtional Line)

FL은 몸통의 표면에서 반대쪽 팔다리로 이어지는 팔 라인(AL)의 연장선이다. **설명해 보자:** 오른쪽 팔과 어깨는 왼쪽 골반과 왼쪽 다리에 연결되고, 왼쪽 팔과 어깨는 오른쪽 골반과 오른쪽 다리에 연결된다. 이와 같이, FL은 팔이나 다리의 지렛대를 증가시키는 연장선으로 작용한다.

Thomas Myers는 이것을 왜 "기능적 라인"이라고 불렀는가?

이완된 선 자세를 취했을 때, FL은 거의 활성화되지 않지만, 팔다리의 반대측 힘 연결을 사용하는 스포츠나 다른 활동을 할 때는 FL이 활성화된다.

테니스 선수를 생각해 보자: 공을 빠르게 때리는 오른손잡이 선수의 파워는 왼쪽 다리와 엉덩이에서 나온다.

라인 찾기

1) 앞쪽 기능적 라인

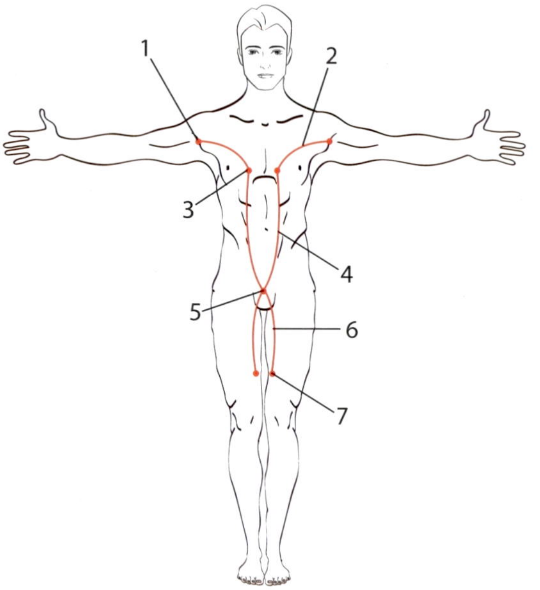

뼈 표식점		근육근막 트랙
위팔뼈몸통	1	
	2	큰가슴근의 아래쪽 가장자리
5번과 6번 갈비뼈의 연골	3	
	4	가쪽 배곧은근 말이집
두덩결절과 두덩결합	5	
	6	긴모음근
넙다리뼈의 거친선	7	

2) 뒤쪽 기능적 라인

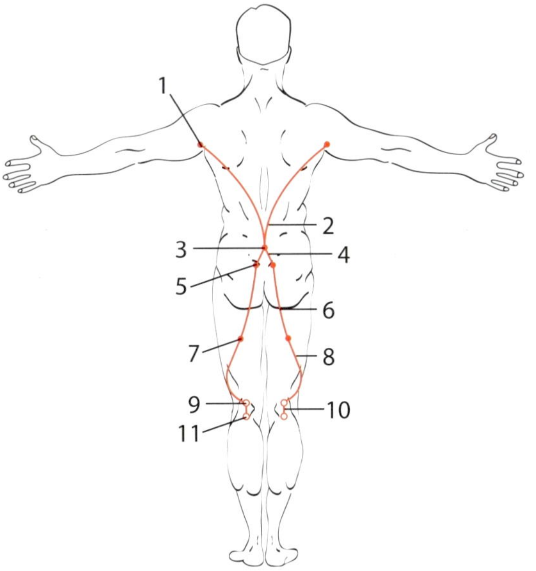

뼈 표식점		근육근막 트랙
위팔뼈몸통	1	
	2	넓은등근
	3	등허리근막
	4	엉치근막
엉치뼈	5	
	6	큰볼기근
넙다리뼈 몸통	7	
	8	가쪽넓은근
무릎뼈	9	
	10	무릎힘줄
정강뼈거친면	11	

자세와 움직임

FL은 똑바른 선 자세나 이완된 자세에서는 거의 활성화되지 않고, 움직임을 안정시키는데 중요한 역할을 한다. 많은 요가와 필라테스의 자세는 힘을 전달하거나 팔다리의 추가적인 안정성을 제공한다.

FL은 팔다리의 움직임이 더 강해지고 정교해지도록 하며, 몸통을 통해 팔이나 다리로 그들을 연결한다.

이 원리는 팔과 반대쪽 다리의 움직임을 요구하는 점프, 발차기, 또는 스포츠 활동에서 가장 뚜렷해진다. 우리가 보행할 때 어깨와 몸통 측면(엉덩이) 사이의 반대쪽 균형의 움직임에서는 FL의 활동이 뚜렷하지 않다.

라인 느끼기

다음의 운동을 하면서 FL을 살펴 보자.

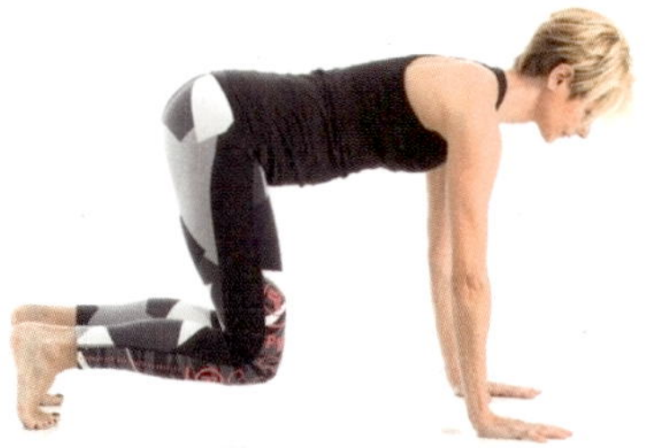

앞쪽과 뒤쪽의 FL를 강화한다: 오른쪽 어깨뼈를 왼쪽 궁둥이 쪽으로 내린다(왼쪽 어깨뼈를 오른쪽 궁둥이 쪽으로 내리는 것도 수행해 본다).

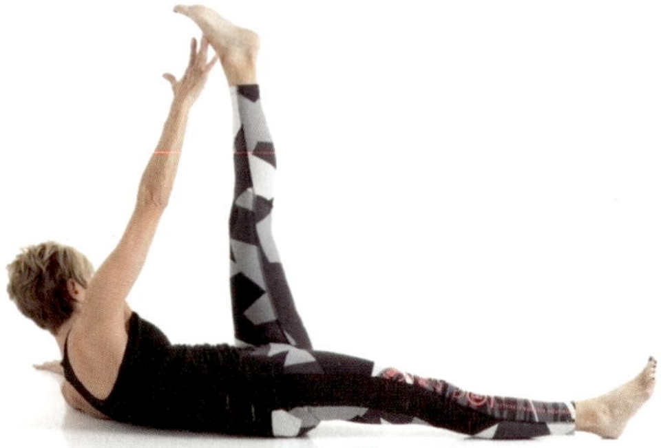

앞쪽 기능적 라인(FL)(배 근육 X 운동)을 강화한다.

라인 사용하기

공 던지기를 할 때, 일어나는 것이 바로 이것이다.

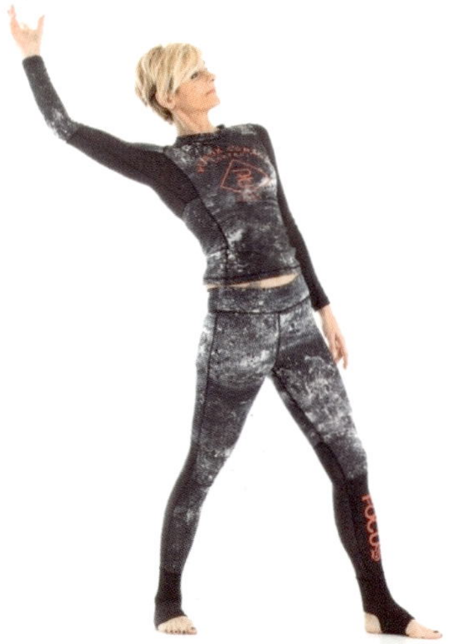

앞쪽 FL은 신장하고,
뒤쪽 FL은 짧아진다.

앞쪽 FL은 짧아지고,
뒤쪽 FL은 신장된다.

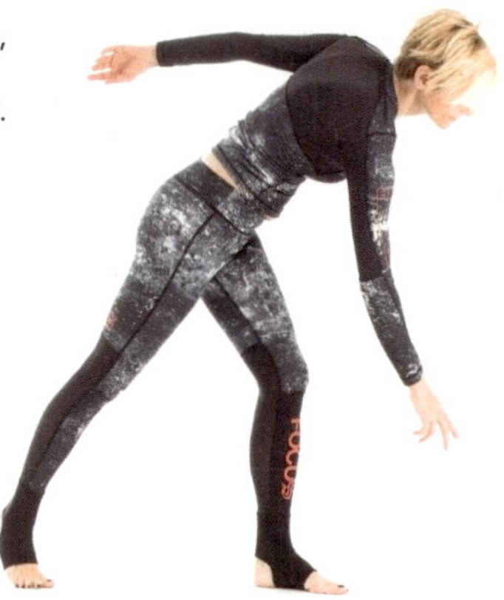

FL에서의 보상

등쪽이든 배쪽이든 관계없이 한쪽 어깨를 반대쪽으로 가져가는 활동은 종종 FL과 관련이 있다.

기능적 라인(FL)과 트레이닝

FL 트레이닝은 다음 운동을 포함해야 한다:

- 원심성, 등척성 및 구심성 근력 강화 트레이닝
- 3차원 움직임
- 다양한 리듬의 운동
- 다양한 방향과 각도의 운동

넓은등근의 가장 가쪽 섬유에서 시작해 아래쪽 갈비뼈의 바깥 지점으로, 그리고 위앞엉덩뼈가시(ASIS) 바로 위쪽의 뒤쪽 배바깥빗근, 넙다리빗근, 무릎 안쪽에 있는 정강뼈 안쪽융기까지 주행하는 기능적 라인 말고는, 동측 기능적 라인에 대해 나는 많은 시간을 할애하지 않을 것이다.

초점(Focus On)

FL과 관련하여 다음 사항을 고려해야 한다:

- **FL**은 팔과 다리의 폄이다.
- 자세에서 **FL**의 역할을 매우 미미하다.
- **FL**은 더 큰 힘을 발휘한다.
- **FL**은 3차원 움직임을 허용한다.

FReE: Fascial Real Emotion 3

3.1. FReE 방법의 기둥

나의 목적은 여러분의 몸에 대해 여러분이 좋은 느낌을 갖도록 하는 것이다. 나의 새로운 FReE 방법으로, 나는 퍼즐을 해결했다(적어도 지금으로서는): 모든 퍼즐 조각을 완벽하게 맞추었다. FReE 방법은 트레이닝에 대한 여러분의 생각을 완전하게 바꾸어 줄 것이다. 모든 것이 가능하겠지만, 이전과 같은 것은 없을 것이다. 여러분은 달성하고자하는 새로운 목표를 갖게 될 것이다.

FReE 방법은 향상된 수행을 보장하는 독특하고, 간단하고, 재미있고, 과학적인 트레이닝 프로그램을 만들기 위한 2가지 기둥 위에 구축된다. 이 2기둥은 과학과 내 개인의 경험을 바탕으로 이루어진다.

FReE의 목적은 근육근막계의 온전성을 재설정하는 것이다. FReE 방법이 어떻게 작용하는지를 보기 위해, 아래의 테스트를 시도해 보자.

FReEF의 기둥

개인적 경험

- Reebok Master Trainer
- Polar Master Guide
- Be Balanced Master Trainer
- Pilates
- Gyrotonic
- Mézières
- Functional Movement Screen (FMS)
- Certified Functional Strength Coach (CFSC)
- International Kettlebell and Fitness Federation (IKFF)
- Functional Range Conditioning (FRC)
- Anatomy Train I/II

Fascial

F = 우리를 감싸고 형태를 제공하는 4차원의 그물 구조이다.

Real

R = 근막 조직에 대한 실제적이고 특별한 작용이다.

Emotion

E = 근막 트레이닝은 이 단어가 뜻하는 모든 의미에서 흥미를 불러 일으키고 있기 때문이다.

과학적 참고자료

T. W. Myers
R. Schleip
C. Stecco
M. Dalcourt
E. Cobb
A. Spina

효과적인 움직임(Intelligent movement)은 생각을 확장시킨다.
FReE는 전인적 접근법과 기능적 트레이닝 사이의 누락된 연결이다.

즉각적인 체크: 공을 이용한 발 마사지 테스트

1. 양 발을 엉덩이 너비만큼 벌리고 선 자세를 취한다. 머리를 왼쪽으로 돌린 후 다시 오른쪽으로 돌린다. 머리를 어느 정도까지 돌릴 수 있는지를 체크하고, 이 긴장을 체크한다.

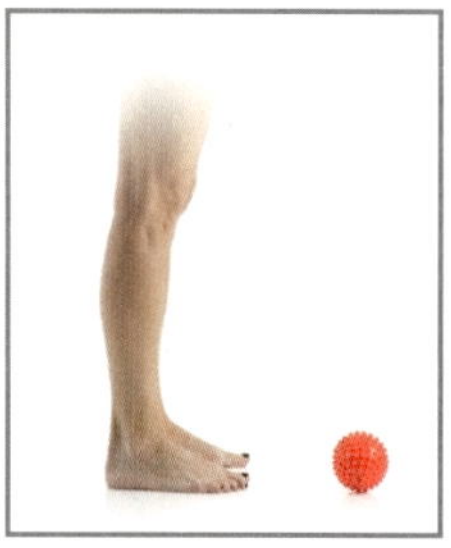

2. 오른쪽의 앞부분을 감각 볼(또는 테니스 공) 위에 배치하고, 발꿈치를 바닥에 붙인다. 3초 동안 발앞쪽(forefoot)으로 공을 압박한 후, 압박을 해제한다. 이것을 10회 반복한다.

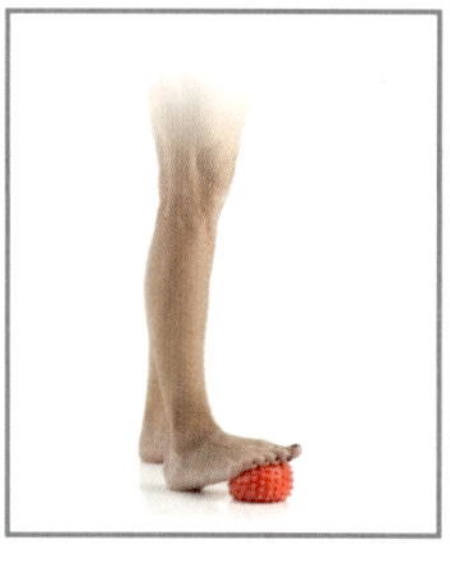

3. 이번에는 공을 발중간 부위에 배치한다(발로 공을 감싸듯이). 여러분의 모든 체중을 발중간 부위에 주고, 3초간 압박한 후, 이 압박을 해제한다. 10회 반복한다.

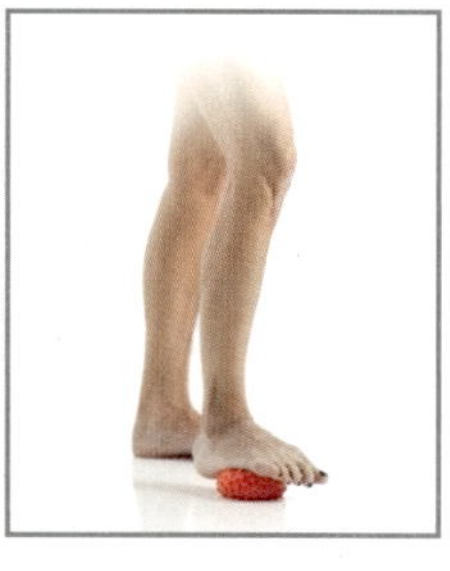

4. 발꿈치를 공 위에 배치한다. 발꿈치로 부드럽게 공을 압박한 후, 3초간 유지하고, 압박을 해제한다. 이것을 10회 반복한다.

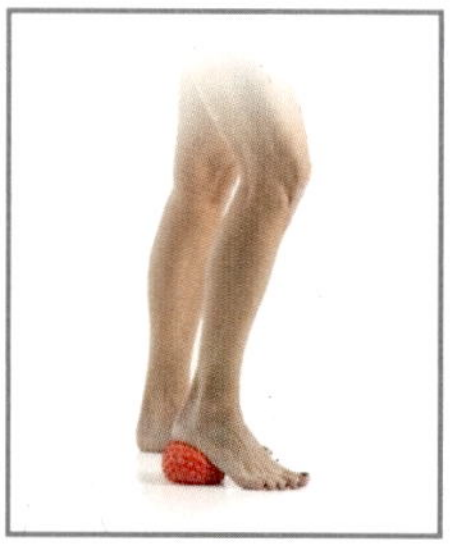

5. 이번에는, 발바닥 전체를 마사지하듯이 발로 공을 천천히 굴린다. 그 다음 공을 굴리는 속도를 증가시킨다. 이것을 10회 반복한다.

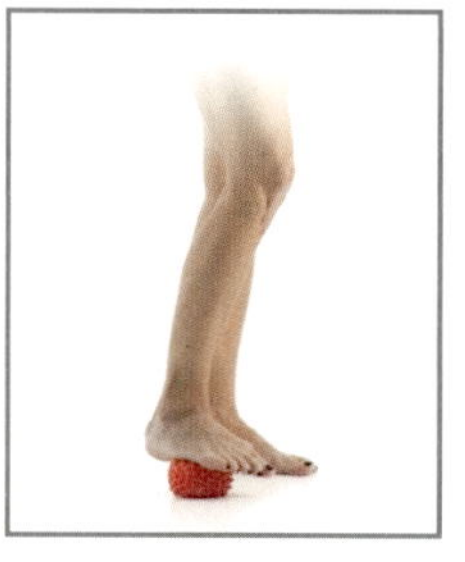

6. 이번에는 왼발을 이용해 위의 동작을 반복한다.

가동범위의 향상이 있는가?

긴장이 감소됨을 느끼는가?
이것은 시작일 뿐이다.

FReE로 인해 놀라운 성과가 보장됨을 기억하자!

3.2. FReE 방법의 5가지 전략

FReE 방법은 2개의 기본 기둥(나의 경험과 과학)으로부터 발전된 5가지 기본 전략으로 이루어진다.

왜 5가지 다른 전략을 사용하는가? 그 이유는, 각 전략이 근육근막 조직에 대한 다른 효과와 자극을 가지기 때문이다. 나는 이런 방법을 통해 여러분의 근막을 포괄적으로 훈련시킬 수 있는 다양한 핵심의 움직임과 운동을 제안한다. 트레이닝은 근막 자체의 구조만큼 다양하다.

앞의 장들에서 볼 수 있듯이, 근막 구조는 다양한 방법으로 자극(트레이닝에서 이것을 놓쳐서는 안된다)될 필요가 있는 다양한 구조물을 포괄한다.

1장에서 소개된 움직임 사각형은 근막 조직의 완벽한 움직임을 나타내고, 여러분이 이 책을 읽을 때 명심해야 한다. 5가지 핵심 전략을 상기시키기 위해 다시 한 번 아래에 움직임 사각형을 제공한다.

FReE는 근막이 요구하는 5가지 움직임 전략을 통합한다. 1장에서 언급한 바와 같이, 근막은 의사소통하고, 몸의 형태를 제공하고, 움직이고 영양을 공급한다. 이와 같이, FReE는 근막의 주요 기능을 느끼고, 가동하고, 신장하고, 움직이고 이완하기 위해 5가지 전략을 사용한다. 여러분은 각 운동을 시작할 때 각 전략의 상세한 내용을 확인할 수 있을 것이다.

움직임 사각형

전략 이름	근막조직의 기능
라인 느끼기	지각과 활성
가동성	기능적 가동성
신장	근막 신장과 형태
에너지	탄성 에너지로서의 움직임
이완	근막 이완

3.3. FReE 방법과 트레이닝

근막이 우리의 삶, 피트니스, 스포츠 활동 등에 어떤 영향을 미치는가? 답은 '확실히 그렇다'이다.

1장에 제시된 과학적 자료를 바탕으로, 우리가 근막을 더 잘 이해하면 할수록, 움직임과의 내적 연결이 더욱 분명해진다. 실제로 근육의 많은 손상은 결합조직의 손상이고, 많은 근육 손상은 근막을 구성하는 콜라겐 섬유에서 일어난다.

사실 근육계가 근막 연속체의 일부이고, 체계성 질환이나 장애로 고통을 받을 때, 근막의 기능은 통증을 유발하는 비생리학적 변화를 겪게 된다. 예를 들어, 상처에 의한 혈류의 소실은 급성 염증이나 만성 염증에 의해 근막 연속체가 영향을 받게 되는 비정상의 긴장을 발생시킨다. 그러므로 손상을 예방하고 회복시키고, 또 탄성을 증가시키기 위해서는 최상의 운동을 이해하는 것이 매우 중요하다.

근막은 근육보다 6~10배 이상의 감각신경종말(수용기)을 가지고 있다. 의식적이든 무의식적이든 움직일 때마다 여러분은 평생동안 근막을 사용할 것이다. 최근 연구는 기능 훈련에서 근막과 결합조직의 중요성을 지지하고 있다[17]. 이런 개념의 이해는 피트니스에 대한 우리의 생각을 혁신시킬 수 있고, 반드시 혁신시켜야 한다.

근육근막 트레이닝은 다른 형태의 트레이닝을 대체하는 것이 아니라, 오히려 강화해야 한다. 종종 언급하듯이, 이것은 필라테스와 기능 훈련 사이의 누락된 연결이다. 크게 누락된 부분의 통합 덕분에 잠시동안 이 사슬은 완벽한 편이다.

그러므로 FReE는 근력, 심혈관 지구력 및 협응 프로그램을 보완해야 하는 필수 트레이닝이다. FReE는 여러분의 포괄적인 트레이닝 프로그램을 완벽하게 만들 것이다.

FReE는 스포츠 경기력을 최대로 달성하고, 손상을 예방하고, 손상후 회복을 향상하길 원하는 프로 운동 선수와 아마추어 운동선수뿐만 아니라, 좋은 피부를 갖고 싶거나, 좋은 기분으로 잠에서 깨고 싶거나, 일상의 어려움을 성공적으로 극복하고 싶거나 또는 젊은 느낌을 갖고 싶어 하는 모든 사람에게도 적용이 가능하다.

1주일에 1~2회의 근육근막 트레이닝만으로도 근막을 충분히 새롭고, 신선하고 탄성적으로 재생시킬 수 있다: 콜라겐 조직은 72시간이 지난 후에 재생한다. 여러분은 하루 내내 개별 운동을 교대로 수행할 수 있다.

3.3.1. 트레이닝 계획

트레이닝 수업은 모든 FReE 전략, 일부, 또는 개별 전략을 포함할 수 있다. 만약 목표가 근막조직의 뚜렷한 향상이라면, 5가지 전략 모두를 사용해야 한다는 것이 명확하다. 이것에 대한 이유는 이미 앞에서 설명되었다: 근육근막 트레이닝은 근막 자체 만큼 가변적이어야 한다. .

트레이닝은 특별한 순서를 따라야 하는가? 상황에 따라 "예"일 수도 있고, "아니오"일 수도 있다. 내가 설명해 보겠다. 5가지의 FReE 방법 전략은 논리적인 순서를 따르지만, 모든 사람이 매우 다르기 때문에, 계획 대로 이루어지지 않는다는 생각이다. 왜 여러분이 특정 선택을 해야 하는지, 무엇을 해야 하는지, 이것을 왜 해야 하는지, 그리고 이것을 어떻게 해야 하는지를 아는 것이 중요하다.

움직임을 더 잘 느끼기 위해서는 "라인 느끼기" 전략으로 시작하는 것이 좋다.

근막에 하중을 가하기 전에, 근막을 유연하게 만들고 근막의 기능성과 활주를 향상시키기 위해 워밍-업 하는 것이 중요하다.

아래의 내용은 근막 트레이닝을 어떻게 하고, 또 어디에 포함시켜야 하는지에 대한 몇 가지 예이다:

1) 워밍-업 운동
2) 웰빙 트레이닝
3) 근막 트레이닝
4) 운동선수 준비
5) 트레이닝 후 회복
6) 손상 후 회복

1) 워밍업

근육근막 트레이닝은 워밍업을 위해 모든 수업에서 이용될 수 있고, 또는 기존 워밍-업 안에 통합될 수 있다.

초점:

다음의 트레이닝을 위한 최적의 준비, 자세를 개선하고, 유연성, 가동성 및 수행능력을 증가시키기 위해, 그리고 운동 테크닉을 향상시키기 위해.

2) 웰빙 트레이닝

이 운동들은 웰빙을 향상시키도록 고안된 트레이닝에 사용될 수 있고, 또는 하루 종일 수행될 수 있다. 이 운동들은 2~3분 이내에 이루어진다.

계획:

1주일에 2~3회 실시한다. 매일 반복될 수 있는 운동으로서 모든 전략에서 선택하거나 개별 운동을 이용한다.

초점:

일상의 웰빙과 자세를 개선하기 위해, 또 일상에서의 유연성과 기동성을 증가시키기 위해.

3) 근막 트레이닝

집중 운동 = 30~55분, FReE의 모든 전략이나 개별 전략을 사용한다.

계획:

1주일에 2~3회 수행한다. 다양한 FReE 전략으로부터 선택한다. 포괄적인 자극을 위해, 우리는 모든 전략의 사용을 권장한다.

초점:

전반적인 웰빙, 자세, 유연성, 가동성, 수행능력 및 운동 테크닉 등의 개선을 위해

4) 운동선수 준비

계획:

FReE를 여러분의 선수 트레이닝에 통합시키거나, 이것을 워밍-업에 이용하거나, 여러분의 주간 훈련 안에 약간의 운동을 포함시키거나, 심지어 여러분의 정규 훈련에 근육근막 운동의 전체 차단을 포함시킨다.

초점:

수행력을 향상시키고, 손상을 최소화하기 위해.

초반에는 인내심이 요구되지만, 몇 달 후에는 탄성이 높아지고 근막조직이 강화되고, 또 1-2년 후에는 근막계가 새로워지고 활력을 되찾게 될 것이다.

느낌은 모든 것이다. 운동을 할 때마다, 여러분 자신에게 물어봐야 한다: 어떻게 하면 이 운동이 더 가볍고, 더 자유로워지고, 또 더 탄력있게 수행할 수 있을까? 기계적인 움직임이나 로봇같은 움직임을 피해야 한다. **다음을 기억하자: 움직임은 위대하고 좋은 것이지만, 움직임과 느낌은 훨씬 더 좋은 것이다.**

5) 트레이닝 후 회복

계획:

이 운동과 신장 운동을 집중 트레이닝(예:근력 강화 트레이닝) 수업의 끝 부분이나 달리기 이후에 통합한다.

강도 높은 훈련 세션(예: 강도 훈련)이 끝날 때 또는 실행 후에 릴리즈 및 스트레치 연습을 통합한다.

초점:

회복 속도를 증가시키기 위해

6) 손상 후 회복

손상 후 한 사이클의 치료를 마친 다음에, 나는 몇 가지 새로운 운동을 추가하는 것을 권장하고 싶다. 그러나 이것은 손상의 유형에 따라 달라질 수 있다. 여러분은 이 책에서 수 많은 어깨, 무릎 및 엉덩이의 운동을 볼 수 있을 것이다.

계획:

여러분의 일상과 트레이닝 안에 가동성 운동, 이완 운동 및 신장 운동을 통합시킨다.

초점:

여러분의 회복을 돕기 위해

여러분은 이 책의 끝부분에서 몇 가지 트레이닝의 예를 찾을 수 있을 것이다.

3.4. 테크닉 가르치기

올바른 테크닉은 여러분의 움직임을 구성할 수 있는 토대를 제공한다. 아래의 내용은 올바른 테크닉을 보장하는 핵심 교수법의 원리이다.

나는 "올바른 테크닉"을 다음과 같이 의미한다:

- 올바른 시작자세
- 효율적이고 안전하고, 효과적인 움직임

올바른 자세를 취하고 유지하는 것이 왜 중요한가? 다음과 같이 여러 가지 이유가 있다:

- 트레이닝을 최적화하기 위해
- 결과를 최적화하기 위해
- 개선을 최대화하기 위해
- 테크닉을 개선하기 위해
- 훈련과 관련된 손상을 최소화하기 위해

트레이너로서, 학생들이 어떻게 보상하는지를 즉시 아는 것은 매우 중요하다. 수 천개의 보상이 있지만, 정확한 실행을 보장하는 것은 사소한 사항이다. **단순해 보이는 운동에 집중하자:** 악마는 디테일에 있다. 즉, 무언가를 할 때는 철저하게 해야 한다.

예를 들어, 네발자세가 많은 토론 요점을 가지고 있기 때문에 네발자세를 분석해 보자.

3.4.1. 불균형된 자세

나는 사람들이 시작자세나 운동 동안 네발자세를 취했을 때, 이 보상작용들을 본다. 불균형된 자세는 무수히 많은 불균형을 발생시킨다:

- 불균형 자세는 관절에 하중을 가한다.
- 불균형 자세는 우리가 변화하는 것을 장려하지 않는다.
- 불균형 자세는 더 많은 노력을 필요로 한다.

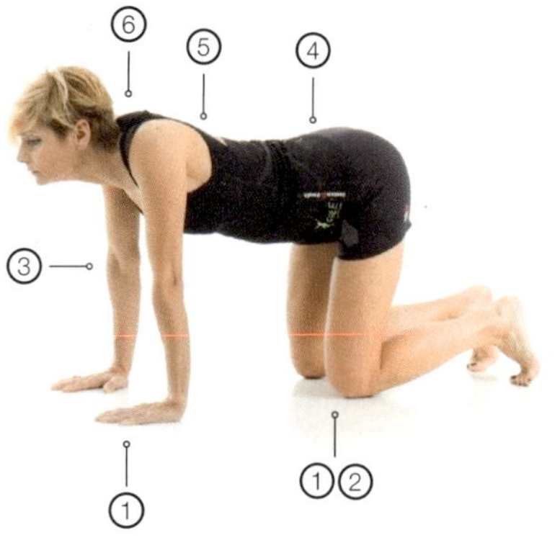

1. 양쪽 무릎과 양쪽 손이 일직선으로 정렬되어 있지 않다.
2. 양쪽 무릎이 엉덩이 너비보다 더 넓게 벌어져 있다.
3. 팔꿈치가 젖힘되어 있다.
4. 허리의 만곡이 증가되어 있다.
5. 등뼈 만곡이 소실되어 있다.
6. 목뼈 만곡이 증가되어 있다.

다리와 팔 사이의 정렬 부족

정렬되지 않은 팔다리는 근육근막 라인에 적절한 힘의 분산을 보장하지 못하고, 수동 구조물에 하중을 가하지 못한다. 척추에 대한 이런 효과는 다음과 같다:

- 증가된 허리 만곡(허리뼈 앞굽음증)
- 증가된 목뼈 만곡(목뼈 앞굽음증)
- 등뼈 만곡 소실

젖힘된 팔꿈치/소통 차단

팔꿈치를 생리적 한계 범위를 초과해서 폄하거나 잠금을 한다면, 팔의 근육근막 라인 사이의 소통이 차단하게 되어 힘의 불균형이 초래될 수 있다. 나는 이것을 소통의 부족이라고 부르며, "길차단(roadblocks)"이나 "미완성"처럼 전달이 차단되는 것이다.

"소통 차단"은 전체 라인의 소통이 설정되기 전에 먼저 해결되어야 한다.

젖힘된 팔꿈치와 관련된 문제는 다음과 같다:

- 관절 불안정성이 증가한다.
- 손목과 어깨와 같은 관절에 하중이 가해진다.
- 주변 인대와 근육이 약해진다.
- 움직이지 않으면 여러분의 습관이 변하지 않을 것이다.

침범되는 대부분의 관절은 무릎, 어깨, 팔꿈치, 손목 및 손가락 등이다.

소통 차단(미완성 작업)은 근육근막 라인의 소통 부족으로도 이해될 수 있다. 예를 들어, 이 라인의 소통이 특정 신체 부위의 미사용, 부적절한 자세 및 관절의 젖힘 등으로 차단되었기 때문에, 넓은등근을 활성화할 수 없다고 생각해 보자.

비활성의 어깨뼈

양쪽 어깨뼈가 머리 쪽으로 향하고, 서로 가까워진다. 네발자세의 양쪽 어깨뼈는 근육근막 라인에 힘을 전달할 수 없다. 그래서 어깨관절과 같은 수동 구조물이 손상을 당할 수 있다.

척주

네발자세를 할 때는 척주의 생리적 만곡이 더욱 강조되기 때문에, 인대나 척추사이원반과 같은 구조물에 하중이 걸리고 관절이 차단된다. 이런 불균형 자세에서 운동을 수행하면, 수동 구조물에 걸리는 하중이 증가된다.

네발자세가 균형을 이루면, 근육근막 라인 사이의 소통과 전체 라인(근막과 근육)에 대한 적절한 소통이 보장된다. 이와 동시에, 우리는 우리의 몸에 올바른 균형, 평형 및 느낌을 제공할 것이다. 이것은 우리가 습관을 변화시킬 수 있도록 도움을 줄 것이다.

3.4.2. 균형잡힌 자세

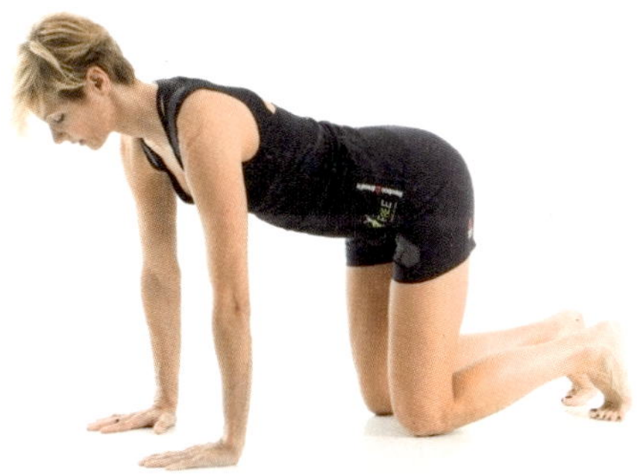

다리와 팔의 정렬

- 근육근막 라인에 대한 최적의 분산을 보장하기 위해 양쪽 무릎을 엉덩이 너비만큼 벌리고 양쪽 무릎을 수직으로 정렬시킨다.
- 체중의 적절한 분산을 보장하기 위해 양 손을 어깨너비만큼 벌리고, 어깨를 수직으로 정렬시킨다.
- 손가락을 넓게 벌린다: 각 손가락은 자신의 기능을 가지고 있고, 신체와 소통한다.

쭉 뻗은 양팔

쭉 뻗은 양 팔은 양 팔의 근육근막 라인에 가해지는 하중을 분산하고, 소통하는데 도움을 줄 것이다. 여기에서 팔꿈치는 젖힘되지 않고 똑바로 일직선을 유지해야 한다는 것이다.

능동적 어깨뼈/연모양 라인 이미지를 상상하고 능동적으로 활성화하기

양쪽 어깨뼈를 궁둥이 쪽으로 내린다: 이것은 어깨뼈의 자세를 일반적으로 설명하는 방법이다. 이런 생각을 조금 더 펼쳐 보자. 얕은 팔 뒤쪽 라인의 이미지를 분석해 보면, 머리뼈(뒤통수뼈)바닥에서 시작하여 양쪽 어깨로 이어지고, 다시 아래쪽에서 함께 수렴하는 것이 연(kite)처럼 생겼음을 알 수 있다. 연은 4개의 점으로 구성된다.

양쪽 어깨뼈에서 머리뼈(뒤통수뼈) 바닥으로 이동한다; 양쪽 빗장뼈는 서로 멀어질 것이다. 어깨뼈의 아래 부분을 아래쪽으로 민다. 볼륨과 팽창을 만들기 위해, 복장뼈로부터 등뼈를 이동시킨다; 이렇게 하면, 어깨위팔관절에서 안정성이 발생한다. 이런 이미지를 마음 속에 간직하고, 내가 "연(kite)"이라는 용어를 사용할 때마다 이것을 상상해 보자.

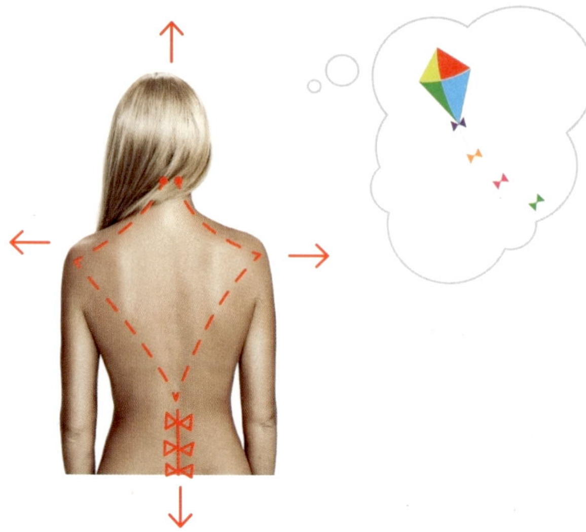

가쪽으로 향한 팔꿈치/돌림된 위팔뼈

이 두 점들이 본질적으로 서로 연결되어 있기 때문에, 내가 이 두 점을 연결했다. 이것들은 팔 앞쪽 근육근막 라인과 팔 뒤쪽 근육근막 라인 사이의 힘을 분산시키는데 도움을 준다. 팔꿈치의 자세는 어깨뼈와 등뼈에 영향을 준다. **한 번 시도해 보자:** 양 팔을 몸통에 붙이고 시작한 후, 양 팔을 가쪽으로 돌림시킨다. 여러분은 양쪽 어깨뼈가 서로 가까워지고, 등뼈 만곡이 곧게 펴지고, 위팔세갈래근의 긴장이 약간 발생하는 것을 느껴야 한다(아래쪽 왼쪽 그림 참고).

자극을 바꾼다: 양쪽 팔을 몸통 옆에 붙이고 편한 채, 양쪽 빗장뼈를 개방하고 양쪽 팔꿈치를 가쪽으로 이동시킨다; 여러분은 위팔세갈래근의 큰 활성, 어깨뼈 아래 지점 밑의 긴장(앞톱니근과 넓은등근의 활성), 그리고 등뼈 뒤굽음을 유지하면서 양쪽 어깨뼈가 서로 멀어지는 것을 느껴야 한다(아래쪽의 오른쪽 그림을 참고한다).

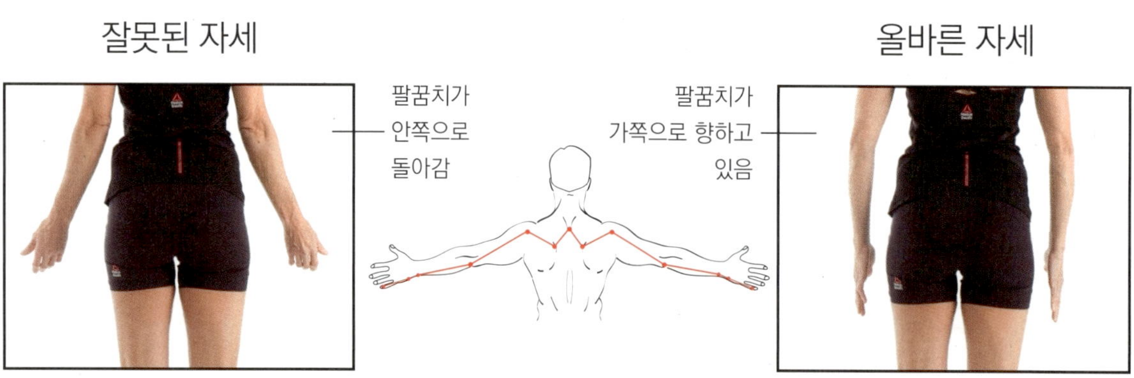

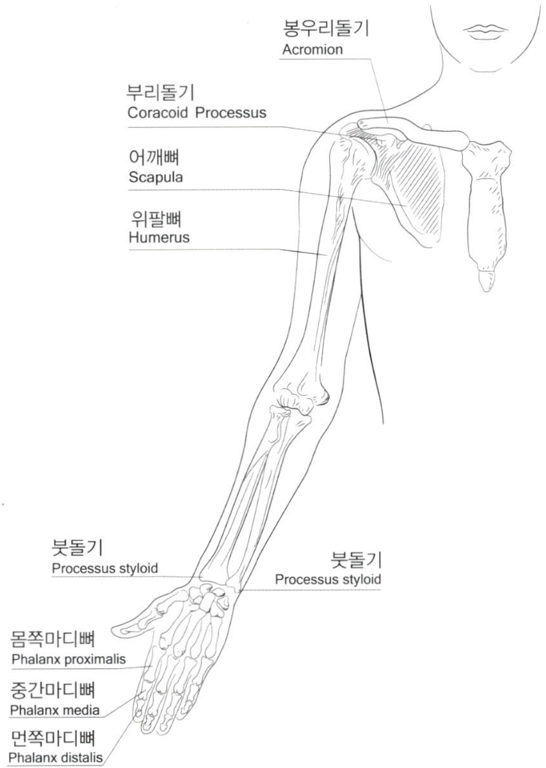

관절오목 안에 있는 올바른 위팔뼈머리의 위치를 찾기 위해, "전구 끼우기"라고 내가 부르는 다음의 움직임을 수행해 본다.

오른팔을 어깨높이까지 들어올린다. 오른팔을 가쪽돌림하면서 전구를 끼우고 있다고 생각해 보자. 이번에는 손이나 팔꿈치를 움직이지 않고 전구 끼우기를 시도해 보자. 위팔뼈머리가 관절오목 안에서만 회전하기 때문에, 움직임이 감소한다. 이것은 위팔뼈머리와 봉우리돌기 사이에서 공간을 생성한다. (이것들이 서로 가까워지면, 가시위근 힘줄에서 발생하는 긴장이 증가할 수 있다.)

이런 정보의 관점에서, 네발자세를 채택하자. 잘못된 네발자세를 보여주는 그림에서처럼 여러분의 양쪽 팔꿈치를 양쪽 무릎 쪽으로 이동시켜 보자(팔의 가쪽돌림). 여러분은 양쪽 어깨뼈가 서로 가까워지는 것을 느껴야 하며, 연의 자세를 유지하기가 어려움을 알아야 한다.

이번에는 양쪽 팔꿈치가 가쪽으로 향하도록 다시 시도해 보자: 양쪽 팔꿈치를 가쪽 방향으로 향하게 하면서 양쪽 어깨뼈를 궁둥이 쪽으로 이동시켜 연을 활성화하자.

위팔뼈머리를 회전시키자: 여러분은 어깨뼈 아래쪽 끝 밑에서 위팔세갈래근의 긴장을 느껴야 한다. 그리고 여러분은 엉덩뼈능선까지 넓은등근의 활성화를 느낄 수도 있다. 이것은 어깨위팔관절과 가슴 위쪽 부분의 균형과 안정화를 일으킬 것이다.

넓은등근(Latissimus Dorsi)

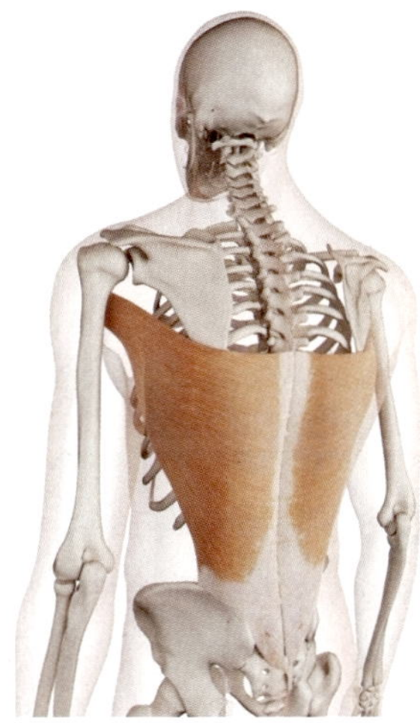

넓은등근은 마지막 6개의 등뼈, 등허리근막, 엉치뼈능선, 그리고 아래쪽 갈비뼈의 가쪽면에서 시작하고(이는곳), 끝나는 지점(닿는곳)은 위팔뼈 두갈래근고랑이다.

3.5. 언어 가르치기

진정한 코치는 자신의 눈을 감고도 여러분의 정해진 목표를 달성하도록 돕는 것이다. 그렇게 하기 위해, 코치는 여러분이 올바른 시작자세를 취할 수 있도록 돕고, 또, 빠르고 정확하게 여러분의 움직임을 지지할 수 있도록 특별한 언어와 이미지를 사용한다. 코치의 스킬은 언어에 적응하고, 적절한 시기에 올바른 단어를 선택하는 능력에 달려 있다. 이것이 바로, 내가 FReE 트레이닝 방법의 학습을 촉진시키기 위해 특별한 언어를 개발한 이유이다.

3.5.1. 접촉지점, 지지 지점 및 컨덕터

"접촉지점"이란 용어는 무엇을 의미하는가?

네발자세를 취해보자. 이 경우, 양 손을 바닥에 놓는 것이 소통의 시작이다. 양 손과 바닥 사이의 접촉은 말초수용기를 자극하고, 역학적 자극(손바닥으로부터)을 신경충동으로 전달한다. 그런 다음, 이것은 감각섬유를 통해 중추신경계로 전달된다. 간단하게 말하면, 신경충동이 신경 중추로 보내지는 것이다. 그러므로 지면바닥과의 접촉은 손에 위치하는 수용기와 팔의 근육근막 라인를 자극하고, 소통하고, 활성화시키는 것이 분명하다.

접촉지점은 우리가 근육근막 라인을 느끼고, 관련된 라인에 대한 힘 분산을 향상시키고, 동시에 그들 스스로 라인과 균형을 맞추는데 도움을 준다.

이 모든 것은 다음을 돕는다:

- 자세의 개선
- 힘 전달의 증가
- 개별 관절에 대한 하중 감소
- 노력 감소

그러나 접촉지점과 지면과의 지지 지점을 혼동하지 않도록 주의한다. 내가 설명하고자 하는 것에는 실질적인 차이가 존재한다.

접촉지점(Contact Point)

네발자세에서는 2개의 접촉지점(양 손과 발가락)이 있다. 이것들은 팔 근육근막 라인과의 소통을 돕고, 발가락은 얕은 뒤쪽 라인(SBL)과의 소통을 돕는다.

지지 지점(Points of Support)

네발자세의 예에서, 양쪽 무릎은 지지 지점이고, 접촉지점이 아니다. 그 이유는 무릎이 근육근막 라인의 중간 지점(얕은 앞쪽 라인에서)에 위치하고, 소통을 할 수 없기 때문이다.

움직임 컨덕터(초기화)

"컨덕터(conductor)"는 움직임의 시작점을 의미한다. 나는 시작점이 활동의 질에 영향을 뚜렷하게 미치고 있음을 여러분께 장담할 수 있다.

여러분이 길을 가다가 유명한 사람을 만났을 때를 상상해 보자. 여러분은 어떻게 하겠는가? 고개를 돌려 진짜 그 사람인지를 확인했었을 것인가? 자. 이제 여러분의 머리 회전을 재현해 보고, 얼마나 많이 회전할 수 있는지를 체크해 보자.

다시 시도해 보자. 그러나 이번에는 여러분의 오른쪽 귓불로 움직임을 시작하자. 이것이 회전의 컨덕터이다. 컨덕터로 시작하는 것이 회전의 향상을 일으키지 않았는가? **이것은 정확히 다르다**: 효과적인 움직임(intelligent movement)의 핵심, 질, 탁월함.

3.5.2. 고정점, 이동점 및 반대점

고정점, 이동점, 및 반대점들은 특정 목표를 쉽게 달성하기 위해 사용하는 나의 언어이다. 만약 내가 서로 반대되는 두 지점을 가져오는데 집중한다면, 나는 뼈 분절을 움직이거나 개별 근육을 수축할 생각을 하지 못하고, 오히려 이들 2지점 사이의 긴장을 변화시키는 생각을 할 것이다. 긴장은 형태를 따른다.

네발자세를 분석함으로써 몇 가지 예를 살펴보자.

고정점과 이동점

고정점은 두덩뼈이고, 가동점은 복장뼈(5번 갈비뼈)이다. 우리는 이런 방식으로 긴장 입력을 SFL로 전달한다.

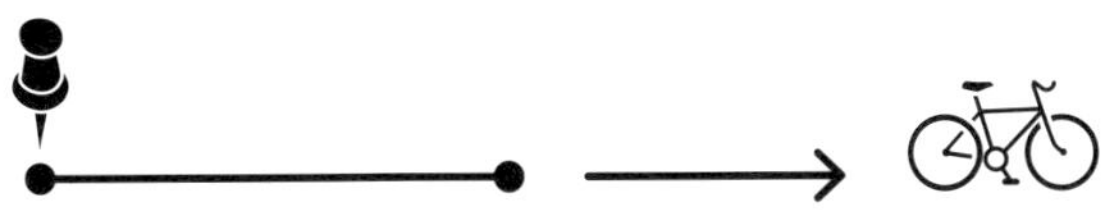

반대점: 끝에서 끝

머리뼈바닥(뒤통수뼈 가장자리)과 꼬리뼈는 서로에 대해 멀어지는 쪽으로 움직인다. 이것은 자극을 깊은 앞쪽 라인(DFL)으로 전달한다. 그러므로 척주를 신장시킨다(참고: 나는 생리적 만곡을 일자로 곧게 만드는 것에 대해 이야기하는 것이 아니라, 긴장을 변화시키는 것에 대해 이야기하고 있다.)

2개의 고정점과 1개의 이동점

2개의 고정점은 바닥에 놓인 양 손이고, 1개의 이동점은 등뼈이다. 등뼈는 양 손에서 멀어져 용적을 생성한다.

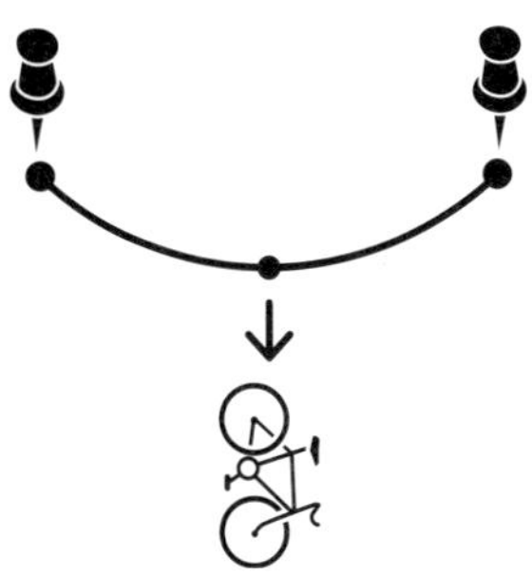

2개의 이동점과 1개의 고정점

이것은 바로 앞에서 설명했던 것과 정반대의 개념이다.

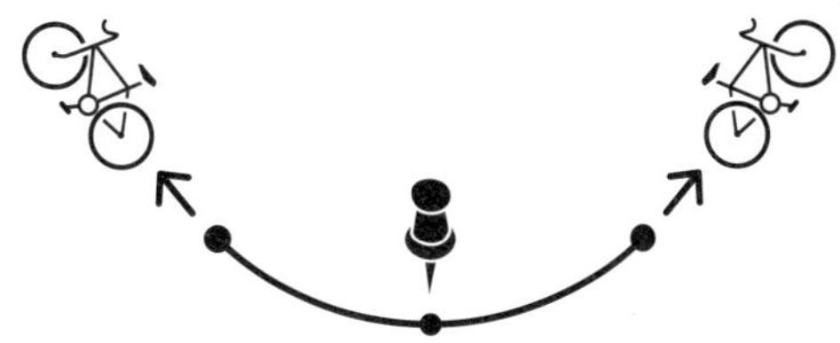

물론 다른 조합(2개의 반대점 등)들도 가능하지만, 나는 너무 복잡한 것을 원하지 않기 때문에 여기에서 멈출 것이다. 나는 이들 3가지 변형을 선택했는데, 그 이유는 이들이 내가 가장 많이 사용하는 것들이고, 또 설정 목표를 달성하는데 즉각적인 효과를 가지고 있기 때문이다.

3.5.3. 기타 용어

초점(Focus On)

여러분은 이 책의 모든 운동 단락에서 "초점(Focus On)" 단락을 볼 수 있을 것이다. 나는 여러분이 운동을 수행할 때 집중해야 할 가장 중요한 요점을 상기시키기 위해, 간단한 요약으로서 초점(Focus On)을 사용한다. 나는 몇 가지를 더 추가할 수 있었지만, 가장 중요한 것(종종 동일한 보상을 찾고자 하는 그룹이나 개인을 치료할 때 자주 접하는 흔한 실수)을 강조하기 위해서만 선택할 것이다.

의식적인 힘 분산

이 표현은 적용가능한 근육근막 라인에 하중, 긴장, 힘 및 정보를 분산시키는 능력을 의미한다. 힘의 올바른 분산은 근육근막 라인을 균형있게 만들고, 실제로 수축해야 할 근육을 제대로 사용할 수 있게 돕는다.

전구 끼우기

내가 "전구 끼우기"로 설명했던 움직임은 65페이지에서 자세히 설명되어 있다.

사전-긴장(Pre-Tension)

사전-긴장은 반대 움직임이다. 이것은 일반적으로 근육을 둘러싸는 모든 근막 구조(근육과 힘줄을 둘러싸는 근육바깥막과 근육다발막)에서 일어나지만, 힘줄에도 적용될 수 있다.

이런 반대 움직임을 통해, 힘줄과 인대에 대한 긴장이 증가하고, 에너지가 저장된다. 고무 밴드의 신장을 상상해 보자. 신장된 고무밴드를 놓치면, 축적된 에너지가 폭발적으로 방출된다.

3.6. 발(The Foot in Detail)

빠른 질문: 여러분은 얼마나 자주 발을 보는가?

일반적으로 우리는 발에 상처가 났을 때 발을 보게 된다: 티눈, 엄지발가락가쪽휨증(무지외반증), 발바닥근막염, 내성 발톱 등등. 여러분이 모를 수도 있는 것은 발은 펼쳐 놓은 책과 같아서 잘못된 것이 있을 때 여러분께 말을 하고 의사소통을 한다는 것이다. 왜 발의 메시지를 무시하는가?

예를 들어: 운전 중에 브레이크 경고등이 켜져 있다면, 무엇가 잘못된 것이 있다는 의미이어서, 여러분은 어떻게 할 것인가? 이것을 무시할 것인가? 대부분의 사람들은 이것에 대해 걱정하고, 정비소에 차를 맡길 것이다. 똑같은 일이 우리의 몸에서 일어난다; 이것은 우리에게 종종 무시하거나 어떻게 해석해야 할지 모르는 메시지를 보낸다.

이것과 곧 보게 될 다른 이유 때문에, 나는 이 책에 여러분의 발을 아름답고, 강하고, 또 건강하게 유지할 수 있는 많은 운동들을 포함시켰다.

이제 우리의 발을 자세히 살펴 보자. 발은 다음과 같이 구성되어 있다:

- 3개의 발활(족궁)
- 26개의 뼈
  (종자뼈 2개를 포함하면 28개, 전체 뼈 중에서 1/4이 발에 위치한다.)
- 107개의 인대
- 33개의 관절
- 33개의 근육

발의 구조는 체중을 지지하도록 설계되어 있고, 우리가 서 있을 때나 움직일 때 지면과 접촉하는 유일한 구조물이다. 만약 우리가 하루, 한달, 1년 또는 평생 동안 걷는 모든 걸음 횟수를 계산한다면, 여러분은 발이 얼마나 열심히 일하고, 얼마나 많은 무게를 견뎌내고 있는지를 알게 될 것이다.

발은 보행, 점핑 및 달리기 등과 관련된 많은 기능을 가지고 있다.

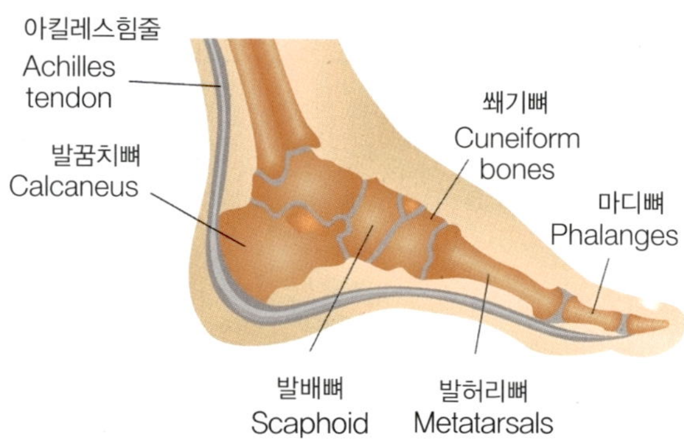

- 균형(Balance)
- 추진(Propulsion)
- 유연성(Flexibility)

기능적 관점에서 볼 때, 발의 구조는 다음과 같은 3 부분으로 나누어진다:

- **발앞쪽**(forefoot): 발가락(마디뼈)과 발허리뼈로 구성됨
- **발중간**(midfoot): 발의 중간 지점에 있는 뼈들로 구성됨(입방뼈, 쐐기뼈 및 발배뼈)
- **발뒤쪽**(hindfoot): 발꿈치뼈에 의해 지지되는 발의 뒤쪽 부분: 발꿈치뼈와 목말뼈

큰 발꿈치뼈로 구성되는 발뒤쪽은 지면에 충격을 가하고, 몸통과 다리로부터 오는 힘을 흡수한다. 발중간은 완충작용을 가지고, 발바닥 혈관 구조물의 동적 압박을 통해 림프와 정맥의 환류를 촉진한다. 발앞쪽의 주요 기능은 추진력이다. 발의 뼈들은 근막 네트워크, 근육, 힘줄 및 인대에 의해 제자리에 위치되고, 움직이고, 지지된다.

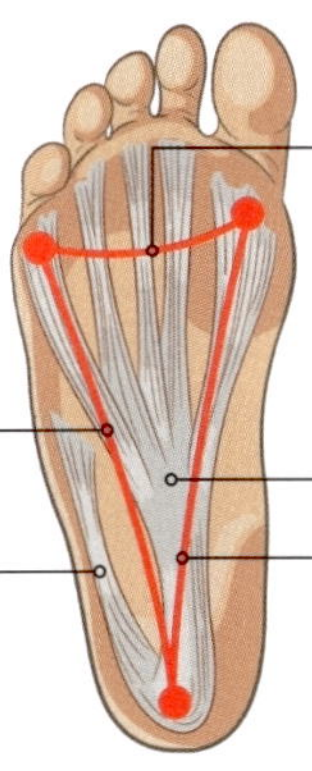

우리는 이제 발의 올바른 자세와 이 3 지점 사이의 체중 분산을 살펴볼 것이다.

발은 지면과 만나는 3개의 접촉지점을 가진다:

- **앞안쪽 접촉지점:** 1번 발허리뼈머리
- **앞가쪽 접촉지점:** 5번 발허리뼈머리
- **뒤쪽 접촉지점:** 발꿈치뼈의 뒤쪽 거친면

선 자세를 취할 때, 몸무게의 60%가 발앞쪽에 가해지고, 나머지 40%는 발꿈치에 가해진다.

발은 림프계와 정맥계의 환류를 촉진하기 위해 혈관 구조물을 압박한다; 즉, 이것은 다리가 심장과 같은 펌프의 효과를 직접받지 못하기 때문이다. 발의 안쪽에는 중요한 2개의 구조물이 존재한다:

1) Lejars의 발바닥 정맥 펌프: 이것은 보행이나 달리기 동안 압박될 때, 림프계와 정맥계의 회복 상승을 촉진하는 모세혈관의 그물망이다.

2) 발바닥 둥근 천장(Plantar vault): 이것은 다음과 같은 3개의 발활에 의해 구성되는 구조물이다.

- **안쪽세로발활:** 발꿈치뼈에서 1번 발허리뼈 머리까지
- **가쪽세로발활:** 발꿈치뼈에서 5번 발허리뼈 머리까지
- **가로발활:** 1번 발허리뼈머리에서 5번 발허리뼈 머리까지

이런 건축학적 구조물은 지형의 상태와 경사에 적응하는 과제를 가진다. 부가적으로, 매번의 걸음과 주요 움직임을 할 때, 발바닥 둥근 천장의 정맥 압박은 말단 심장처럼 작용한다. 여기에서 심장이란 의미는 발이 중요한 혈관의 기능을 가지기 때문이다.
바로 이런 이유 때문에, 우리가 발의 균형을 살펴볼 때 맨발로 FReE를 수행해야 하는 것이다.

발의 정맥은 발바닥에 있는 근육들의 수축과 이완에 반응한다. 바로 이것 때문에, 장거리 비행기 여행을 하거나 장시간 동안 앉아 있을 때, 발 운동(발가락이나 발꿈치를 올렸다 내렸다)을 하도록 권장하는 것이다. 이 운동은 근육 펌핑이라 불리고, 위험한 혈전증을 예방하는데 도움을 준다.

정맥 환류는 압박 스타킹(외적 펌핑의 작용에 의해 정맥 비우기가 촉진되는)에 의해 촉진될 수도 있다. 많은 운동선수들은 그들의 수행력을 강화하기 위해 압박 스타킹을 사용한다. 그러나 나는 여러분께 압박 스타킹 착용을 요구하지 않고, 여러분의 근막 구조물을 트레이닝할 것을 요구한다. 일상에서 잘 훈련되고 긴장된 근막은 압박 스타킹의 기능과 같은 동일한 기능을 가진다.

발바닥은 많은 관리와 주의를 요구한다. 여러분이 60페이지에 있는 테스트를 통해 여러분 자신을 볼 수 있듯이, 발바닥은 종종 문제와 긴장의 근원이며, SBL의 나머지 부분까지 위로 전달된다.

관절 가동성과 안정성의 부족이나 긴장과 같은 발바닥의 문제(넙다리 근육의 긴장, 과도한 허리뼈 앞굽음증, 또는 목의 젖힘 등과 종종 관련되는)는 무릎관절이나 엉덩관절과 같이, 바로 위쪽에 위치하는 관절의 문제를 발생시킨다.

발바닥널힘줄(발바닥근막)은 트램펄린과 같다. 이것은 3개 접촉지점(1번 발허리뼈머리, 5번 발허리뼈머리, 그리고 발꿈치뼈의 중간지점) 사이에 탄성의 발활을 형성한다.

발활의 톤과 탄성은 모든 상황에 적응한다. 설명을 해 보면, 너무 작거나 꽉 끼는 신발을 신거나 스틸레토 힐(오랜 시간 동안)을 신으면, 발의 기능성이 제한된다.

근막 조직은 다음에 적응하고 반응한다:

- 발바닥 긴장
- 최소한의 관절가동성과 불안정
- 장딴지 근육의 긴장

우리의 전신은 우리가 전신에 가하는 요구에 적응한다. 자세가 영혼의 창문이라는 말은 이유가 없는 것은 아니다.

잘못된 발의 자세는 다음과 같은 원치 않는 결과를 초래할 수 있다:

- 잘못된 척추 자세
- 림프–정맥 펌프의 비효율성:
  이것에 의해 셀룰라이트나 순환 문제가 발생할 수 있음(모세혈관 확장증[telangiectasia], 하지정맥류)
- 허리 통증
- 약한 골반바닥
- 발바닥근막염
- 엄지발가락가쪽휨증(무지외반증)
- 평발
- 관절증
- 근육 불균형
- 근육통

이 부정적인 결과들 중 많은 것들이 높은 굽(2인치 이상)의 신발이나 너무 꽉 끼는 구두를 신었을 때 야기됨을 꼭 기억해야 한다.

3.6.1. 발꿈치 뼈가시(종골 골극)

발꿈치 뼈가시는 도약이나 장거리 달리기 선수 사이에서 흔하게 발생하는 문제이다. 이것은 매우 심하고 날카로운 통증을 나타낸다. 이것은 발꿈치뼈바닥에서 발생하는 뼈의 기형이다; 이런 뼈 성장의 끝은 발가락 쪽으로 향하고 주로 발꿈치뼈의 아래안쪽면에서 발생한다. 발꿈치 뼈가시는 발꿈치뼈에 붙는 발바닥근막의 염증(칼슘 침착을 초래함)에 의해 일어난다. 시간이 경과하면, 발꿈치뼈의 이런 성장은 뼈가시로 발전한다.

원인은 잘못된 발 자세에서부터 시작해 지속적이고 반복적인 발바닥근막의 긴장에 이르기까지 다양하다. 그리고 발바닥근막의 긴장은 발꿈치뼈 부착점에 있는 발바닥근막을 지속적으로 당긴다.

발바닥근막은 실제로 발꿈치뼈에 부착되는 것이 아니라, 뼈를 둘러싸는 메시 양발처럼 뼈막에 붙어 있는 것이다. 지속적인 긴장이 뼈막에 가해지면, 뼈막이 뼈로부터 떨어져 나와 뼈와 뼈막 사이에 공간이 생기게 된다. 뼈모세포(뼈를 만드는 세포)는 지속적으로 뼈의 가층을 청소하고 재구성한다. 만약 발바닥근막에 지속적인 장력이 가해지면, 발바닥근막은 뼈에서 분리될 수 있다. 뼈모세포는 이런 공간을 채워서 뼈가시를 형성하게 된다. 구조물의 사용에 따라 구조물의 모양이 형성됨을 반드시 기억하자. 발꿈치 뼈가시가 감각신경을 자극하지 않으면, 어떤 불편도 발생하지 않을 것이다.

요약하면:

- 4장~8장에 있는 움직임으로 발바닥근막(테니스 공이나 마사지 볼)과 장딴지 근육(긴장 제거와 신장)을 치료해 보자
- 9.1의 건강한 발 프로그램을 이용하자.
- 만약 발꿈치 뼈가시가 개선되지 않으면, 족부의사, 오스티오패스, 또는 물리치료사에게 치료를 받고, 발바닥근막을 위한 특별한 운동을 실시한다.

3.6.2. 엄지발가락가쪽휨증 (무지외반증)

엄지발가락가쪽휨증은 발의 근육근막 라인이 불균형하거나 맞지 않는 신발을 신었을 때 종종 발생한다. 초기 단계에서는 발의 균형을 맞추는 것이 전반적인 개선에 도움을 준다. 만약 문제가 장기간 지속되면, 개선이 더 어려워질 수 있다. 엄지발가락가쪽휨증은 여성에게 흔하게 발생하는 질병이다. 비록 그 원인이 체중이나 노화일 수 있지만, 유전적인 것일 수 있다. 이것은 1번 발허리뼈바닥이 1번 발가락의 몸쪽마디뼈머리보다 가쪽에 위치하는 변형이다. 이것은 전통적인 "양파(onion)"을 만들고, 이것의 단계와 심각도는 변형, 발적 및 통증에 좌우된다.

기능이 형태에 좌우됨을 명심하자. **9.1**의 건강한 발 프로그램을 참고하자.

라인 느끼기: 지각과 활성

4

FEEL IT

"라인 느끼기" 는 우리 컴퓨터 안에 많은 파일을 증가시키기 위해 운동범위를 사용하는 전략이다.

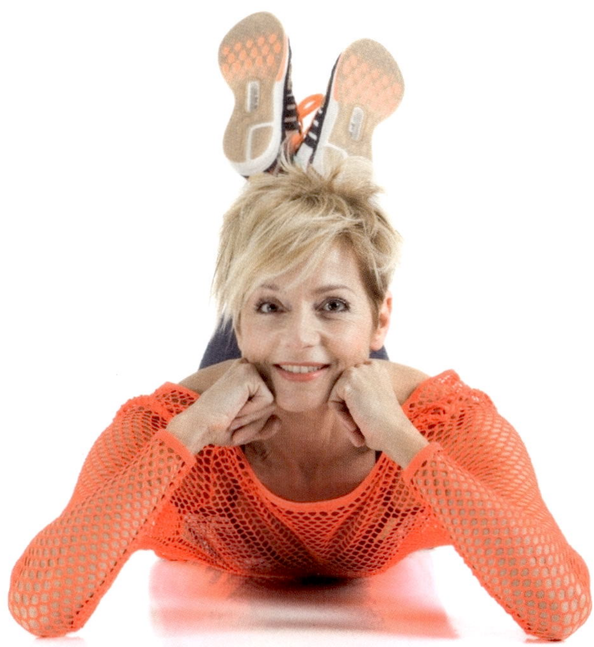

더 많은 운동, 더 많은 소프트웨어

4.1. 라인 느끼기 전략

간단한 운동에서 보다 복잡한 운동까지 라인 느끼기 (듣고 느끼는 것을 포함하는) 전략의 미묘한 차이를 여러분께 소개하고자 한다. 여러분의 몸으로 실험을 하고, 다양한 방법으로 이것의 잠재력을 살펴보자; 이것은 무슨 일이 일어나는지를 의식적으로 여러분이 느끼도록 도울 것이다. 이런 자각만이 여러분의 뇌 속에 깊이 자리 잡을 것이고, 이렇게 해야 만이 여러분의 트레이닝이 진정으로 변할 것이다.

움직이는 것도 좋지만 움직이고 느끼는 것이 훨씬 더 좋기 때문에, 이 전략으로 시작해 보자. 여러분의 몸에 대해 귀를 기울이고 느끼기 시작할 때가 왔다. 이것은 우리가 1장에서 보았듯이, 효과적인 움직임을 유지하고 성장시키는 지속적인 자극을 필요로 한다.

본 장에서 나는 내 트레이닝 수업 안에 라인 느끼기 전략을 포함시키는 이유와 그 방법에 대해 자세히 설명하고자 한다.

고유수용기와 자각을 통해 그것이 무엇을 의미하는지를 정확하게 고려해 보자. 나는 신경생리학자인 Charles Scott Sherrington(1857년–1952년)이 제안한 정의를 좋아한다. 왜냐하면, 그것은 내가 자주 접했던 정의이고, 나의 트레이닝 코스에서 채택되는 정의이기 때문이다. Sherrington은 1906년에 "고유수용성"이라는 용어를 처음 만들었다.

고유수용성의 정의

이 단어는 "propius(자기만의)"와 "(re)ceptus(취하거나 잡는)" 또는 '스스로 취하거나 잡는 우리 몸의 능력'에서 유래된 말이다. 그런 다음, Sherrington은 "kinesthetic sense(운동감각)"을 "kin(ema)(움직임)" and "cistes(is)(느낌이나 감각)"로 정의했다. 고유수용성 감각은 힘줄, 관절, 널힘줄, 인대, 근육 등의 근막조직에서 시작하는 감각 입력과 연결되어 있다(1장 참고).

감각과 자각

감각은 감각 탐지에서 시작하는 전기화학적 자극이며, 지각되기 위해 처리된다.

지각 학습

"지각 학습"은 새로운 행동양상 모델의 습득인, 환경적 요건(외부 및 내부)과 개인적 요건에 적응된 새로운 반응 구성의 설정으로 정의된다.

간단히 말해서, 우리가 뇌를 더 많이 사용할수록, 뇌는 입력(구심성 자극)을 더 잘 처리하고 출력(원심성 자극)에서 더 잘 반응할 것이다.

라인 느끼기 전략의 적용은 여러분의 몸에서 일어나는 것을 의식적으로 느낄 수 있도록 도울 것이다. 결과적으로, 이러한 학습은 여러분의 뇌 속에 깊이 자리 잡을 것이고, 또 여러분의 변화를 촉발할 수 있게 하여 아래의 이점을 여러분께 제공할 것이다:

- 움직임의 자각
- 움직임 도중의 안전
- 일상 움직임의 기능적 향상
- 운동선수의 경기력 향상
- 근육 유연성의 향상
- 신경계의 자극(뇌와 소통함으로써 생각을 확장시키고 새로운 파일을 생성한다.)

즉, 지각은 완전한 정신적 웰빙과 신체적 웰빙 뿐만 아니라, 운동선수의 수행력에도 필수적이다. 불행히도, 이들 요소는 종종 무시되거나 한쪽으로 치우치는데, 그 이유는 자기 자신을 경청하기가 쉽지 않기 때문이다.

여러분은 접촉지점(**3.5.1** 참조)을 사용하여 근육근막 라인을 잘 느낄 수 있을 것이다. 의식적인 분산은 우리로 하여금 다음을 할 수 있도록 해준다:

- 하중, 긴장, 힘 및 정보의 분산을 적용 가능한 근육근막 라인에 연결할 수 있다.
- 지각을 근육근막 라인에 연결하거나 분리시켜, 의식적으로 지각에 영향을 줄 수 있다.

4.2. 온/오프 운동

온/오프(ON/OFF) 운동은 근육을 재교육시키고, 우리가 근육을 활성화와 비활성화할 수 있도록 만든다.

여러 이유(자세, 감정 및 기타) 때문에, 종종 근육이 이완되지 않는데, 그 이유는 너무 스트레스를 받았거나 장시간 수축했거나 장시간 동안 교감신경이 활성화되었기 때문이다. 근육을 이완시키거나 부교감신경 상태로 가져가기 위해서는, 먼저 근육이 재활성화되어야 한다.

근육의 톤은 중력의 힘에 반대함으로써 자세 구조물을 유지하는 지속적인 근육 활동와 반사를 의미한다. 근육의 톤은 활동을 완성하기 위해 특정 근육군에 의해 요구되는 최소한의 긴장으로 정의된다.

신경근육 재활성 운동은 한쪽의 중추신경계와 다른 쪽의 근육과 근막 사이의 의식적인 전환과 무의식적인 전환을 자극한다.

목표

온/오프 운동의 목적은 우리가 똑바로 서 있거나, 움직이지 않거나, 또는 움직일 때 여러 신체 구성 요소를 제어하는 신경근육 기전을 활성화하거나 재활성화하거나, 또는 재설정하는 것이다.

예제

엉덩허리근(장요근)을 수축해 보자.

여러분의 엉덩관절을 90°까지 굽히고, 약 3초 동안 넙다리네갈래근(대퇴사두근)을 등척성으로 수축하자.

그런 다음, 다리를 쭉 뻗어서 넙다리네갈래근을 이완하자. 운동을 3회 반복한다.

이번에는 다리를 뻗은 상태에서 넙다리네갈래근을 수축해 보자. 3초간 이 근육을 등척성으로 수축해 보자. 운동을 3회 반복한다.

이제 다리를 곧게 뻗고 같은 근육을 사용하라. 등축으로 3초간 근육을 수축시킨다. 운동을 3회 반복한다.

이것은 뇌의 출력(반응 능력)을 향상시키기 위해 뇌의 입력을 수행할 것이다.

Henri Laborit(1979)의 기여는 이 개념에서 매우 중요하다. 활동의 억제 기전에 대한 그의 이론은 사람에서 표현될 수 없는 모든 것이 자기-통제와 정신신체적 건강에 대한 부정적 영향에 의해 만성 차단으로 전환될 수 있다고 단언한다.

Peter Levine은 치타에게 쫓기고 잡히는 임팔라를 설명할 때 이런 차단을 언급한다[40]. 치타가 움찔하는 순간 임팔라가 절뚝거리다 땅에 쓰러지는 것처럼 보이지만, 실제로 임팔라 몸에서 일어나는 것은 자동차의 가스 페달과 브레이크를 동시에 밟았을 때 일어나는 것과 비슷하다. 신경계의 내적 작용(엔진)과 신체의 외적 비가동(브레이크) 사이의 길항작용은 폭풍과 비슷한 신체 내의 강한 교란(동요)을 일으킨다.

만약 임팔라가 탈출을 하면, 다시 신경계를 조절하기 위해 동원된 에너지가 모두 방출되면서 온 몸이 흔들릴 것이다. 그러나 사람은 이 단계를 생략하는 경우가 많고, 외상이 몸 속에 남아있게 된다.

느끼고, 변화하고, 통합하자: 운동을 할 때 여러분은 이런 흔한 맥락을 마음 속에 생겨야 한다. 작은 움직임과 자세나 방향의 미세한 변화가 요구된다.

4.3. 라인 느끼기 전략을 위한 운동

라인 느끼기 전략에 대한 운동은 다음과 같이 세분된다:

- 벽을 이용한 운동
  (라인과 이것들의 활성화에 대한 탐구)
- 바디웨이트 운동(체중을 이용하는 운동)
- 폼 롤러나 볼을 이용한 운동

4.3.1. 벽을 이용한 라인 느끼기 운동

일련의 운동을 위해, 애증의 추억이 담긴 벽이 여러분의 트레이닝 파트너가 될 것이다.

Standing Square Against the Wall(SBL)
벽을 기대고 선 자세에서의 스퀘어

전략

얕은 뒤쪽 라인(BL)의 라인 느끼기 - 지각- 탐구

시작자세

벽을 마주 보고 똑바로 선 후, 양 팔을 어깨너비로 벌리고 양 손을 가슴높이만큼 들어올려 벽에 대고 몸을 벽 쪽으로 숙인다.

움직임

두 걸음 뒤로 물러나서 바닥에 수평되게 상체를 내려 몸을 사각형 모양(벽과 바닥)으로 만든다. 양 팔 사이에 머리를 위치시키고, 등을 중립위로 한다. 그리고 양쪽 어깨뼈를 궁둥이 쪽으로 내린다.

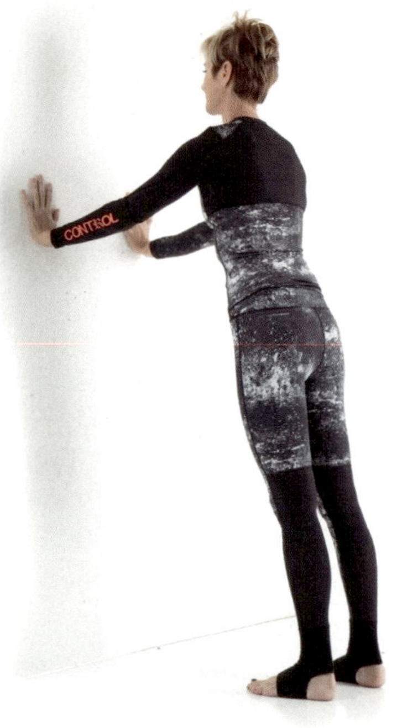

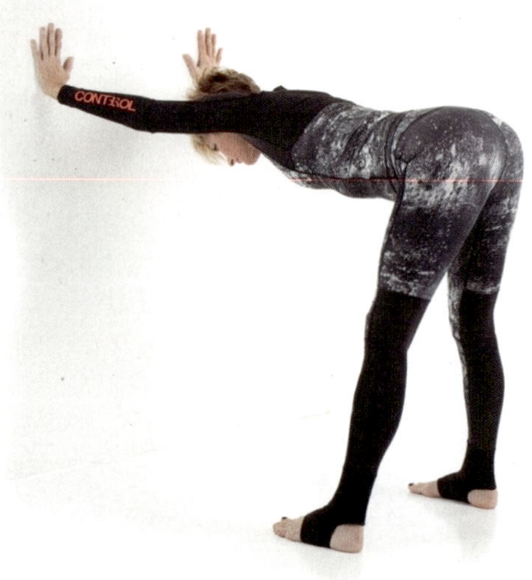

라인 찾기

SBL의 경로를 상상하면서, 점들을 하나하나씩 이어보자.

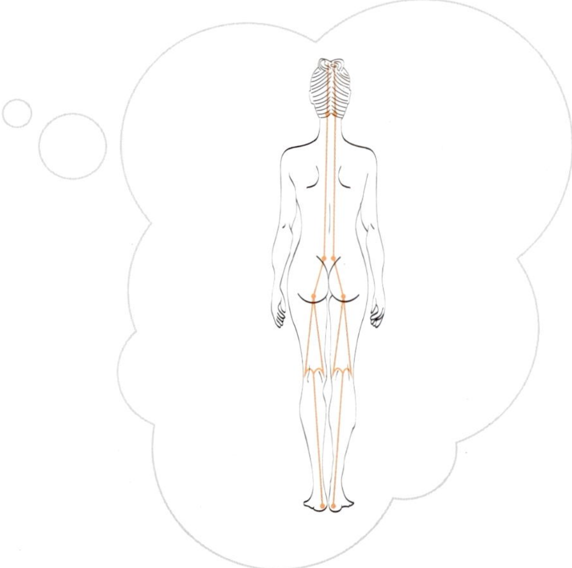

라인 느끼기

- **SBL**의 개별 부분을 느껴보자.
  고정점: 발꿈치; 이동점: 엉덩이
- 이동점이 되는 엉덩이를 천장 쪽으로 들어올리자; 허벅지 뒤쪽(뒤넙다리근) 긴장이 증가할 것이다. 부분(햄스트링)의 긴장이 증가한다. 그러나 무릎을 약간 굽히면, 뒤넙다리근의 긴장이 감소하거나 사라질 것이다.
- 양쪽 다리를 곧게 뻗으면, **SBL**은 연속의 근육근막 라인으로 작용한다.

라인 사용하기

사각형 모양을 30~45초간 유지하고, 정적 신장에서 **SBL**을 사용한다.

조점(Focus On)

- 연모양 라인 이미지를 상상하고 능동적으로 활성화하기
- 가쪽 방향으로 향하는 팔꿈치
- 뻗은 팔
- 등과 골반을 중립위로 유지한다.
- 손바닥 전체로 벽을 완전히 집는다.

검토(Work On)

SBL의 활성화와 지각

토론

SBL의 아래쪽 부분을 느끼거나 **SBL**을 활성화하기 위해 이 운동을 사용할 수 있다. 자세를 취하고, 3초간 유지한 후, 시작자세로 돌아온다.
4~10회 반복한다.

자극 변화

Roll down the wall(벽을 기댄 상태에서 몸을 아래쪽으로 말기). **SBL**의 위쪽 부분을 느끼기 위해, 골반, 등뼈 및 머리를 벽에 기댄다. 숨을 내쉬고 목뼈로 벽을 점진적으로 압박하면서 시작하여 벽에서 떨어진다. 경추를 벽에 대고 부드럽게 밀기 시작한다. 목뼈와 머리 아래쪽을 신장하면서, 가슴을 바닥쪽으로 향한다. 이때 한번에 척추뼈 1개씩 벽으로부터 떼어낸다. 그러나 가능하면 엉치뼈는 벽에 붙어 있어야 한다. 그리고 꼬리뼈는 발꿈치 쪽으로 향한다. 여러분의 몸이 아래쪽으로 내려갈수록 등의 긴장(신장되는 느낌)이 증가할 것이다:이것이 **SBL**의 위쪽 부분이다.

척추뼈가 벽으로부터 떨어질 때 개별적으로 떨어지는 것이 아니라, 단체로 떨어지면, 척추뼈가 한번에 하나씩 벽에서 떨어지는 지점까지 다시 "롤-업"를 한다. 그 지점에서 멈추고, 3번 호흡을 한 후, 숨을 들이쉬고, 다시 조금 더 "롤-다운"한다.

근막 네트워크가 적응할 수 있는 시간을 허용한다. 숨을 들이쉬면서 천천히 똑바로 선 자세로 돌아온다. 운동을 여러 번 반복해 보자. 여러분은 놀랄 만큼 유연성이 빠르게 향상하는 것을 보게 될 것이다. 근막은 우리가 요구하는 것에 적응한다.

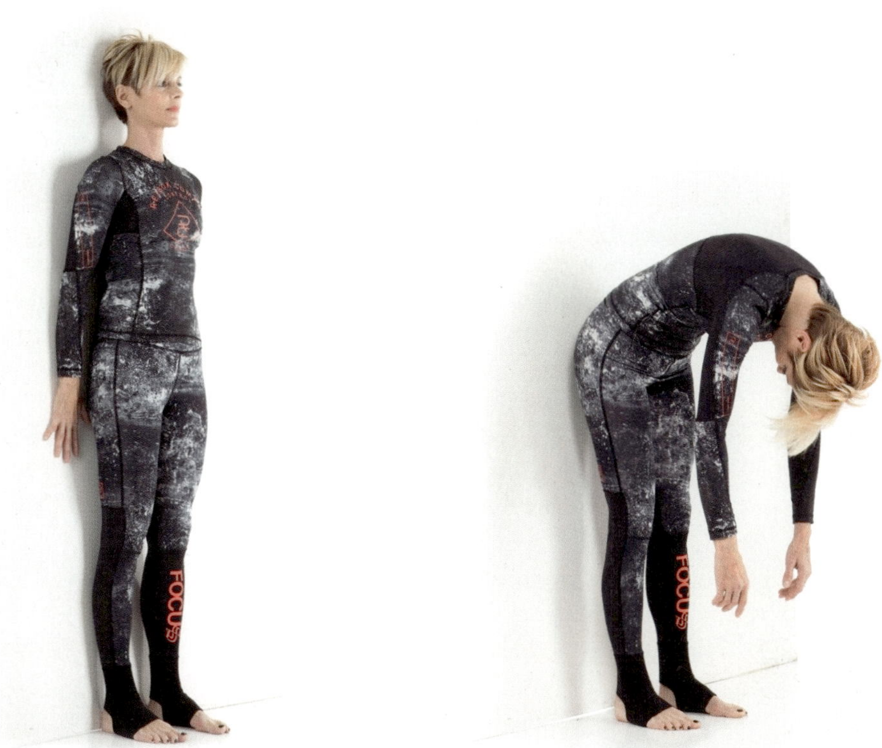

Reach Back to the Wall(SFL)(뒤쪽으로 벽 닿기)

전략

얕은 앞쪽 라인(SFL)의 라인 느끼기 - 지각- 탐구

시작자세

벽으로부터 30 **cm** 정도 떨어진 위치에서 벽을 등진 상태에서 양 발을 어깨너비로 벌리고 선 자세를 취한다. 이때 양 팔은 몸통 옆에 자연스럽게 붙인다.

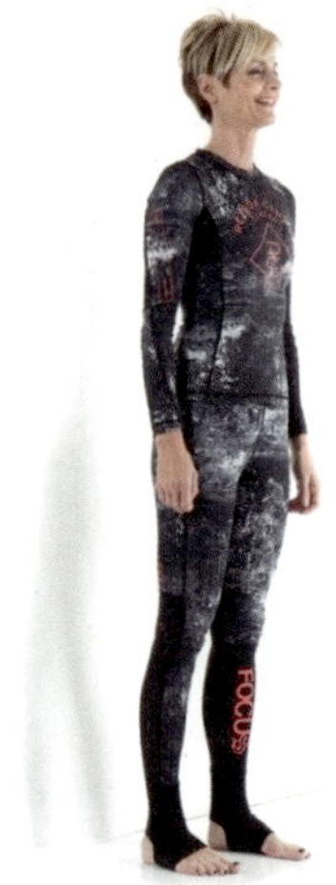

라인 찾기

SFL의 경로를 상상하면서, 점들을 하나하나씩 연결해 보자.

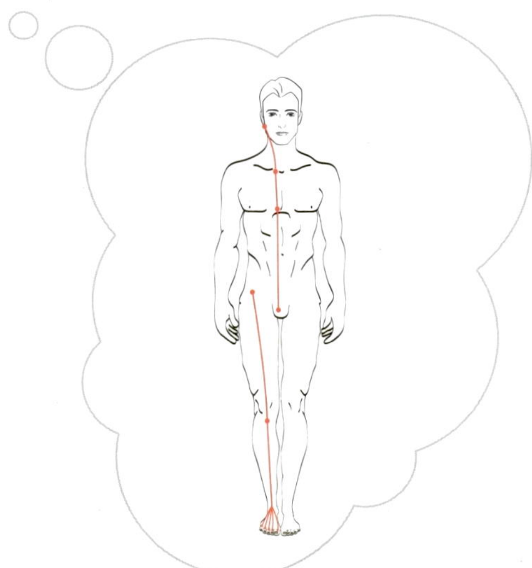

라인 느끼기

양쪽 발꿈치로 바닥을 누르면서, 오른손으로 벽을 민다. 골반을 앞쪽으로 이동시키고, 5번 갈비뼈를 두덩뼈로부터 멀어지도록 이동시키고, 또 가슴을 천장 쪽으로 확장한다. 그리고 머리를 어깨로부터 멀어지도록 움직인다. 오른쪽 **SFL**의 신장을 느껴본다.

허리뼈의 압박이 느껴지면, 팔을 뒤쪽으로 뻗기 전에, 한 걸음 뒤로 물러나서 무지개 아치처럼 위쪽으로 신장한다. 2~3회 호흡 동안 자세를 유지한 후, 시작자세로 돌아온다. 왼팔도 반복해 본다.

움직임

오른팔을 머리 위로 천천히 들어 올려서 손을 벽에 댄다.

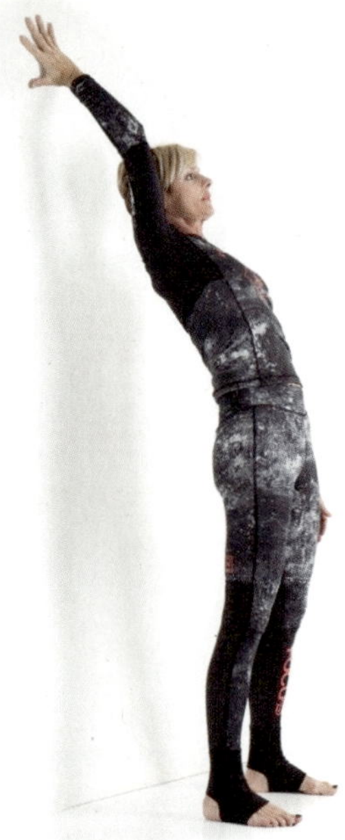

라인 사용하기

30~45초간 자세를 유지한 후, 정적 스트레칭에서 **SFL**을 사용한다.

초점(Focus On)

전신의 팽창을 유지한다.

검토(Work On)

SFL과 팔 라인의 정적 신장을 느껴 본다.

토론

이 운동은 완전한 브릿지 자세를 위한 준비운동으로 매우 훌륭하다.

난이도 감소

- 벽에 더 가까이 위치하면, **ROM**을 줄일 수 있다.
- 양 손 대신, 머리를 벽에 기댄다.

난이도 증가

양 팔을 들어올린다.

전략

팔 라인(AL)의 라인 느끼기 - 지각- 탐구와 활성화

시작자세

벽을 마주보고 서서, 발가락을 벽 가까이에 붙인다. 양 팔을 옆으로 벌려서 어깨높이 만큼 들어올린다. 이때 팔꿈치는 뒤쪽 방향으로 향한다. 양 손의 손바닥을 벽에 붙이고, 벽과 가슴 사이의 작은 틈을 유지한다. 등과 골반을 중립위로 유지한다.

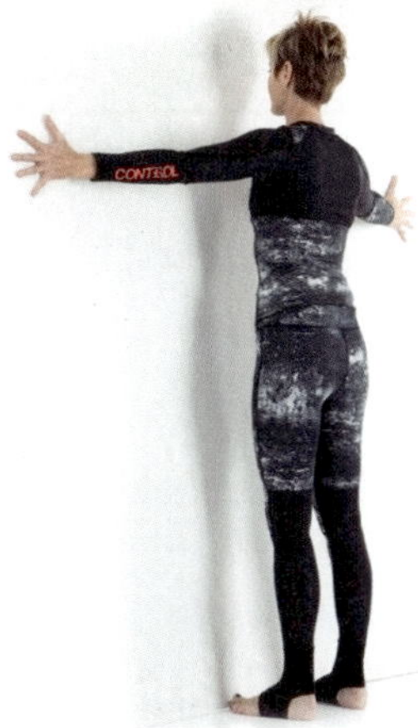

라인 찾기

SFAL 경로를 상상하면서, 점들을 하나하나씩 연결해 보자.

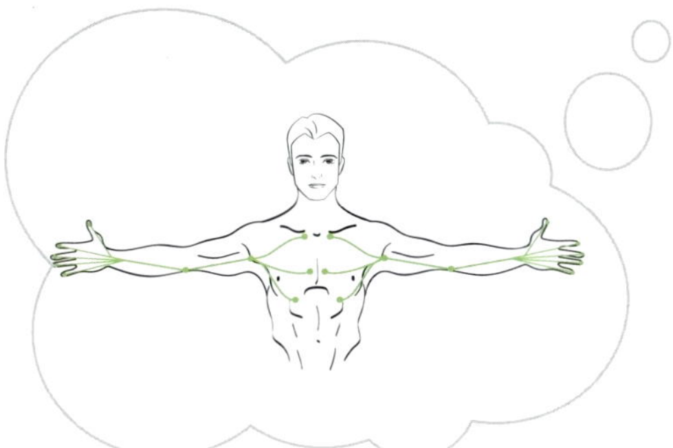

라인 느끼기

얕은 팔 앞쪽 라인(SFAL)에 사전–긴장이 생기도록 손가락과 손바닥으로 벽을 부드럽게 압박한다. 이것이 SFAL 경로를 느끼는데 도움을 줄 것이다. 여러분이 집중한다면, 큰가슴근과 넓은등근의 활성화를 느껴야 한다.

라인 사용하기

지각 도구로 운동을 위해 30초 동안 자세를 유지한다.

초점(Work On)

- 연모양 라인 이미지를 상상하고 능동적으로 활성화하기
- 뒤쪽으로 향한 팔꿈치
- 뻗은 팔
- 양쪽 어깨뼈의 개방
- 중립위의 등

검토(Work On)

팔 라인의 활성화와 지각

토론

이것과 다음의 운동들은 매우 간단하고, 어떤 장소에서도 수행될 수 있다.

만약 여러분이 어깨뼈의 활성화와 팔꿈치의 바른 자세를 가진 올바른 자세를 채택했다면, 여러분은 근육근막 라인의 활성화를 느낄 것이다. 팔꿈치가 왜 중요한가? 그 이유는 팔꿈치가 어깨뼈의 자세에 영향을 주기 때문이다. 어깨뼈는 갈비뼈에 영향을 준다.

여러분이 운동을 봤지만, 그 지점을 보지 못했다는 것에 장담할 수 있다. 나는 이해하지만, 여러분이 잘못 본 것이다. 이런 활성화는 네발자세나 플랭크 자세의 움직임과 같이, 여러분이 하게 될 바디웨이트 운동이나 바벨과 케틀벨을 이용한 운동 등에서 특히 중요한데, 그 이유는 올바른 힘 분산, 다른 라인과의 균형, 그리고 실제로 여러분이 사용해야 할 근육의 사용을 돕는 것을 보장하기 위해 접촉지점이 근육근막 라인을 활성화하기 때문이다.

여러분의 워밍-업 운동에 이런 유형의 움직임을 사용해 보자.

테스트

벽에 붙인 양 팔의 모든 자세를 취해 보자(변형 1, 변형 2, 변형 3). 그러나 오른팔로만 실시해 보자. 그런 다음, 벽으로부터 한 걸음 뒤로 물러선 후, 양 팔을 머리 위로 들어올리자. 어떤 차이가 있는지를 확인해 보자. 정상적으로 활성화된 팔은 더 가벼워지고, 더 활동적이고, 더욱 반응적일 것이다.

자극 변화

온/오프 운동 활성화로 이 운동을 사용해 보자. 같은 자세에서 시작하고, 변화되는 것은 활성화뿐이다. 큰가슴근과 넓은등근을 활성화하기 위해 3초간 자세를 유지한 후, 몇 초간 이완한다. 이것을 5~10회 반복한다.

팔의 모든 자세(변형 1, 변형 2 및 변형 3)를 계속해 본다. 목적은 근육의 균형을 다시 맞추기 위해 근육근막 라인을 활성화하고, 온/오프 운동을 이완하는 것이다.

변형 1: 깊은 팔 뒤쪽 라인(DBAL)의 활성화

라인 찾기

DBAL 경로를 상상하면서, 점들을 하나하나씩 연결하자.

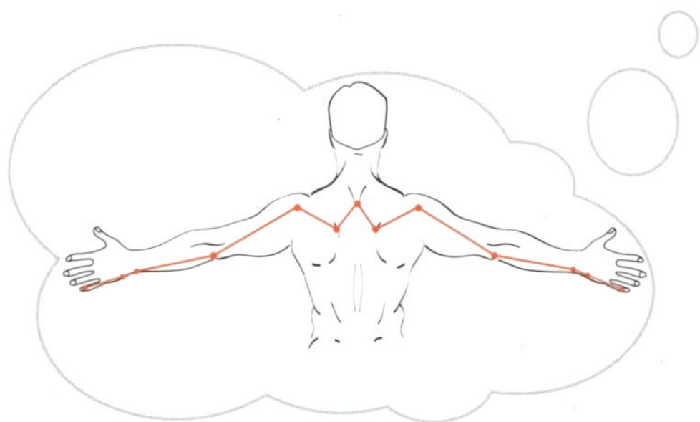

라인 느끼기

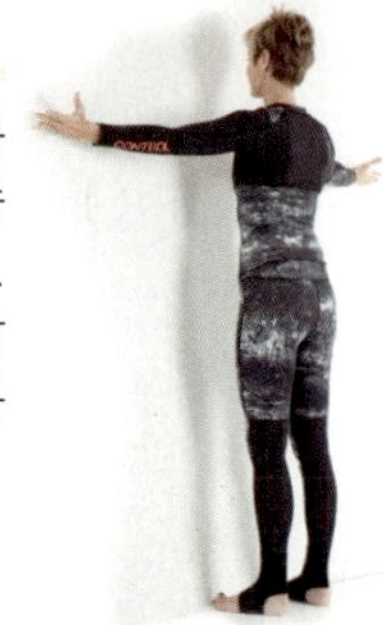

팔꿈치가 뒤쪽 방향으로 향하도록 유지하면서, 옆으로 벌린 양 팔을 가쪽 돌림하여 손날이 벽에 닿도록 한다. 벽을 점진적으로 압박하고, 깊은 팔 뒤쪽 라인에 있는 위팔세갈래근과 능형근의 활성화를 느껴야 한다.

라인 사용하기

온/오프 운동 활성화로서 이 운동을 사용한다.

변형 2: 깊은 팔 앞쪽 라인(DFAL)의 활성화

라인 찾기

DFAL 경로를 상상하면서, 점들을 하나하나씩 연결하자.

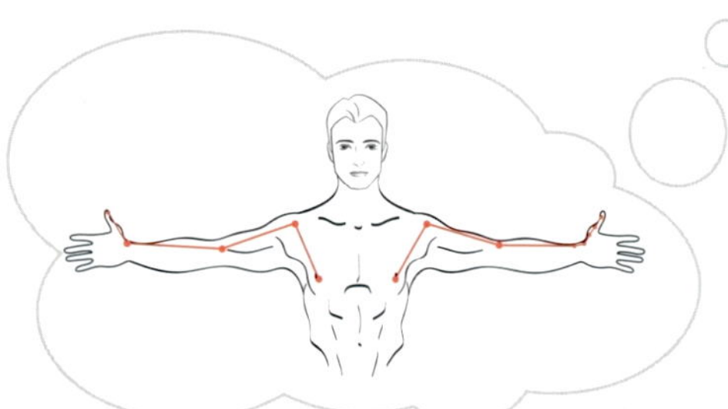

라인 느끼기

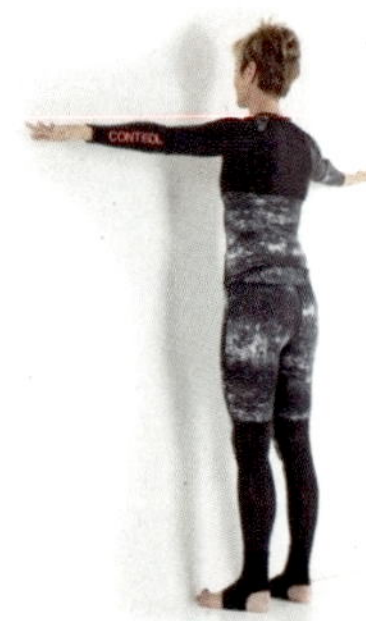

팔꿈치가 뒤쪽 방향을 향하도록 유지히면서, 옆으로 벌린 팔을 안쪽 돌림하여 엄지가 벽에 닿도록 한다. 여러분은 벽을 점진적으로 압박하고, 깊은 팔 앞쪽 라인 상에 있는 위팔두갈래근과 작은가슴근의 활성화를 느껴야 한다.

라인 사용하기

온/오프 운동 활성화로서 이 운동을 사용한다.

변형 3: 얕은 팔 뒤쪽 라인(SBAL)의 활성화

라인 찾기

SBAL 경로를 상상하면서, 점들을 하나하나씩 연결하자.

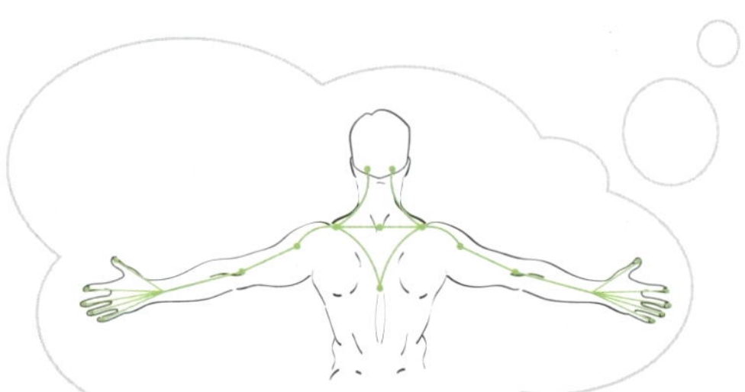

라인 사용하기

온/오프 운동 활성화로서 이 운동을 사용한다.

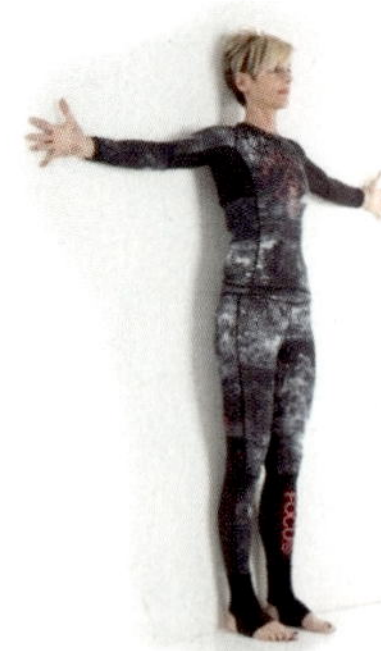

라인 느끼기

똑바로 서서, 벽에 엉치뼈, 등 및 머리를 기댄다. 연(**kite**)의 자세를 취하고, 척추와 골반을 중립위로 유지한다. 양 팔을 어깨높이로 올리고, 손등을 벽에 댄다. 여러분의 팔꿈치를 뒤쪽 방향(벽 쪽)으로 향하게 한다. 얕은 팔 뒤쪽 라인에 있는 손가락폄근, 어깨세모근 및 등세모근을 활성화시키기 위해 손가락과 손등으로 벽을 점진적으로 압박한다.

전략

팔 라인의 라인 느끼기 - 지각- 탐구와 활성화

시작자세

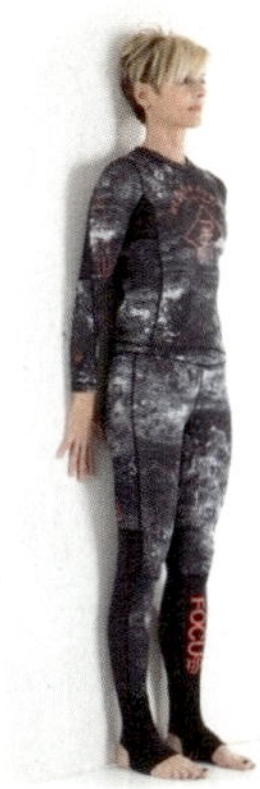

똑바로 선 자세에서 벽에 등을 기댄다. 골반과 척추를 중립위로 위치시킨다(엉치뼈, 등뼈 및 머리를 벽에 접촉시켜야 한다). 양 팔을 몸통 옆에 붙인다. 이때 손바닥을 벽에 대고, 팔꿈치를 가쪽으로 향하게 한다. 30초 동안 바른 자세를 유지하고 호흡을 한 후, 몇 초간 이완을 한다. 4회 이상 반복한다.

초점(Focus On)

- 가쪽으로 향한 팔꿈치
- 연모양 라인 이미지를 상상하고 능동적으로 활성화하기
- 등뼈(T12)와 머리를 벽에 댄다.
- 허리뼈와 목뼈를 벽으로부터 떼어낸다.
- 양쪽 어깨뼈의 개방

검토(Work On)

- 팔 라인의 지각
- 팔과 가슴의 근막 신장: SBL/DFL/AL

토론

엄지를 벽에서 떼지 않고, 손날과 새끼손가락으로 벽을 점진적으로 압박한다. 여러분은 위팔세갈래근의 활성화를 느껴야 한다. 어깨뼈를 약간 아래쪽으로 하강함으로써 안정성을 유지하고, 엉덩뼈능선까지 넓은등근을 느껴 본다. 이 토론은 다음 움직임에서도 계속될 것이다.

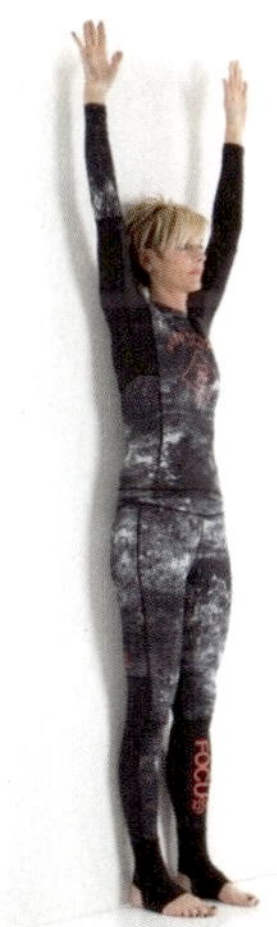

자극 변화

팔을 들어올려 벽에 붙인다: 바른 자세라면, 어깨를 내려서 어깨의 긴장을 풀고 넓은등근을 가볍게 힘을 주어 근수축을 하여 활성화하며 어깨위팔관절에서 안정성이 발생하게 해서 근육활동이 정상적으로 동원되어 원활하게 동작을 실행할 준비를 한다. 등뼈(T12)를 벽에 댄 채로 양 팔을 어깨너비만큼 벌리고 천천히 위로 들어올린다. 나머지 신체가 시작자세로부터 편위되지 않는 범위에서 양 팔을 들어 올릴 수 있는 만큼 높게 들어 올린다; 만약 그렇지 않다면, 원하는 신장을 달성하지 못하고, 시간만 낭비하게 될 것이다.

초점(Focus On)

- 가쪽으로 향한 팔꿈치
- 연모양 라인 이미지를 상상하고 능동적으로 활성화하기
- 전구 끼우기(위팔뼈머리의 가쪽돌림)
- 고정점: 등뼈(T12); 이동점: 양 손

검토(Work On)

팔 라인과 가슴의 동적 신장

토론

이 운동은 벽과 2분의 시간만 있으면 되기 때문에, 나에게 꼭 필요한 운동이다. 이 운동은 간단하면서 효율성이 좋은데, 그 이유는 뒷당김(후인)이 어디에서 일어나는지를 여러분이 정확하게 느낄 수 있기 때문이다.

양 팔을 너무 높게 올리면, 갈비우리가 당겨 올라가고, 양쪽 어깨뼈가 가까워지고, 또 위팔뼈머리가 원하지 않는 위치로 변위되는 경향이 있다.

몇 가지 흔하게 발생하는 실수와 보상작용이 아래에 설명되어 있다:

- 어깨뼈가 변하지 않고는, 팔꿈치가 가쪽 방향으로 향하지 못할 것이다.
- 손목을 벽에 유지하기가 불가능하다.
- 머리가 벽에 닿지 않는다.
- 머리가 벽에 닿지만, 목뼈 만곡이 증가된다.
- 양쪽 빗장뼈가 가까워진다.
- T12를 벽에 고정하려고 할 때, 골반의 뒷방향경사(**retroversion**)가 일어날 수 있다.

그래서 다음과 같은 질문을 하고 싶다: 모든 것(자세, 호흡, 여러분의 전신 운동 등)을 향상시키는 간단한 이런 운동을 수행하는데 시간을 잠시라도 투자하면 어떨까?

Stork Against the Wall(LL)
벽을 이용한 황새 운동

전략

LL의 라인 느끼기 – 지각 – 탐구와 활성화

시작자세

벽 가까이에서 벽과 나란하게 선 자세를 취한다. 이때 양 발을 엉덩이 너비만큼 벌리고, 양 팔을 몸통 옆에 붙인다.

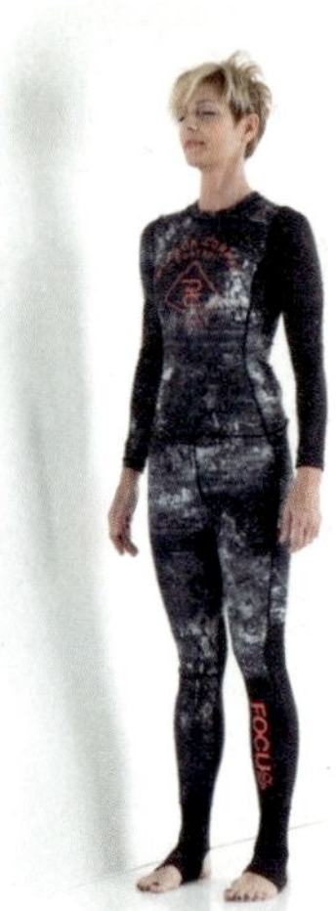

라인 찾기

LL의 경로를 상상하면서, 점들을 하나하나씩 연결해 보자.

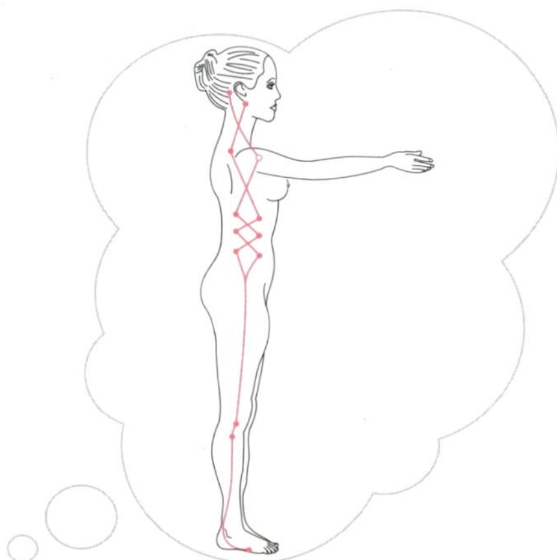

라인 느끼기

가쪽 라인(LL)을 느끼고 활성화하기 위해, 발, 무릎 및 엉덩이의 가쪽면으로 벽을 점진적으로 압박해 보자.

라인 사용하기

- 30초 간 자세를 유지한 후, 양측을 바꾼다.
- 온/오프 운동의 활성화를 위해 이 운동을 사용한다.

움직임

오른팔을 어깨높이까지 들어올리고 벽에 붙인다. 오른쪽 무릎을 골반 높이까지 올린다. 발과 엉덩이의 가쪽면이 벽에 닿도록 한다. 무릎을 최대한 가까이 벽에 댄다.

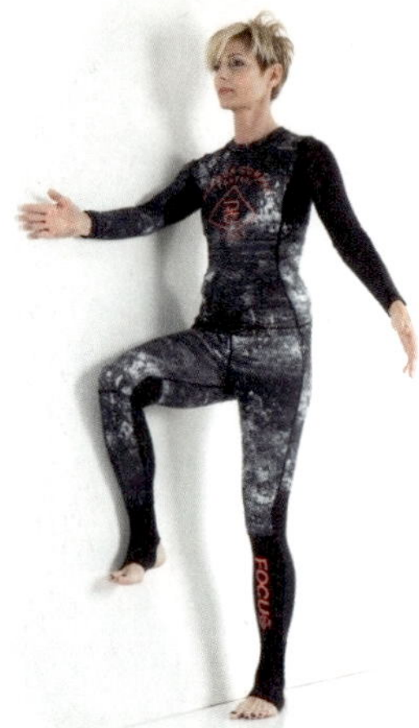

초점(Focus On)

발, 무릎 및 엉덩이를 벽에 유지한다.

검토(Work On)

LL의 지각과 활성화

토론

이것은 환상적이고 즉각적이며 간단한 운동이다. 나는 이 운동을 "KISS(Keep It Simple Dumby의 머리글자)"라는 약자로 사용할 것이다.

아래의 테스트를 시도해 보자; 와우 팩터(wow factor)가 보장될 것이다. 감탄사가 나올 것이다. 말로 설명할 필요가 없다.

테스트

양측을 바꾸기 전에, 여러분의 몸에 귀를 기울여 보자. 여러분의 오른쪽 신체가 왼쪽 신체와 다른가?

벽으로부터 멀어지도록, 오른쪽 다리(Stork 포즈)를 들어올린 후, 왼쪽 다리도 들어올려 보자. 어떤 것이 변화되었는가? 여러분의 다리는 더 가벼워지고, 더 안정화되고, 더 활동적이어야 한다.

오른쪽 다리에 서서 쭈그려 앉은 후, 왼쪽 다리로도 시도해 보자. 어떤 차이점이 있는가!

왼쪽으로 기울인 후, 오른쪽으로 기울여 보자. (38페이지의 오른쪽 상단에 있는 첫 번째 그림을 참고한다) 그리고 움직임을 분석해 보자. 그것들이 똑같은가?

이 운동이 얼마나 유용한 지를 지금 알고 있는가?

전략

라인 느끼기 - 큰볼기근의 활성화(LL)

시작자세

여러분의 오른쪽을 벽 가까이로 하고, 벽으로 10 cm 정도 떨어져서 선 자세를 취한다. 왼발을 반 걸음 정도 뒤로 물러서서 왼발의 발앞쪽으로 지면에 대고, 발꿈치를 들어올린다. 양 팔을 몸통 옆에 붙인다.

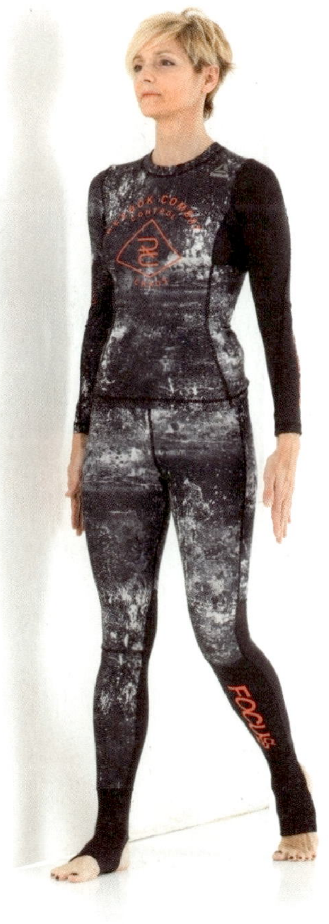

움직임

시작하기 위해, 왼발의 엄지로 지면을 압박하고, 앞쪽으로 미끄러지는 동작을 하듯이 오른쪽 발바닥 전체로 지면을 누른다. 일단 다리에 이런 긴장이 생기면, 골반을 뒤쪽으로 움직이고, 뒤쪽 다리를 펴하면서 엉덩관절을 점진적으로 굴곡한다. 여러분의 왼팔이 가슴에서 멀어지도록 대각선 방향으로 움직여 뒤쪽 **FL**을 활성화시킨다(왼쪽 넓은등근에서 오른쪽 큰볼기근까지). 3초간 자세를 유지한 후, 똑바른 서기 자세로 돌아간다. 10회 수행한 후, 반대쪽도 반복한다.

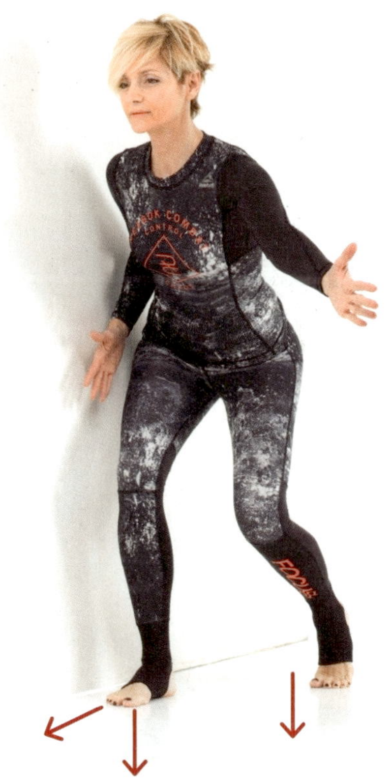

토론

나는 전 세계적으로 유명한 트레이너인 **Michol Dalcourt**(**ViPR**의 창시자)에 의해 수행되는 이 운동을 처음 봤다. 그는 매우 복잡한 개념을 쉽게 설명할 수 있는 유능한 사람이다.

나는 이 운동이 큰볼기근 **ON/OFF** 운동을 재설정하는 가장 좋은 방법임을 여러분께 약속할 수 있다. 여러분은 이 운동의 효과를 느낄 수 있을 것이다.

초점(Focus On)

- 고정점: 엄지발가락과 발; 이동점: 골반과 팔
- 연모양 라인 이미지를 상상하고 활성화하기

검토(Work On)

큰볼기근의 **ON/OFF** 운동 활성화

자극 변화

- 만약 오른쪽 무릎이 뒤틀리는 경향이 있다면, 마법을 느끼기 위해 왼쪽 팔을 오른쪽 무릎 쪽으로 움직인다. 이것은 오른쪽 무릎을 약간 가쪽으로 당겨, 여러분께 와우 팩터를 제공해 줄 것이다. 그리고 이와 동시에 오른쪽 둔부의 긴장이 증가되는 것을 느낄 것이다.
- 만약 벽이 없다면, 벽 없이도 이 운동을 수행할 수 있다.

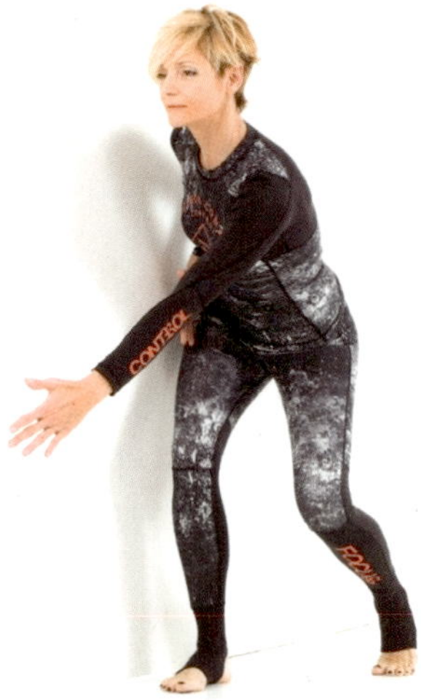

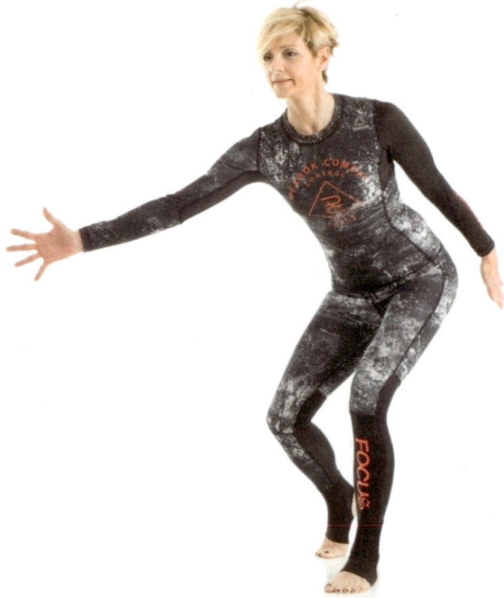

난이도 증가

하중을 증가시키기 위해 메디신 볼이나 **ViPR**을 이용하여 똑같은 운동을 수행해 보자. 3초 동안 자세를 유지한 후, 이완하기 위해 시작자세로 돌아간다. 이것은 의심할 여지 없이 복부의 관여를 증가시킬 것이다. 왜 여러분의 코어를 완벽하게 운동하지 않는가?

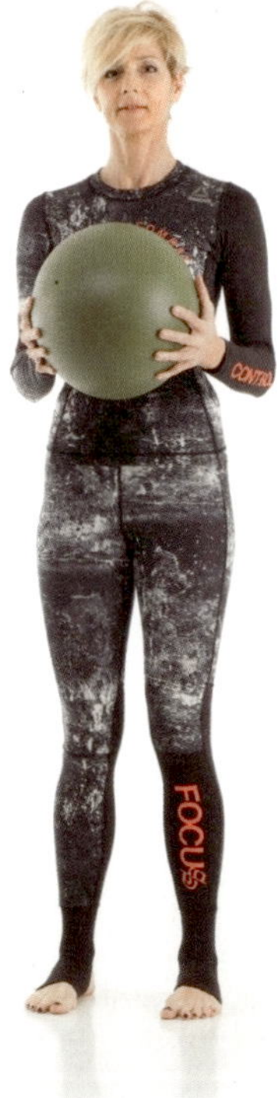

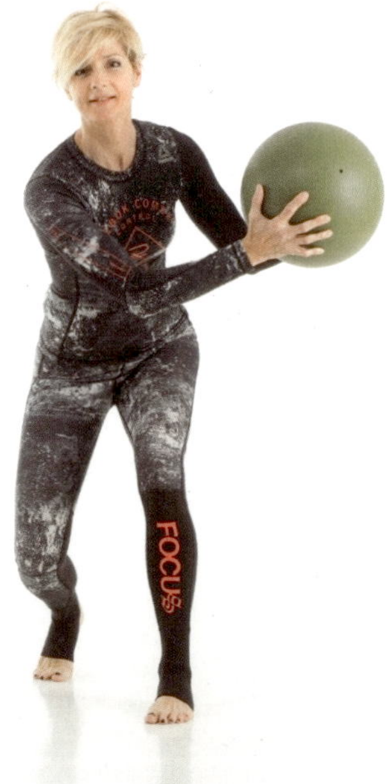

전략

LL의 라인 느끼기 – 탐구 – 지각과 활성화

시작자세

벽으로부터 약 1.5미터 정도 떨어져서 양 발을 엉덩이 너비만큼 벌리고 벽과 나란하게 선 자세를 취한다. 이때 양 팔을 몸통 옆에 붙인다.

움직임

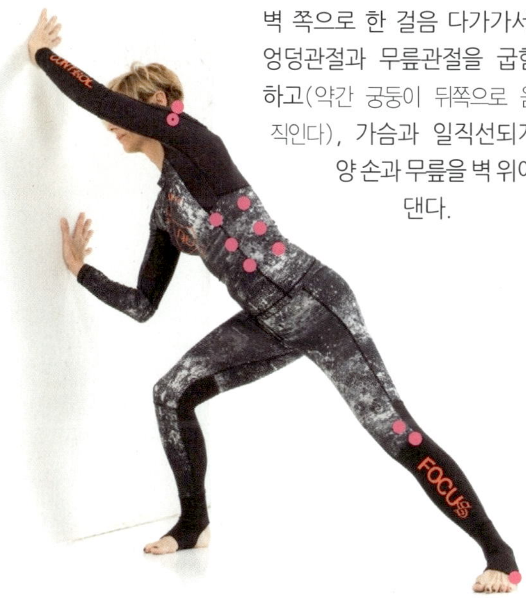

벽 쪽으로 한 걸음 다가가서, 엉덩관절과 무릎관절을 굽힘하고(약간 궁둥이 뒤쪽으로 움직인다), 가슴과 일직선되게 양 손과 무릎을 벽 위에 댄다.

라인 찾기

LL의 경로를 상상하면서, 점들을 하나하나씩 연결하자(위 그림에 있는 핑크색 점을 참고)

라인 느끼기

신장을 통해 전체 LL을 살펴 보자. 왼발의 가쪽면을 한 방향으로 밀고, 왼손의 새끼손가락을 반대 방향으로 민다. 가쪽 라인을 탐색하고 강화한다. 오른손으로 벽을 점진적으로 밀면서 몸통을 약간 멀리 이동시킨다(몸통의 왼쪽이 늘어난다).

라인 사용하기

30~45초 동안 자세를 유지한 후, 양측을 바꾼다.

초점(Focus On)

- 반대점: 왼발, 왼손
- 연모양 라인 이미지를 상상하고 능동적으로 활성화하기

검토(Work On)

- 지각과 활성화
- 근육의 신장과 근력강화

난이도 증가

여러분이 벽에서 멀어지는 움직임을 할 때, 다리를 몸통 뒤쪽으로 약간 배치하여 돌림을 증가시킨다.

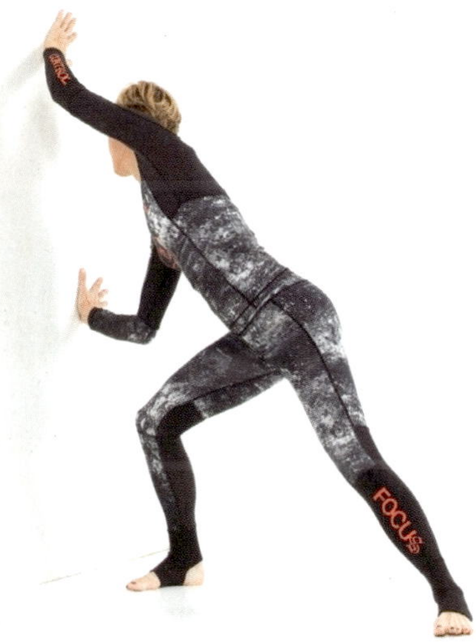

자극 변화

- **ON/OFF** 운동 활성화로서 이 운동을 사용하자. 자세를 선택하고, 3초간 유지한 후 시작자세로 돌아온다. 신장과 근력강화 운동을 할 때마다 LL을 활성화한다.
- **탄성 에너지** 전략 안에 이 운동을 사용하자. 시작자세에서 양 팔을 벽에 기대고, 사이드 스텝 자세를 취한다. 그런 다음, 탄성 움직임과 역동적 움직임을 하면서 시작자세로 되돌아온다.
- 앞 항목의 대안으로서, 시작자세로 돌아오기 전에 **Stork** 포즈(황새 자세)를 취하기 위해 오른쪽 다리를 들어올린다.
- 위 항목에서 설명된 변형 운동을 수행하자. 황새 자세로부터 오른발을 앞쪽으로 한 걸음 움직여 동적 앞쪽 런지 자세를 취한다. 즉시 황새 포즈로 돌아와, 이것을 반복해 본다. 이 운동의 사전–긴장과 역회전을 활용한다. 5~10회 반복한 후 반대쪽을 수행한다.

4.3.2 라인 느끼기 - 바디웨이트 운동

Forced Breathing(강제 호흡)

전략

라인 느끼기 - 활성화 - 호흡

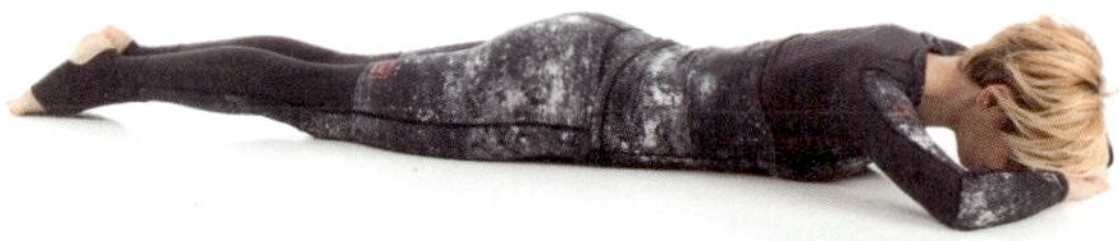

초점(Focus On)

- 강제 내쉬기
- 연모양 라인 이미지를 상상하고 능동적으로 활성화하기

검토(Work On)

- 교감신경계의 활성화
- 움직임 준비

시작자세와 움직임

엎드린 자세에서 양 손을 머리 밑에 배치하고, 연모양 라인 이미지를 상상하고 능동적으로 활성화한다. 코를 통해 숨을 들이마시고, 입을 통해 큰 소리로 "츠츠츠"하면서 숨을 강하게 내뱉는다. 10회 반복한다.

토론

고혈압 환자에게는 이 운동이 적합하지 않다.

우리는 교감신경을 활성화시키는 강제 호흡에 초점을 맞추고 있고, 이것은 우리가 트레이닝을 준비하는데 도움을 준다. 운동 이전의 워밍업 운동으로서 이 운동을 사용해 보자. 여러분은 준비되고, 충만하며, 활동적인 완전한 에너지를 느껴야 한다.

Breathalyzer Breathing(음주측정식 호흡)

전략

라인 느끼기 - 활성화 - 호흡

시작자세와 움직임

똑바로 서서, 숨을 들이마신다. 그런 다음, 들이쉬지 않고, 3번 정도 연속으로 내쉰다. 3번 호기를 할 때, 폐속의 모든 공기를 내뱉는다. 숨을 내쉴 때 "흐흐흐"하는 소리를 낸다.

Dog Breathing(강아지 호흡)

전략

라인 느끼기 - 활성화 - 호흡

시작자세와 움직임

앞의 운동처럼 똑바로 선 자세를 취한다. 15~30초 동안 입을 통해 빠르게 들이쉬기와 내쉬기를 수행한다. 여러분은 개들이 스트레스를 받았을 때 이와 같이 빠르게 호흡하는 것을 보게 될 것이다.

토론

이런 유형의 호흡들은 신체에 스트레스를 준다; 동공이 팽창하고, 심박수가 증가하고, 소화기가 방해되고, 근력이 증가하고, 특히 아드레날린과 같은 카테콜아민을 신체가 분비한다. 즉, 우리의 몸은 공격에 대비하여 경계 태세를 갖추고 있는 것이다.

이것은 무작위로 활성화되는 호흡이 아니지만, 만약 적절한 시기에 사용하면 우리 몸에 긍정적인 스트레스가 될 수 있다. 그러나 하루 종일 이렇게 숨을 쉬면, 부정적인 결과가 초래될 것이고, 자세를 포함해 신체에 수많은 반향을 일으킬 것이다.

호흡은 부교감신경의 활성화에 의해 이완 단계 때 재조정되어 균형을 맞출 것이다. 낮 동안에는 교감신경과 부교감신경이 균형을 맞추어야 하고, 적절한 시기에 **ON/OFF** 모드로 활성화해야 한다. 교감신경과 부교감신경 사이의 이런 **지속적인 균형**은 우리가 일상생활에서 직면할 수 있는 모든 변화에 빠르게 적응할 수 있게 해 주고, 이것은 좋은 건강을 위한 결정 요인이다.

전략
라인 느끼기 - 활성화

시작자세

똑바로 선 자세에서, 왼팔을 어깨높이로 들어올려 가슴 앞쪽으로 뻗는다. 이때 왼손의 검지를 위쪽으로 세운다. 그리고 여러분은 검지를 쳐다본다.

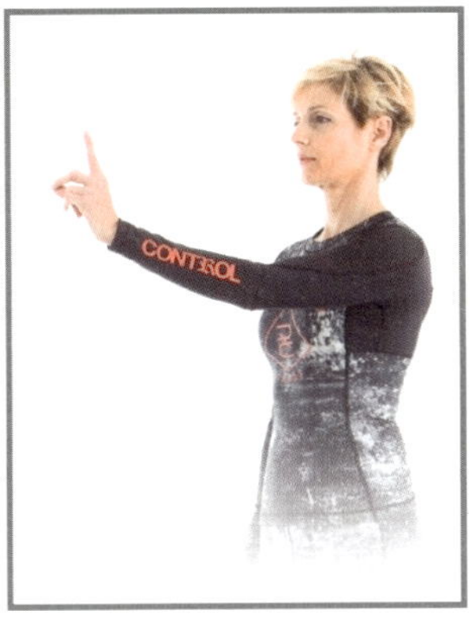

팔의 움직임

고정점은 머리이고, 이동점은 손가락이다. 왼손을 왼쪽으로 이동했을 때, 머리를 움직이지 않고 눈만 움직여 손가락을 쳐다본다. 5~10회 반복한 후, 반대쪽도 해 본다.

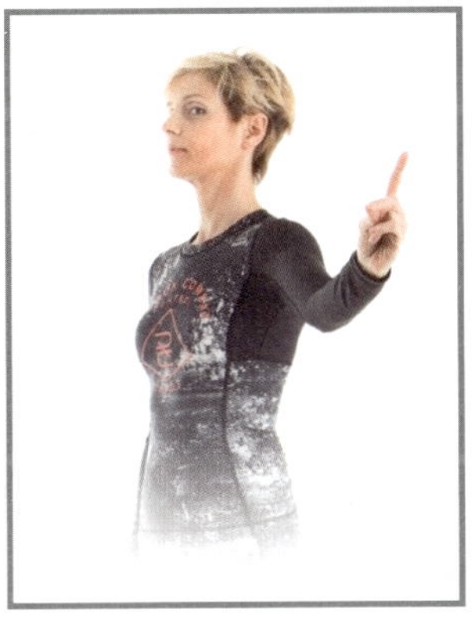

머리의 움직임

고정점은 손가락이고, 이동점은 머리이다. 눈을 손가락에 고정시킨 채, 머리를 왼쪽으로 돌린다. 5~0회 반복한 후, 반대쪽도 해 본다.

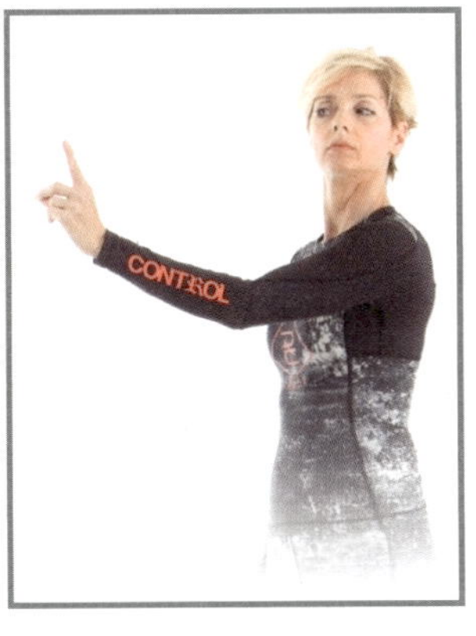

초점(Focus On)

- 고정점을 완벽하게 그대로 유지한다.
- 손가락을 응시할 수 있을 만큼, 머리를 돌리거나 팔을 움직인다.
- 연모양 라인 이미지를 상상하고 능동적으로 활성화하기
- 눈의 움직임(신경학적 움직임과 운동기능적 움직임)

검토(Work On)

- 신경계를 자극한다.
- 협응을 자극한다.
- 고유수용성 감각을 자극한다.
- 목의 긴장 감소
- 비전 향상

토론

이와 같은 운동은 항상 여러분의 트레이닝 일부로 포함되어야 한다.

"**눈**(eye)은 개인의 주변을 이해하는데 필요한 모든 것을 뇌에 전달하는 중요한 도구이다.

시야(sight)은 단순히 빛에 대한 반응일 뿐이다; 이것은 빛을 향해 눈을 돌리는 객관적인 반사 작용이다. 한편, **비전**(vision)은 눈으로 본 것을 해석하는 과정이고, 우리가 본 것으로부터 의미를 이끌어내는 과정이고, 또 우리가 보았던 것을 이해하고 통합하는 능력이고, 촉각, 청각, 미각 및 후각 등 모든 감각을 발휘하는 과정이다. 이 모든 것은 개인의 감정, 환경 및 각인에 의해 중계된다. 비전은 삶의 초석을 형성하는데, 그 이유는 개인의 생존과 발전에 유용한 모든 정보의 약 80%가 시야에 의해 수신되고, 다른 감각은 나머지 20%를 차지하기 때문이다. 그러므로 시야는 오감 중 가장 중요하다"[10].

생각과 출력 변화를 확장시킨다.

나를 믿지 않는가? 테스트 이전과 이후에 수행해 보자. 머리를 왼쪽으로 돌린 후 오른쪽으로 돌려 보자. 머리가 어느 정도 회전되고 여러분이 느끼는 긴장을 머리 속에 기록하자. 팔의 움직임 운동을 수행하고, 이 테스트를 반복하자. 어떤 변화가 일어났는가?

자극 변화

- 고개를 돌릴 때, 먼저 한쪽 눈을 감고 그 다음 다른 쪽 눈을 감는다.
- 왼쪽으로 돌릴 때, 오른쪽 눈을 감고, 혀로 입 안의 오른쪽을 압박한다.

전략

라인 느끼기 – 활성화

시작자세

똑바로 선 자세에서 어깨높이까지 왼팔을 들어올리고, 앞쪽으로 뻗는다. 그리고 검지를 위쪽 방향으로 세우고, 검지를 응시한다.

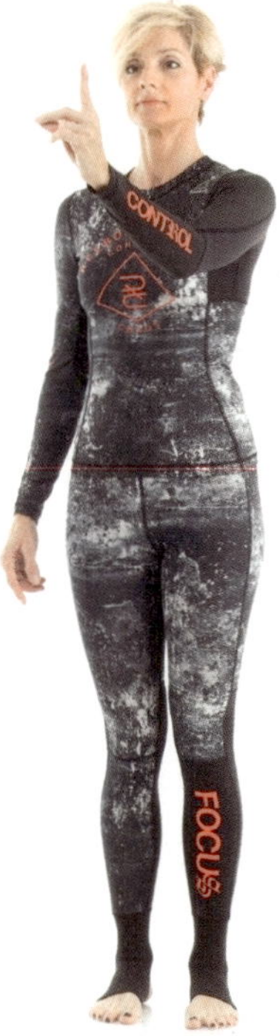

움직임: 머리를 움직이면서 사이드 런지하기

고정점은 손가락이고, 이동점은 머리이다.
양쪽 눈으로 손가락을 응시하면서, 사이드 런지를 수행한다. 사이드 런지 기법에 대해 이야기하기 위해 잠시 멈춘다. 오른쪽으로 한 걸음 내디디면서 엉덩관절을 굽힘하고, 여러분의 궁둥이를 약간 뒤쪽으로 이동시킨다. 결과적으로 오른쪽 무릎이 약간 굽힘된다. 왼쪽 다리를 곧게 유지하고 허리를 중립위로 유지한다. 런지 거리를 점진적으로 증가시키기 전에 좁은 거리로 런지를 시작한다.

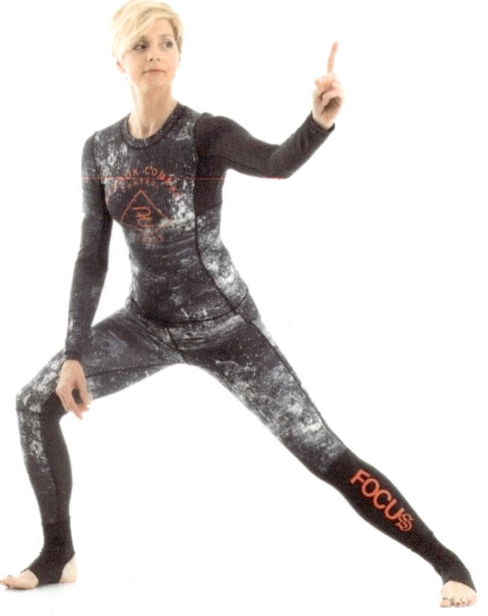

움직임: 눈을 움직이면서 사이드 런지하기

고정점은 손가락과 머리이고, 이동점은 눈이다. 손가락이나 머리를 움직이지 않고, 눈으로 손가락을 응시하면서 사이드 런지를 수행한다.

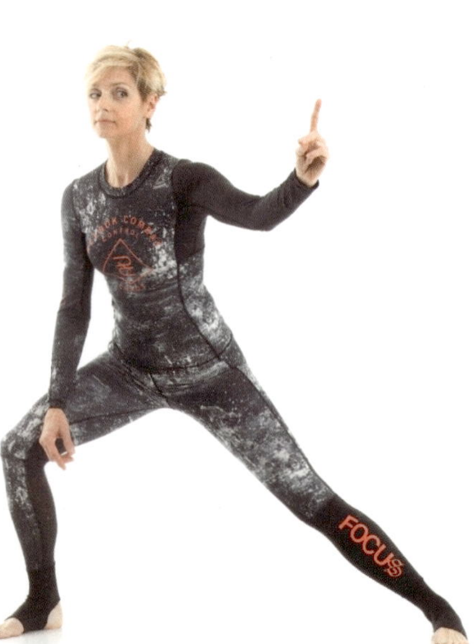

움직임: 손가락을 움직이면서 사이드 런지하기

고정점은 머리이고, 이동점은 손가락이다. 손가락을 얼굴 앞쪽에 대고 사이드 런지를 수행한다. 이 자세에서 여러분의 팔을 왼쪽으로 움직이고, 눈으로만 손가락을 따라 움직인다.

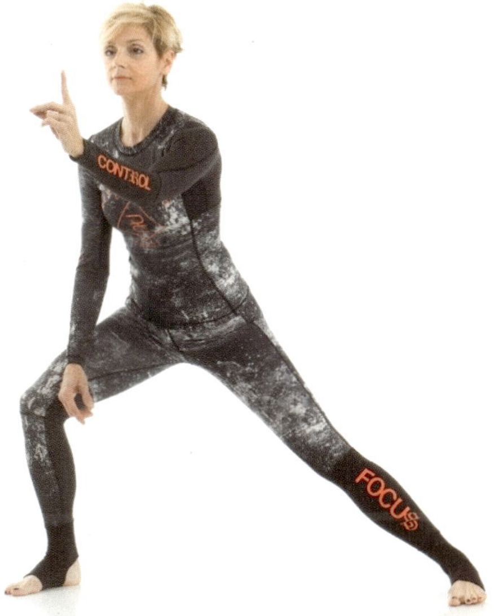

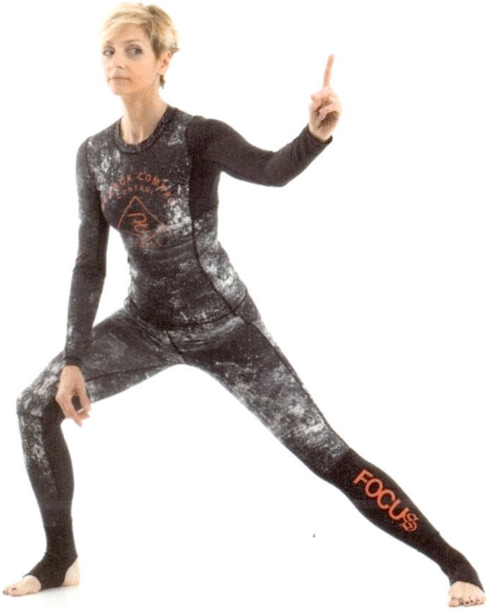

움직임: 머리를 반대쪽으로 움직이면서 사이드 런지하기

고정점은 손가락이고, 이동점은 머리이다. 사이드 런지를 할 때 손가락을 움직이지 않고, 고개를 오른쪽으로 돌리면서 손가락에 시선을 고정시킨다.

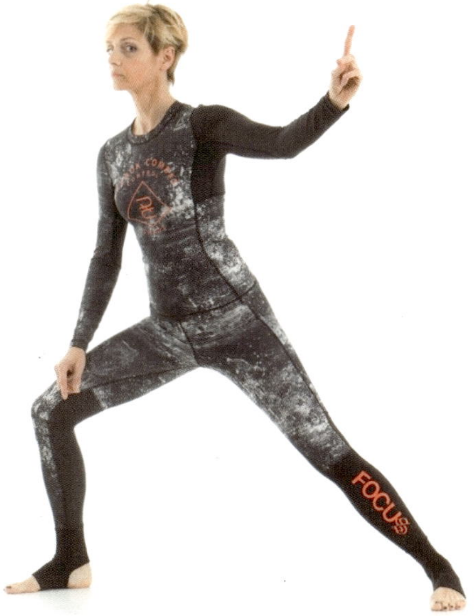

협응력 향상!

검토(Work On)

- 신경계를 자극한다.
- 협응력을 향상시킨다.
- 고유수용성 감각을 자극한다.
- 목의 긴장 감소
- 비전 향상

토론

이것들은 커다란 협응을 요구하는 운동이며, 이것이 더 널리 알려지지 않은 것이 유감이다.

눈은 광학 기기(뇌가 이미지로 처리하는 빛을 보고 전달하는)이고, 공간에서 목표를 가르키고 안내하는 근육을 가진 구조물이다. 이것은 눈이 광학적 관점(안경사가 눈을 검사할 때 눈이 얼마나 잘 볼 수 있는지)뿐만 아니라, 눈운동 관점(눈이 어떻게 움직이는지)에서도 고려되어야 한다는 의미이다.

ON/OFF Shortened Hip Flexor(단축된 고관절 굴곡근 온/오프 운동)

전략

라인 느끼기 – ON/OFF 운동 활성화

시작자세

양 발을 엉덩이 너비만큼 벌리고 똑바로 선 자세를 취한다. 이때 양 팔은 몸통 옆에 자연스럽게 붙인다.

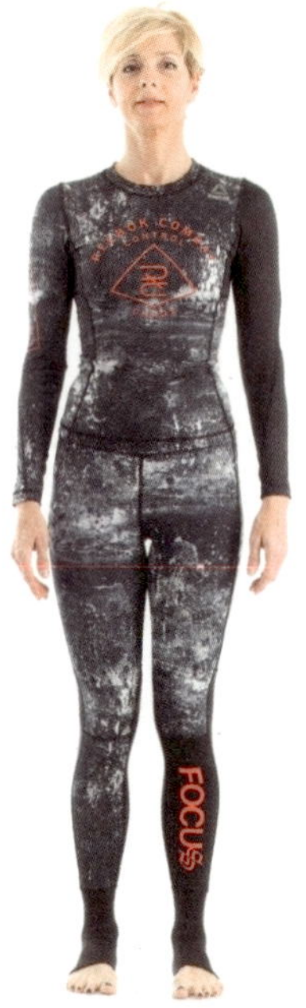

초점(Focus On)

- 연모양 라인 이미지를 상상하고 능동적으로 활성화하기
- 고정점은 손이고, 이동점은 무릎이다.

검토(Work On)

ON/OFF 운동 = 단축된 엉덩관절 굽힘근의 활성화와 이완

토론

왜 손으로만 저항을 주는가? 그 목적은 단축된 엉덩관절 굽힘근의 등척성 수축이다. 손이 움직임의 컨덕터(conductor)인 이유가 바로 이것이다; 그렇지 않다면, 초점을 잃어버리게 될 것이다.

움직임

오른쪽 다리를 90-90-90°의 황새 자세로 들어올린다(발, 무릎, 엉덩이를 90°로 굽힘). 오른손을 오른쪽 무릎에 올려놓는다. 오른쪽 무릎으로 오른손을 밀면서 3초 동안 저항을 한다. 시작자세로 돌아간 후, 3초 동안 엉덩관절 굽힘근을 이완한다. 10회 반복하고, 반대쪽 다리도 실시한다.

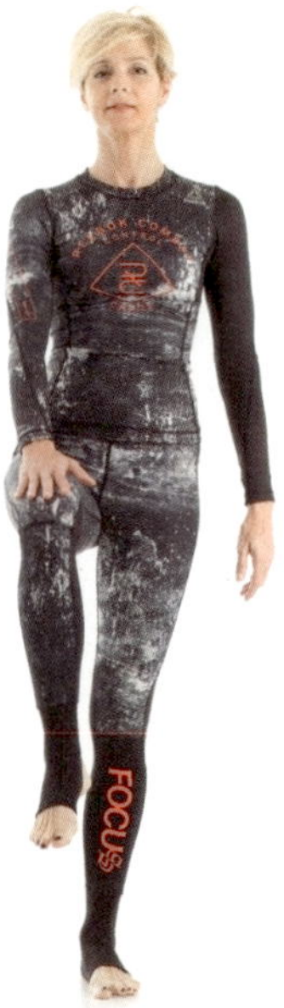

자극 변화

바로 누운 자세에서 오른쪽 종아리를 엉덩관절 높이까지 들어올린다. 허벅지와 종아리 각도는 90°로 하고, 또 몸통과 허벅지의 각도는 90°로 해야 한다. 왼손을 오른쪽 무릎 위에 배치한다. 허벅지를 약간 가쪽돌림하면서 오른쪽 발을 안쪽으로 이동시킨다. 왼손으로 오른쪽 무릎을 3초 동안 압박한 후, 오른쪽 종아리를 지면으로 내려 놓고 3초간 이완한다. 10회 반복하고, 반대쪽 다리도 실시한다.

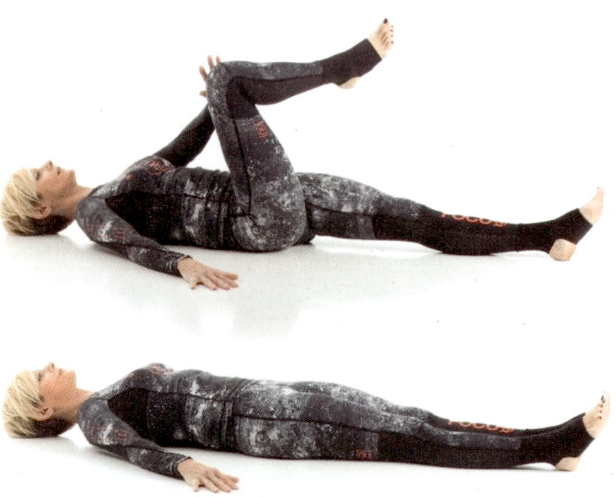

전략

라인 느끼기 – ON/OFF 활성화

시작자세

반무릎자세를 취한 후, 왼쪽 발을 왼쪽으로 더 넓게 벌린다. 오른쪽 종아리를 안쪽으로 돌린다. 여러분의 왼손을 왼쪽 무릎 안쪽면에 배치한다.

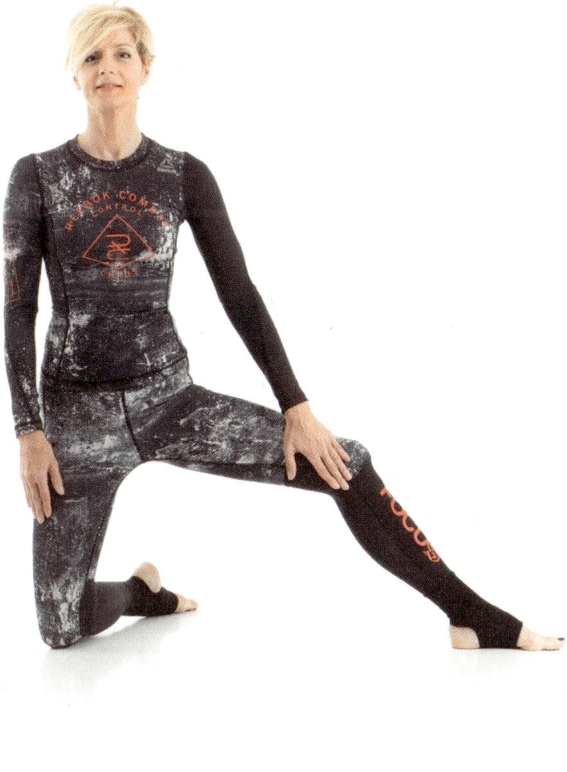

움직임

왼쪽 무릎을 발가락 쪽으로 움직인다. 골반이 약간 내려가서 안쪽 허벅지 근육과 엉덩관절 굽힘근을 더욱 신장시킨다. 여러분의 무릎으로 손을 압박하고, 3초간 유지한다. 시작자세로 돌아간 후, 3초간 이완한다. 10회 반복을 하고, 반대쪽 다리도 실시한다.

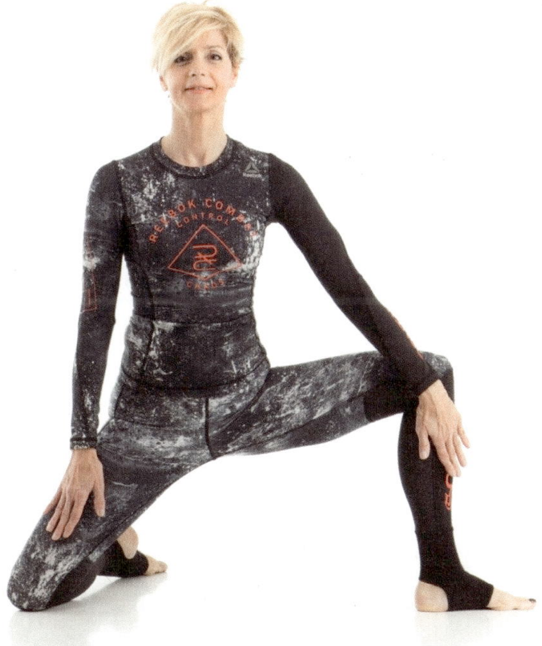

초점(Focus On)

- 연모양 라인 이미지를 상상하고 능동적으로 활성화하기
- 고정점은 손이고, 이동점은 무릎이다.

검토(Work On)

ON/OFF 운동 = 엉덩관절 굽힘근의 등척성 활성화와 이완

토론

극소수의 사람만이 완전한 좌우 대칭과 정렬을 가진다. 이 운동을 통해, 왼쪽 다리와 오른쪽 다리 사이의 차이점을 일반적으로 확인할 수 있다; 한쪽 엉덩관절이 다른쪽 엉덩관절보다 더 자유롭게 움직이는 것을 느낄 수 있다. 변화한 것은 움직임의 범위와 유연성이다.

전략

라인 느끼기 - 활성화

시작자세와 움직임

왼쪽 종아리를 앞으로 내민 반무릎자세를 취한다. 양 손으로 종아리를 두드린 후, 허벅지로 이동한다. 그 다음 왼쪽 팔(팔의 안쪽면과 가쪽면)로 넘어가기 전에 오른손으로 갈비우리의 측면을 두드린다. 왼쪽 팔에서 왼손으로 내려간다. 그 다음, 강하게 박수를 친다. 깨달았나요?

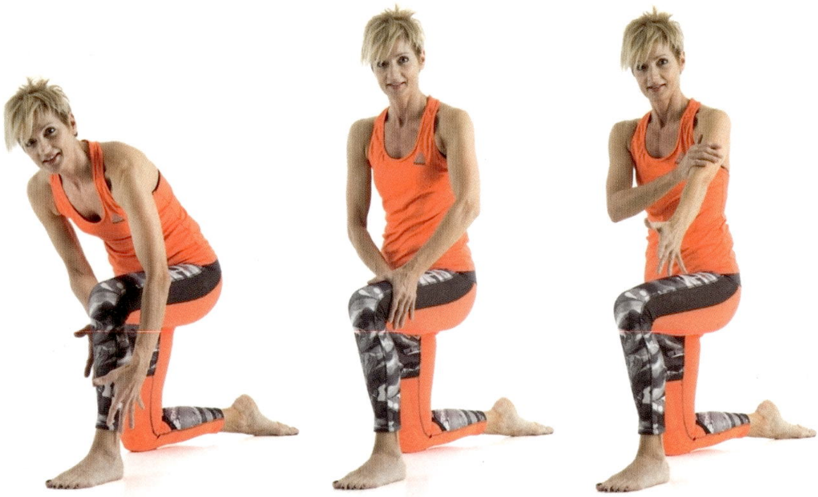

전체 운동은 선 자세에서도 수행될 수 있다.

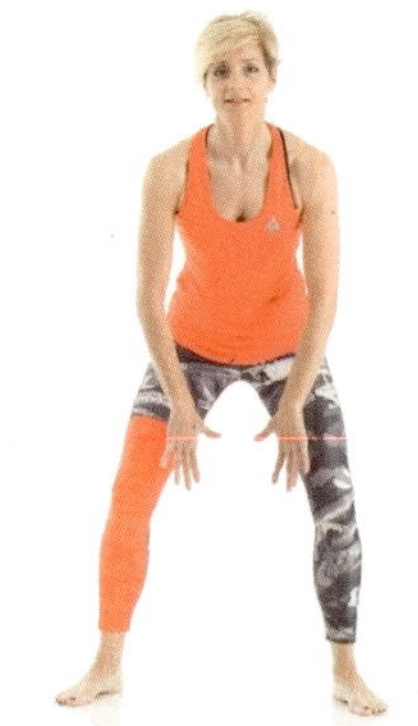

초점(Focus On)

이런 행동은 자극하기 위한 가벼운 탭핑이고, 탭핑한 흔적이나 멍 자극이 없어야 한다.

검토(Work On)

- 전신 활성화
- 교감신경계 활성화
- 역학적 수용기 자극
- 움직임 준비

테스트

이전 테스트와 이후 테스트는 여기(90, 91, 92 페이지 참고)에서 설명된 3개의 운동 수행으로 구성된다(오른쪽 종아리로만 실시된).

각 운동을 10회 반복한 후, 다리 굽히기, 걷기, 사이드 런지(88 페이지 참고) 및 스쿼트 운동을 수행한다. 반대쪽 다리도 실시한다.

토론

이 운동이 우스꽝스럽게 보이지만, 사실 재미있고 효과적이다. 많은 클라이언트들이 이 운동을 좋아하는데, 그 이유는 순식간에 웃음을 끌어내기 때문이다.

아래의 이전 테스트와 이후 테스트에 이 운동을 포함시켜 보자.

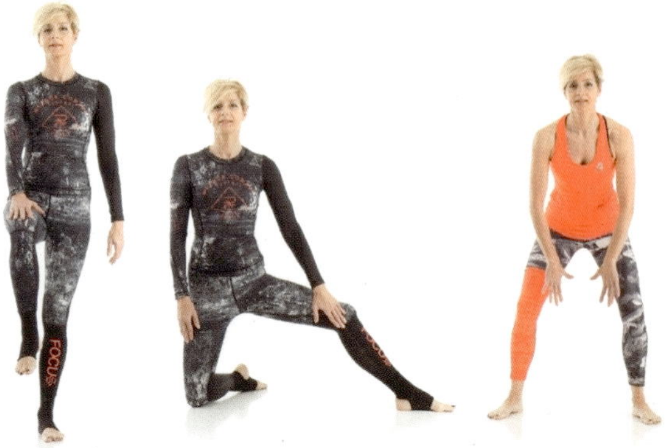

전략

라인 느끼기 - 활성화

시작자세와 움직임

여러분은 어떤 시작자세에서도 이 운동을 수행할 수 있다. 여러분의 손을 완전히 펼친 후 다시 주먹을 꽉 쥔다. 처음에는 느린 속도로 시작하다가 점차 속도를 증가시킨다. 10~20회 반복한 후, 반대쪽 손도 실시한다.

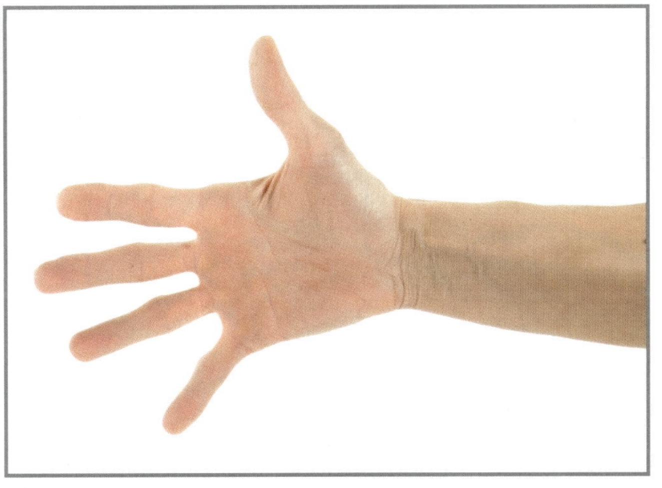

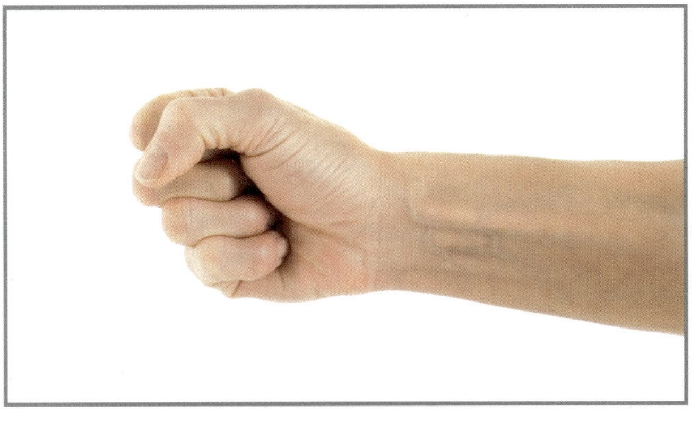

검토(Work On)

신경-근육근막 신장에 의한 활성화

4.3.3 라인 느끼기 - 도구를 이용한 운동

Anterior Stimulation of the Ankles Resting on the Foam Roller(SFL)
(폼 롤러를 이용해 발목 앞쪽 부위 자극)

전략

라인 느끼기 - SFL 활성화

시작자세

발꿈치 위에 앉고, 여러분의 발이 자유롭게 움직일 수 있도록 바닥과 발목 사이에 폼 롤러를 배치한다. 연모양 라인 이미지를 상상하고 능동적으로 활성화하면서 척주를 중립위로 유지해야 한다.

움직임

느리고 유동적인 움직임으로써 발목을 굽혔다 편다. 이때 발목으로 폼 롤러를 점진적으로 압박한다. 10회 반복한다.

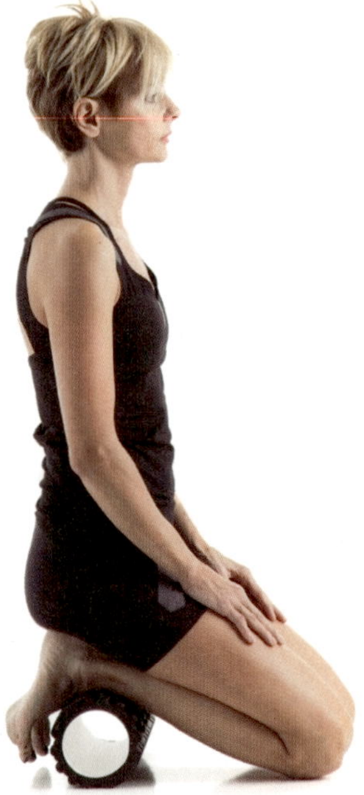

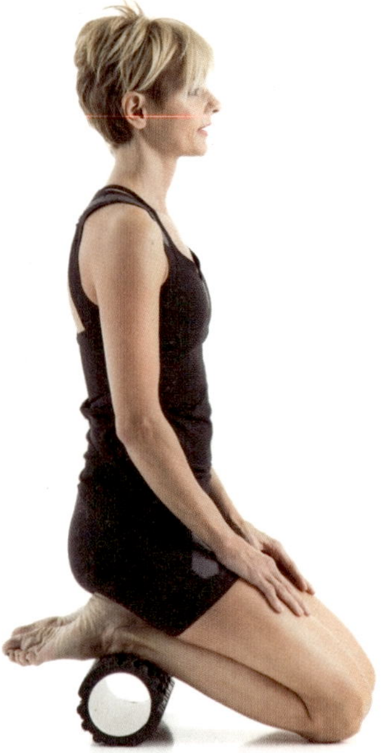

초점(Focus On)

- 점진적인 움직임
- 폼 롤러에 일정하게 압박을 유지한다.

검토(Work On)

- 발목 앞쪽 조직(발가락 폄근의 위쪽 지지띠와 아래쪽 지지띠, SFL)의 이완
- 발목 가동성 증가
- 보행 향상선
- 스쿼트 향상(스쿼트 ROM 증가)

토론

매우 간단한 운동임에도 불구하고, 이 운동은 발목 가동성에 큰 영향을 미친다. 여러분은 다리 굽힘 운동을 방해할 만큼 발목 가동성에 문제를 가진 클라이언트를 얼마나 자주 만나는가?

문제는 위쪽 폄근지지띠와 아래쪽 폄근지지띠로 알려진 인대와 관련이 있다. 즉, 지지띠를 발목을 둘러싸는 근막이라고 생각할 수 있다. 이 근막은 **SFL**(긴발가락폄근과 짧은발가락폄근, 앞정강근, 앞쪽 다리 구획)의 힘줄을 제자리에 고정시키고, 도르래처럼 앞정강근에서 발가락까지 힘을 전달한다. 발목을 둘러싸는 밴드(band)가 타이트하다면, 그 밑에 있는 힘줄의 활주가 제대로 일어나지 않을 것이고, 이것에 의해 발목과 발가락의 움직임이 방해를 받을 것이다. 원인은 무엇인가? 좌식생활, 부적절한 움직임, 사고 및 부적절한 신발 등이 가능성 있다.

이 운동의 목적은 이 부위를 재수화하고 자극하여 힘줄의 활주를 원활하게 만드는 것이다. 이것이 발목 앞쪽 부위의 긴장을 줄이는 쉬운 방법이다. 여러분은 폼 롤러와 볼의 올바른 사용법에 대해 알고자 하는 것을 263 페이지에서 찾을 수 있다.

자극 변화

- 감각 볼 사용(상처 발생을 원치 않는다.)
- 만약 폼 롤러가 없다면, 타월을 말아서 사용한다.

난이도 증가

폼 롤러에 오른 발목만 올려놓고, 같은 움직임을 수행한다. 무엇이 달라졌는가? 발목에 하중이 증가된다.

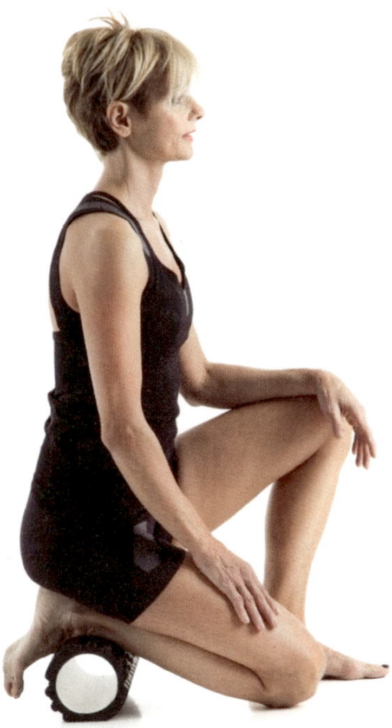

테스트

나는 발바닥을 쭉 펴고 발꿈치 위에 엉덩이를 내려 놓지 못하는 사람을 종종 만난다. 이것은 **SFL**이 너무 타이트하기 때문일 것이다.

이것을 이전 테스트와 이후 테스트를 시도하자:

1. 발바닥을 쭉 펴고 발꿈치 위에 앉는다 (도움 없이). 느껴지는 긴장과 둔부가 발꿈치에 얼마나 가까이 가는지를 체크하자.
2. 폼 롤러나 2개의 공으로 이 운동을 수행하자.
3. 발바닥을 쭉 편 상태에서 다시 발꿈치 위에 앉는다 (도움 없이). 긴장과 얼마나 깊게 앉는 지를 체크하자.

결과가 놀랍지 않는가?

Posterior Stimulation of the Ankles Resting on the Foam Roller(SBL)
폼 롤러를 이용한 발목 뒤쪽의 자극

전략

라인 느끼기 - SBL 활성화

시작자세와 움직임

발바닥을 쭉 펴고 무릎꿇은 자세를 취한 후, 발목과 종아리 사이에 폼 롤러를 배치한다. 천천히 폼 롤러 위에 앉고, 3초간 폼 롤러를 점진적인 압력을 가한다. 그 다음, 긴장을 이완하기 위해 엉덩이를 들어올린다. 다시 천천히 폼 롤러 위에 다시 앉고, 몇 초간 이 자세를 유지한다. 앉아 있는 시간을 점차적으로 늘인다. 등을 중립위로 유지하고, 연이어 몇 초간 자세를 유지하며 앉아 있는 시간을 늘린다. 연모양 라인 이미지를 상상하고 능동적으로 활성화하면서 등을 중립위로 유지한다. 5~10회 반복한다.

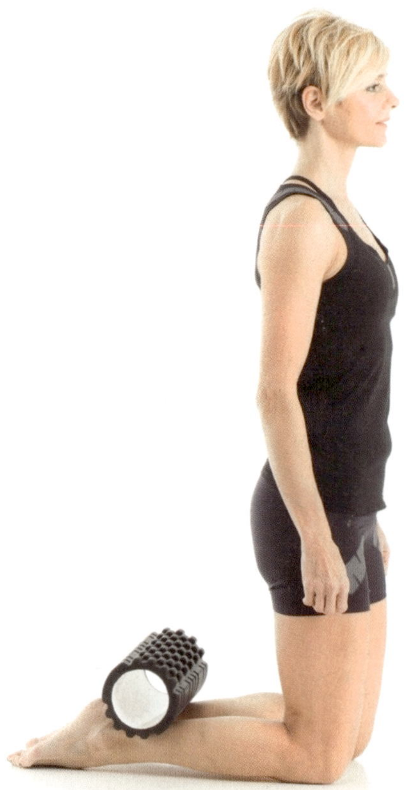

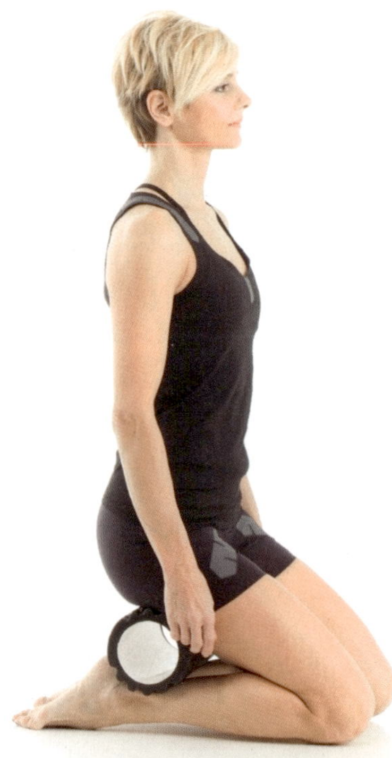

초점(Focus On)

고통이 없으면, 얻는 것도 없다? 이 문구는 우리의 초점이 아니다. 여러분이 느끼는 긴장의 강도를 조절해 보자.

검토(Work On)

발목 뒤쪽 조직(장딴지 근육, 가자미근, **SBL**)의 이완

Pressure and Massage on the Calf Muscle With the Foam Roller(SBL)
폼 롤러를 이용한 장딴지 근육의 압박과 마사지

전략

라인 느끼기 - SBL 활성화

시작자세와 움직임

양 손을 편안하게 등 뒤의 바닥에 놓고 앉는다. 이때 등을 곧게 펴고 연모양 라인 이미지를 상상하고 능동적으로 활성화하라. 오른쪽 종아리를 폼 롤러(발목과 장딴지 근육 사이) 위에 올려 놓는다. 왼발을 사용해 폼 롤러가 굴러가지 않도록 고정시킨다. 장딴지 근육으로 폼 롤러를 3초 동안 점진적으로 압박한다. 10회 반복한다.

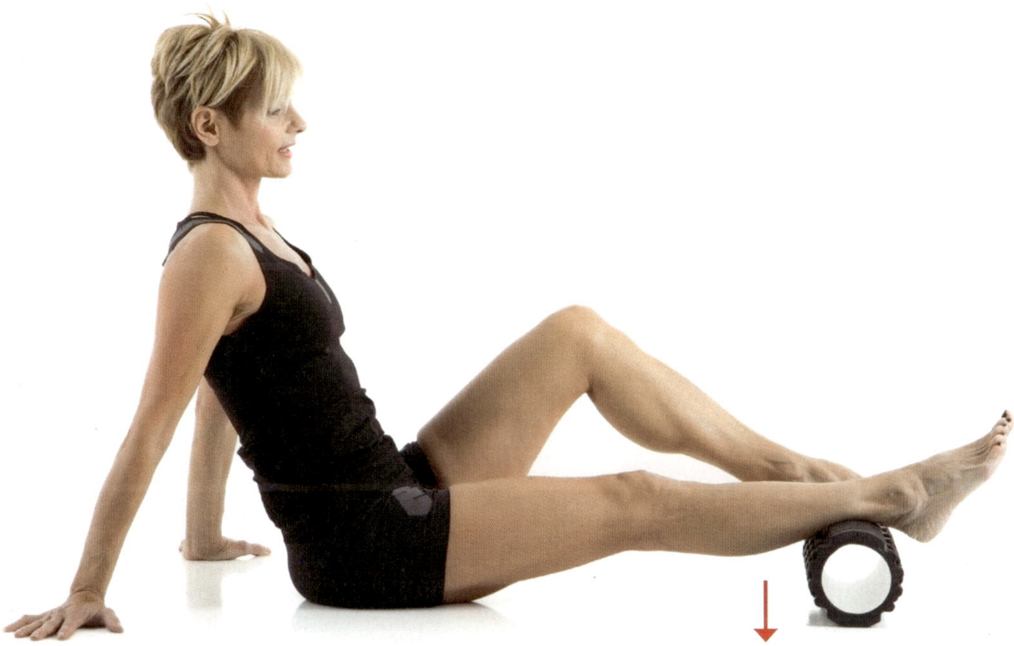

초점(Focus On)

적절하고, 강하지 않은 압박

검토(Work On)

- 종아리 조직/**SBL** 자극
- 긴장 제거
- 다리의 활동 능력 증가

토론

폼 롤러의 위치는 정확한 위치를 가지고 있지 않지만, 여러분이 폼 롤러를 발목 쪽이나 무릎 쪽으로 약간씩 움직인다면 긴장이 있는 부위를 정확하게 찾을 수 있을 것이다. 올바른 위치를 찾았다면, 운동 내내 그 지점을 유지한다.

이 운동은 발목과 무릎의 움직임을 향상시키기 위해 **SBL**(종아리 근육과 발꿈치를 연결하는 아킬레스 힘줄)의 일부를 이완하고 활성화한다.

자극 변화

- 점진적으로 주의깊게 압박을 유지하면서, 종아리를 왼쪽이나 오른쪽으로 이동시킨다. 10초 동안 조직을 마사지한다. 반대쪽 다리로 실시한다.
- 여러분이 아래쪽으로 압박할 때, 발의 위치(안쪽돌림, 가쪽돌림)를 바꾼다.

Pressure and Massage on the Inner Leg With the Foam Roller(DFL)
폼 롤러를 이용한 안쪽 종아리의 압박과 마사지

전략

라인 느끼기 - DFL 활성화

시작자세와 움직임

오른쪽 팔꿈치로 체중을 지탱하고 옆으로 누운 자세를 취한다. 이때 등을 곧게 펴고, 연모양 라인 이미지를 상상하고 능동적으로 활성화한다. 다리를 쭉 뻗은 왼쪽 다리(발목과 장딴지 근육 사이) 밑에 폼 롤러를 배치한다. 그리고 오른쪽 다리는 바닥 위에 편안하게 위치시킨다. 폼 롤러의 위치가 특정 위치로 고정되지 않지만, 여러분이 폼 롤러를 발목 쪽이나 무릎 쪽으로 약간씩 움직이거나, 또는 안쪽이나 가쪽으로 조금씩 회전한다면, 단단하게 뭉친 곳을 찾을 수 있을 것이다.
올바른 위치를 찾았으면 운동 내내 해당 위치를 그대로 유지한다.

여러분의 왼쪽 다리로 점진적으로 폼 롤러를 3초간 압박한다. 이것을 10회 반복한다. 그런 다음, 10초 동안 왼쪽 다리를 폼 롤러 위에서 앞뒤로 천천히 움직이면서 조직을 마사지한다. 반대쪽 다리로 실시한다.

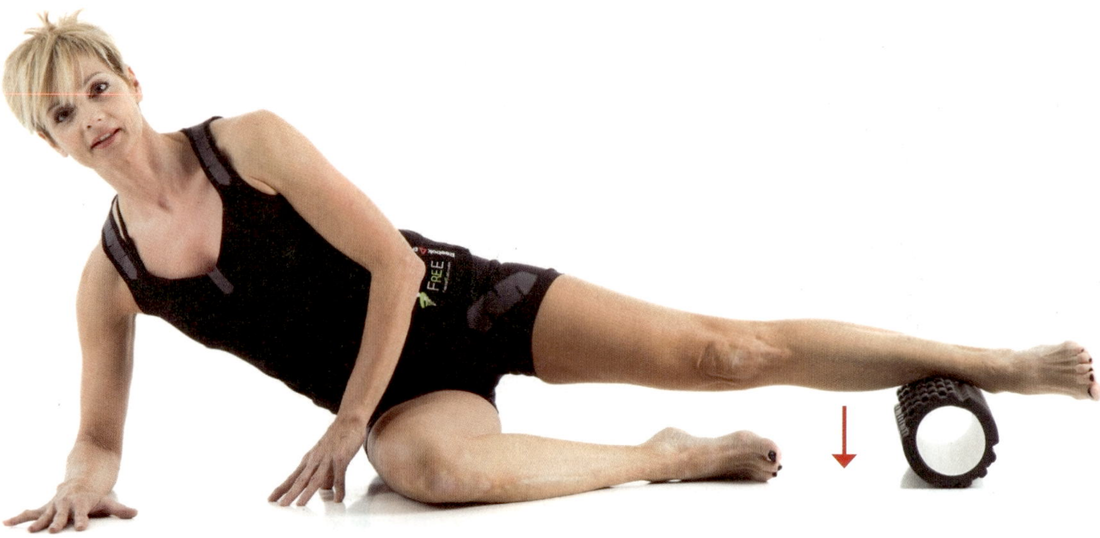

초점(Focus On)

연모양 라인 이미지를 상상하고 능동적으로 활성화하기

검토(Work On)

- 종아리 조직/DFL의 자극
- 긴장 제거
- 다리의 활동 능력 증가

전략
라인 느끼기 - DFL 활성화

시작자세와 움직임

양쪽 팔꿈치로 체중을 지탱하고, 엎드린 자세를 취한다. 이때 등을 펴고, 연모양 라인 이미지를 상상하고 능동적으로 활성화한다. 폼 롤러를 왼쪽 허벅지 밑에 배치하고, 왼쪽 무릎 근처에 위치시킨다. 오른쪽 다리는 편안하게 바닥 위로 뻗는다. 폼 롤러의 위치는 정확하게 어느 부위라고 고정되지 않지만, 무릎이나 골반 쪽으로 약간씩 움직이거나 허벅지를 안쪽이나 가쪽으로 약간씩 회전한다면, 단단하게 뭉친 곳을 찾을 수 있을 것이다. 올바른 위치를 찾았다면, 운동 내내 해당 위치를 그대로 유지한다. 왼쪽 다리를 3초간 점진적으로 폼 롤러를 압박한다. 이것을 10회 반복한다. 그런 다음, 10초 동안 왼쪽 다리를 폼 롤러 위에서 앞뒤로 천천히 움직이면서 조직을 마사지한다. 반대쪽 다리도 실시한다.

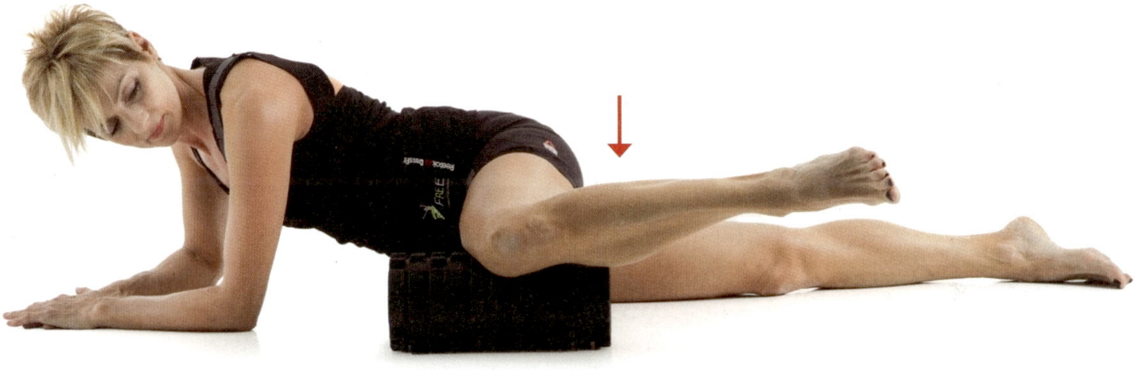

초점(Focus On)

연모양 라인 이미지를 상상하고 능동적으로 활성화하기

검토(Work On)

- 종아리 조직/DFL의 자극
- 긴장 제거
- 다리의 활동 능력 증가

자극 변화

동일한 운동을 수행하지만, 폼 롤러를 골반 쪽에 가까운 안쪽 허벅지 밑에 배치한다.

Crunches on Sensory Balls(SBL/DFL)
감각 볼을 이용한 윗몸 일으키기

전략

라인 느끼기 – SBL/DFL 활성화

시작자세

무릎을 세우고 누운 자세를 취한다. 이때 다리의 간격은 엉덩이 너비이다.
2개의 감각 볼을 어깨뼈 바로 아래 부분의 좌우 척추에 배치한다.
양쪽 손가락을 깍지끼고 목 뒤쪽에 배치한다.

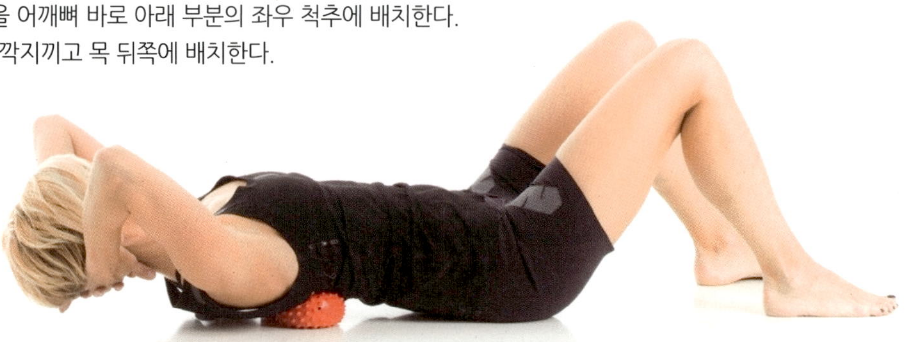

움직임

숨을 내쉬면서 가슴을 위쪽으로 들어올리면서, 무릎을 바라본다. 들이쉬면서 시작자세로 돌아온다. 5회 반복한다.
그런 다음, 볼을 약 1/2 인치(1㎝) 정도 골반 쪽으로 이동시킨다. 그리고 운동을 다시 5회 반복한다.

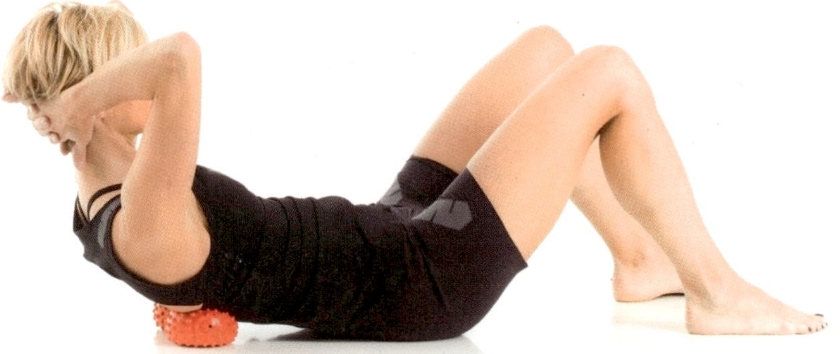

초점(Focus On)

- 연모양 라인 이미지를 상상하고 능동적으로 활성화하기
- 안정된 호흡

검토(Work On)

- 교감신경 활성화
- 등뼈의 긴장 완화
- 가동성과 유연성 향상
- SBL/DFL 조직 자극
- 호흡 개선
- 코어 근육 강화

토론

이 운동과 **Breathalyzer Breathing exercise** (86 페이지)를 결합해 보자.
연속적으로 3번 숨을 내쉬면서 3단계에서 가슴을 들어올리자. 3번째 숨을 내쉴 때 폐속에 있는 나머지 모든 공기를 밖으로 내뱉자. 3번의 숨을 내쉴 때 중간에 들이쉬기를 해서는 안된다. 숨을 내쉴 때 "ㅊㅊㅊ"라는 소리를 내면서 수행하자.

전략

라인 느끼기 – LL 활성화

시작자세

양 손을 몸통 옆에 붙이고 똑바로 선 자세를 취한다. 그리고 미니 밴드를 각 발의 중간 지점에 배치한다. 미니밴드를 약간 늘일 수 있을 만큼 양쪽 다리를 충분히 벌린다. 양쪽 발의 발가락은 앞쪽을 향한다.

움직임

왼발을 옆으로 약간을 내딛는다. 항상 미니 밴드가 약간 늘어날 여지가 있도록 오른쪽 다리를 여러분의 왼쪽으로 움직인다. 5번의 사이드 스텝을 완료할 때까지 계속 움직인다. 시작자세로 돌아오고, 이번에는 오른쪽 다리로 실시해 본다.

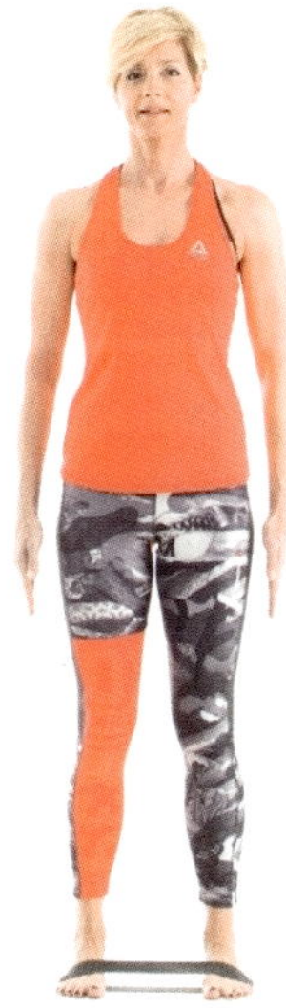

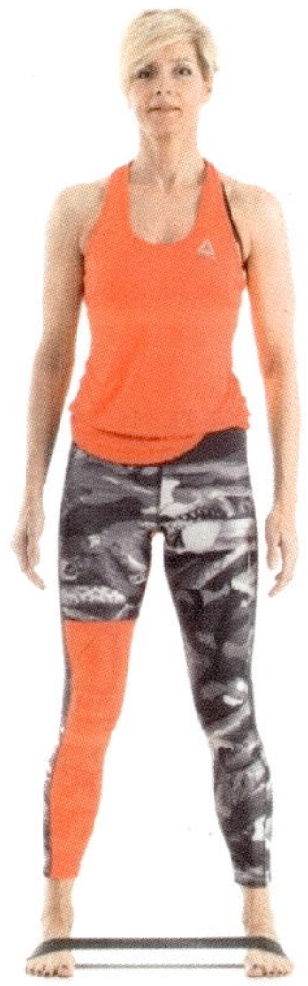

초점(Focus On)

- 무릎을 곧게 유지한다.
- 발 가쪽면으로 미니 밴드를 밀어 사이드 스텝을 한다.
- 어깨를 내려 어깨의 긴장을 풀기

검토(Work On)

- LL의 아랫부분 활성화
- 다리 고정근의 활성화
- 무릎 보호

난이도 감소

- 시작할 때, 느슨한 미니 밴드를 사용한다.
- 미니 밴드 없이 전체 운동을 수행한다.
(120 페이지와 121 페이지 참고)

토론

2009년 **Stuart McGill**, 박사에 의해 수행되는 이 운동을 처음 봤다. **Stuart McGill**은 캐나다 **Waterloo** 대학교 척추 생체역학과의 교수이면서 이 분야의 선구자였다.

나는 그 이후 매료되었고, 나는 다음과 같이 이것을 근육근막 라인으로 해석해 왔다: 발 중간지점에 미니 밴드를 배치함으로써 **LL**의 아랫 부분을 활성화시킬 수 있었다. **LL**의 아랫 부분은 1번 발허리뼈바닥과 5번 발허리뼈바닥의 중간지점을 통과한다
(121 페이지 참고).

자극 변화

- 발을 안쪽으로 돌리고 사이드 스텝을 수행한다.
  이것은 신장된 긴장의 위치에서 **LL**을 자극할 것이다.
- 발을 가쪽으로 돌린 상태에서 사이드 스텝을 수행한다.
  이것은 단축된 긴장의 위치에서 **LL**을 자극할 것이다.

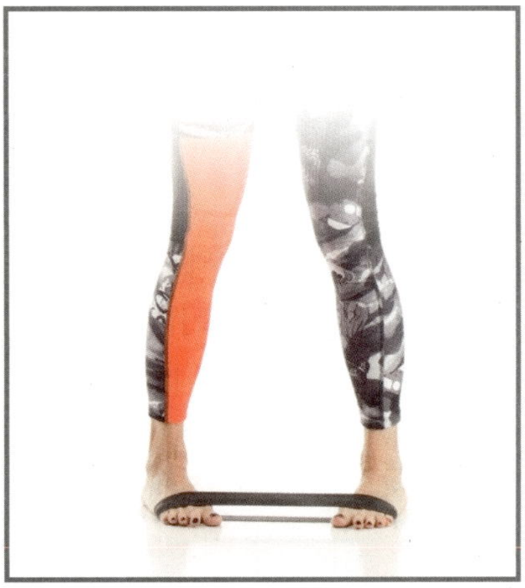

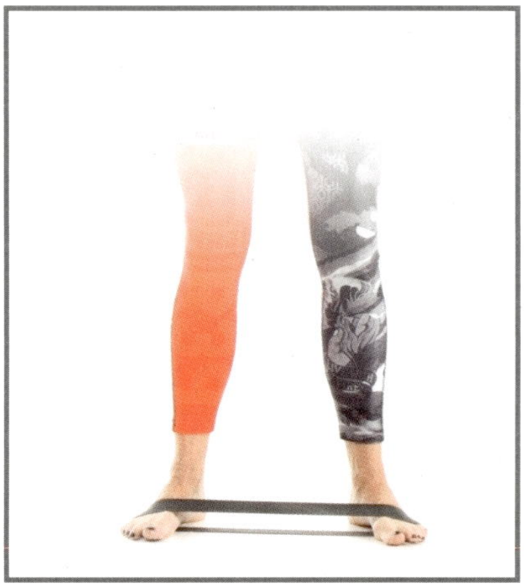

가동성: 기능적 가동성

5

MOBILITY

가동성(mobility)은 관절가동범위를 능동적으로 최대화하기 위해 수행하는 운동에 과학적인 방법을 결합하는 전략이다.

관절은 나이를 도와주지 않고 저버린다는 것을 명심하자.

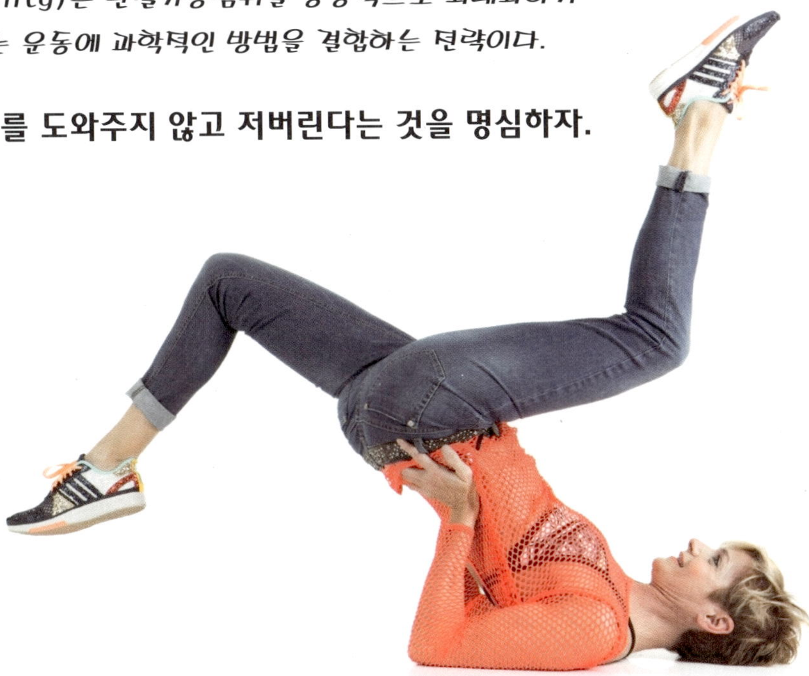

5.1 가동성 전략(Mobility strategy)

본 장에서, 우리는 나의 트레이닝 안에 가동성 전략(기능적 가동성과 관절가동성)을 포함시키고자 하는 결정에 대한 이유와 방법에 대해 자세히 살펴볼 것이다.

우리가 이미 말했듯이, FReE 방법 전략은 논리적인 순서를 따르지만, 치료받는 사람이 똑같지 않기 때문에 기본 계획을 따르지 않는다는 것이다. 중요한 것은 우리가 왜 특정 선택을 해야 하는지를 이해하는 것이다. 중요한 것은 무엇을 하고, 이것을 왜 그리고 어떻게 하는지를 아는 것이다. 기능적 가동성 운동의 수행은 많은 이점을 가진다.

이 책에서 내가 제안하는 가동성 트레이닝은 다양하고, 주요 관절과 관련되며, 기능적 가동성을 달성하는 체계적인 접근법을 사용한다.

가동성 트레이닝은 다음과 같은 이점을 제공한다:

- 관절가동성의 개선
- 관절 기능의 유지와 개선

- 일상 움직임의 기능성 향상
- 신경계 자극
- 관절의 젊음 유지
- 관절의 윤활과 영양 공급
- 골관절염의 예방과 치료
- 운동선수의 수행력 향상
- 근육의 유연성 향상
- 뇌와의 소통과 정신을 가다듬음

한마디로, 관절가동성은 총체적 웰빙과 운동선수의 수행력에 중요한 역할을 하며, 이것이 지속적이고 체계적인 트레이닝이 필요한 이유이다. 불행하게도 지루하거나 시간 낭비라는 인식 때문에 트레이닝이 종종 간과된다.

기능적 가동성과 관절가동성이 실제로 무엇을 의미하는지를 자세히 살펴보자.

관절가동성의 정의

관절가동성은 하나의 관절이나 관절계가 최대 가동범위(ROM)로 움직일 수 있는 능력이다.

관절가동성에 영향을 미치는 요인은 다음과 같다:

- 관절의 구조
- 근육과 힘줄의 탄성
- 주위 온도
- 워밍업과 체온
- 연령과 성별
- 불안과 스트레스
- 근피로 수준
  (이것은 작용근과 대항근의 작용을 제한한다)

관절가동성의 분류

관절가동성은 다음과 같은 범주로 나누어진다:

- *해부학적 관절가동성:* 제한 요소(후관절, 결합조직의 신장성, 근육 구조)의 해부학적 특성에 의해 허용되는 관절가동범위
- *능동 관절가동성:* 작용근의 수축(동시에 일어나는 대항근의 이완)에 의한 최대 관절가동범위. 그러므로 능동 관절가동성은 근력과 신장성의 수준에 의해 영향을 받는다.
- *수동 관절가동성:* 외적 힘(훈련 파트너나 장비)의 도움으로 달성될 수 있는 최대 가동범위. 수동 관절가동성은 이완하고 신장되는 대항근의 능력에 기반된다. 그러므로 이것은 파트너 또는 근육 신장성에 의한 잠재적 하중의 힘에 영향을 받는다.

수동 관절가동성은 항상 능동 가동성보다 크며, 해부학적 가동성의 90%를 차지해야 한다. 수동 관절가동성과 능동 관절가동성 사이에 차이가 있지만, 작용근의 근력 강화나 대항근의 신장 능력을 향상시킴으로써 능동 가동성이 어느 정도 향상될 수 있다.

관절 움직임 동안 신장되는 근육의 능력은 근육의 유연성으로 알려져 있고, 이것은 트레이닝으로 향상될 수 있다. 그러나 **근육의 유연성**은 관절주머니, 근육 수축성 성분의 활동, 근육 자체의 결합조직, 그리고 힘줄과 피부 등에 의해 제한될 수 있다. 관절가동성과 근육 유연성의 결합은 6장에서 설명하게 될 근육–관절 유연성에 대한 토의를 이끌어낸다.

신장에 대한 저항

사람들은 가동성이 트레이닝 받아야 할 근육 자체에 의해 제한된다고 믿었다. 그러나 오늘날에는 관절(관절주머니, 인대)을 둘러싸고 있는 결합조직(근육뿐만 아니라)과 근육의 근막조직이 관절 움직임을 제한하는 것으로 알려져 있다[25; 52].

이것을 위한 이유가 있다. 관절의 생리적 가동범위를 초과하면, 관절주머니와 인대의 구조가 손상되지만, 관절 주위의 근육은 찢어지지 않는다. 근육은 대개 정상 관절 각도에서 손상된다. 연구에 따르면, 근육 손상은 협응 부족과 관련되고, 가동성 부족과는 아무런 관련이 없다고 한다.

이런 사실은 신장 코스와 근력 강화 코스의 계획과 예방에 상당한 영향을 끼쳤으며, 앞으로도 그럴 것이다.

백분율로 보면, 가동성을 가장 많이 방해하는 요소는 다음과 같다:

- **관절주머니:** 47%
- **대항근과 근막:** 41%
- **힘줄과 인대:** 10%
- **피부:** 2%

관절가동성의 이점

기능적 가동성은 본질적으로 동적 운동으로서 다양한 범위내에서 신체가 어떻게 움직이고, 그들 스스로 움직임을 어떻게 통제하는지를 가르치는 것이다. 관절을 가동시키는 것이 왜 중요한가?

1) 연골을 윤활하고 보호하기 위해 (기계적 기능)
2) 중추신경계로 즉각적인 피드백을 제공하기 위해(신경학적 기능)
3) ROM을 증가하거나 유지하기 위해
4) 모든 관절이 다중 근육근막 라인을 포함하고 있기 때문에

1) 관절 윤활

여러분의 워밍-업에 관절을 포함시키는 것은 관절을 윤활시킬 기회를 제공한다. 정기적으로 관절을 가동하고 적절한 하중에 관절을 노출시키면 노화 과정을 늦추는 데 도움을 줄 수 있다.

관절면(관절강과 머리)은 관절을 보호하는 에어백으로 작용하는 연골층으로 덮혀 있다. 관절을 지지하는 연골은 움직일 때 발생하는 마찰로부터 관절을 보호하기 위해 뼈의 끝을 덮고 있다. 관절연골은 견인/압박에 잘 견디며, 변형될 수 있다. 연골은 연골세포, 결합조직의 섬유(콜라겐), 불침투성 기질로 이루어져 있다. 연골세포는 결합조직 섬유에 의해 둘러싸인 그룹(콘드론)을 형성하며, 이것은 나중에 연골에 가해지는 압박 하중을 보호하고 완충하는데 도움을 주는 미세 패드를 형성한다[46]. 연골의 독특한 특징은 모세혈관이 전혀 없다는 점이다. 관절연골은 움직일 때 관절강 내의 윤활막(탄성 섬유와 지방으로 구성된 관절주머니의 안쪽 층)에 의해 생성된 윤활액으로부터 영양분과 산소를 공급받는다. 그 후 윤활액은 연골층으로 들어간다.

명심해야 할 것은 관절을 치료하기 보다는 골관절염을 예방하는 것이 더 중요하다는 것이다.

부정적 효과: 가동이나 하중이 충분하지 않은 관절연골은 윤활액을 충분히 받지 못해 두께, 탄성 및 저항이 감소된다. 이와 동시에, 과도한 변형과 부적절한 하중에 의해 연골이 손상될 수도 있다.

2) 즉각적인 피드백

기능적 가동성 운동은 중추신경계에 즉각적인 영향을 미친다. **1.8** 단락에서, 우리는 근육과 관절, 힘줄, 인대 및 관절주머니 등의 주변에 있는 많은 수용기에 대해 설명했다; 이런 역학적 수용기는 중추신경계에 정보를 전달한다. 관절가동성은 이런 순간적인 소통의 장점을 취한다. 발, 손 및 등은 다중 관절을 가지고 있다. 우리는 CNS와 더 빠르게 소통을 하고 또 커다란 반응을 얻기 위해 이들 수용기를 사용한다.

3) ROM의 증가나 유지

이런 중요한 측면은 본 장의 초반에서 다루었다.

4) 근육근막 라인의 협응

다중 근육근막 라인은 인체의 모든 관절을 통과한다. 개별 근육근막 라인 사이의 협력은 관절가동화에 의해 일부 조정된다.

통제적 가동화

FReE 방법은 증가하고, 통제하고, 생성하기 위해 통제적 가동화를 사용한다:

- **증가**: 관절가동범위를 강화하고 증가한다.
- **통제**: 팔다리의 능동가동범위를 최적화하기 위해 신경계를 동원한다; 이것을 보존하기 위해 조직 적응을 점진적으로 유도한다.
- **생성**: 기본적인 움직임의 유동성을 발전시켜 움직임의 흐름을 강화하기 위해 점차적으로 복잡한 동작을 수행한다.

* 가동범위(ROM)는 관절이 생리적으로 수행할 수 있는 움직임의 자유도이다. 도(°)로 표현된다.

통제적 가동성

- 짧은 범위, 중간 범위 및 긴 범위의 통제를 증가시킨다(중간 범위는 정상적으로 제어된다)
- 유연성을 증가시키는 가장 빠른 방법이다.
- 기능적 움직임 트레이닝 안에 통합된다.
- 민첩성(신체 위치를 효과적으로 변경할 수 있는 능력)을 일으킨다.
- 관절안정성을 증가시킨다. (신경학적 조절을 증가시키기 때문)

가동성이 없으면 움직임이 불가능하다.

여러분은 일상 생활에서 사람들이 사용하는 가동범위에 대해 궁금해 본 적이 있는가? 대부분의 사람들은 가능한 가동범위의 40~50%만 사용한다(이미 설명된 여러 이유 때문에). 그들은 운동 시 완전 가동범위를 사용할 목적으로 트레이닝을 시작한다.
할 수 있을까? 가능하다.

넓은 가동범위를 요구하는 운동을 시도하기 전에, 명확한 것은 올바른 조건이 형성되어야 하고, 또 그 밖의 모든 것을 지을 수 있는 토대나 벽돌이 놓여야 한다는 점이다.

5.2. 조인트 바이 조인트 이론 (Joint by Joint Theory)

내가 관절가동성 테스트를 처음 접하게 된 것은 2001년 Gray Cook이 보스턴의 Reebok 대학교에서 운영하던 "Reactive Neuromuscular Training: 5 Point Movement Screen course"에서 Reebok Master Trainer로 일하던 시기였다. 이것은 그 시대보다 훨씬 앞선 방법이었다. 내가 2002년 스위스에서 처음 제안했을 때 큰 호응을 얻지 못했다. 나는 중단하지 않고, 이것을 내 코스 안에 지속 포함시켰다. 오늘날에는 위대한 Gray Cook이 제안하고 나중에 Michael Boyle(기능적 트레이닝의 창시자)에 의해 활성화된 우리의 관절 시스템은 우리 트레이닝의 근간이다.

조인트 바이 조인트(Joint by joint) 이론은 예방뿐만 아니라, 재활을 위한 기능 회복의 측면에서 상당한 이점을 가진 우리 관절 시스템의 핵심이다.

간단히 말해서, 이 이론은 많은 중요한 것들을 강조한다:

1) 관절들은 가동성과 안정성을 번갈아 나타낸다.
2) 우리가 근육 문제, 힘줄 문제 또는 관절의 염증이나 통증을 경험할 때(병리적 문제나 유전적 문제가 아닌 한), 실제 문제는 그쪽에 있는 것이 아니라, 아래쪽 관절에 있는 경우가 종종 있다.
3) 유일한 예외는 엉덩관절이다.

5.2.1. 가동성과 안정성

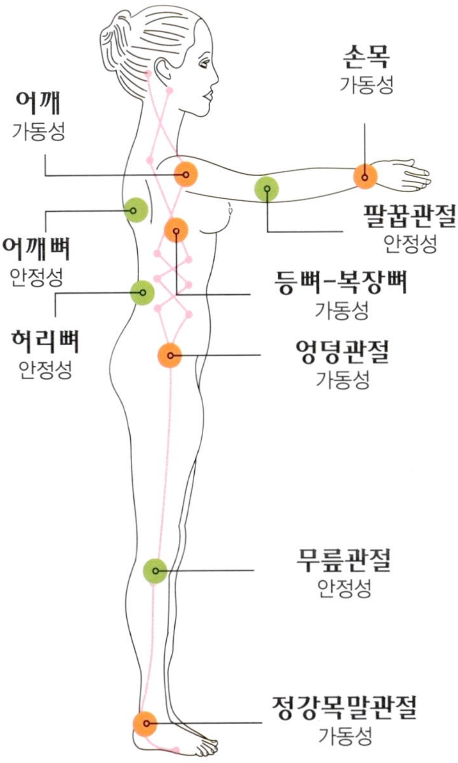

관절(Joint)	특성(Characteristics)
정강목말관절	가동성
무릎관절	안정성
엉덩넙다리관절	가동성
허리뼈	안정성
등뼈-복장뼈	가동성
어깨뼈	안정성
오목위팔관절	가동성
팔꿉관절	안정성
손목관절	가동성

우리의 몸은 단일 단위이다: 우리는 이것을 해부학적 부분, 내인성 시스템, 근육으로 나누고 있고, 심지어 트레이닝에서도 우리의 신체를 단일 단위인지를 모르고 있고, 이것을 단일 하나로 취급하지 않는다. 우리의 루틴 움직임은 단독으로 이루어지지 않았다; 한 번에 하나의 관절을 움직이지 않는다. 우리는 근육 사슬(근육근막 라인)과 관절 사슬로 움직인다.

5.2.2. 움직임의 유형

주요 관절 움직임의 유형은 다음과 같다:

1) 활주
2) 롤링
3) 활주와 롤링의 결합
4) 축성 돌림

기능적 측면과 생체역학적 관점에서 볼 때, 개별 관절의 가동범위(ROM)는 그렇게 중요하지 않고, 오히려 연속적으로 정렬된 관절들의 복합 움직임이 중요하다.

5.3. 가동성 전략 계획

언제 가동술을 포함시켜야 하는가? 본 장의 초반에 설명된 모든 긍정적 측면을 감안할 때, 아침이나 트레이닝 수업의 초반에 가동술을 포함시키는 것이 중요하다. 가동술 이전에 수행되는 체계적인 워밍-업(warm-up)도 아침마다 여러분의 활기를 깨우는데 유용할 수 있다. 처음에는 작은 범위의 운동으로 시작했다가 점차 강도를 증가시키자.

반복

각 운동을 2~10회 반복한다.

가변성

관절가동성이 하루 중에서 시간에 따라 다르다는 것을 알고 있는가? 아침에는 가동성이 낮아지고, 기온이 올라가면 점차 가동성이 증가한다. 즉, 관절가동성은 추운 날씨에 낮아지고, 따뜻한 날씨에는 증가한다는 것이다. 트레이닝 시 워밍-업을 하면 가동성이 증가하고, 역동적 운동 이후에는 감소한다.

5.4. 기능적 가동성 운동의 범주

본 장에서, 기능적 가동성 운동은 관절(joint), 진전(progression) 및 도구(equipment)로 분류된다.

- **바디웨이트 운동 (자신의 체중을 이용한 운동)**
  기능적 가동성: 발목/발
  기능적 가동성: 엉덩관절
  기능적 가동성: 척주
  기능적 가동성: 어깨위팔관절

- **벽을 이용한 운동**
  기능적 가동성: 엉덩관절
  기능적 가동성: 엉덩관절과 어깨
  기능적 가동성: 어깨위팔관절
  기능적 가동성: 척주

- **도구를 이용한 운동**
  기능적 가동성: 엉덩관절
  기능적 가동성: 어깨위팔관절

5.4.1. MOBILITY Body Weight Exercises

다음의 고유수용성 운동으로

"여러분의 활기를 깨우자"

5.4.1.1. 기능적 가동성: 발목/발

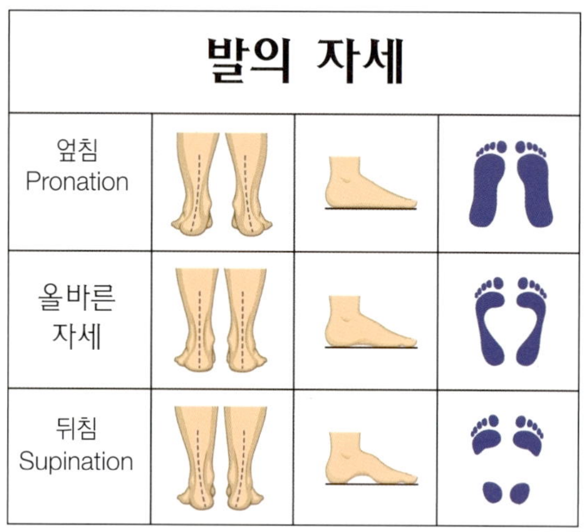

다음 운동의 목적은 과도한 엎침이나 뒤침과 같은 잘못된 발의 자세를 교정함으로써 발의 자세를 재설정하는 것이다.

전략

가동성 - 기능적 가동성 - 발목과 발

시작자세

똑바로 서서, 양 발을 엉덩이 너비로 벌리고 양 팔을 몸통 옆에 자연스럽게 내린다.

움직임

오른쪽 발을 한 걸음 앞으로 내딛고, 왼쪽 다리를 일자로 유지하면서 왼쪽 발을 바닥에 붙인다(3개의 접촉지점).

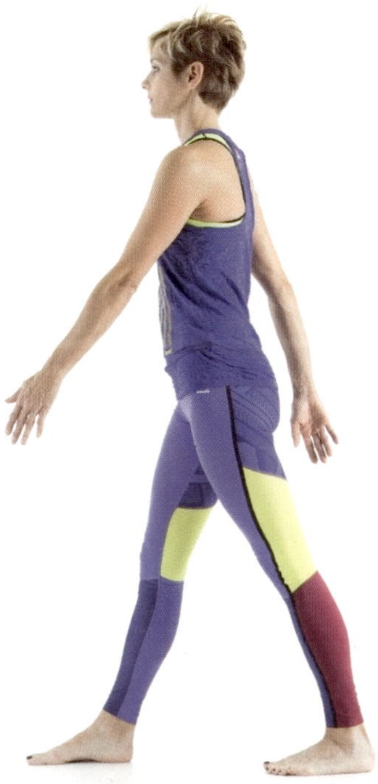

이 자세에서 오른쪽 다리로 한 걸음 뒤로 물러선다.

이 뒤로 한 걸음 물러서면, SFL의 아랫부분(허벅지 = 넙다리네갈래근에서) 이 신장되는 것을 느껴야 한다.

이 운동을 오른쪽 다리로 10회 실시한 후, 왼쪽 다리로 바꾼다. 보행할 때처럼 정면을 응시하면서 양 팔을 움직인다.

초점(Focus On)

- 발의 3개 접촉지점(이 경우에서는 왼쪽 발)은 움직이지 않아야 한다. 발꿈치도 발의 일부이면, 지면으로부터 들어올려져서는 안된다.
- 왼쪽 다리(이 사진에서)는 일직선을 유지해야 한다.

검토(Work On)

- 시상면과 가로면에 대한 정강목말관절의 기능적 가동화
- 엉덩관절의 가동
- SBL/SFL/LL/DFL의 동적 신장과 활성화

자극 변화

- 양 팔을 머리 위로 뻗어서 전체 운동을 수행한다. 이것은 SFL의 윗부분(복부)을 신장하고 활성화할 것이다. 가슴과 몸통을 폄함으로써 더 크게 신장한다.

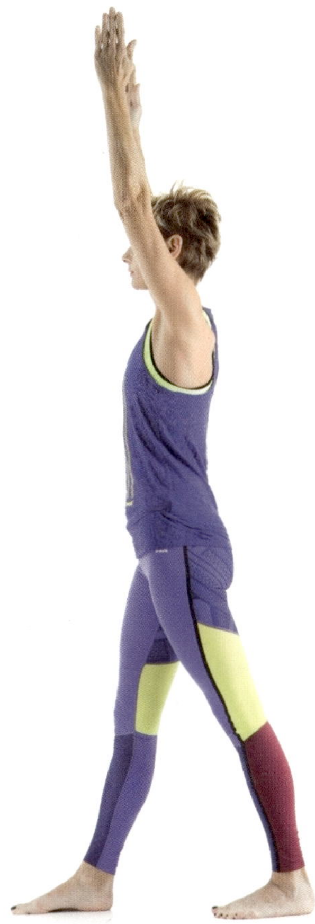

- "L" 스텝: 전방 걸음의 길이를 줄인다. 오른발을 앞으로 이동시키면서 발가락을 안쪽으로 돌려 왼발과 함께 'L'자 모양을 만든다. 오른쪽 발꿈치는 왼발의 발가락과 일직선을 이루어야 한다. 양 손을 몸통 옆에 붙이고 시작한다. 여러분이 원한다면, 양 팔을 머리 위로 올린 상태로 앞의 동작을 다시 수행한다.

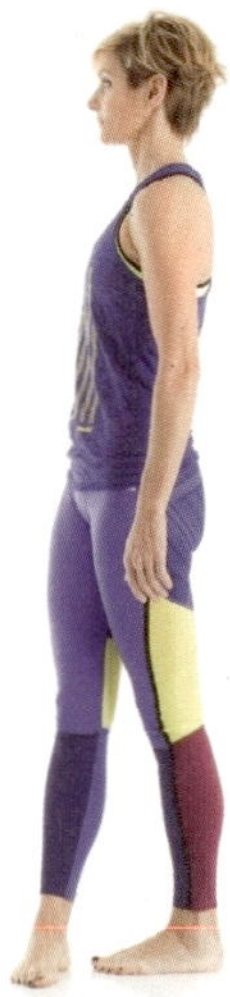

- 시작자세(똑바로 선 자세)로 돌아간 후, 양쪽 팔을 어깨높이로 들어올리고, 전방으로 뻗는다. 그리고 오른쪽 다리를 앞뒤로 움직인다. 오른발을 앞쪽으로 내디딜 때는, 가슴을 오른쪽으로 돌리고, 오른쪽 팔꿈치를 굽힌다. 이때 왼팔을 움직이지 않고, 전방을 응시한다. 시작자세로 돌아가기 위해 오른발을 뒤쪽으로 내디딜 때는, 오른팔을 다시 앞쪽으로 뻗는다. 5~8회 더 반복한 후, 반대쪽도 실시한다. 이 동작은 등뼈를 가동시켜 보행할 때 정상적으로 일어나는 등뼈의 돌림을 만든다. 이것이 기능적인가? 나는 기능적이라고 말할 것이다.

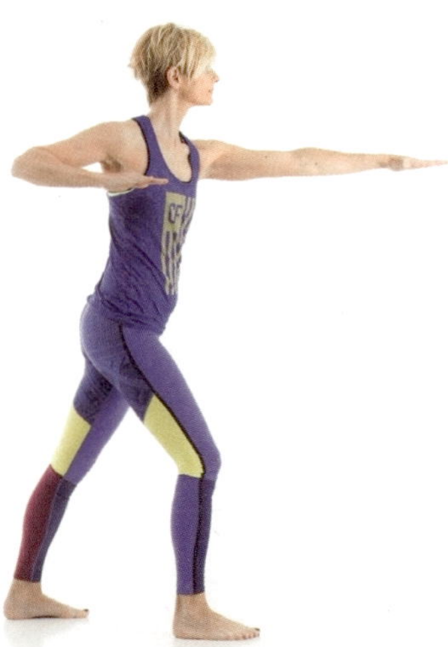

- 바닥에 대한 발의 3개 접촉지점을 견고하게 유지하는 데 도움을 주기 위해 저항 밴드를 사용하자.

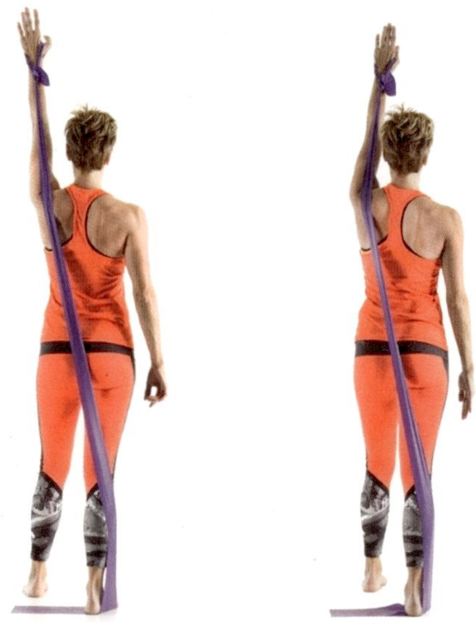

토론

이 운동은 매우 훌륭한 운동인데, 그 이유는 이 운동이 단순함에도 불구하고, 정강목말관절을 가동시키는 데 매우 효율적이기 때문이다. 겉으로 보기에는 간단하거나, 웃기는 운동처럼 보일 수 있지만, 이 운동의 진정한 효율성은 단순함에 있다. 내 말을 믿기 어렵다면 다음 테스트를 시행해 보자.

테스트

위에서 설명한 대로 정확하게 전체 운동을 수행해 보자. 이번에는 한쪽만 실시한다.

이번에는 왼발을 고정하고, 오른발만 움직인다. "L" 걸음을 하던지 그렇지 않던 10~15회 반복한다.

일단 테스트를 마쳤으면, 오른쪽 발목과 왼쪽 발목의 가동성에 차이가 있는지를 살펴 보자. 여러분의 신체 변화에 귀를 기울이자:

1. 균형을 잃지 않고 오른쪽 다리를 들어올린다(황새 자세), 왼쪽 다리도 실시한다. 안정성이나 민첩성에서 차이가 있음을 확인할 수 있는가?
2. 황새 포즈에서 왼발을 바닥에 댄 후, 왼발 발꿈치를 들어올린다. 그리고 반대쪽도 실시한다. 가동성 변화를 확인할 수있는가?
3. 먼저 한쪽 다리로 스쿼트를 수행하고, 그 다음 반대쪽 다리로 스쿼트를 수행해 보자. 가동성과 움직임의 자유도에 차이가 있는가?

설 수 있는 사람이면 누구나 이 운동을 수행할 수 있다.

전략

가동성 - 기능적 가동성 - 발목과 발

시작자세

양 발을 엉덩이 너비만큼 벌리고 똑바로 선 자세를 취한다. 이때 양팔을 자연스럽게 몸통 옆에 붙인다.

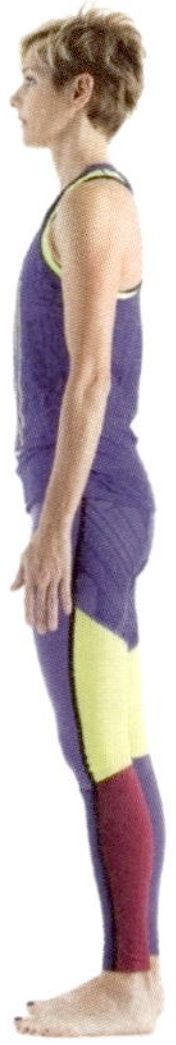

움직임

오른발을 옆으로 한 걸음 이동한다. 이때 왼쪽 다리를 일자를 유지하고, 왼발은 바닥에 완전히 접촉되어야 한다. 그리고 전방을 응시한다.

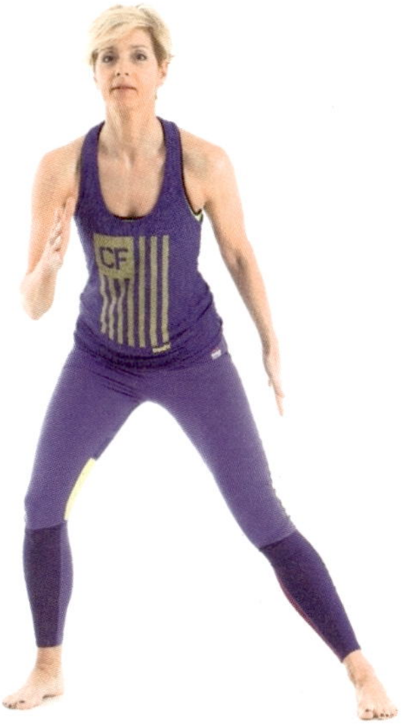

오른발은 다시 시작자세로 돌아온다(또는 오른발을 왼발 앞쪽으로 가져간다). 그 다음 오른발의 발가락을 안쪽으로 돌려 양 발을 "L"자 자세를 만든다. 원하는 만큼 반복한다.

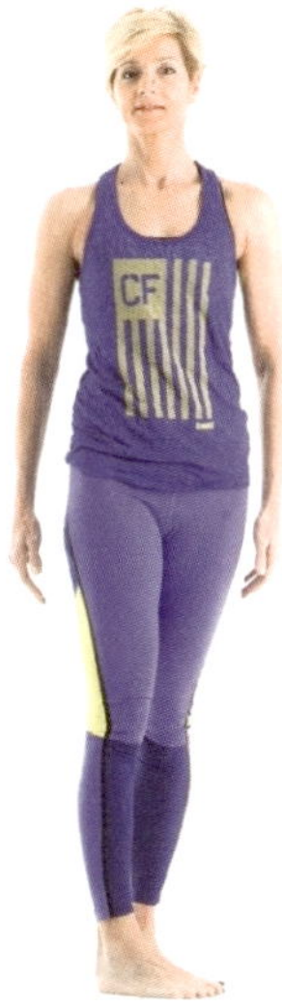

이번에는 오른발을 뒤쪽 대각선 방향으로 움직인다. 이때 왼쪽다리는 일자를 유지하고, 왼발도 바닥에 완전히 붙인다. 중립자세나 "L"자 자세로 되돌아온다.

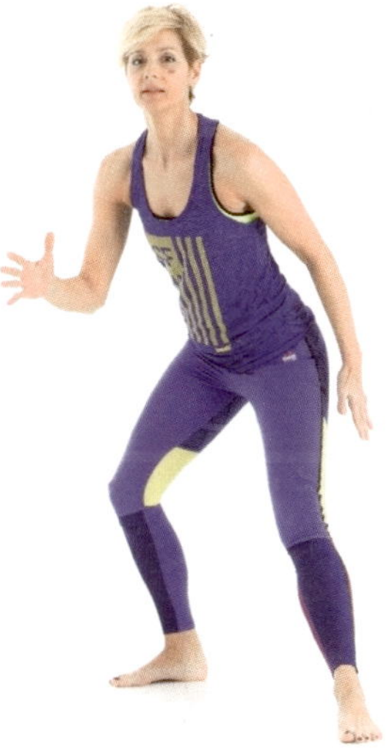

초점(Focus On)

- 고정점은 바닥에 있는 발이고, 이동점은 옆으로 움직이는 발이다.
- 이 경우, 왼발은 항상 바닥에 붙어야 하고, 발가락은 전방을 향하며, 왼쪽 다리 전체는 일자를 유지해야 한다.
- 연모양 라인 이미지를 상상하고 능동적으로 활성화하기

검토(Work On)

- 이상면과 가로면에 대한 정강목말관절(발목관절)의 기능적 가동성
- SFL/L/DFL/SL의 동적 신장과 활성화
- 하지 근육의 근력 강화

토론

이것은 좀 더 발전된 버전의 "**Stepping Back and Forward**" 운동(109 페이지)이지만, 다양한 운동면에서 이루어진다. 움직임 동안 다리의 다양한 위치는 관련된 근육근막 라인에 영향을 주고 어느 정도 변화시킨다. 초점은 여전히 정강목말관절의 가동성에 있다(이마면 움직임과 가로면 움직임 포함); 역동적 운동이 증가하면, 엉덩관절의 가동화가 증가한다. 옆으로 움직일 때, 여러분은 모음근이 더 신장되는 것을 느껴야 한다. 근육근막 라인의 관점에서 보면, **Deep Front Line**(**DFL**)이 관여한다. 가로면의 움직임에서 보면, 모음근(내전근)은 여전히 신장되지만, **SBL**의 일부인 뒤넙다리근(슬괵근)도 관련된다.

난이도 증가

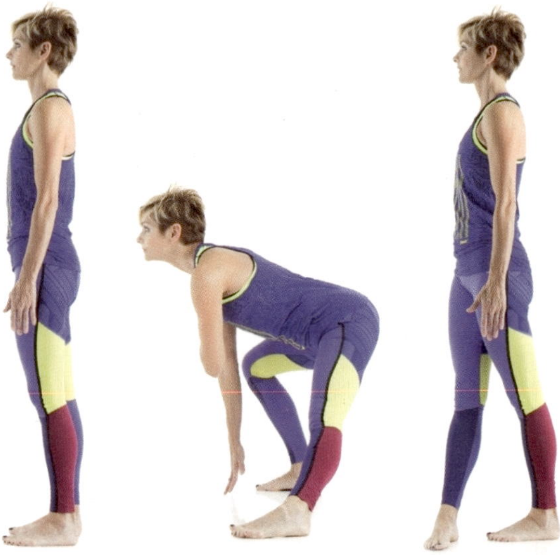

사이드 런지: 오른발을 오른쪽으로 더 크게 한 걸음 내딛고 엉덩관절을 굽힘하면, 엉덩이가 뒤쪽으로 약간 이동한다. 가능하면 등을 곧게(중립위) 유지한다. 오른쪽 다리를 굽힘하면서 오른쪽 손가락을 바닥 쪽으로 뻗는다; 여러분의 팔은 오른쪽 무릎의 안쪽을 통과해야 한다. 오른쪽 발을 시작자세로 되돌리거나, 왼발의 앞쪽으로 이동시켜, "**L**" 자세를 만든다. 처음에는 작은 걸음으로 시작한 후, 점차 **ROM**을 증가시킨다. 5~10회 반복한 후, 반대쪽도 실시한다.

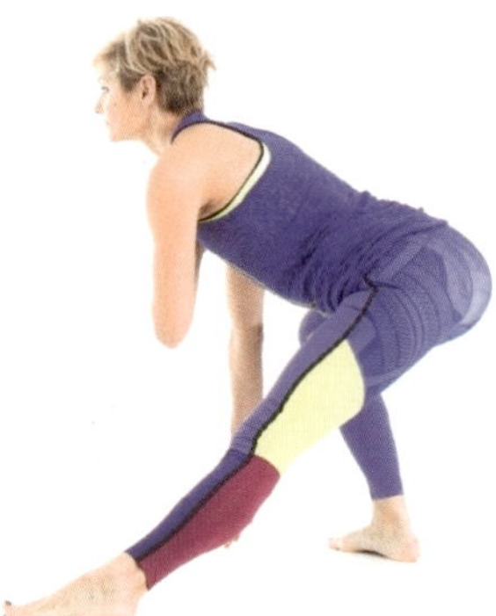

자극 변화

대각선 런지: 정확하게 위와 같은 동일한 운동을 수행하지만, 이번에는 뒤쪽 대각선 방향으로 오른쪽 발을 이동시킨다. 처음에는 작은 걸음으로 시작한 후, 점차 **ROM**을 증가시킨다. 5~10회 반복한 후, 반대쪽도 실시한다.

토론

이런 운동은 발목과 엉덩관절의 가동성에 매우 중요한 영향을 미친다. 부가적으로 모든 방향으로의 움직임은 여러 근육근막 층(**LL/DFL/SBL/SFL/SL**, 모음근, 벌림근 뒤넙다리근, 넙다리네갈래근 및 골반바닥근육)의 활주를 향상시켜, 긴장을 완화한다. 이 모든 근육근막 라인은 골반과 간접적으로 연결되어 있다.

골반을 텐트라고 생각하자. 뼈는 텐트의 중심 지지대이고, 근육근막은 텐트의 로프이다. 텐트를 칠 때, 로프가 구조물에 고르게 분포되지 않으면, 텐트는 균형을 제대로 이루지 못한다. 즉, 텐트가 비틀릴 것이다. 이것은 골반에서도 마찬가지다. 즉, 특정 근육근막 라인이 과도하게 긴장되면 골반이 비틀리게 된다. 긴장과 뼈를 변화시키면, 그들이 올바른 자세로 돌아가게 될 것이다. 나는 긴장을 조절하고, 다른 층의 활주를 촉진하기 위해 워밍-업 운동 안에 "**Stepping Back and Forth**"와 "**Side Step**"과 같은 운동을 포함시킨다.

결과: 다음의 트레이닝은 더욱 효과적일 것이다. 물론, 우리는 기적을 행할 수 없다. 만약 여러분이 특정 문제로 고생하고 있다면, 카이로프랙터, 오스티오패스 및 물리치료사 등과 같은 전문가로부터 치료를 받아야 할 것이다. 몇몇 특정 프로그램을 위해 9장을 참고하기 바란다.

전략

가동성 - 기능적 가동성 - 발목관절

시작자세

왼쪽 발을 앞쪽으로 내고 오른쪽 무릎을 바닥에 대는 반무릎 자세를 취한다; 이때 발은 햄머 자세를 취하고, 가슴을 약간 앞쪽으로 기울이고, 왼쪽 허벅지 위에 양 손을 배치한다.

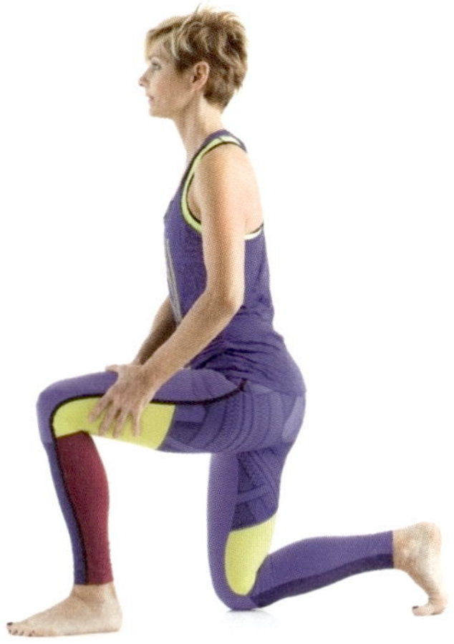

움직임

여러분의 체중을 이용해, 왼쪽 무릎이 발가락을 벗어나도록 왼쪽 무릎을 앞쪽으로 이동시킨다. 왼쪽 발꿈치가 바닥에서 떨어져서는 안 된다.

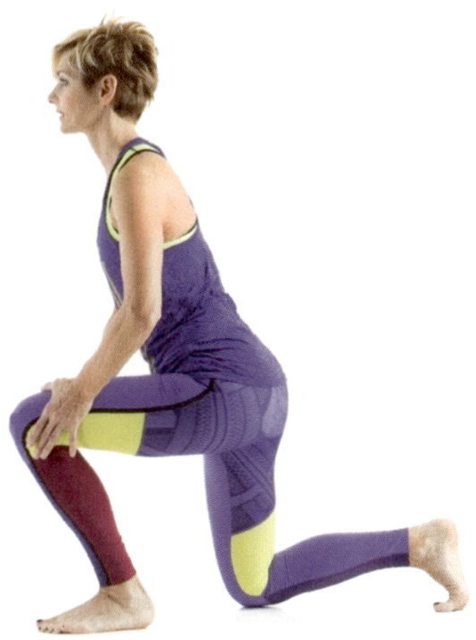

왼쪽 다리로 이 운동(체중을 앞뒤로 움직인다)을 10회 반복한 후, 오른쪽 다리로 전환한다.

초점(Focus On)

- 고정점은 앞쪽 발이고, 이동점은 무릎이다.
- 가능하면, 무릎이 발가락을 벗어나도록 움직인다.
- 발꿈치는 항상 바닥에 붙어 있어야 한다.

검토(Work On)

- 발목의 기능적 가동성
- 다중 전략과 다중 근육근막 라인이 관련된다.

이마면/가로면에서의 진전

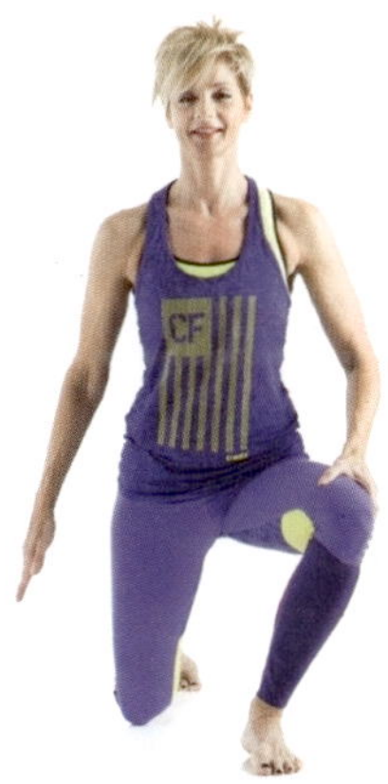

무릎은 계속 움직이지만, 다양한 방향으로 움직인다. 앞쪽 무릎을 바깥쪽으로 움직인 후, 다시 원래 위치로 움직인다.

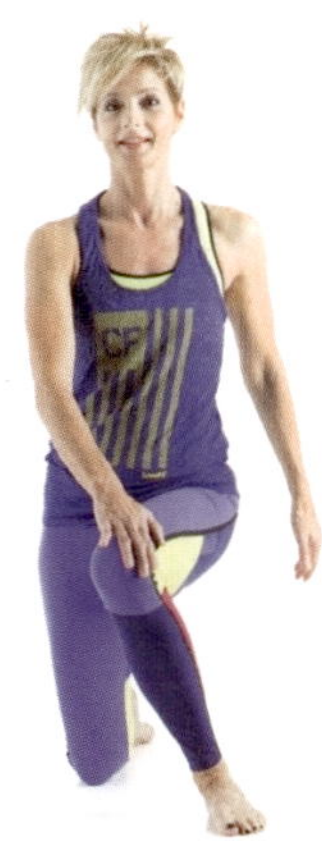

앞쪽 무릎을 안쪽으로 움직인 후, 가운데로 다시 움직인다.

마지막으로, 앞쪽 무릎을 발목 위에서 시계방향과 반시계방향으로 원을 그리면서 움직인다.

토론

정강목말관절의 개선은 어려운 일이다. 이것은 무슨 의미인가? 발가락을 벗어날 만큼 움직이기 위해서는 많은 힘을 써야 할 것이다. 정강목말관절은 아프지 않아야 하지만, 자극되어야 한다. 자극은 변화나 향상과 같은 의미이다.

Frontal Woodpecker: Movements in Half-Kneeling Position
이마면상의 딱따구리 : 반무릎자세에서의 움직임

전략

가동성 - 기능적 가동성 - 발목관절

시작자세와 움직임

반무릎 자세를 취한다; 왼발을 바깥쪽으로 움직인다. 왼쪽 발꿈치는 오른쪽 무릎과 일직선 상에 위치해야 하며, 왼손을 왼쪽 무릎 위에 올려놓는다.

앞의 운동에서 설명한 모든 동작을 이 자세에서 수행해 본다(앞쪽, 안쪽, 가쪽 및 원 그리기).

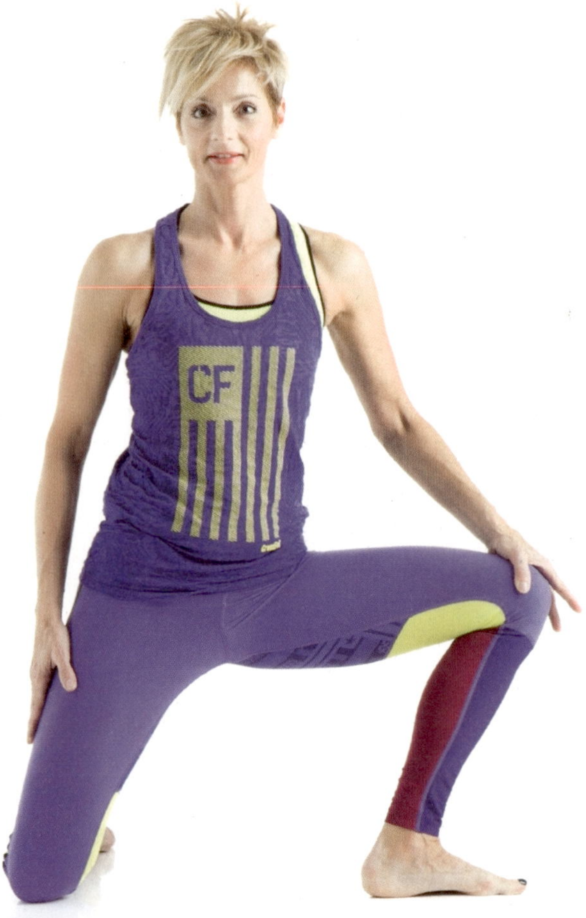

토론

이것은 이전 운동("**Sagittal Woodpeecker**")의 정상적인 진전이다; 이전 운동에서 적용된 모든 것이 이 운동에서도 적용되기 때문에, 여기에서 따로 설명하지 않을 것이다.

나는 한 가지를 덧붙일 것이다: 왼발을 오른쪽 무릎에서 너무 멀리 두지 않거나, 정강목말관절을 가동시키기 보다는 안쪽 허벅지를 신장시킬 것이다. 이것이 우리의 목적이다.

전략

가동성 - 기능적 가동성 - 정강목말관절, 발 및 엉덩관절

시작자세

이전 운동에서 설명한 대로 반무릎 자세를 취한다. 그러나 이번에는 운동 이름이 암시하듯이 오른발꿈치 위에 앉는다. 분명히 할 것은: 왼발을 몸통 앞쪽에 둔다. 왼쪽 무릎을 앞으로 하고 왼쪽 발을 몸통 앞 땅바닥에 평평하게 놓아라; 발가락을 구부리고 오른쪽 무릎을 땅에 대고 오른발의 앞발을 땅에 놓아라. 가슴과 몸통을 곧게 펴고 똑바로 세워라. 무릎 위에 손을 올려라.

오른쪽 발가락을 굽힘하여 오른발의 발앞쪽을 바닥에 두고, 오른쪽 무릎을 바닥에 댄다. 여러분의 가슴과 몸통을 곧게 세운다. 여러분의 양 손은 각각 무릎 위에 배치된다.

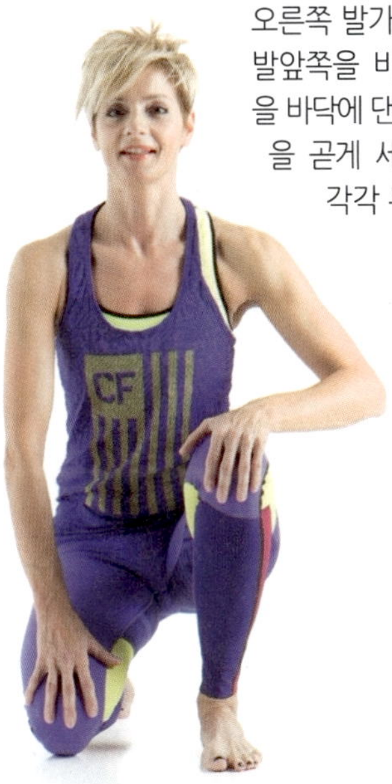

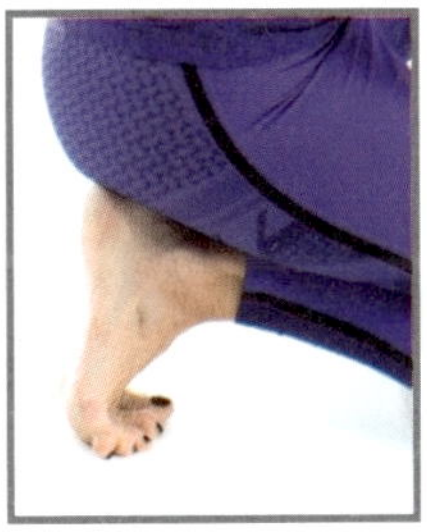

움직임

부드럽게 연속적으로 움직이면서, 양쪽 무릎을 벌려 가쪽으로 움직인다. 왼발과 오른발의 발앞쪽을 바닥 위에 고정시킨다.

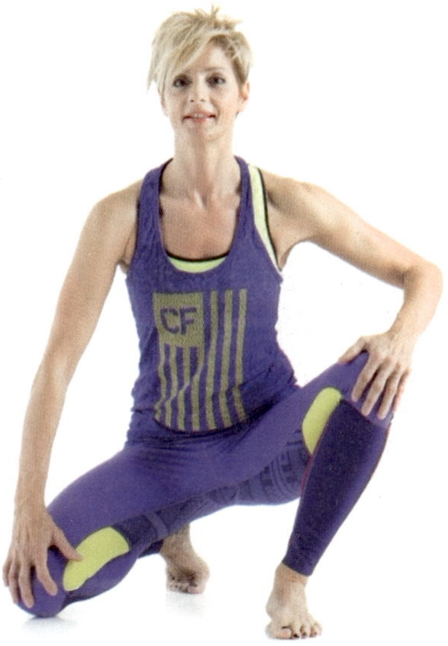

초점(Focus On)

- 고정점은 발이고, 이동점은 무릎이다.
- 점진적인 움직임을 수행한다.
- 너무 심한 통증이 발생해서는 안 된다. 이 운동은 너무 강하면, 역효과가 나타날 수 있다; 필요하다면, 운동을 단순화시킨다.

검토(Work On)

- 정강목말관절, 발허리발가락관절 및 엉덩관절의 가동
- 발바닥근막과 짧은발가락굽힘근의 동시 신장
- 다중 전략과 다중 근육근막 라인의 관여
- 다리 근육의 강화

이 모든 것의 이점

- 덜 아프고 더욱 민첩한 발
- 보다 유동적인 보행
- 향상된 발 지지
- 향상된 엄지발가락가쪽휨증

토론

이것은 정강목말관절과 엉덩관절을 가동시키는 이전 운동의 진전이다. 이 자세에서는 상당한 가동성과 유연성이 요구된다. 조심해서 진행하고, 그렇지 않으면 득보다 실이 더 많을 것이다.

나는 처음부터 이 운동이 매우 어려운 운동이라고 생각하지만, 몇 번의 시도 끝에 요령을 터득했다. 충분히 시간을 갖고 운동에 임한다.

추신: 여성분의 발이 힘들게 되는 하이힐을 신고 나갔다 돌아온 저녁을 생각해 보자. 이런 적절한 동작을 수행하기 좋은 타이밍이다.

변형: Goose Walk in Half-Sitting Position

이전 운동에서 설명된 시작자세에서 시작하며, 일명 오리걸음으로 불리는 이 운동은 오른쪽 다리를 앞쪽으로 이동하고 왼쪽 무릎을 바닥 쪽으로 내린다. 이런 방식으로 계속 앞뒤로 움직인다.

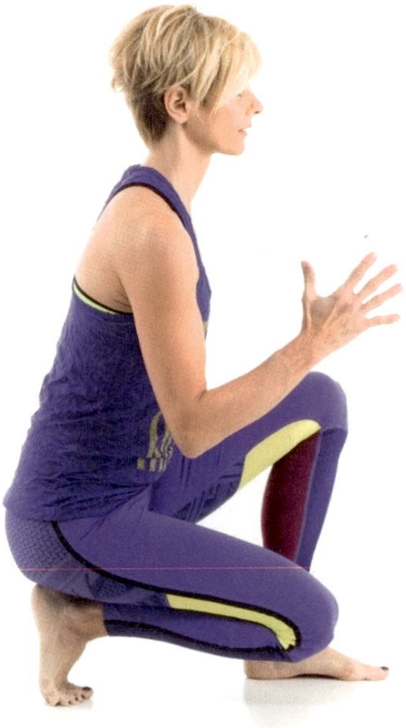

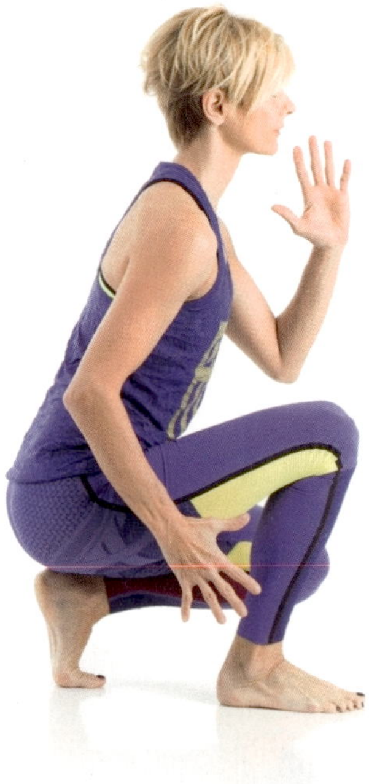

초점(Focus On)

- 연모양 라인 이미지를 상상하고 능동적으로 활성화하기
- 보행할 때 골반을 낮게 유지한다.
- 무릎이 발가락 쪽 방향으로 향한다.

검토(Work On)

- 발목과 발의 가동성
- 다리 근육(특히, 넙다리네갈래근)의 근력 강화
- 비대칭 협응

토론

나는 수년 전에 권투 훈련을 할 때 이 운동을 배웠다.솔직히 말해서, 나는 이것이 정말 어렵고 어리석다고 느꼈기 때문에 참을 수가 없었다. 이것은 거위처럼 원을 그리며 걷는 것이다.

이 운동은 모든 사람에게 적합한 것은 아니다. 그 이유는 이 운동은 우리가 이미 보아왔던 모든 운동의 진전이기 때문이다.

장점의 측면에서 보면, 이 운동은 운동선수에게 매우 좋다. 그 이유는 대부분의 사람이 완전 스쿼트할 때 힘이 부족하기 때문이다.

전략

가동성 - 기능적 가동성 - 발의 관절들

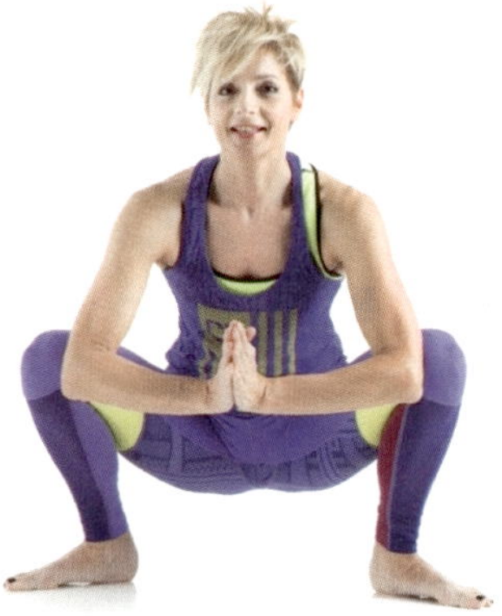

시작자세

양 발을 어깨 너비보다 약간 더 벌리고 쭈그려 앉는다. 등을 곧게 펴고 중립 자세를 취한다. 양 손을 모으고 양쪽 팔꿈치로 허벅지의 안쪽면을 부드럽게 밀어준다(무릎을 가쪽으로 벌린다).

움직임

왼쪽 발꿈치를 바닥으로부터 들어 올려서 체중을 왼발의 발앞쪽(정확히 1번 발허리뼈머리와 5번 발허리뼈머리)으로 이동시킨다. 다시 시작자세로 돌아가서 오른쪽 발도 실시한다. 한 쪽에서 다른 쪽으로 계속 이동한다.

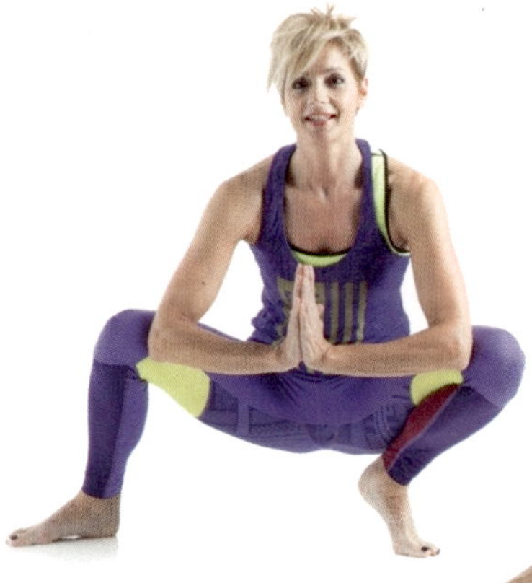

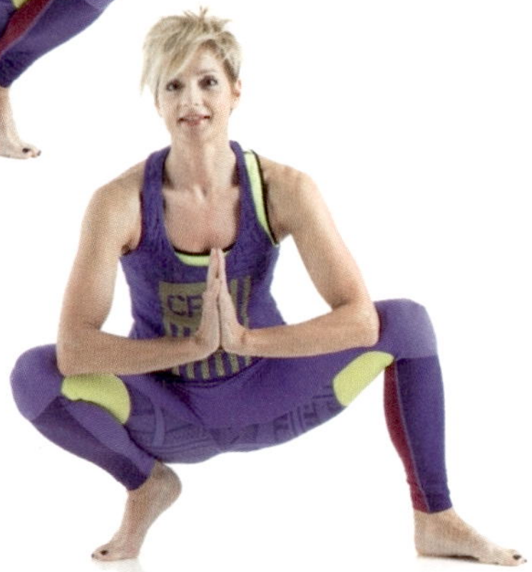

만약 큰 힘을 들이지 않고 이 자세를 유지할 수 있다면, 왼쪽으로 체중을 치우치고, 발앞쪽을 중심으로 무릎으로 원을 그린다.

엄지발가락을 2번 발가락으로부터 멀리 이동시킨다. 몇 번 반복한 후, 방향을 바꾼다. 그리고 다른 발도 실시한다.

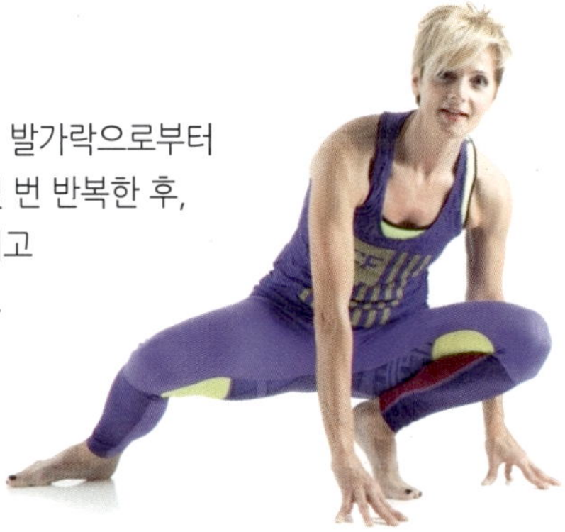

초점
(Focus On)

- 발앞쪽을 축으로 하여 원을 무릎으로 그린다.
- 엄지발가락을 2번 발가락으로부터 멀리 움직인다.

검토(Work On)

- 다중 근육근막 라인을 관여시킨다.
- 다리 근육을 강화한다.
- 발가락 관절, 발허리뼈머리 및 발가락 마디뼈를 가동시킨다.

토론

1번 발허리뼈머리와 2번 발허리뼈머리 사이에 공간을 만들면, 여러분의 보행에 도움이 된다. 뒤쪽 발이 앞쪽으로 움직일 때, 발앞쪽이 넓어져 보행에 필요한 밀기를 할 수 있다(1번 발허리뼈머리와 2번 발허리뼈머리 사이의 공간). 이것은 넙다리네갈래근에 영향을 미치는 뼈사이근을 자극한다. 무슨 일이 일어나는가? 발허리뼈가 폄을 할 때, 발허리뼈사이의 조직에 있는 역학적 수용기가 움직임을 기록하고 무릎 폄근으로 신호를 보낸다. 그리고 이것은 중력과 지면반발력을 흡수한다. 이것이 바로 1번 발허리뼈머리와 2번 발허리뼈머리 사이의 공간이 왜 중요한지를 알려준다.

Runner's Knee in Squatting Position
쭈그려 앉은 자세에서의 달리기 선수 무릎

전략

가동성 – 기능적 가동성 – 엉덩관절, 발 및 발목관절

시작자세

이전 운동에서 설명된 똑같은 스쿼트 자세를 취한다.

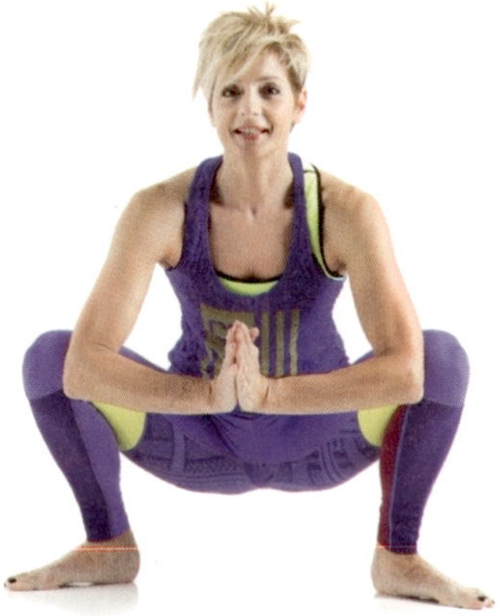

초점(Focus On)

- 양쪽 무릎을 벌린다.
- 가쪽으로 향한 발을 바닥 위에 그대로 유지한다.
- 가능하면 여러분의 등을 곧게 유지한다.

검토(Work On)

- 엉덩관절, 발 및 발목관절의 가동성
- 안쪽 허벅지의 신장(**DFL**)
- 근육 강화

토론

다른 요소와 운동면에서 운동을 수행하면, 이 운동은 더욱 동적으로 되고, 기술적 관점에서 통제력을 초래한다. 이건 내 의도가 아니다. 근막은 새로운 자극에 적응할 시간을 가져야 한다는 것을 명심한다. 느리고 통제된 움직임으로 시작한다. 여러분이 일단 올바른 테크닉을 학습했다면, 리듬을 바꾸기 시작한다: 속도를 증가시키고, 속도를 줄이고, 다시 속도를 감소했다가 증가시킨다. 우리의 움직임(특히, 움직임의 시간/리듬)은 근막 자체 만큼 다양해야 한다.

움직임

왼쪽 무릎을 여러분 앞쪽의 바닥 위에 대고, 오른쪽 종아리와 발을 시작자세로 남겨둔다. 이와 동시에, 오른쪽 팔꿈치를 오른쪽 허벅지 안쪽에 대고 부드럽게 밀면서 다리를 뒤로 움직여 **ROM**을 증가시킨다.

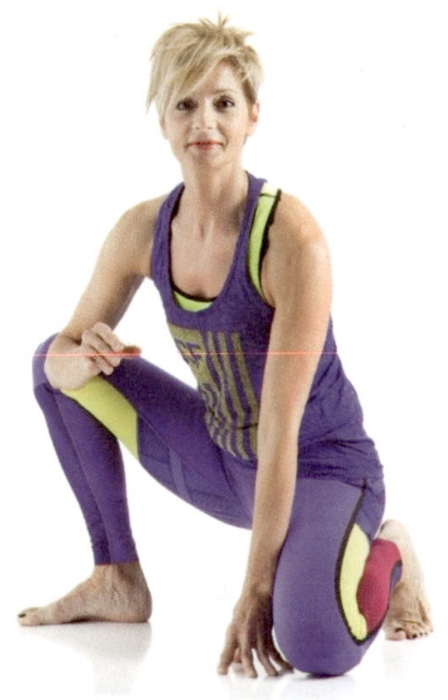

시작자세로 돌아온 후, 반대쪽 움직임을 반복한다.

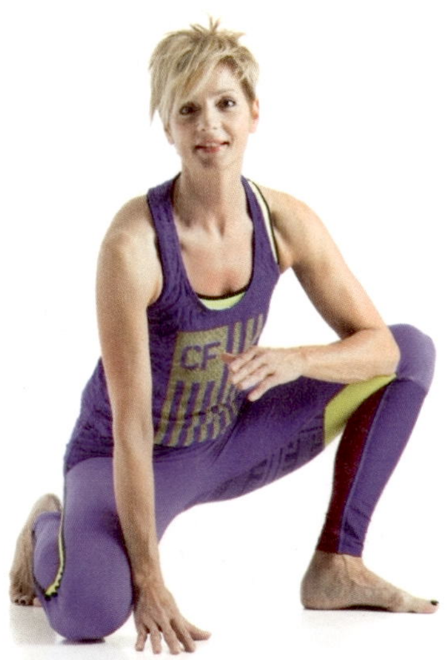

5.4.1.2 기능적 가동성: 엉덩관절

Moving Stork(움직이는 황새)

전략

가동성 - 기능적 가동성 - 엉덩관절

시작자세

오른쪽 무릎을 엉덩관절 높이까지 올린 90-90°황새 자세를 취한다. 즉, 몸통과 고관절 사이의 각도가 90°이고, 허벅지와 종아리 사이의 각도도 90°이다. 양 팔을 어깨 높이까지 옆으로 벌린다.

움직임

왼쪽 넙다리뼈머리를 중심으로 골반을 돌려, 오른쪽 다리가 바깥쪽으로 움직이지만, 양쪽 어깨와 왼쪽 다리는 그대로 자세를 유지한다. 그리고 시작자세로 돌아오고, 10회 반복한 후, 반대쪽으로도 실시한다.

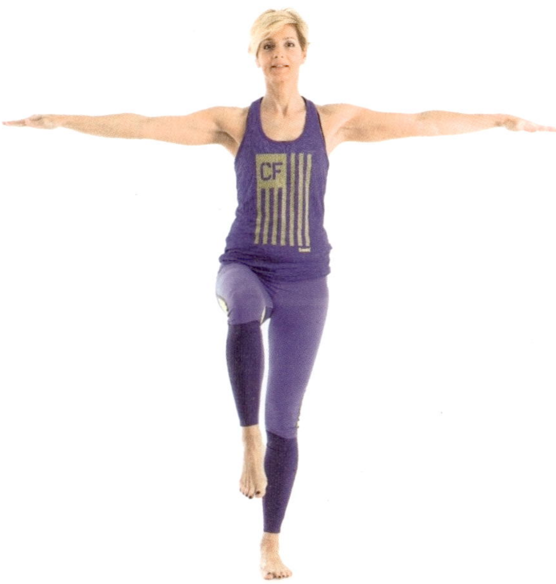

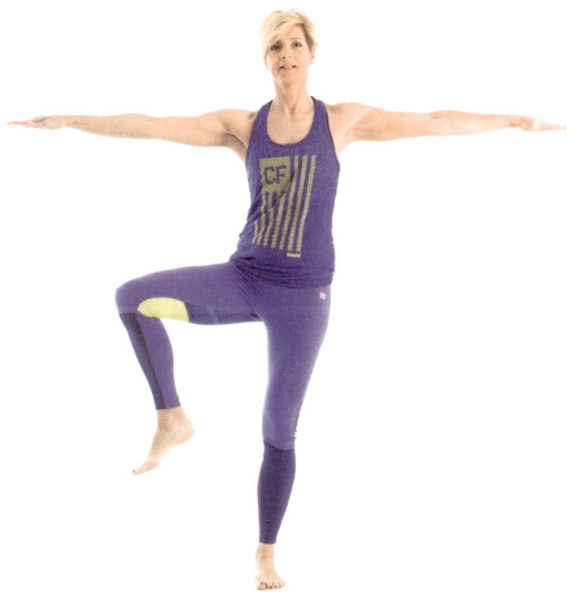

초점(Focus On)

- 고정점은 양쪽 어깨와 지탱한 다리이고, 이동점은 골반이다.
- 연모양 라인 이미지를 상상하고 능동적으로 활성화하기
- 서 있는 발꿈치에서 머리 끝까지 신장한다: 이것은 똑바로 서 있는 자세를 그대로 유지하고, 왼쪽으로 너무 많이 움직이지 않도록 한다.

검토(Work On)

- 엉덩관절의 가동성
- 협응
- 균형

토론

균형을 쉽게 잃을 수 있는 자세에서는 선별적 운동을 수행하기가 쉽지 않다.

만약 여러분이 불안정을 느낀다면, 손으로 무엇을 잡거나 기댄다.

보온병의 두껑을 돌려서 열거나 닫는 것을 상상해 보자: 보온병 몸통(튼튼한 신체 기반처럼)을 잡고, 두껑(다리 움직임)을 돌려야 한다; 이것은 여러분이 운동하는 것과 동일한 움직임이다.

전략

가동성 - 기능적 가동성 - 엉덩관절

시작자세

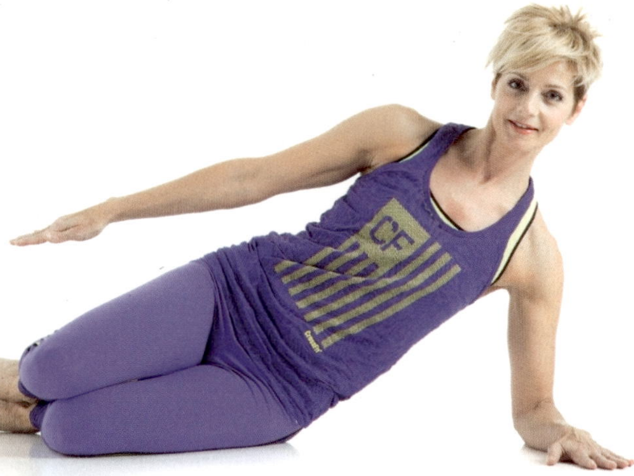

왼쪽 아래팔을 바닥에 대고 옆으로 눕는다. 이때 왼쪽 어깨와 팔꿈치는 수직 일직선 상에 위치한다. 그리고 양쪽 다리와 발을 위아래로 겹쳐 놓는다. 발꿈치, 볼기근육과 어깨를 정렬시킨다: 여러분이 벽을 기대고 있는 것처럼 상상하자.

움직임

움직이기 전에, 가쪽 라인(LL)에 사전 긴장을 생성한다. 왼쪽 어깨뼈/어깨를 다리쪽으로 내리면서, 왼쪽 팔꿈치를 약간 골반 쪽으로 당긴다. 몸통의 왼쪽 측면(배빗근, 갈비사이근, 앞톱니근)이 활성화되는 것을 느껴야 한다. 왼쪽 발과 무릎 가쪽면으로 바닥을 부드럽게 압박한다. 끝으로, 골반을 위쪽으로 들어올리고, 오른쪽 다리(무릎을 굽힘한 상태에서)를 엉덩관절 높이까지 들어올린다.

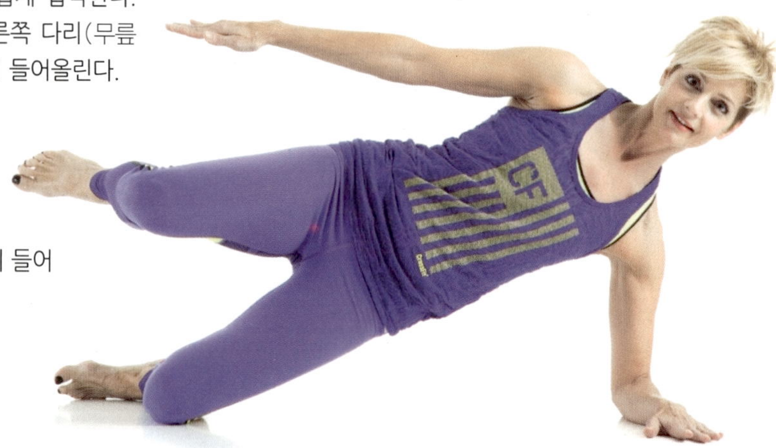

골반을 바닥으로 다시 내린 후, 골반을 다시 들어올린다. 여러분이 원하는 만큼 반복하고, 반대쪽으로도 실시한다.

초점(Focus On)

- 발을 바닥에 댄 채로 유지한다.
- 바닥과의 접촉지점을 유지한다: 발, 무릎, 팔꿈치 등의 가쪽면
- 발과 무릎의 가쪽면으로 바닥을 밀고, 가능하면 발꿈치를 바닥에 유지한다. 발의 자세를 정확하게 하는 것이 종종 어렵지만(자세 불균형 때문에), 동시에 효과적이다.
- 리듬: 탄성이나 통제된 방법으로 골반을 천천히 내리고, 들어올린다. 여러분이 아래로 내릴 때 가쪽 라인에 긴장이 가해진다. 골반을 다시 들어올릴 때 이런 사전 긴장을 사용한다.

자극 변화

- 이전 운동의 시작자세에서 시작하지만, 이번에는 오른쪽 다리를 편한다. 여러분이 원하는 만큼 골반을 올리고 내리는 것을 반복하고, 반대쪽도 실시한다.

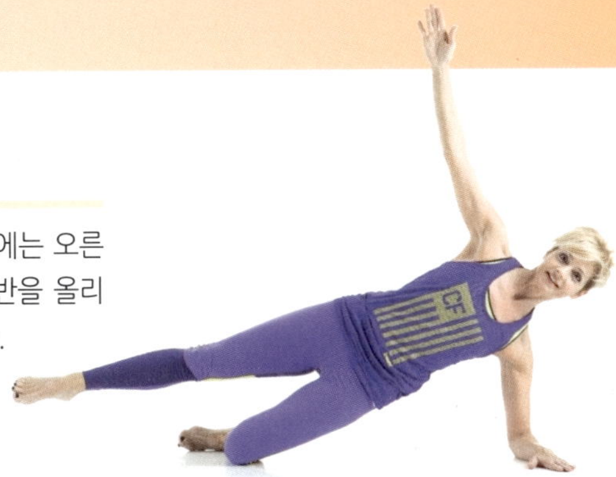

- 이 움직임은 척주를 가동시킨다. 골반을 올린 상태에서 이전 운동의 시작자세를 취한다. 몸통을 통제된 움직임으로 회전시켜, 오른쪽 팔을 몸통과 바닥 사이의 틈인 왼쪽 옆구리 밑으로 넣는다.

  골반을 그대로 유지한다. 운동을 단순화하기 위해, 오른발을 땅에 대고 있거나, 양쪽 다리를 굽힘했던 시작자세를 취할 수 있다. 원하는 횟수만큼 반복하고, 반대쪽로도 실시한다.

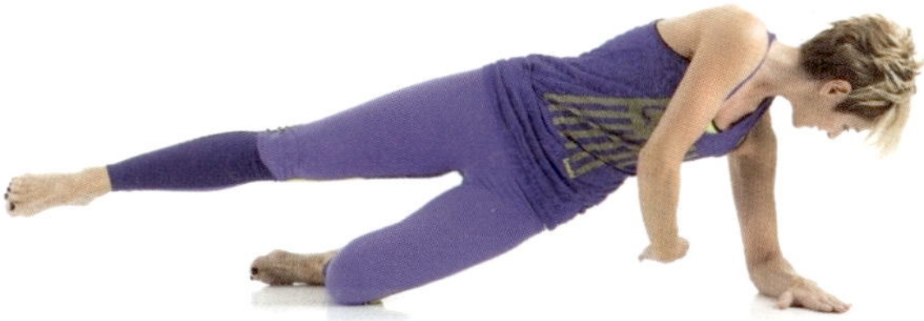

- 이전 운동의 시작자세를 취하지만, 이번에는 오른발을 왼쪽 무릎 앞에 배치한다. 팔꿈치 대신 손을 바닥에 댄다. 골반을 들어올릴 때, 오른쪽의 발앞쪽을 바닥에 견고히 고정하고, 그 발꿈치로 바닥을 민다(이것은 허벅지의 뒤쪽을 활성화한다). 골반을 바닥과 수직되게 유지하고, 시작자세로 돌아온다. 원하는 횟수만큼 반복하고, 반대쪽로도 실시한다.

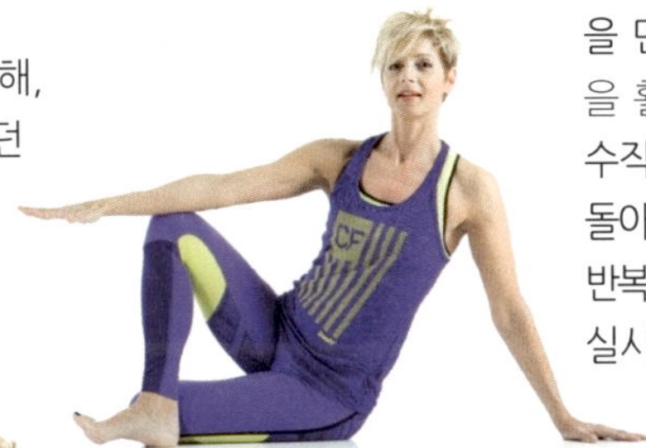

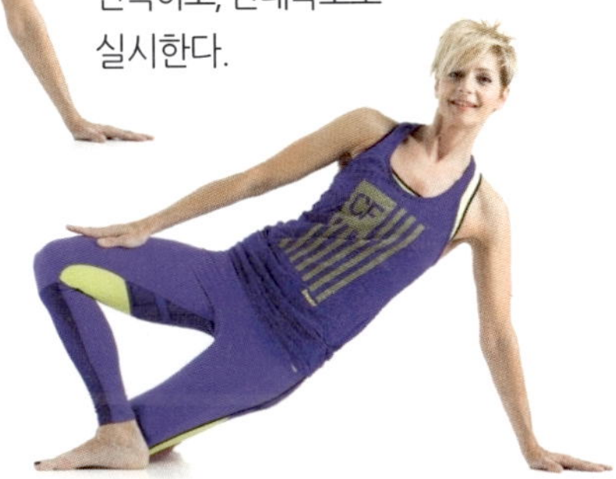

토론

Guido Bruscia는 이 운동을 "**knee saver**"라고 불렀는데, 정말 그러한 것 같다.

이것은 환상적이고 와우 팩터를 가지고 있다. 나는 여러 이유로 무릎이 좋지 않은 클라이언트를 자주 만난다. 개인 트레이너로서, 나의 역할은 클라이언트의 손상을 예방하면서 그들의 근력과 체력을 향상시키는 것이다. 많은 클라이언트들은 스쿼트, 런지, 또는 비슷한 운동을 하기 전에도 무릎 통증을 느낀다. 클라이언트들을 평가할 때 스쿼트를 한 후 그들의 느낌을 말해달라고 한다. 무릎 통증을 호소할 경우에는 무릎을 굽힌 상태에서 가쪽 안정화 운동을 한 뒤, 스쿼트를 반복해 달라고 부탁한다. 60%의 사람들이 더 이상 고통을 느끼지 않고, 적은 비율의 사람들이 고통을 덜 느끼고, 어떤 사람들은 아무런 변화를 느끼지 못한다고 말한다(나는 이들에게는 다른 방법을 사용할 것이다). 이것이 내가 자주 말하는 와우 요인이다. 간단하지만 매우 효과적인 운동이다. 이것은 우리의 가장 약한 고리만큼만 내구력이 있다는 것을 염두에 두고, 우리 몸의 견고한 기초를 구축하는 방법이다.

핵심 단어는 **가동성**과 **안정성**이다.

이 운동이 왜 이렇게 효과적인지 살펴보자. 우리는 단지 가쪽 고정장치로 작용하는 가쪽 라인(**Lateral Line**)을 활성화하고 있다. 이것의 자세 역할은 **SFL/SBL**의 균형을 맞추는 것이다. 이것은 움직임의 기능을 가지고 있고, 몸통의 가쪽 움직임과 돌림에 대한 제동장치로서 작용한다. 그래서 발 위치가 중요한 것이다; **LL**은 1번 발허리뼈바닥과 5번 발허리뼈바닥의 밑에서 시작한다.

나는 이 운동을 바닥 위에서 직접하는 것을 좋아한다(매트 없이). 이것이 내가 종종 "철의 여인"으로 불리는 이유이다. 이에 대한 이유는 아주 간단하다. 딱딱한 바닥은 우리에게 통증유발점에 대한 즉각적인 피드백을 준다. 긴장에 긴장을 가한다. 긴장을 없애면, 다음 운동을 수행할 때 통증이 감소될 것이다. 여러분의 신체 변화를 느낄 이런 기회를 잃어버리고 싶은가?

전략

가동성 – 기능적 가동성 – 엉덩관절

시작자세

발꿈치 위에 앉아서, 양 손으로 무릎을 잡는다. 만약 여러분이 발꿈치 위에 앉는 것이 어렵다면, 95 페이지에 있는 운동(라인 느끼기 전략)을 수행한다. 이것이 여러분께 도움을 줄 것이다.

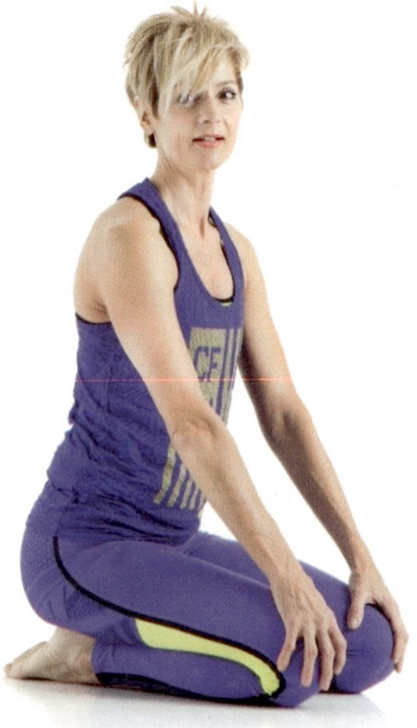

움직임

오른쪽 무릎과 오른쪽 골반을 들어올리기 위해 손을 사용하자. 그런 다음, 오른쪽을 내리면서 왼쪽 무릎과 왼쪽 골반을 들어올린다. 양쪽을 계속 번갈아 움직이고, 무릎의 ROM을 증가시킨다. 무릎을 이용해 계단을 오른다고 상상해 보자.

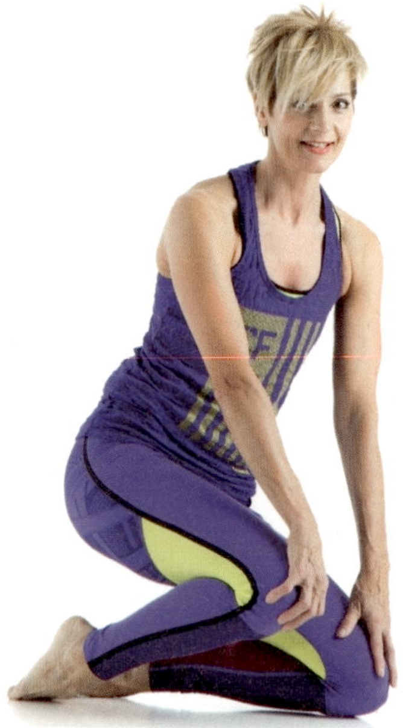

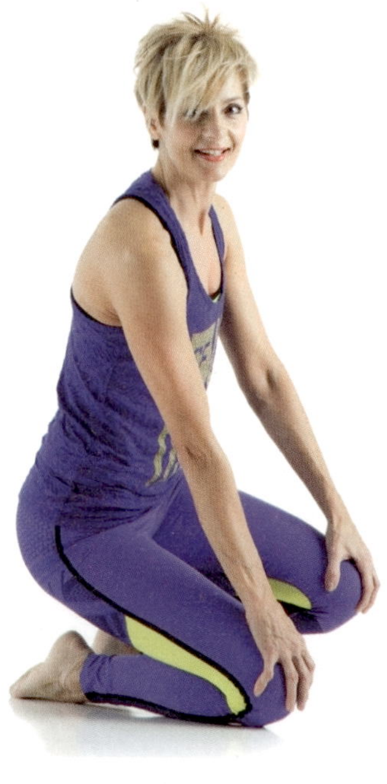

초점(Focus On)

- 점진적으로 연속적인 움직임 수행
- 난이도의 점진적 증가

검토(Work On)

- SFL의 아랫부분 신장
- 발목, 엉덩관절 및 엉치엉덩관절의 관여

토론

이 운동을 기능적 가동성 전략에 포함시키는 것으로 결정했다. 그 이유는 이 운동이 SFL의 아랫부분을 뚜렷하게 신장하지만, 다중 관절(발목관절, 엉덩관절 및 엉치엉덩관절 등)에도 작용하기 때문이다.

전략

엉덩관절의 가동성 – 기능적 가동성

시작자세

양 손을 등 뒤로 배치하고 엎드린 자세를 취한다. 그리고 오른쪽 다리를 굽힌다. 오른쪽 발목을 왼쪽 장딴지 근육 위에 올려놓고, 전방을 응시한다.

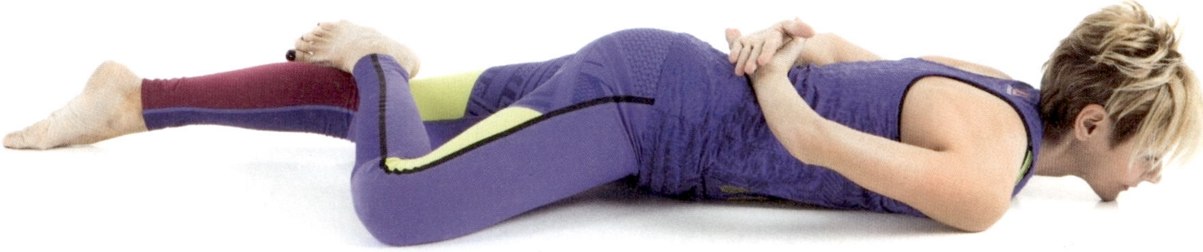

움직임

오른쪽 무릎을 바닥으로부터 천천히 들어올린다. 이때 발과 몸통을 가능하면 그대로 유지한다. 오른쪽 무릎을 다시 바닥으로 내려 놓고, 원하는 횟수만큼 반복한 후, 반대쪽도 실시한다.

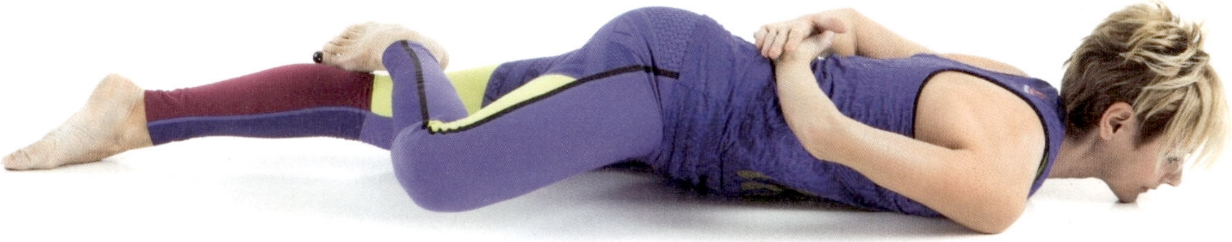

초점(Focus On)

- 굽힌된 무릎만 들어올린다; 오른발을 왼쪽 종아리 위에 그대로 유지한다.
- 골반을 들어올리지 않는다; 시작자세를 그대로 유지해야 한다.

검토(Work On)

- 엉덩관절의 기능적 가동성
- 엉덩관절 가쪽돌림근의 근력강화
- 엉덩관절 안쪽돌림근의 신장

엉덩관절(Hip)

엉덩관절은 몸통의 골반 부위와 다리를 연결하는 부위이다. 엉덩관절은 엉덩넙다리관절 또는 절구넙다리관절로 알려져 있다. 이 관절은 가동범위가 넓은 엉덩뼈의 절구와 넙다리뼈머리 사이에 있는 절구관절이다.

엉덩관절 안쪽돌림의 목록

이 동작의 주요 요소는 다음과 같다:

- 넙다리근막긴장근(대퇴근막장근): 엉덩관절의 안쪽돌림, 굽힘 및 벌림
- 작은볼기근(소둔근): 허벅지의 벌림, 안쪽돌림 및 굽힘
- 중간볼기근(앞쪽 근막): 허벅지의 안쪽돌림과 벌림, 굽힘과 폄에 관여
- 큰모음근(아래쪽 근막): 안쪽돌림지지

엉덩관절 가쪽돌림의 목록

이 동작의 주요 요소는 다음과 같다:

- 궁둥구멍근(이상근): 넙다리뼈의 가쪽돌림과 엉치뼈의 폄
- 위쌍둥이근(상쌍자근): 넙다리뼈의 가쪽돌림
- 아래쌍둥이근(하쌍자근): 넙다리뼈의 가쪽돌림
- 속폐쇄근(내폐쇄근): 넙다리뼈의 가쪽돌림과 골반 안정화
- 바깥폐쇄근(외폐쇄근): 넙다리뼈의 가쪽돌림과 골반 안정화
- 넙다리네모근(대퇴방형근): 넙다리뼈의 가쪽돌림
- 큰돌기근(대둔근): 넙다리뼈의 폄과 가쪽돌림. 모음과 벌림에도 관여함

토론

자세가 편안하게 보이지만, 무릎 움직임이 어렵다. 많은 초보자들은 무릎을 바닥으로부터 들어올릴 수 없을 것이다. 난이도를 줄이는 시도를 해 보자(아래 참고). 여러분께 맞춘 운동으로 트레이닝하고, 그 다음 표준 운동을 다시 시도해 보자.

난이도 감소

- 이마 아래쪽으로 팔의 위치를 변하시킨다.
- 만약 시작자세를 취하기가 어렵다면, 골반을 약간 들어올려 쿠션을 받쳐 준다. 만약 여전히 어렵다면, 다른 운동을 선택하고, 몇 달 후에 다시 시도해 본다.

난이도 증가

머리를 굽힘된 다리 방향으로 돌린다. 여러분은 난이도가 얼마나 증가되었는지를 바로 알게 될 것이다.

전략

가동성 - 기능적 가동성 - 엉덩관절

시작자세

양쪽 다리를 굽힘과 어깨너비보다 조금 더 벌리고 앉는다. 양 손을 등 뒤쪽 바닥에 배치하고, 등을 똑바로 편다.

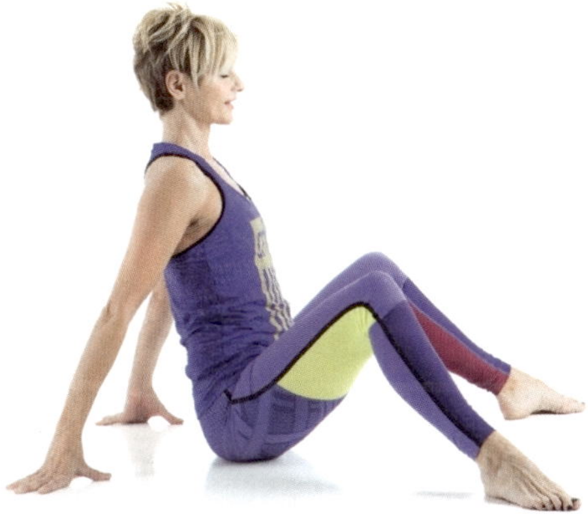

조점(Focus On)

- 연모양 라인 이미지를 상상하고 능동적으로 활성화하기
- 양쪽 무릎을 바닥에 댄다.

검토(Work On)

- 엉덩관절의 기능적 가동성
- 엉덩관절의 가쪽돌림 근육과 안쪽돌림 근육의 강화
- 엉덩관절의 가쪽돌림 근육과 안쪽돌림 근육의 신장

난이도 감소

만약 여러분이 등을 곧게 펴고 균형을 유지할 수 없다면, 양 손을 바닥에 대고 척추의 신장을 지지하면서 다리를 움직인다(시작자세 참고).

움직임

허리를 곧게 펴고 가슴 앞으로 팔을 들어 올리고 양쪽 무릎을 왼쪽 바닥으로 내린다. 그리고 몸통을 위쪽으로 신장한다.

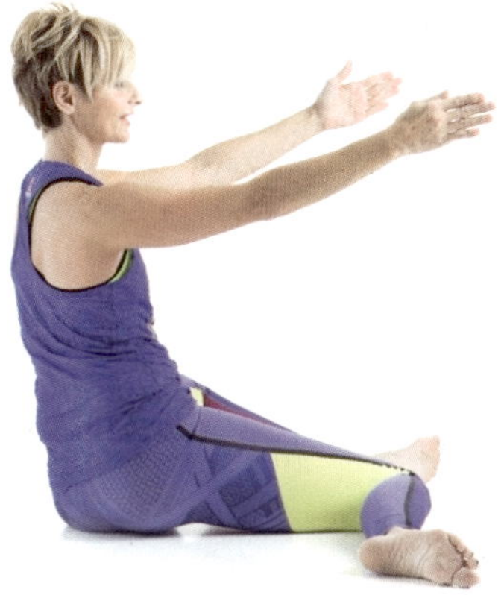

다시 시작자세로 돌아간 후, 양 팔은 그대로 들어올리고 있는다. 양쪽 무릎을 오른쪽의 바닥 쪽으로 내린다. 한쪽에서 다른 쪽으로 계속 움직이고, 원하는 횟수 만큼 반복한다.

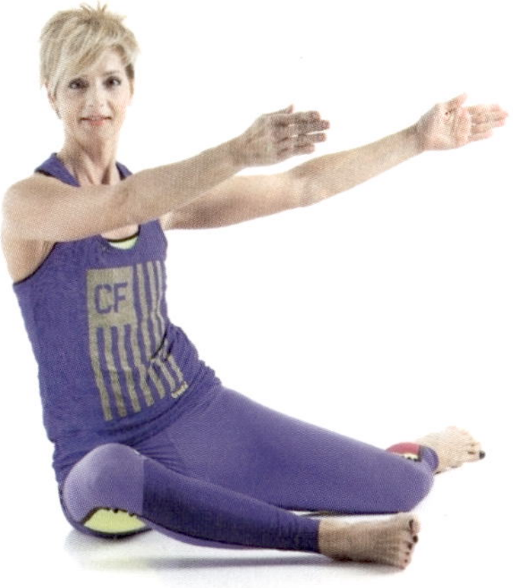

토론

이제 난이도를 증가시켜 보자. 나에게 이 운동은 우아하고 부드러운 댄스와 같다. 이것은 사람들에게 좋은 과도기의 운동이다. 이것을 설명하는 가장 좋은 방법은 완벽하게 협응하는 시계의 톱니바퀴와 같다. 이 운동은 여러 운동면에서 엉덩관절을 가동시키는 중요한 운동이다. 이 운동은 골반바닥 근육 뿐만 아니라, 엉덩관절의 안쪽돌림근과 가쪽돌림근을 신장하고 자극한다(124 페이지에 있는 상자 참고). 근육근막 라인의 관점에서 볼 때, 이 운동은 **LL/DFL**에 작용한다(다른 근육과 라인이 자극되지만, 우리는 주요 근육과 라인에 초점을 맞춘다).

5.4.1.3 기능적 가동성: 척추

Sideways Tilting of the Upper Body in Standing Position
(선 자세에서의 상체 측면 경사)

전략

허리뼈의 가동성 - 가동

시작자세

양쪽 다리를 엉덩이 너비로 벌리고 양 팔을 어깨 높이에서 옆으로 벌린 채 똑바른 서기 자세를 취한다.

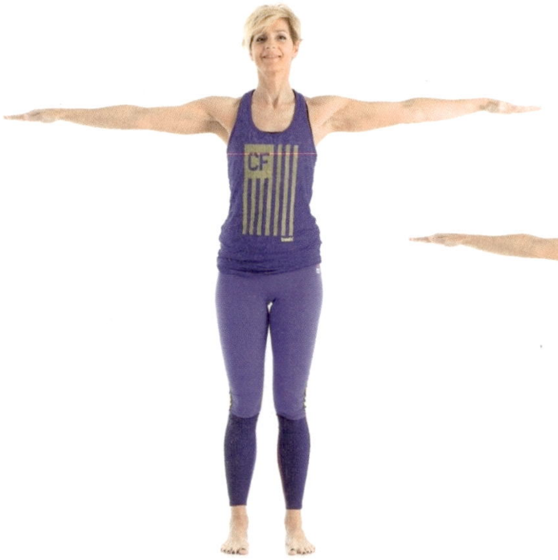

움직임

오른손 끝을 벽에 닿는다고 생각해 보자. 오른손으로 상체를 통째로 끌어 당기면서, 오른쪽 어깨를 왼쪽 엉덩뼈능선으로부터 멀어지도록 움직인다. 항상 양 팔을 어깨높이로 유지한다. 이런 측면 운동은 **FL**을 신장시킨다; 시작자세로 돌아가기 위해 이런 사전 긴장을 사용한다. 반대쪽으로도 실시하고, 원하는 만큼 반복해 본다.

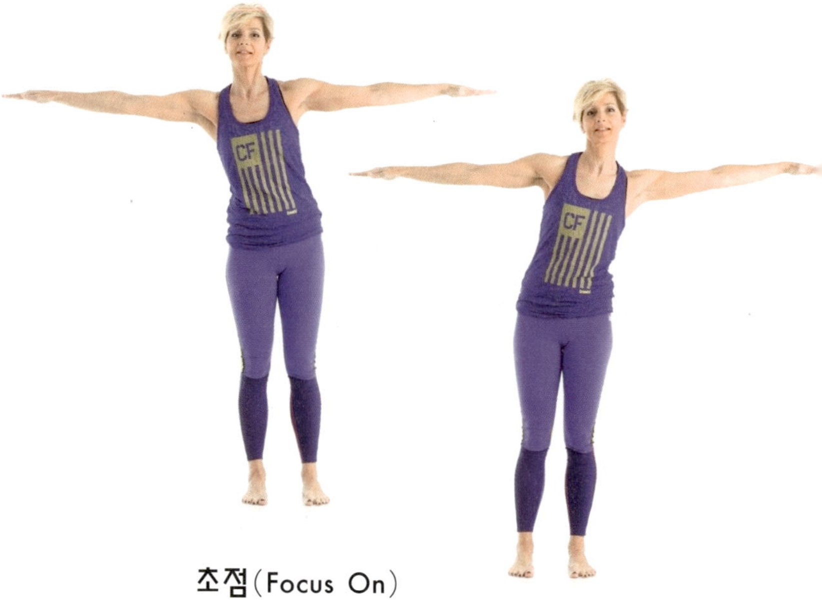

토론

이 운동은 특별한 관리와 자각을 요구하는데, 그 이유는 옆으로 움직일 때 신장을 유지하기가 쉽지 않기 때문이다; 옆으로 굽힘되는 경향이 있다. 목표는 허리뼈의 가동이지만, 동시에 허리 긴장이 증가하는 등뼈와 엉치뼈 사이 부위(등허리근막과 엉치허리근막)를 신장하고 유연성을 강화하는 것이다.

초점(Focus On)

- 연모양 라인 이미지를 상상하고 능동적으로 활성화하기
- 오직 상체만 움직인다. 골반은 그대로 유지된다.

검토(Work On)

- 허리뼈의 기능적 가동성
- **SFAL/SBL/FL**, 등허리근막, 엉치허리근막의 동적 신장
- 증가된 산화와 혈액순환

전략

등뼈의 가동성- 가동

시작자세

양쪽 발을 붙이고 똑바른 서기자세를 취한다. 양 팔을 가슴 앞쪽에서 교차하여 각 손을 반대쪽 어깨 위에 배치한다.

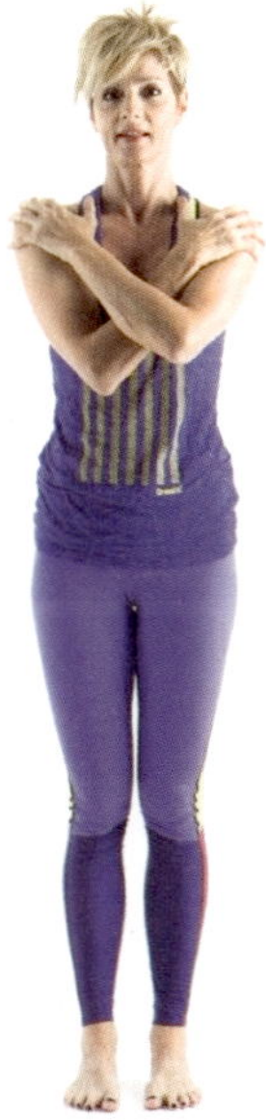

움직임

상체를 오른쪽으로 신장하고 기울이고, 왼발을 오른발 뒤쪽으로 이동시킨다. 그런 다음, 왼발을 움직여 양쪽 발의 간격을 어깨너비만큼 벌린다. 다시 상체를 오른쪽으로 기울이지만, 왼발을 오른발 앞쪽으로 움직인다. 상체를 옆으로 기울이는 것에 초점을 맞추면서 이런 운동을 계속한다. 한쪽 측면으로 10회 기울인 후, 반대쪽도 실시한다.

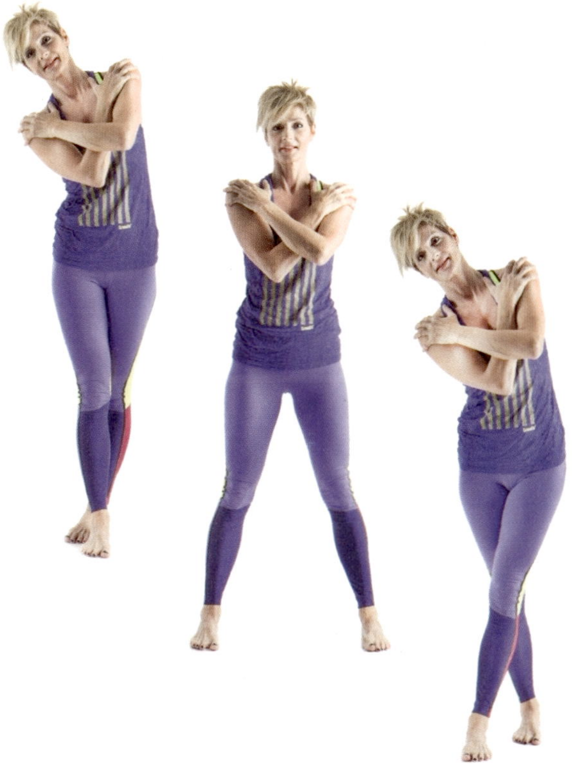

초점(Focus On)

- 연모양 라인 이미지를 상상하고 능동적으로 활성화하기
- 신장을 먼저 하고, 그 다음 기울인다.

검토(Work On)

- 등뼈의 가동성
- 가쪽 라인의 동적 신장

토론

이 운동의 목적은 상체를 옆으로 기울었을 때 발의 활주 움직임을 함께 하면서 등뼈를 가동시키는 것이다. LL은 신장 움직임으로 이점을 얻는 것이 분명하다. 여러분이 오른쪽으로 상체를 기울일 때, 왼쪽의 갈비뼈가 천장 쪽으로 올라갈 것이다; 오른쪽으로 너무 많이 기울어지지 않도록 주의한다. 명심해야 할 것은 우리는 압박이 아닌 팽창을 기대한다는 점이다.

난이도 감소

다리를 움직이지 말고 옆으로 기울인다.

자극 변화

근막 신장에 대한 6장에서도 **"Bamboo"**(180 페이지)로 불리는 운동이 설명되고 있다. 이때 초점은 가쪽 라인의 신장이다.

Tired Cat on All Fours
네발자세의 지쳐 있는 고양이

전략

척주의 가동성- 가동

시작자세

네발자세를 취하고, 양쪽 무릎을 엉덩이 너비만큼 벌리고, 무릎과 어깨가 수직 일직선이 되도록 한다. 양 손도 어깨와 수직 일직선을 유지해야 한다. 이때 손가락을 벌린다. 오른쪽 손과 오른쪽 무릎이 약간 가까워지도록 움직인다.

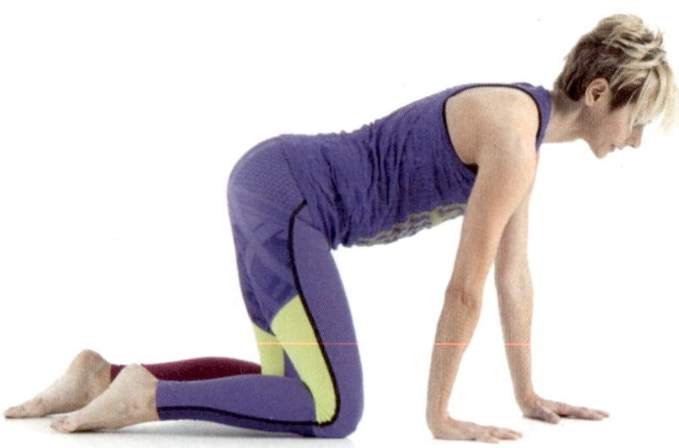

토론

"작은 것은 큰 차이를 만든다"는 말이 생각난다. 위에 설명된 움직임은 더 잘 요약될 수 없다. 이 운동은 작지만 척추의 건강에 큰 영향을 미친다.

골반을 중립위로 유지한 채 여러분의 상체를 양 팔 사이에 떨어뜨리면, 척추가 자유롭게 회전할 수 있다. 이것은 운동의 가장 어려운 측면인데, 그 이유는 우리가 완전하게 이완할 수 없음을 알기 때문이다.

우리는 가장 작은 것도 통제하면서 모든 것을 유지한 채, 올바른 자세(적어도 우리에게 바르게 보이는 자세)의 유지를 시도한다. 우리를 특정 자세로 유지하기 위해 근육에 대한 지속적인 요구가 있다. 즉, 이것은 더 이상 우리가 이완할 수 없다는 의미이다. 균형잡힌 자세는 똑바른 자세를 취하려고 힘들게 노력하지 않는다. 이것은 우리가 간단하게 양 팔 사이에서 이완해야 할 운동이고, 등 근육은 이완되고, 척추는 자유롭게 움직여야 한다.

이 운동은 특히 측만증 환자의 관심을 끄는데, 그 이유는 움직임이 비하중 상태이기 때문이다.

움직임

등을 해먹과 같은 모양으로 만들고, 상체와 머리를 양 팔 사이로 떨어뜨린다.

골반을 벽(여러분 뒤에 위치한) 쪽으로 움직이고, 가능하면 바닥과 평행하게 유지한다.

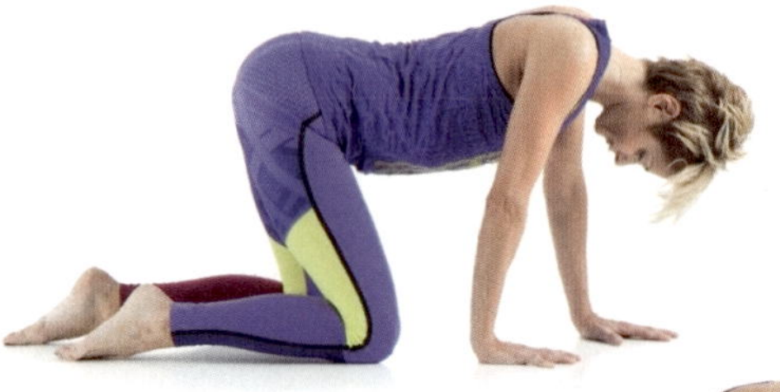

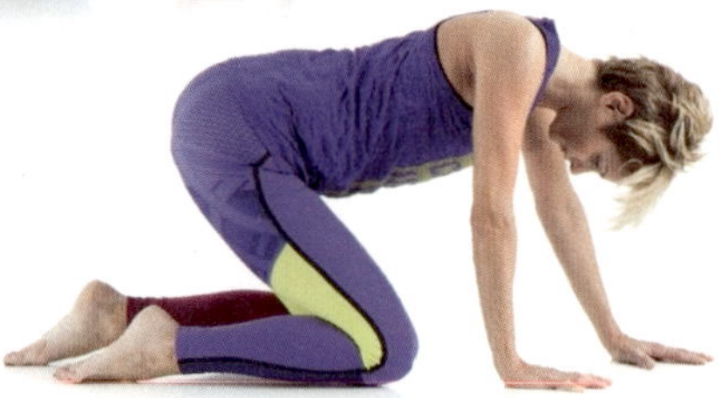

다시 시작자세로 움직이고, 멈춤 없이 양쪽 어깨가 손보다 앞쪽에 위치하도록 앞으로 움직인다.

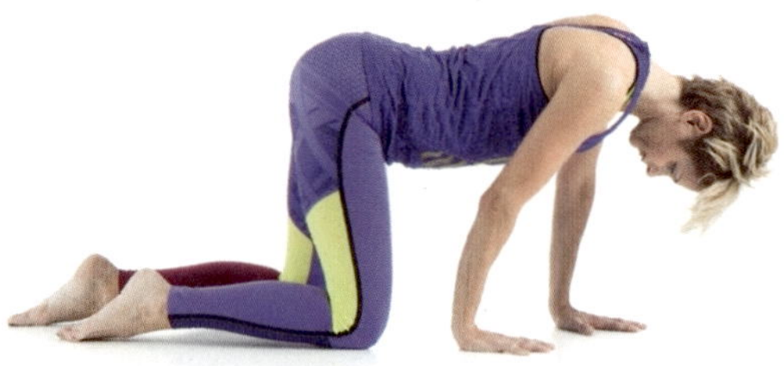

초점(Focus On)

- 고정점은 골반이고, 이동점은 척추이다.
- "해먹" 자세에서 상체와 머리를 아래로 떨어뜨린다.
- 팔을 곧게 하고, 팔꿈치를 바깥쪽을 향하게 한다.
- 골반은 중립위를 취한다. 골반 회전은 움직임을 지지할 것이고, 척추의 회전은 움직임을 지지하지 못해 가동이 덜 일어날 것이다. 만약 한쪽이 짧아지면(골반이 같은 쪽의 갈비뼈 쪽으로 움직인다), 축성 신장이 소실되고, 이로 인해 척추의 회전을 막아주는 근육이 활성화될 것이다. 골반을 자신의 축으로 유지하는 것이 왜 중요한가?

검토(Work On)

비하중 때 척추의 기능적 가동성

전략

척추의 가동성 - 가동

시작자세와 움직임

네발자세를 취하고, 왼쪽 발꿈치를 뒤쪽 방향으로 밀면서, 왼쪽 다리가 완전히 펴질 때까지 왼발의 발앞쪽을 바닥 위에서 활주시킨다. 발꿈치가 머리로부터 멀어지고(2개의 이동점이 반대점이 된다), 또 머리가 발꿈치로부터 멀어져서 긴장이 전체 등(**SBL**=얕은 뒤쪽 라인)을 따라 발생하는 것을 상상해 보자. 오른팔을 굽혀 오른손을 목 뒤에 배치한다.

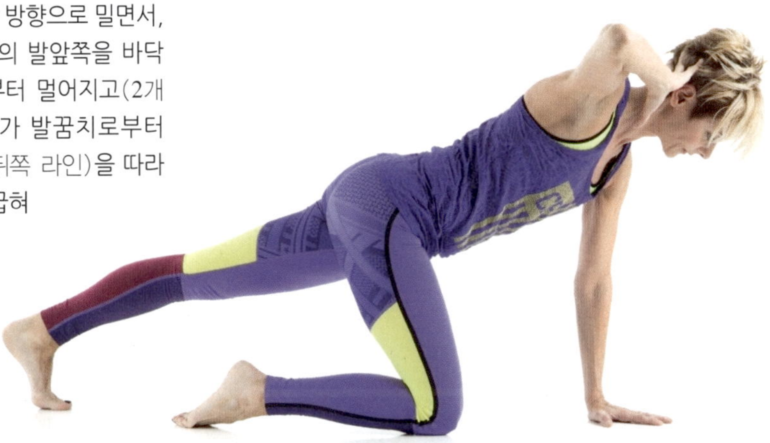

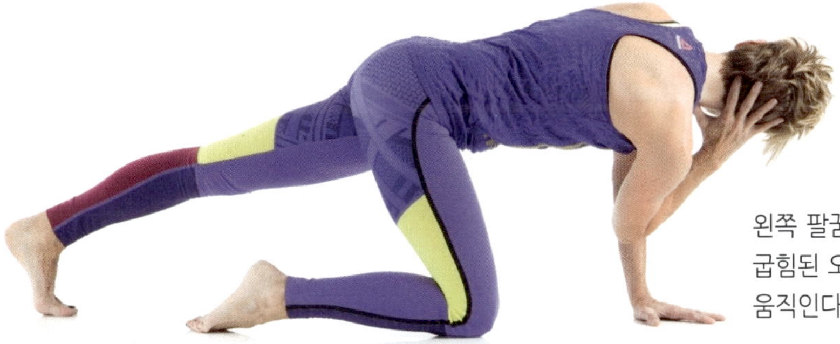

왼쪽 팔꿈치 쪽으로 오른쪽 갈비뼈를 돌린다. 즉, 굽힘된 오른쪽 팔이 왼쪽 팔꿈치 쪽으로 수동으로 움직인다.

오른쪽 팔꿈치를 가쪽으로 움직이면서 뒤쪽으로 움직인다; 시작자세에서 멈추지 않고, 긴장이 여러분을 멈출 때까지 계속 상체를 위쪽으로 회전시킨다.
이때 등뼈 뒤굽음과 양쪽 어깨뼈의 간격을 유지한다.
여러분이 원하는 만큼 전체 움직임을 반복한다.
반대쪽 방향으로도 회전하여 운동을 수행한다.

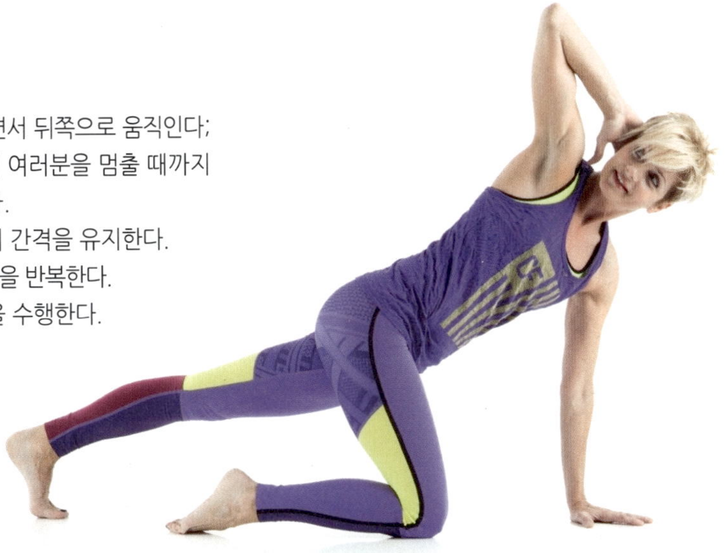

초점(Focus On)

- 연모양 라인 이미지를 상상하고 능동적으로 활성화하기
- 지탱하는 팔의 팔꿈치를 가쪽으로 회전시킨다.
- 반대점은 발꿈치(뻗은 다리)와 머리(정수리)이다.
- 발꿈치에서 머리 정수리까지 긴장의 발생
- 등의 중심축을 중심으로 회전한다; 통닭이 꼬챙이에 꽂힌 채로 회전하고 있는 것을 상상해 보자.

검토(Work On)

- 등뼈의 기능적 가동성
- **LL/SL/DFL**의 근육근막 신장
- 코어(**LL/SL/SBL**)의 강화

토론

만약 여러분이 기억한다면, 이 운동의 목표는 신장할 때 척주의 가동이다. 이것은 과도한 근육 스트레인이 없다는 것을 의미하는데, 그 이유는 이것이 움직임을 차단할 것이기 때문이다. 그러나 우리는 등뼈의 폄과 관련되는 과도한 회전을 바라지 않는다(척주의 생리적 만곡과 회전을 유지하는). 시선이 목뼈와 관련되기 때문에(눈-목뼈 연결), 우리의 시선은 팔꿈치의 움직임을 따라가야 한다. 이것은 전체 코어를 위한 훌륭한 운동을 만든다.

여러분이 위쪽으로 회전할 때, 등뼈 뒤굽음과 양쪽 어깨뼈의 간격을 유지한다; 그것은 이 자세에서 돌림을 일으키는데 약간의 어려움이 있지만, 이것은 호흡에 도움을 주는 가슴 팽창을 효율적으로 유지할 것이다.

DFL의 용적을 만들기 위해, 만약 내가 위쪽 방향으로 회전을 할 때 양쪽 어깨뼈의 간격을 좁히고 등뼈를 펌하면, 나는 가슴의 공간을 줄일 것이다(복장뼈와 등뼈가 더 가까워지도록); 그러나 만약 등뼈 뒤굽음과 척주의 중심축에 대한 회전을 유지한다면, 나는 갈비우리에서 공간을 생성한다.

자극 변화

가슴을 위쪽으로 회전시킬 때, 여러분의 시선을 아래쪽으로 향하게 하고, 반대로 가슴을 아래쪽으로 회전할 때는 시선을 위쪽으로 향하게 한다(머리를 움직이는 것이 아니라, 시선만 움직인다). 이것은 등뼈에 유익한 신경계를 자극한다.

난이도 감소

전체 운동은 네발자세나 아래에서 보여지듯이 거북이 자세에서 수행될 수 있다.

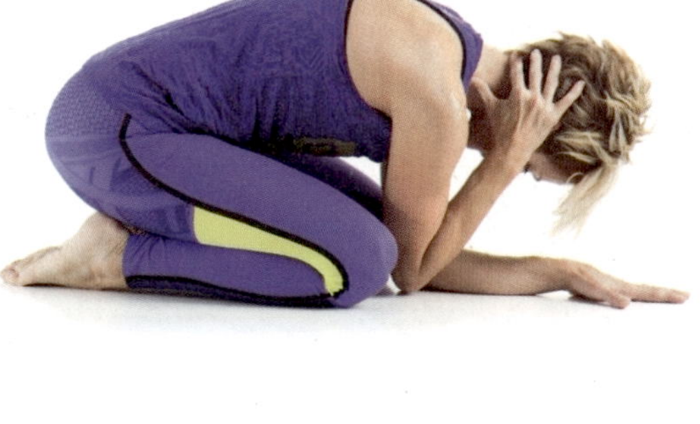

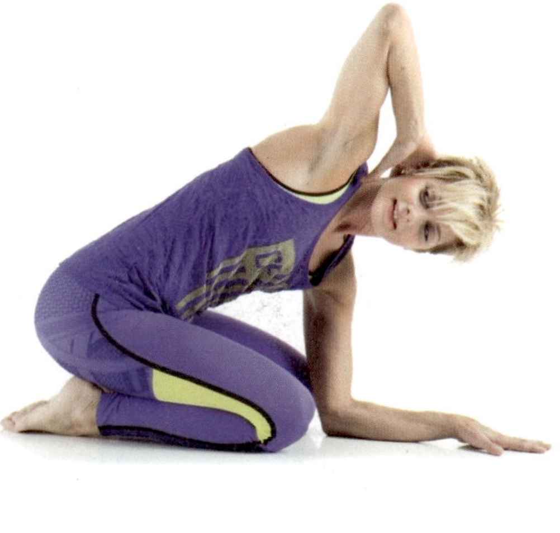

5.4.1.4. 기능적 가동성: 어깨위팔관절

Spider Woman(스파이더 우먼)

전략

가동성 - 신경-근육근막 가동

시작자세

양쪽 다리를 엉덩이 너비로 벌리고 똑바로 선다.
오른팔을 굽힘하고, 손가락을 완전히 벌린다. 새끼두덩과 엄지두덩 사이의 공간을 만든다.

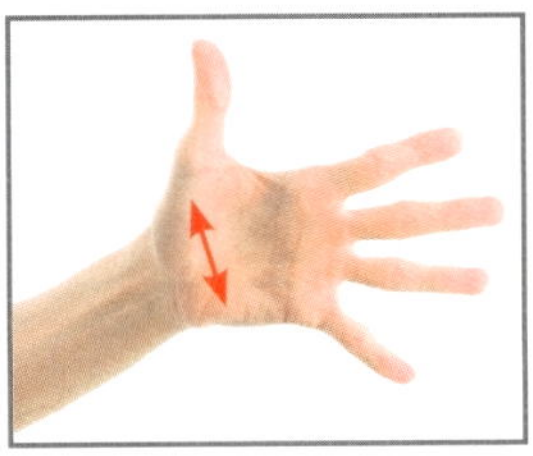

그 다음, 손목을 펌하고, 머리를 오른쪽으로 기울인다.

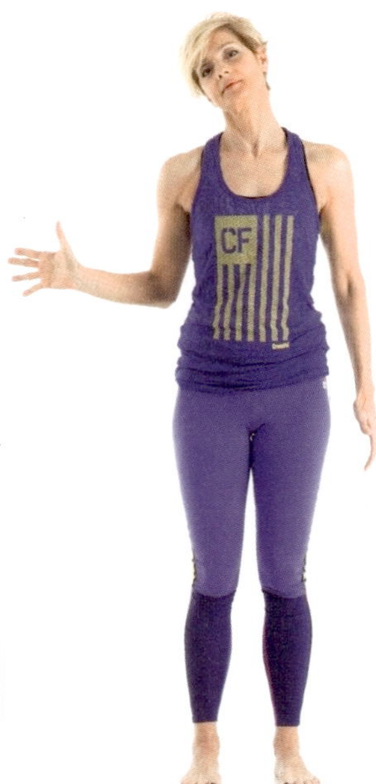

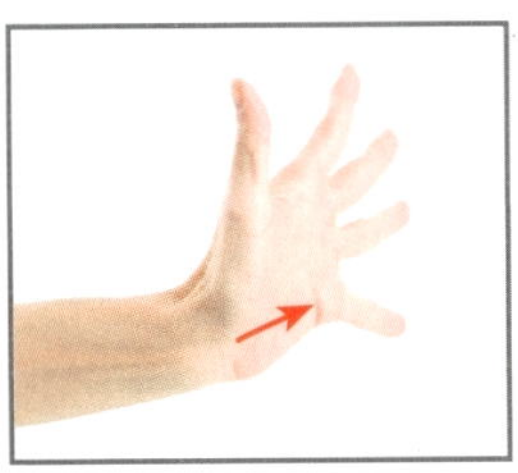

움직임

숨을 들이마시고, 오른쪽 손목을 오른쪽 귀로부터 멀리 이동시키고, 머리를 왼쪽으로 기울인다. 즉, 팔 전체를 신장한다.
움직임이 끝날 때까지 손가락을 곧게 편다.
만약 할 수 있다면, 팔꿈치를 완전히 펴고, 팔꿈치를 뒤쪽으로 향하게 한다. 그리고 다시 팔꿈치를 굽힘한다;
귀를 손목 쪽으로 가져간다.
율동적으로 계속 10회 반복하고, 점차 가동범위를 증가시킨다.

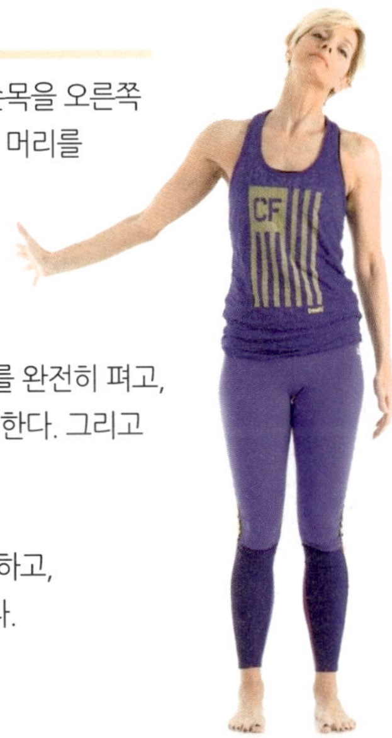

초점(Focus On)

- 반대점은 귀, 손목 및 손가락이다.
- 손목을 항상 펴서 손바닥의 공간을 만든다.
- 손가락을 펴하고, 약간 벌린다.
- 연모양 라인 이미지를 상상하고 활성화하기
- 노력이나 통증 없이 수행하는 유동적이고 율동적인 움직임. 원하는 신장 자세를 찾을 수 있도록 완전 가동범위를 달성하면, 움직임이 효율적일 것이다. 그러면 폄근이 동시에 활성화되고 강화될 것이다.

검토(Work On)

- 신경-근육근막 라인의 가동
- 중추신경계, 힘줄 및 근막 근육 사이의 의식적 전환과 그리고 무의식적 전환의 자극
- 손 굽힘근의 신장과 손 폄근의 근력강화
- 이 운동의 목적은 통증 없이 손바닥을 펴서 취하는 네발자세이다. 이 운동은 불균형이 없어졌는지를 체크하는 통제적인 운동이다.

자극 변화

팔을 곧게 뻗은 자세를 유지함으로써, 이 운동은 하나의 동적 신장 운동이 된다. 이 운동은 항상 가동 운동으로 시작하는 것이 좋은데, 그 이유는 너무 심한 신장은 신경계 손상을 초래할 수 있기 때문이다.

각 자세(자쪽치우침, 굽힘, 노쪽치우침 및 폄)에 집중하면서 손목을 시계방향과 반시계방향으로 돌린다.

폄근은 손목을 펴하고 손가락을 곧게 만든다. 반대로 굽힘근은 주먹을 쥐게 한다.

토론

"**Spider Woman**"은 네발자세나 앞쪽 플랭크 자세와 같이, 손바닥으로 체중을 지지하도록 준비하는 좋은 운동이다.

내가 수년 동안 일하면서, 손으로 체중을 지지할 때 손목 문제를 가진 많은 학생들을 만났다. 나는 그들을 돕기 위해, 그들의 손목 밑에 공, 부스터, 또는 작은 웨이트 등을 배치하거나 또는 손과 아래팔 사이의 각도를 줄이기 위해 주먹으로 모든 체중을 싣도록 주문하곤 했다. 오늘날 나는 극단적인 경우에만 이 접근법을 사용한다. 대신, 나는 지지를 향상시키기 위한 운동으로 시작하고, 이것은 여러분이 이 책에서 찾을 수 있는 많은 것 중의 하나이다. 만약 우리가 지지를 계속 사용한다면, 근육의 불균형을 결코 해결할 수 없다.

근육의 기능적 길이와 근막조직의 탄성은 일상 운동 활동의 핵심이다. 만약 관절의 완전가동범위를 정기적으로 사용하지 않으면, 해당 근육과 근막 구조물의 신장성이 감소될 것이다: 그들은 "단축" 된다. 비후한 근육은 안정시 긴장이 증가되어 단축되는 경향을 가진다. 그들의 대항근은 약화되어서, 자세 불균형으로 알려진 관절의 불균형을 생성한다.

손 굽힘근은 종종 비대되고 단축된다. 가능할 수 있는 하나의 원인은 장시간 동안의 컴퓨터 작업과 같은 손목과 손가락의 반복 움직임 뿐만 아니라, 야구, 하키 및 테니스와 같은 스포츠 활동이다. 그리고 장시간 동안 손가락과 손목의 굽힘 자세를 취하는 많은 활동들은 말할 것도 없고, 이런 활동들은 손을 펌하는 여러분의 능력을 방해할 수 있다.

손을 펌하는 능력이 감소되기 때문에, 네발자세를 취하는 것이 왜 불편한지는 명확하다. 통증 없이 손으로 체중을 지탱하는 능력은 이 운동의 목표이고, 불균형을 해소하기 위한 한 단계이다.

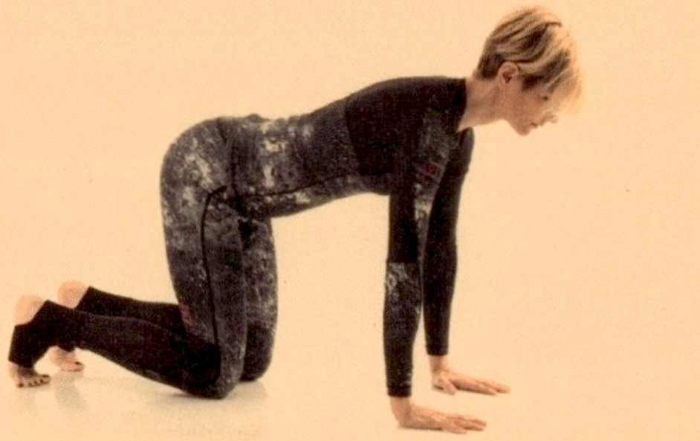

우리가 종종 잘못된 길을 선택하는 것이 바로 여기에 있다. 우리는 어떤 고통도 느끼지 않도록, 종종 주먹으로 자신을 지지하면서 좀 더 편안하게 자세를 취하려는 우리의 한계를 속인다. 이것은 실수일지도 모른다.

우리는 이것을 깨닫지 못하고, 손 굽힘근을 강화하는 아래팔의 근육 불균형을 더욱 촉진한다. 이것은 테니스 엘보우로 고생할 위험을 증가시킨다.

손의 굽힘근과 폄근의 불균형은 단축된 손 굽힘근을 신장시킴으로써 단순히 해결되지 않는다; 약화된 손목 폄근을 강화해야 한다.

이런 유형의 운동 효과를 증명하기 위해, 나의 클라이언트이자 절친한 친구인 **Lori**로 알려진 **Loredana**의 이야기를 여러분께 들려주고 싶다. 그녀는 헤어 디자인이면서 헤어 샵을 운영하고 있다. 그녀는, 목, 팔과 손을 많이 사용한다. 그녀는 왼손의 엄지에 심한 통증이 있어, 헤어드라이어를 잡기도 힘들다. 기능 트레이닝에서, 그녀는 엄지손가락 통증을 끊임없이 호소했고, 항상 편안하고 통증이 없는 자세를 찾으려고 노력한다. 나는 그녀의 통증을 유발시키는 모든 운동을 중단시켰고, 팔 라인을 신장하고 강화하는 운동으로 대체시켰다. 나는 그녀에게 하루 동안 해야 할 과제를 주었다: **Spider Woman** 운동을 하루에 10~15회 반복으로 2~3회 수행하도록 했다. 향상은 즉각 일어났다. 이것이 내 일을 보람있게 만든다: 누군가를 기능적으로 만들기 위해, 찾고, 만들고, 수정한다; 와우 팩터를 보장하는 변화를 만들기 위해 과학을 사용한다.

"**Spider Woman**" 운동으로 어떤 사람에게 좋은가? 모든 사람이다. 특히, 손목굴증후군, 목 긴장 및 어깨 통증을 가진 사람들이다.

손목굴증후군은 매우 흔한 신경 문제이고, 특히 여성과 특정 직업군에서 많이 발생한다. 이것은 팔을 따라 어깨 쪽으로 방사하는 손과 손가락의 통증, 약증 및 저림 등이 특징이다. 이런 현상은 부종이나 다른 문제로 손목굴이 좁아져 정중신경을 압박함으로써 발생하는 것이다.

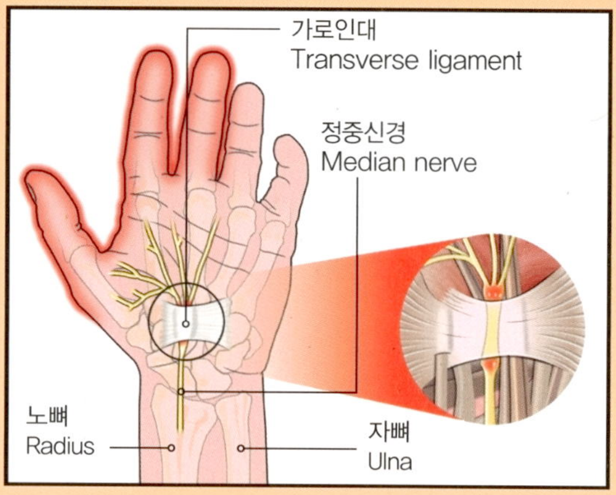

어깨, 팔 및 손의 통증을 종종 발생시키는 다른 질환은 **가슴문증후군**이다. 이것은 가슴 출구를 통과하는 1개 이상의 구조물이 차단됨으로써 일어난다: 빗장밑동맥, 빗장밑정맥, 팔신경총 및 가슴관 등. 어깨위팔관절의 자세 불균형이 이런 장애를 촉진한다.

이 운동이 흥미롭다고 생각하는 사람들은 감각 볼 운동에도 관심이 있을 것이다(284 페이지: **Pectoral Movements Lying on Your Front**).

전략
어깨위팔관절의 가동성 - 가동

시작자세와 움직임

양쪽 무릎을 엉덩이 너비로 벌리고 또 양 팔을 어깨너비로 벌려 네발자세를 취한다. 이때 무릎과 엉덩관절, 그리고 손과 어깨가 수직 일직선 상에 위치한다. 양쪽 손가락을 펼쳐 보자.

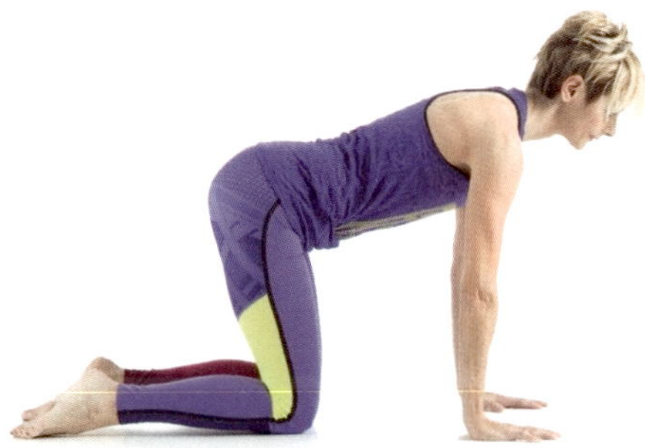

양쪽 팔을 곧게 뻗고, 양쪽 어깨뼈 간격을 좁히면서 가슴을 바닥 쪽으로 내린다.

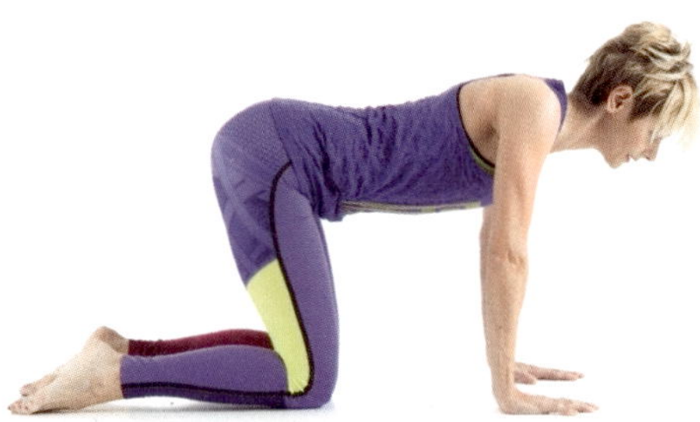

유동적인 움직임으로 등뼈를 천장 쪽으로 들어올린다; 양쪽 어깨뼈의 간격이 넓어지는 것을 느껴야 한다. 원하는 횟수만큼 유동적으로 이 운동을 반복한다.

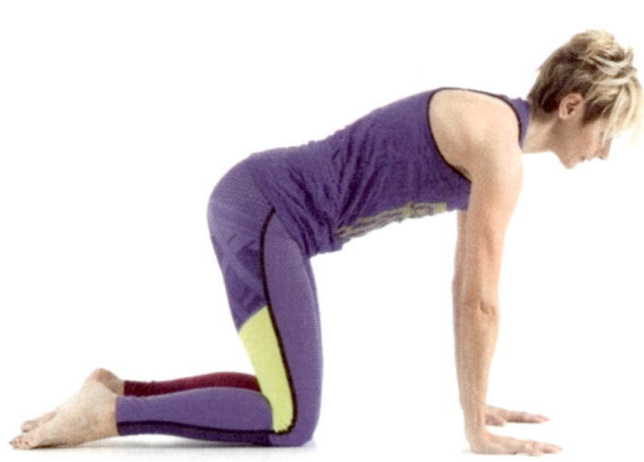

초점(Focus On)

- 팔을 곧게 펴고 팔꿈치를 바깥쪽을 향하도록 한다.
- 귀로부터 어깨뼈를 멀리 유지한다.
- 어깨뼈의 움직임에 집중한다.
- 작은 움직임으로 시작하고, 반복 횟수를 증가시킨다.

와우 팩터 테스트(Wow Factor Test)

이런 간단한 운동이 어떻게 어깨관절(어깨위팔관절)의 기능적 가동성을 개선할 수 있는지 살펴보자.

편안한 위치를 찾아서 양 손을 등 뒤에서 함께 잡는다.

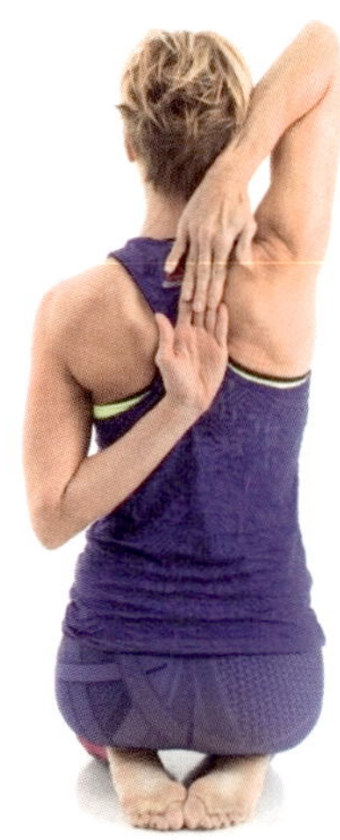

여러분은 양 손이 어디까지 닿을 수 있는지, 긴장이 어디에서 느껴지는지를 체크하자.

10회 반복을 위해 모든 지점에 초점을 맞추면서("초점[Focus On]" 참고), 이제 정확하게 운동을 수행하자. 그런 다음, 양쪽을 테스트해 보자. 어떤 변화가 있는가? 나의 실험 대상자들은 양 손 사이의 간격이 좁아짐을 통해 가동성과 유연성이 증가되었음을 알게 된다.

아주 작지만 여전히 향상되고 있음을 명심하자. 여러분이 이것을 수행하면 매일 향상될 것이다. 슈퍼마켓에서 마일리지를 모으는 것과 같다: 여러분은 보상을 위해 투자해야 한다.

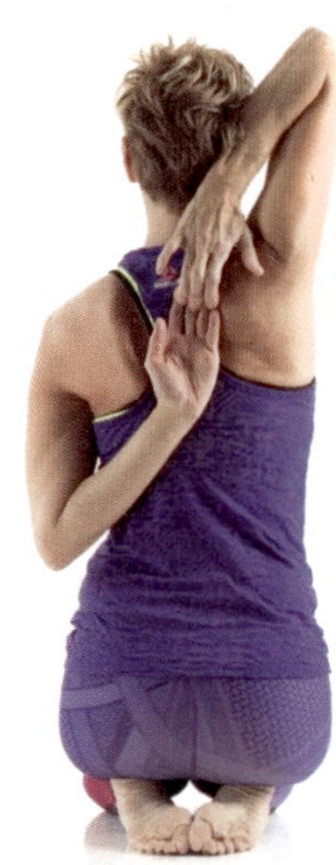

토론

내가 이 운동을 좋아하는 이유는, 간단하지만 즉각적인 효과를 보여주기 때문이다. 그리고 이 운동은 정교함을 요구한다. 나는 종종 심혈관계통과 다리를 위해 워밍-업 하는 사람들을 많이 보지만, 어깨를 위해 워밍-업 하는 사람을 많이 보지 못했다. 우리는 많은 사람들이 나중에 어깨 통증으로 고생한다는 사실에 놀랐다.

자극 변화

- 하중을 증가할 목적으로 동일 운동을 수행하지만, 이번에는 오른팔을 머리 앞쪽에서 뻗는다(주먹을 쥔 채). 원하는 횟수만큼 반복하고, 반대측도 실시한다.

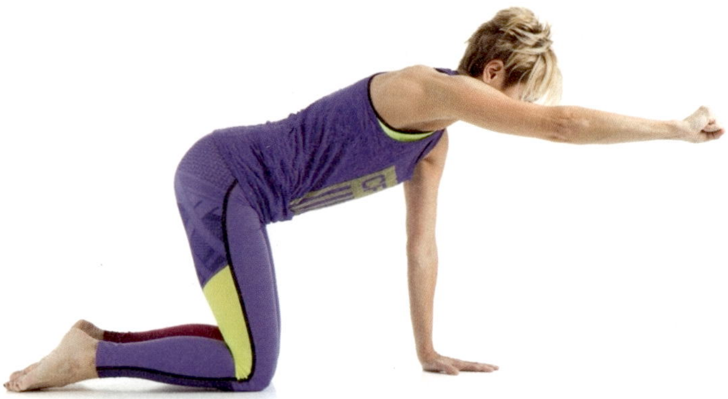

- 하중을 더욱 증가시킬 목적으로, 왼쪽 다리를 뻗는다. 골반의 자세는 네발자세 때와 똑같은 자세를 취해야 한다. 원하는 횟수만큼 반복하고 반대측도 실시한다.

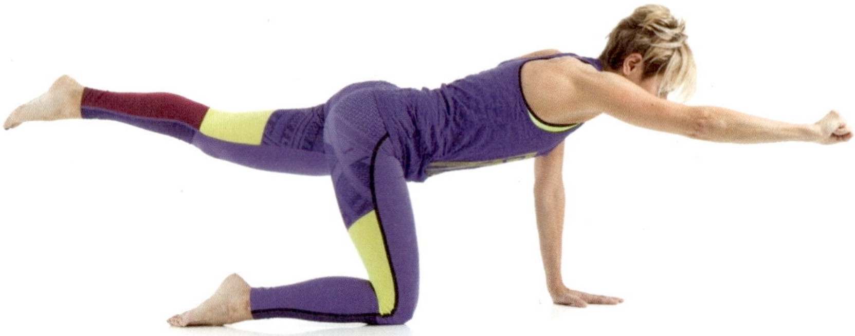

- 이 운동은 플랭크 자세에서도 수행될 수 있다(다리를 곧게 뻗은 앞쪽 플랭크 자세: 189 페이지의 위쪽에 있는 사진 참고). 그러나 너무 많은 하중은 가동성을 감소시키고, 근육 작용만 증가시킴을 알아야 한다. 이 운동은 몇몇 운동선수에게 유용하지만, 기초가 마련되었을 때만 유용하다.

- 시작자세(133 페이지의 첫 번째 사진 참조)에서, 양쪽 어깨뼈로 원을 그린다. 등뼈 만곡을 유지한 채 양쪽 어깨뼈의 간격을 좁힌다. 그런 다음 귀로부터 멀리 떨어지도록 어깨뼈를 하강시킨다. 마지막으로, 양쪽 어깨뼈의 간격을 넓히고, 골반 쪽으로 움직인다. 이 운동의 목적은 등의 자세를 바꾸지 않고, 어깨뼈만의 ROM을 가동시키는 것이다.

5.4.2. 벽을 이용한 가동성 운동

5.4.2.1. 기능적 가동성: 엉덩관절

Moving Stork Against the Wall
(벽을 이용한 움직이는 황새)

전략

정강목말관절의 가동성 - 기능적 가동성

시작자세와 움직임

황새 자세를 취하고, 양 손을 어깨높이로 벽을 짚는다. 왼쪽 무릎을 들어올려 왼쪽 다리를 굽힘한다.

양쪽 팔을 움직이지 않고, 왼쪽 무릎과 골반을 왼쪽으로 움직인다. 그리고 다시 시작자세로 돌아와 오른쪽으로 움직인다. 이것을 10회 반복한 후, 반대측도 실시한다.

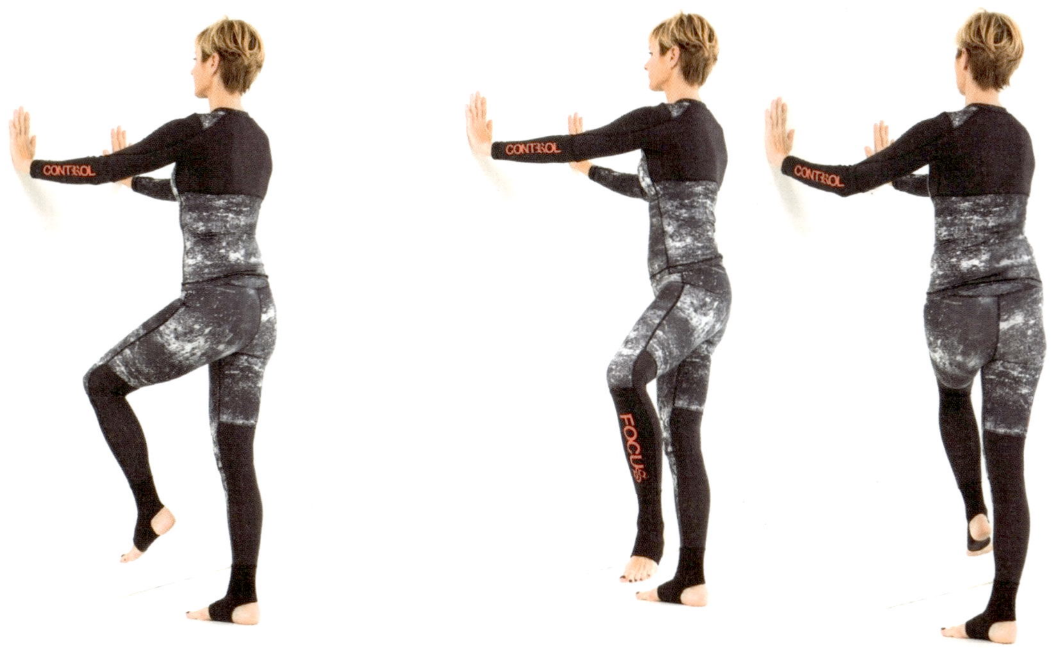

초점(Focus On)

- 고정점은 발과 손이고, 이동점은 굽힘된 무릎이다.
- 서 있는 다리를 곧게 유지한다.
- 연모양 라인 이미지를 상상하고 능동적으로 활성화하기

검토(Work On)

정강목말관절의 기능적 가동성

토론

이것은 매우 좋은 워밍-업 운동이다.

5.4.2.2. 기능적 가동성: 엉덩관절과 어깨관절

One Leg Deadlift Against the Wall
(벽으로 이용한 한발 데드리프트)

전략

엉덩관절과 어깨관절의 가동성 – 기능적 가동성

시작자세

똑바로 선 자세를 취한다. 양 손을 어깨너비로 벌리고 어깨 높이보다 약간 낮은 위치에서 벽을 집는다. 양 발을 두 걸음 뒤로 물러선다.

움직임

손을 벽에 대고 상체를 앞쪽으로 기울이는 동시에 오른쪽 무릎을 굽히면서 바닥으로부터 오른발을 들어올린다. 상체를 계속 앞쪽으로 기울인 상태에서, 골반을 뒤로 밀면서 오른쪽 다리를 동시에 뒤로 뻗는다. 즉, 발가락부터 머리까지 일직선을 이루도록 한다. 최대로 신장한 후, 시작자세로 돌아온다. 원하는 반복 횟수를 완료한 후, 반대쪽 다리도 실시한다.

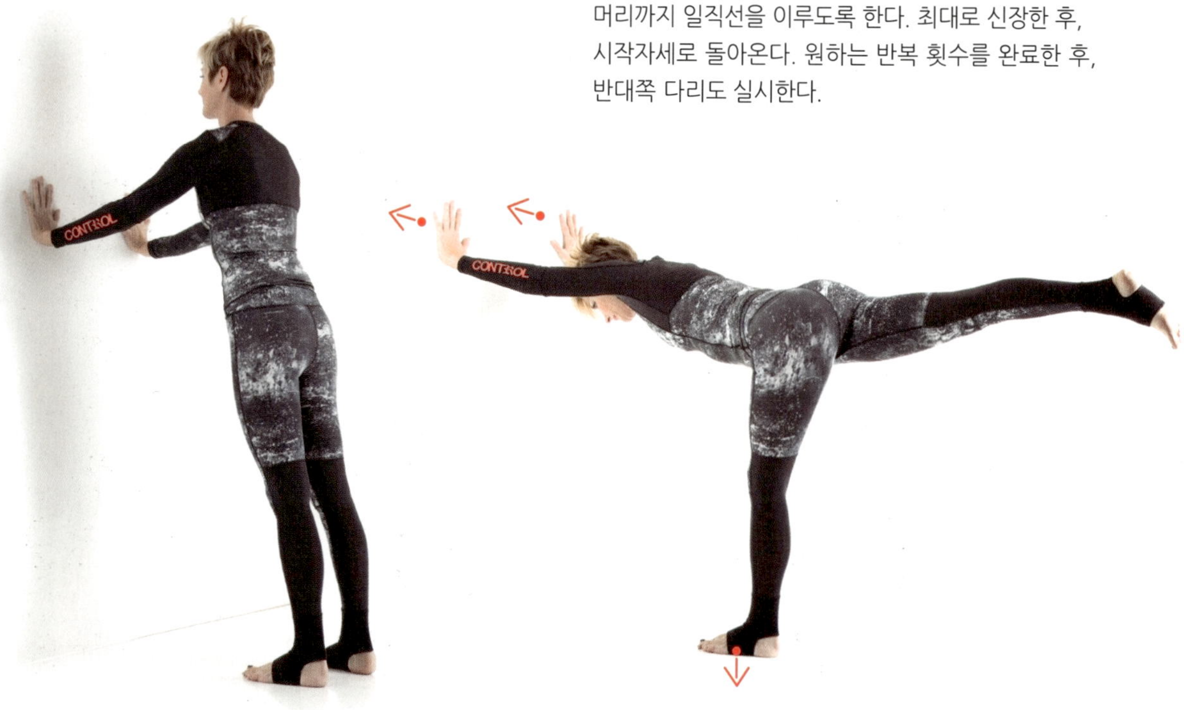

검토(Work on)

- 엉덩관절과 어깨관절의 기능적 가동성
- **SBL**, 지탱하는 다리의 아랫부분/뒤넙다리근/**SFL**/**DFL**/**AL**의 동적 신장
- **SBL**/**LL**/**FL**의 강화

초점(Focus On)

- 반대점: 손과 들어올려진 발
- 연모양 라인 이미지를 상상하고 능동적으로 활성화하기
- 약간 가쪽돌림된 팔
- 지탱하는다리의 무릎을 약간 굽힌다.
- 척추를 중립위로 한다.

토론

많은 사람들은 이 운동이 엉덩관절을 가동시키는 것 이상이라고 생각한다. 옳은 말이다. 그러나 가끔 우리는 행복한 타협점을 찾는다: 운동이 복잡해지면, 엉덩관절 가동성에 문제가 발생하기 쉽다는 것이다.

"**One Leg Deadlift**"는 나의 트레이닝의 핵심 부분이 되었다. 체중을 이용하든지, 아니면 케틀벨을 이용하든지 나는 "**One Leg Deadlift**"를 좋아한다. 이것은 스킬, 통제, 근력 및 신장 등의 느낌을 나에게 제공한다. 동시에 나는 볼기 근육이나 뒤넙다리근에 힘이 들어가는 것을 느낀다; 이것은 여름에 좋은 운동이다.

단지 한가지 작은 문제가 있는데, 이 운동은 쉽지 않고 많은 통제와 균형을 필요로 한다.

"**One Leg Deadlift**"는 근육근막 라인을 활성화하는 준비운동으로 시작하고, 점진적으로 시도되어야 한다. 이 운동을 선택하는 이유는 다음과 같다:

- 이 운동은 벽에 손을 대고 자신을 지탱하기 때문에 안정성에 도움이 된다.
- 이 운동은 엉덩관절의 움직임을 여러분께 가르쳐 준다.
- 이 운동은 척추를 중립위로 유지하는 데 도움이 된다.
- 벽에 손을 집는 것만으로 넓은등근의 활성화에 도움이 되고, 또 어깨뼈를 둔부 쪽으로 하강시키는데 도움이 된다.

자극 변화

- 오른손을 벽에서 떼고, 오른팔을 바닥 쪽으로 뻗는다. 이렇게 하면 오른쪽 어깨뼈가 활성화 상태로 유지되어 (왼쪽 엉덩이 쪽으로 하강한다), 뒤쪽 기능적 라인(넓은등근, 등허리근막, 엉치근막, 큰볼기근, 가쪽넓은근 및 무릎힘줄)이 활성화된다.
- 저항 밴드(또는 손잡이가 있는 저항 밴드)를 사용한다. 한쪽 끝을 고정물체에 묶고, 이때 밴드가 오른쪽 어깨를 감싸야 한다. 왼손으로 저항밴드를 잡고 타이트하게 당긴다; 왼손을 왼쪽 허벅지에 배치한다. 이것은 여러분에게 **FL**의 경로를 보여주는데 도움이 되고, **FL**을 활성화한다. 136 페이지에 있는 운동을 수행해 보자.

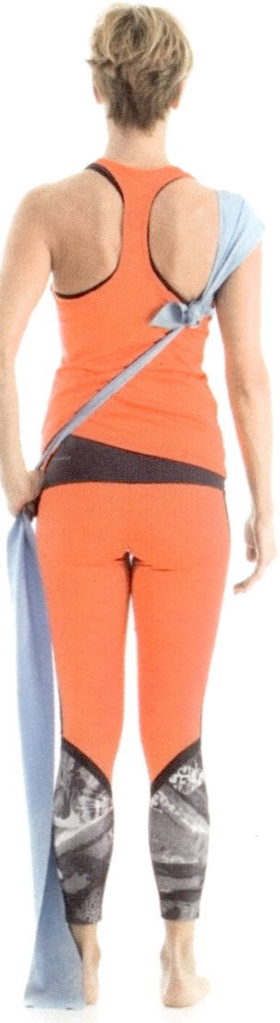

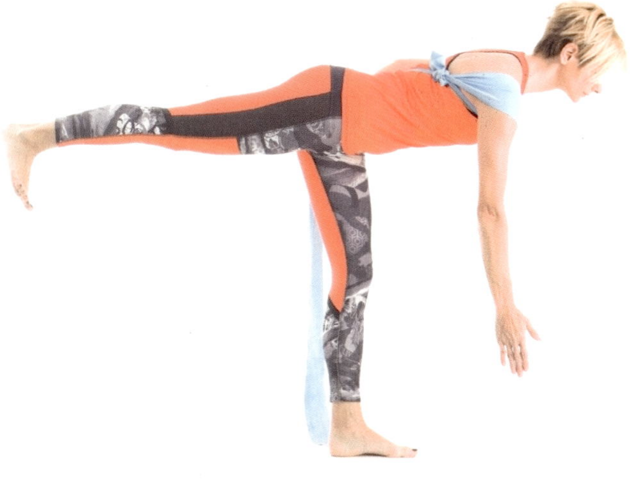

5.4.2.3. 기능적 가동성: 어깨위팔관절

Circles With Your Arm Against the Wall
(벽을 이용한 팔로 원 그리기)

전략

어깨위팔관절의 가동성 - 가동

시작자세

벽으로부터 몇 인치 떨어져서 벽과 나란하게 선다. 양 발을 엉덩이 너비로 벌리고 팔을 몸통 옆에 자연스럽게 붙인다. 손가락을 벌리고 오른쪽 손등을 벽에 붙힌다.

움직임

어깨에 원을 그리기 시작한다. 팔을 곧게 펴고, 쭉 뻗은 팔이 머리 뒤로 넘어갈 때까지 계속 원을 그린다. 이런 동작은 가슴 근육과 넓은등근의 신장을 증가시킨다. 이번에는 손바닥이 벽에 닿도록 손을 돌리고, 원을 계속 그린다.

팔이 몸통 옆으로 내려올 때까지 돌린다. 손등이 벽에 닿도록 손을 돌려 새로운 원을 그린다. 원하는 횟수만큼 반복한 후, 반대쪽도 실시한다.

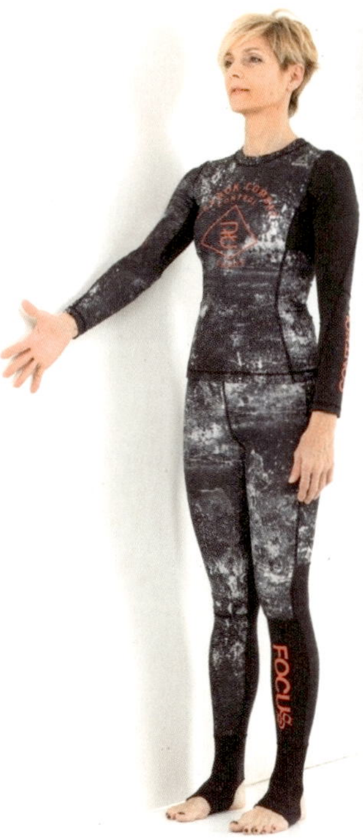

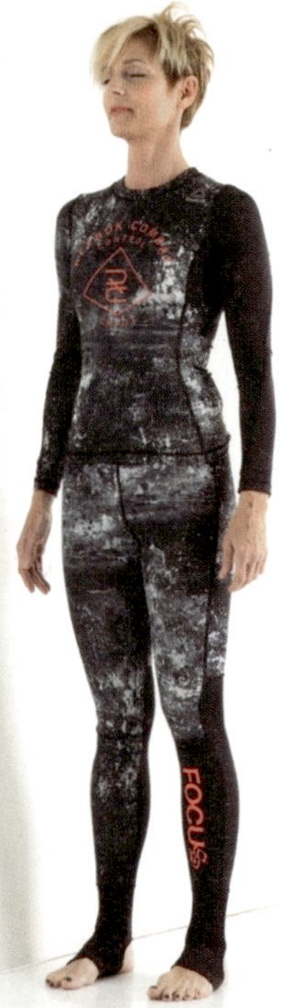

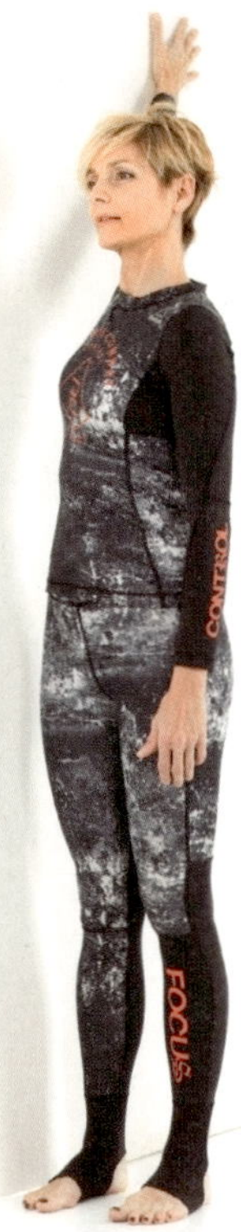

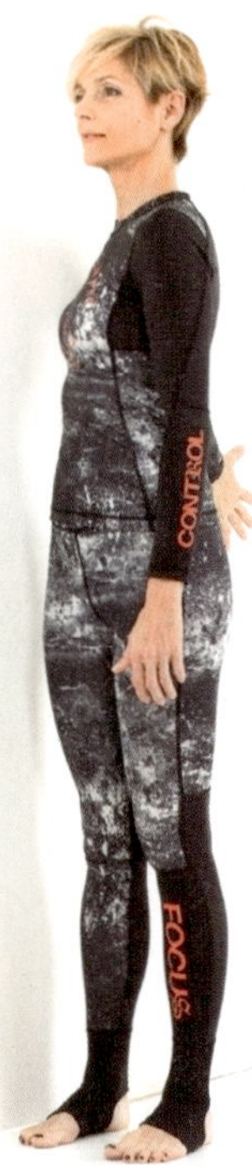

초점(Focus On)

- 고정점은 골반이고, 이동점은 손이다.
- 연모양 라인 이미지를 상상하고 능동적으로 활성화하기
- 손과 벽 사이의 접촉을 일정하게 한다.
- 골반과 등뼈, 허리뼈를 중립위로 유지한다.

검토(Work On)

- 어깨위팔관절의 가동
- 팔 라인의 신장
- 등뼈의 가동

난이도 감소

만약 여러분이 원을 그리기 어렵다면, 벽으로부터 약간 더 멀리 떨어져서 할 수 있을 만큼 팔을 들어올린 후 팔을 내린다. 이것을 반복할 때마다 ROM을 약간씩 증가시킨다.

토론

주의: 이 운동이 간단한 운동처럼 보이지만, 악마는 디테일에 있다. 코치로서, 나는 항상 임상적인 안목을 가지고 있고, 그 어떤 것도 나를 벗어나지 못한다(클라이언트에 따르면). 그러나 여러분이 결과를 원한다면, 보상작용은 전혀 일어나지 않는다. 가장 흔한 보상작용을 살펴보자:

- 어깨를 머리 쪽으로 들어 올려서, 위팔뼈머리의 위치를 잘못 일으키고, 봉우리밑공간(가위위근힘줄이 지나가는 통로)을 감소시킨다.
- 위팔뼈머리가 봉우리돌기 쪽으로 이동하여 가시위근힘줄을 압박하고, 이로 인해 많은 문제들(마찰, 염증, 윤활주머니염증)을 일으킨다.

가시위근 힘줄의 만성 염증이나, 지속적인 어깨 과부하가 있으면, 조직이 뼈조직으로 바뀐다는 사실을 알고 있는가?

돌림근띠 힘줄의 칼슘 침착은 석회성 힘줄염을 일으키는데, 이것은 이런 침전물이 형성되는 힘줄의 염증과 석회화가 특징적인 질환이다. 이것은 칼슘이 힘줄에 자극을 주기 때문에 어깨 통증을 유발시킨다. 일부 학자들은 힘줄 세포가 칼슘 생성 세포로 변형되는 변질 형성(**metaplasia**)의 과정을 거치게 된다고 주장하기도 한다.

칼슘 침착은 힘줄의 부종을 일으킨다. 팔을 머리 위로 올리면 부종이 힘줄을 봉우리돌기에 압박하여 통증을 유발한다.

팔을 머리 위나 머리 뒤로 들어올리면, 여러분의 가슴이 앞쪽으로 밀리는 보상작용이 일어나는데(허리뼈 앞굽음증과 등뼈 폄), 그 이유는 넓은등근, 큰가슴근, 위팔두갈래근 등의 이는곳과 닿는곳이 서로 가까워지기 때문이다. 이것이 바로 T12 안으로 호흡하는 중요한 이유이다. 이것은 여러분의 자연스런 경향을 거스린다. 복장뼈와 등의 간격을 넓힌다.

여러분의 능력에 맞는 운동을 선택해 100% 전념하면, 그 결과를 느끼고 볼 수 있을 만큼 빠르게 보상과 즐거운 놀라움을 느끼게 될 것이다.

자극 변화

- 움직임의 초점이 어깨위팔관절의 가동성이 되도록 시작때부터 여러분의 상체를 유지한다.
- 등뼈의 기능적 가동성을 제공하기 위해 팔과 머리와 함께 상체를 돌리기 시작할 때 등뼈를 이용한다.
- 왼발을 한 걸음 앞쪽으로 이동한다. 이때 양쪽 발꿈치는 바닥에 붙어 있어야 한다. 팔을 들어올릴 때, 오른발로 바닥을 민다. 관절가동성 뿐만 아니라, 여러분은 배곧은근과 엉덩관절 굽힘근(**SFL/DFL**)에서 긴장이 증가되는 것을 느껴야 한다.
- 오른발을 한 걸음 앞쪽으로 이동한다. 이때 양쪽 발꿈치는 바닥에 붙어 있어야 한다. 팔을 들어올릴 때, 왼발로 바닥을 부드럽게 민다. 모든 것이 변한다! 여러분은 왼쪽 안쪽 허벅지에서 오른쪽 큰가슴근까지 **FL**을 느껴야 한다.
- 벽에 나사못 박기: 벽으로부터 1.5 피트 정도 떨어져서 벽과 나란하게 선 자세를 취한다. 이때 양 발을 엉덩이너비로 벌리고, 양 팔을 자연스럽게 몸통 옆에 붙인다. 손등과 손톱을 벽에 대고 원을 그리기 시작한다. 귀 높이에 도달할 때까지 팔을 위쪽으로 활주한다. 손등과 손톱을 벽에 대고 원을 그리기 시작한다. 팔이 바닥과 수평을 이룰 때까지 팔을 활주한다. 이제는 엄지가 벽에 닿도록 팔을 가쪽돌림하고, 벽을 따라 팔을 계속 위쪽으로 움직인다. 손가락이 하늘 쪽으로 향할 때, 팔을 안쪽돌림하고, 손바닥을 벽에 붙인다. 팔이 여러분의 몸통 쪽으로 다시 내려올 때까지 벽을 따라 팔을 계속 움직인다. 움직임 내내 연모양 라인 이미지를 상상하고 능동적으로 활성화하기를 유지한다.

5.4.2.4. 기능적 가동성: 척주

Bridge Against the Wall(벽을 이용한 브릿지)

전략

척주와 근육의 가동성 - 가동

시작자세

등을 대고 누운 자세에서, 양쪽 다리를 엉덩이 너비만큼 벌리고 양 발을 벽에 댄다. 양쪽 팔을 쭉 뻗어서 몸통 옆에 붙인다. 이때 팔꿈치는 가쪽 방향으로 향해야 한다. 그리고 척추는 중립위를 유지한다.

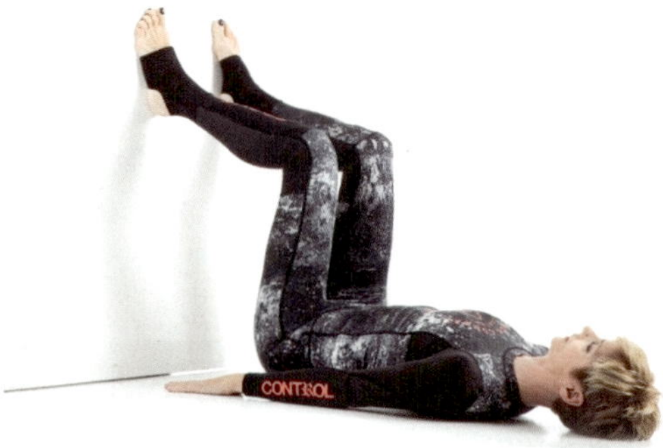

초점(Focus On)

- 고정점은 양쪽 손과 양쪽 발이고, 이동점은 무릎과 등이다.
- 내려갈 때 팔을 아래쪽으로 민다; 이것은 여러분의 등을 바닥 쪽으로 점차 내리는데 도움을 줄 것이다.

검토(Work On): 올라갈 때

- 엉덩관절과 양쪽 팔의 폄근 사슬을 강화한다.
- **SFL**과 **AL**의 동적 신장

토론

힘이 어떻게 분산되는지를 이해하는데 도움이 되는 흥미로운 운동이다. 만약 다리로 민다면, 여러분은 이것만 작용할 것이고, 벽으로부터 멀어질 것이다. 양쪽 다리와 양쪽 팔 사이에서 힘 균형을 유지한다.

움직임

숨을 내쉰다. 격렬하면서도 통제된 동작으로 골반을 위로 들어 올리고 양 손으로 바닥을 밀면서 무릎을 앞쪽으로 이동시킨다. 어깨뼈의 위쪽 가장자리를 바닥에 유지한다. 뒤넙다리근과 볼기 근육이 활성화되는 것을 느껴야 한다. 양 팔을 활동적으로 유지하고, 시작자세로 돌아오기 위해 볼기 근육을 이완하면서 양쪽 팔 사이에 척추를 바닥쪽으로 내려놓는다. 원하는 횟수만큼 반복한다.

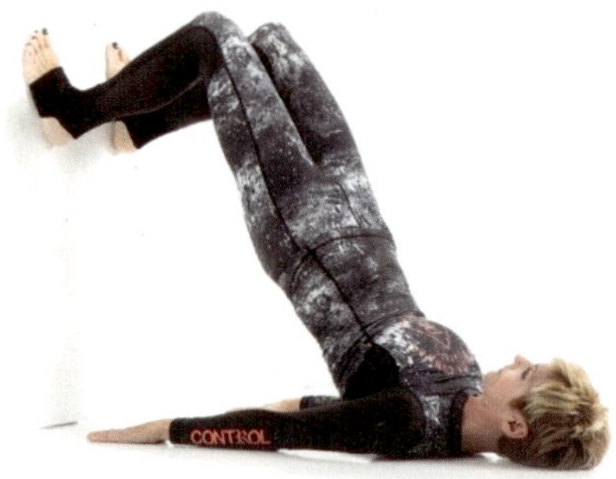

검토(Work On): 내려올 때

- 척주의 기능적 가성
- **SBL** 부분의 동적 신장
- 등뼈-허리뼈의 긴장 제거
- 호흡 개선

자극 변화

내려올 때, 상체를 약간 오른쪽으로 움직이면서 1개의 척추뼈를 내리고, 그 다음 상체를 왼쪽으로 움직이면서 다른 척추뼈 1개를 내린다. 골반이 바닥에 닿을 때까지 이것을 반복한다.

난이도 증가

왼쪽 다리를 천장쪽으로 들어올리고, 운동을 반복한다. 그런 다음 반대쪽도 실시한다. 이제는 양쪽 다리를 동시에 공중으로 띄운다. (고난이도 자세이기에 주의를 요함).

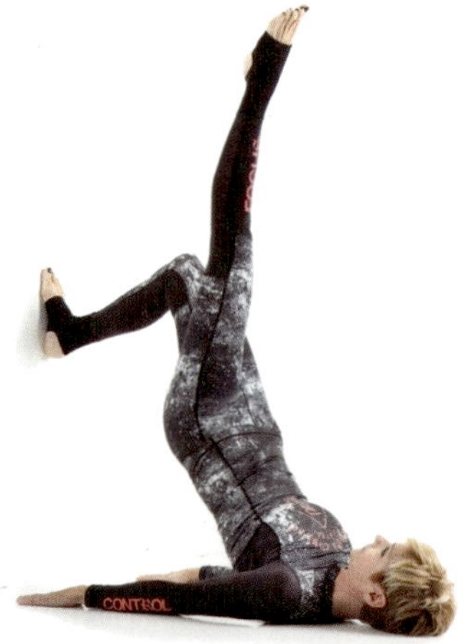

5.4.3. 도구를 이용한 가동성 운동

5.4.3.1. 기능적 가동성: 엉덩관절

Circles With the Resistance Band(저항밴드를 이용한 원 그리기)

전략

엉덩관절의 가동성 – 기능적 가동성

시작자세

누운 자세에서 양쪽 다리를 엉덩이 너비만큼 벌린다. 오른쪽 발을 저항 밴드의 루프 안에 활주시킨다. 양 손으로 저항 밴드를 잡고, 왼손으로 밴드의 끝을 잡는다. 양 팔을 머리 쪽으로 움직인다. 시선은 양 팔을 바라봐야 한다. 등을 중립위로 유지하고, 양 팔을 어깨너비만큼 벌린다.

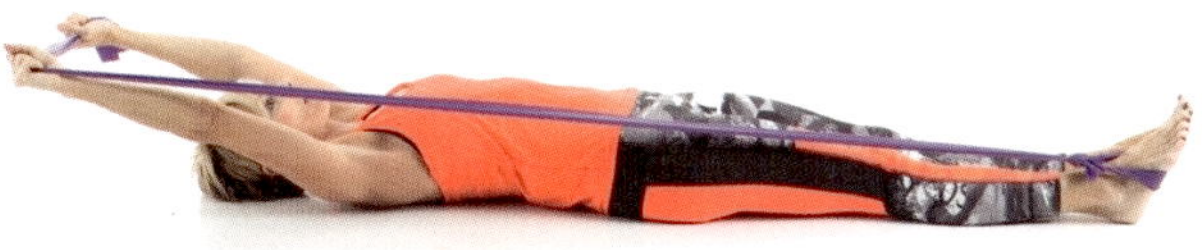

움직임

오른쪽 다리를 쭉 뻗어서 들어올린다.

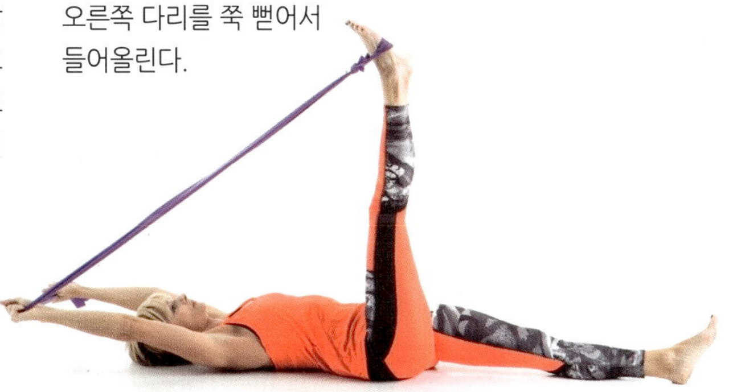

무릎을 가쪽으로 움직이면서 오른쪽 다리를 굽힌다. 발의 가쪽 가장자리를 왼쪽 허벅지에 가까운 바닥 위에 놓는다. 그리고 오른쪽 다리가 완전히 펴질 때까지 발을 앞쪽으로 활주하기 시작한다. 5회 반복한 후, 방향을 바꾼다. 반대 방향으로 동일한 움직임을 5회 반복한다. 끝으로, 다른쪽 다리로 전체 운동을 반복한다.

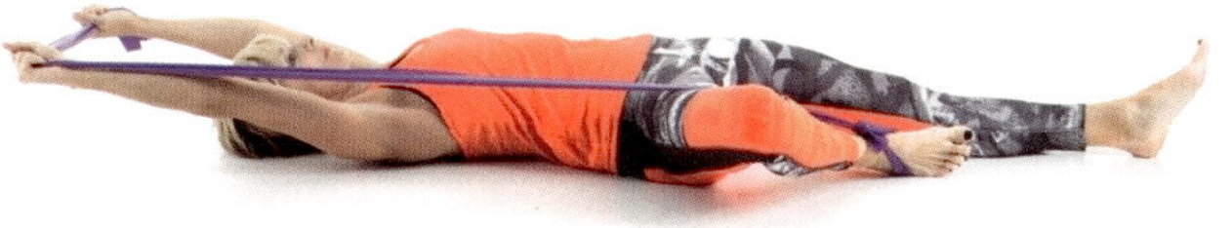

토론

나는 2009년에 미국에서 **Gray Cook**이 수행하는 이 운동을 처음 봤는데, 이 운동은 몸이 한쪽으로 기울어지는 것을 막기 위해 몸통을 고정하고 엉덩관절을 가동시키는 훌륭한 방법이었다. 우리는 다음과 같이 확실히 말할 수 있다: 이 운동이 엉덩관절을 가동시키지만, 동시에 어깨위팔관절의 측면 안정화를 제공한다. 이 운동을 할 때 양쪽 팔을 머리 위로 올리는 것을 잊어서는 안된다.

여담으로, 여러분이 오른쪽 다리를 옆으로 돌릴 때, 왼쪽 엉덩관절은 바닥에 잘 고정되어야 한다. 이것은 신장을 증가시키고, 가동성을 향상시킬 것이다.

이 운동은 대부분의 사람에게 적합할 것이고, 스쿼트를 향상시킬 뿐만 아니라, 엉덩관절의 **ROM**을 증가하고 골관절염을 예방하는 훌륭한 워밍-업 운동이다.

초점(Focus On)

- 고정점은 골반이고, 이동점은 다리이다.
- 전체 운동을 하는 동안 양쪽 팔을 움직여서는 안된다.
- 등을 중립위로 유지한다(T12는 바닥에 견고하게 고정한다).

자극 변화

저항력이 큰 저항 밴드나 저항 튜빙을 사용한다.
(발을 손잡이 안으로 활주한다.)

검토(Work On)

- 엉덩관절의 기능적 가동성
- 팔, 다리 및 코어 등의 근력 강화
- 근육근막 신장: **SBL/DFL**
- 협응

5.4.3.2. 기능적 가동성: 어깨위팔관절

Aircraft Marshalling With Clubs (곤봉을 이용한 에어크래프트 마샬링)

전략
어깨위팔관절의 가동성 - 기능적 가동성

시작자세

양쪽 다리를 엉덩이너비로 벌리고 똑바로 선다. 곤봉의 얇은쪽 끝을 잡고 가슴 앞쪽에서 교차한다: 오른쪽 팔은 앞쪽에 위치하고 왼쪽 팔은 뒤쪽에 위치한다.

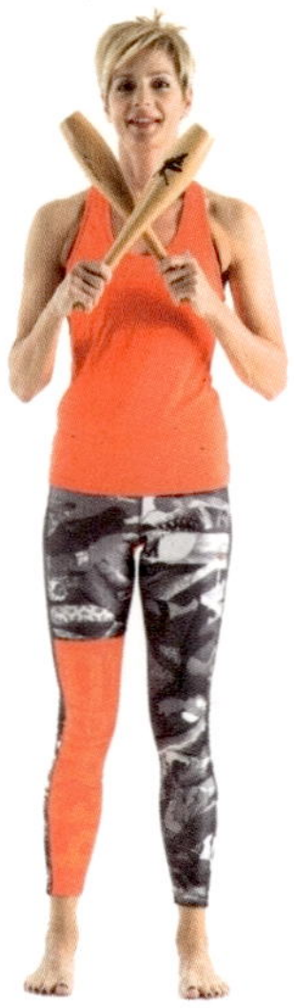

초점(Focus On)

- 연모양 라인 이미지를 상상하고 능동적으로 활성화하기
- 점진적으로 연속적인 중단 없는 움직임
- 위쪽으로 움직일 때는 느리게 하다가, 내릴 때는 빠르게 내린다.

검토(Work On)

- 어깨위팔관절의 가동
- 팔과 몸통의 신장과 탄성
- 협응

토론

이름에서 알 수 있듯이, 이 운동은 **International Civil Aviation Organization** (ICAO)에 의해 국제적으로 표준화된 항공기 마쉬링 신호에서 영감을 받는다.

이것은 어깨위팔관절을 워밍-업 하고, 가동성을 향상시키기 좋은 운동이다. 여러분은 움직임을 마스터하고 유동적으로 움직일 수 있도록 열심히 훈련할 필요가 있음을 명심해야 한다.

난이도 증가

더 무거운 곤봉을 사용한다.

움직임

점진적인 동작으로, 양쪽 팔을 가슴 앞쪽에서 교차하고 양쪽 팔꿈치가 서로 가까워지도록 한다. 계속 원을 그린다. 양 팔 교차를 풀고 목 뒤에 순환 이동을 계속한다. 팔짱을 풀고 두 손을 목 뒤로 가져가고, 양쪽 팔꿈치를 들어올린다.

양쪽 팔꿈치를 가능하면 넓게 벌린다. 여러분은 가슴이 신장되는 것을 느껴야 한다. 여러분의 갈비뼈를 닫고, 양쪽 어깨뼈의 활동을 유지한다.

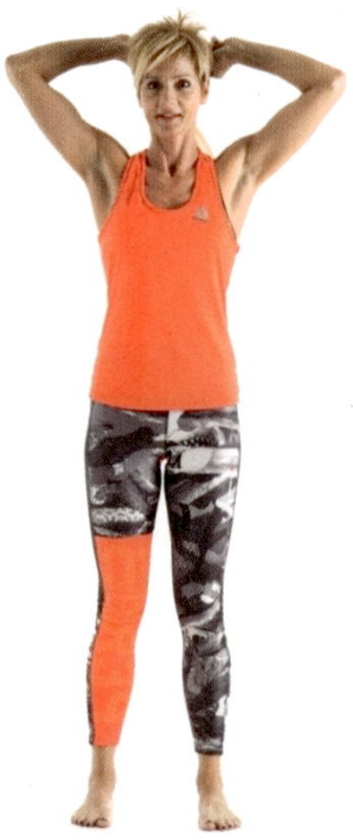

이번에는 양쪽 팔 방향의 모서리쪽인 위쪽으로 신장한다.

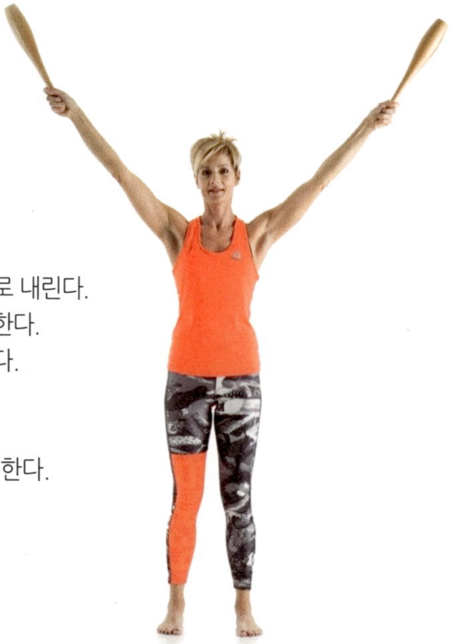

양쪽 팔을 몸통 옆으로 내린다. 이 운동 전체를 반복한다. 곤봉을 교차할 때마다. 앞뒤로 위치하는 곤봉 위치를 바꾼다. 이 운동을 10회 반복한다.

신장: 근막 신장과 형태

6

STRETCH

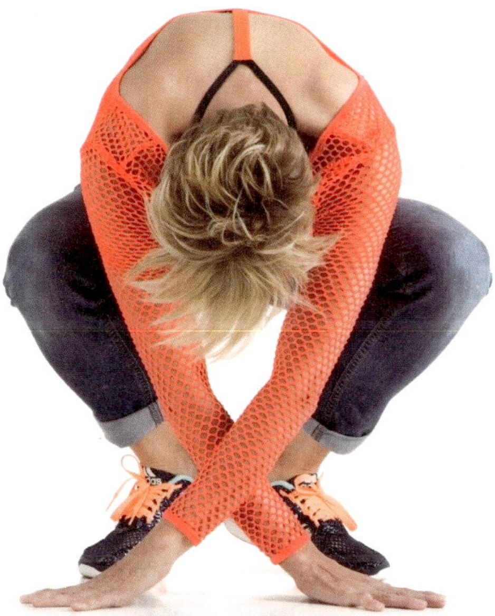

6.1. 신장 전략(Stretch Strategy)

앞 장에서, 우리는 트레이닝 프로그램 안에 근막 신장 전략을 포함시키는 결정을 왜 했는지 그리고 어떻게 했는지를 자세히 설명할 것이다.

어떻게, 얼마나, 언제 신장해야 하는지에 대한 의문이 마침내 풀린 것 같다. 여러분이 정기적으로 근육을 신장하고 있다하더라도, 여러분은 Bob Anderson 이론에 대해 모든 것이 이미 언급되었음을 알지 못하고 있다(여러분이 전문가가 아닌 한): 정적 신장이 좋은가 아니면 동적 신장이 더 좋은가? 신장을 신체 운동 이전이나 또는 이후에 해야 하는 것이 더 좋은가?

실제로, 대답에 대한 질문은 훨씬 간단하다: 신장이 수행되고 스포츠 활동이 이루어지는 순간의 측면에서 볼 때, 언제 신장하고 얼마나 신장해야 하는가?

신장이라는 용어는 간단한 신장 운동이나 복잡한 신장 운동을 통해 근육–힘줄–근막의 유연성을 향상시키는데 이용되는 방법이다.

신체 준비의 일환으로, 신장 운동의 출현으로 운동선수들은 관절가동성뿐만 아니라 다양한 스트레스에 노출되는 여러 근육군에 관심을 기울이기 시작했다. 신장이 몸에 유익하다고 믿어 왔기 때문에 수년 동안 권장되어 왔고, 무분별하게 행해져 왔다. 그러나 모든 종류의 운동과 마찬가지로 신장도 다면적이고 임의로 사용할 수 없는 것이 현실이다. 여러분이 달성하고자 하는 목표, 운동을 수행하는 시기, 사람이나 운동선수의 스포츠 이력(그리고 운동), 그리고 올바른 신장 수행 등을 고려하는 것이 중요하다. 눈을 뜨게 하는 이런 여행에 나를 동참시킬 준비를 하자; 나는 신장을 보는 여러분의 방식에 혁명을 일으킬 것이다.

이 책에서 내가 제안하는 신장 운동은 변화되고, 다양하고, 재미있으며, 전체 근육근막계를 자극하기 위해 전신을 관여시킨다.

신장의 이점은 무엇인가?

- 신장은 일상생활을 향상시킬 것이다.
- 신장은 운동선수의 수행능력을 증가시킬 것이다.
- 신장은 유연성을 유지하거나 향상시킬 것이다.
- 신장은 손상을 예방하는 데 도움이 될 것이다.

6.2. 움직임과 형태

근막 신장은 무엇을 하는 것인가? 이것은 근막 구조물을 움직이고, 관련된 근육 사슬과 장기에 형태를 제공한다. 신장은 콜라겐 합성을 자극해 새로운 조직을 형성하기도 한다.

1.1.2 "근막의 정의"에서 언급되었듯이, FReE 방법의 목표는 많은 종류의 결합조직과 많은 종류의 근막을 포함하는 것이다. 그리고 이것이 바로 내가 정적 신장, 동적 신장, 능동 동적 신장 그리고 등척성 트레이닝 운동을 선택했던 이유이다.

근막 신장의 정의

근막 신장은 다양한 근막조직과 다른 것에 연결된 일련의 구조물을 포함하는 모든 또는 일부 근육근막 라인의 느린 신장 또는 빠른 신장이다.

근막 신장이 왜 중요한가?

근막 신장은 근막 조직을 수화한다. 이것은 매우 중요한데, 그 이유는 근육, 내장기, 그리고 근막을 둘러싸는 다른 조직들이 서로에 대해 자유롭게 활주할 수 있도록 만들고, 또 하중과 긴장의 정보를 적절하게 전달하는 것을 보장하기 때문이다.

근막 조직이 탈수화하기 시작하면, 근막 조직이 들러붙고, 끈적해지고, 서로 얽히게 된다. 이런 현상이 일어나면, 내장기, 근육 및 기타 조직들이 서로 소통하는 능력이 상실되어, 하중과 긴장의 분산을 방해할 것이다. 이 모든 것은 내가 "works in progress"이라고 불리는 보상작용을 일으킨다. 이런 뻣뻣함은 시간이 지나면 요통, 어깨 통증 등과 같은 증상을 일으킬 수 있는 긴장의 패턴으로 변할 수 있다.

우리의 몸이 만드는 모든 움직임을 위해, 피부와 근막 조직은 근육 위를 자유롭게 활주할 수 있고, 근육도 다른 근육 위에서 활주해야 한다. 만약 이런 활주가 방해를 받으면, 우리는 손상을 당할 확률이 높아질 수 있다.

예를 들어보자: 만약 여러분이 운동을 하지 않고 오랫동안 앉아서 쉬기만 했다면, 여러분의 조직이 정체 상태로 남게 됨을 우리는 안다. 그러나 조카딸이 여러분과 함께 공놀이를 하고 싶어하거나, 또는 남자 조카가 요가를 하고 싶어하면, 물론 여러분은 "아니오"라고 말할 수 없을 것이다. 활동 중 여러분은 염좌나 열상으로 고생한다. 이것은 움직임의 부족으로 인해 근막이 탈수화될 때 일어난다. 근막 조직의 탈수화는 이런 동적 시스템의 순환 유동을 변화시켜 근막의 강직성과 탄력성 사이의 미묘한 균형을 교란시킨다. 또한 이것은 감각 기능에 영향을 미치며, 궁극적으로 우리를 지지하고, 보호하고, 뚜렷한 변형 없이 안정시키는 자율신경계를 방해한다.

움직임의 부족으로 근막이 들러붙고, 끈적해지고, 서로 얽히게 될 때, 정적 신장과 동적 신장의 결합(FReE)으로 근막을 탄력 있고 매끈하게 만들 수 있는 엄청난 혜택을 줄 것이다.

우리가 들러붙고, 끈적해지고, 서로 얽힌다는 용어를 사용할 때, 나는 캐시미어를 뜨거운 물로 빨았을 때 뭉친 것처럼, 조직의 여러 층이 중첩되어 있음을 간주하고 있다. 오스티오패스를 만들었던 Andrew Taylor Still의 말에서, "체액이 근막, 장기 및 다른 신체 부위에서 멈추면, 정체, 동요, 열 및 일반적인 혼란이 뒤따를 것이다."[69]

신장의 이점은 무엇인가?

- 근막 조직의 수분 공급
- 유연성의 빠른 개선
- 자세 개선
- 긴장으로부터 근육근막 라인을 자유롭게 하고 긴장을 풀게 함
- 근막 구조물의 복원력 증가
- 다양한 조직 사이의 활주와 근막 탄성
- 부상 예방
- 콜라겐을 합성시키는 섬유모세포의 자극을 통한 새로운 조직 생성(1장 참조)

6.3. 신장 기법 (Stretching Techniques)

여러분은 인터넷 검색을 통해 여러 종류의 신장기법을 찾을 수 있을 것이다:

- 단순한 것에서 보다 어려운 것까지
- 트레이닝의 이전, 도중 또는 이후에 수행될 수 있는 것
- 사람이나 운동선수의 유형에 따른 그룹화
- 코치나 치료사와 함께 이상적으로 수행되는 것

신장에는 크게 두 가지 유형이 있다:

1) **정적 신장**은 최대 신장을 유지하기 위해 근육(또는 근육군)을 신장된 자세로 유지하는 것을 의미한다. 이름에서 알 수 있듯이, 움직임이 없고, 자세는 가급적이면 느리게 취해져야 한다.

2) **동적 신장**은 신체를 가동범위의 한계까지 점차적으로 이동시키는 팔과 다리의 통제된 움직임을 의미한다.

이제 우리는 근육근막의 관점에서 FReE 방법에서 사용되는 4가지 주요 신장 유형에 대해 자세히 살펴보겠다: 정적 신장, 동적 신장, 능동 신장 및 등척성 신장.

6.3.1. FReE – 정적 신장

정적 신장 기법은 일정 시간 동안 전체 또는 일부의 근육근막 라인을 최대 신장 위치로 만들거나 유지하는 기법이다.

우리는 개별 근육이 아니라 근육근막 라인의 전체 또는 일부를 신장한다는 점에서 Bob Anderson의 분석적 신장과 다르다.

지금까지는 개별 근육을 단독으로 그리고 한 방향으로 신장하는 운동이 일반적이었다. 우리는 모든 단일 근육을 꼼꼼하게 분석했고, 그들의 이는곳과 닿는곳을 서로 멀어지도록 움직였다. 오늘날, 우리는 신장이 단순히 개별 근육과 그들 근막 조직의 일부만 늘이는 것이 아님을 알고 있다. 오히려 신장은 잠수복처럼 몸을 덮고 몸 전체를 가로지르는 커다란 네트에 작용한다.

현재의 신장 기법은 끝–끝 전략으로 알려진 신체의 한쪽 끝에서 다른 쪽 끝으로 주행하는 근육사슬이나 근육근막 라인에 기초한다.

정적 신장은 다음과 같이 분류된다:

- 수동 정적 신장
- 능동 정적 신장

수동 정적 신장은 벽, 저항 밴드, 수건 또는 치료사와 같은 외부 힘을 사용하여 신장을 제자리에 유지하는 것이다. 팔다리를 제자리에 유지하기 위해 근육군이 수축하지 않는다(220 페이지에 있는 Splits Against the Wall exercise 참고).

능동 정적 신장은 신장을 위해 팔다리를 제자리에 고정할 수 있는 대항근의 근력을 요구한다. 이 경우, 오른쪽 다리를 움직이기 위해, 뒤넙다리근과 큰볼기근이 작용한다(198 페이지의 Supine Corkscrew in Action exercise 참고).

수동과 능동의 정적 신장 기법

1) 끝-끝 전략을 이용하여 전체 또는 일부 근육근막 라인의 완전한 신장 자세(정상 범위를 약간 초과한)를 천천히 취한다.
2) 10~30초간 이 자세를 유지하고 계속 호흡을 한다.
3) 신장의 자극이 약해지면, 숨을 내쉬면서 새로운 자극으로 새로운 신장 자세를 찾아내고, 이 새로운 자세를 유지한다.
4) 3회 반복한다.

6.3.1.1. 신장의 기간

신장을 해야 하는 시간은 오랫동안 논의되었던 주제이다. 그러나 이제는 신장의 기간이 아니라 유연성에 영향을 주고 향상시키는 신장의 지속성과 강도가 중요하다는 것이다.

유연성 향상은 10~15초 직후에 향상된다. 향상된 유연성은 최대 45초까지 지속되며, 그 후에는 시간이 증가해도 곡선이 평평해진다. 효율성과 시간 사이의 비율은 감소한다[62].

신장 기간을 2분으로 늘리면, 조직의 이완과 변형(크림핑)도 증가한다. 신장 효과는 2~3분이 지나면 줄어들고, 2시간이 지나면 조직이 초기 수준으로 돌아온다.

가장 중요한 매개변수는 신장의 강도와 기간이다.

6.3.1.2. 정적 신장의 장점과 단점

정적 신장의 장점

- 이것은 안전하고, 배우기와 수행하기가 쉽다.
- 에너지 소비가 적다.
- 더 많이 이완한다.
- 신장반사와 관련된 문제를 방지할 수 있다.
- 적절한 강도로 시술할 경우, GTO(골지힘줄 기관)의 작용으로 인한 반사적 근육 이완이 발생할 수 있다.
- 길이 증가의 측면에서 이것은 반영구적인 구조적 변화를 촉진한다.
- 이것은 혈압과 심박수를 낮춘다.
- 이것은 근육근막 라인의 전체나 일부에 작용한다.
- 이것은 근육의 다중 근막 요소(특히, 근육바깥 조직과 병렬 조직)에 작용한다.

정적 신장은 근육과 힘줄을 신장시킬 뿐만 아니라, 관절가동범위도 향상시킨다. 느리고 장시간의 신장은 혈압과 심박수 같은 생리적 변화에도 영향을 미치는데, 두 가지 모두를 떨어뜨려 이완을 유도한다.

근막 조직이 신장되면, 이것이 자율신경계에 신호를 보내 부교감신경계를 활성화시키고, 이완 반응을 유도한다.

작용근과 자세의 관점에서 정적 신장의 단점

- 특이성이 부족하다.
- 협응을 향상시키지 못한다.
- 근방추(속도 민감도)를 활성화시키지 못한다.
- 경기 전에는 적절하지 않다.

정적 신장의 주요 단점은 특이성의 결여다. 실제로 대부분의 스포츠는 동적 탄도적 운동을 수반하며, 이 기간 동안 MTU(근육-힘줄 단위)는 격렬하고 반복적인 신장을 지지해내야 한다.

정적 신장은 비특이적일 뿐 아니라, 협응을 향상시키지 않으며, 움직임 속도에 민감한 작용근의 근방추를 활성화시키지 못한다.

근육이 두 종류의 수용기를 가지고 있다는 사실을 기억해야 한다: 첫 번째 수용기는 신장의 속도와 길이를 감지하고, 두 번째 수용기는 길이의 변화만 감지한다. 이것이 정적 신장과 동적 신장의 결합을 선택하는 또 다른 이유이다.

정적 신장 운동은 언제 수행되어야 하는가?

신체 활동이나 경기 전의 정적 신장에 관한 대부분의 연구는 정적 신장을 하지 않아야 한다고 제안한다. 경기 전에 수행된 정적 신장의 많은 과학적 연구는 다음과 같은 결과를 제시했다:

- 근력 생산 감소
- 파워(일률) 감소
- 균형 감소
- 반응 시간 감소

과도한 신장 하중에 노출된 근육의 수축 능력이 감소하는데, 그 이유는 외적 하중에 따른 충격을 흡수하고 분산시키는 능력이 변화하기 때문이다. 이것은 근육–힘줄 단위가 부과된 하중에 반응하는 강직도(stiffness)의 변화를 동반한다.

분석된 연구 결과에 따르면, 신체 활동 1분 직전에 신장을 하면, 5~7.5% 정도의 수행 능력이 떨어진다고 한다. Wuppertal 대학교의 연구에 따르면, 운동선수의 수행능력이 2~23% 정도 감소되었다[19].

위의 모든 것은 트레이닝 이전에 대한 정적 신장에 관한 것이다. 이것은 여러분이 깊고 광범위한 신장을 해서는 안된다는 것을 의미하지 않는다. 광범위한 신장은 항상 유용하지만, 신체 활동 직전에 수행해서는 안된다. 신장 트레이닝이 여러분의 휴식일에 행해지는 훈련이라고 생각하자(1장의 17 페이지에 있는 관련 연구 참고).

6.3.2. FReE – 동적 신장

댄서와 운동선수들 모두가 오랫동안 연습해 온 이러한 종류의 신장은 부상을 입힐 수 있는 것으로 여겨졌기 때문에 보류되었다. 이 모든 것은 1980년대 정적 신장에 대한 관심이 높아지면서 일어났다. 정적 신장은 근육을 따뜻하게 하고 부상을 예방한다고 생각되었는데, 아직 증명되지 않았다. 이후 일련의 연구들이 이런 이론들을 반박했고, 운동으로서의 동적 신장이 이제 체육 분야에 통합되었다.

동적 신장은 팔과 다리의 통제된 움직임을 말하며, 신체가 가동범위의 한계까지 점진적으로 다가가는 기법이다(신체의 한 부분이 가동범위의 한계를 넘어서는 탄도적 신장과는 달리). 동적 신장의 전형적인 예는 팔과 다리의 통제된 움직임이나 몸통의 비틀림이다. 이것을 더 잘 설명하기 위해, 나는 Elephant exercise을 이용해, 이런 신장의 실제 예를 보여드리고자 한다.

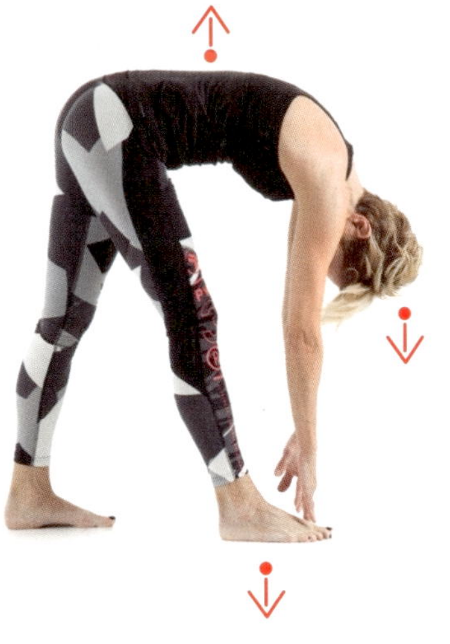

1) 시작자세를 취하고, 3개의 반대점이 서로 멀어지도록 움직인다: 오른쪽 발꿈치를 머리 위에서 멀리 옮기고, 허리뼈를 들어올려 얕은 뒤쪽 라인을 끝-끝으로 당긴다.

2) 이 자세에서, 신장 긴장과 관련된 근육의 유지 저항이 증가한다. 근육은 수축하고, 그렇게 함으로써 내적 가로 근막의 정렬에 자극을 보낸다. 이것은 더 많은 근막 조직을 관여시킨다.

3) 숨을 내쉬고 상체를 움직이기 시작하여 손끝으로 오른발의 안쪽을 만지고 바닥에 닿는다. 이것은 얕은 뒤쪽 라인의 긴장을 증가시키고, 가동범위 한계까지 신장한다.

4) 숨을 들이쉬면서 굽혀진 허리뼈를 들어올린다.

5) 숨을 내쉬면서, 손가락을 오른발의 가쪽면으로 이동시킨다.

6) 율동적으로 5~10회 반복한다.

동적 신장은 힘줄과 근육의 탄력성에 작용하기 때문에, 고속 운동이 동반되는 스포츠 프로그램에 권장할만 하다. 작용근이 다소 빨리 수축하면, 대항근을 신장시키는 경향이 있다. 이런 유형의 신장은 관절 속도와 가동범위가 점차 증가하는 움직임을 포함한다. 목표는 하나 또는 여러 개의 근육근막 라인을 워밍-업하고 이런 라인이 통과하는 관절을 가동시키는 것은 물론 동적 유연성을 향상시키는 것이다. 이것 때문에 트레이닝에 앞서 동적 신장으로 워밍-업하는 것이 좋다.

그러나 유연성에 초점을 맞춘 프로그램을 최대한 활용하기 위해서는, 제안된 운동이 속도별로 구체화되어야 한다는 점을 강조할 필요가 있다. 이것은 신장 프로그램에 채택된 신장 속도가 해당 스포츠의 특정 동작이나 규율을 수행하는데 필요한 속도와 최대한 비슷해야 한다는 것이다.

6.3.2.1. 동적 신장의 장점과 단점

동적 신장의 장점

- 유연성을 빠르게 개선한다.
- 근막 조직을 수화시킨다.
- 관절가동범위를 개선하고 증가시킨다.
- 체온을 상승시켜 신경 자극이 이루어지는 속도를 높인다.
- 에너지 생산을 가속하고 본질적으로 신체 활동을 준비한다.
- 하나 이상의 근육근막 라인에 작용한다.
- 근육의 다중 근막 성분(직렬 조직, 근육바깥조직 및 병렬 조직)을 자극한다.

정적 신장은 요가(몸을 이완시키는)와 같은 반면, 동적 신장은 신체 활동을 준비시키기 위해 신체를 깨우는 것이다.

신체 활동 이전에 수행된 동적 신장의 효과를 강조하기 위해, 일부 운동조절과 고유수용성 운동을 포함시키는 것이 훨씬 더 유익할 수 있다.

나는 근육 열상이나 변형이 치유된 이후나 근막조직이 유착되는 흉터조직에도 동적 신장의 사용을 권장한다. 동적 신장의 목표는 조직의 재수화이며, 매끈하고 탄력 있게 만드는 것이다. 부상을 방지하기 위해, 신장을 점진적으로 늘이기 이전에 중등도의 움직임으로 신장을 시작하는 것이 중요하다.

동적 신장의 단점

- 잘못 수행하면 효과가 없다.
- 과도한 신장으로 인해 조직이 손상될 수 있음

6.3.3. FReE - 능동 동적 신장

능동 동적 신장은 주요 근육근막 라인의 효율적인 신장을 제공하는 것으로 근육을 신장하고 근막을 이완하는 기법이다. 능동 동적 신장은 매우 흥미로운데, 그 이유는 얕은 근막 구조와 깊은 근막 구조의 기능적 그리고 생리적 재활성화를 보장하기 때문이다. 이런 신장 기법은 새로운 형태의 움직임을 찾고, 빠른 유연성 향상을 촉진하기 위해 뇌와 신체를 자극한다.

능동 동적 신장의 예

- 팔의 회전
- 발차기
- 여러 운동면의 움직임
- 스쿼트
- 런지

하나의 예를 들어 보자.

Shift Squat exercise(182 페이지의 오른쪽 하단)은 **LL**과 엉덩관절의 굽힘근을 신장하여 관절의 폄을 향상시키고, 주위 근육의 강직성을 줄인다.

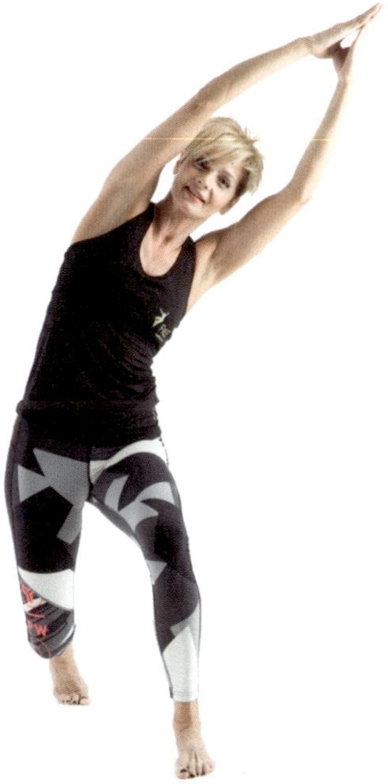

우리가 할 수 있는 가장 간단한 예는 다음과 같다:

1) 양쪽 다리를 엉덩이 폭만큼 벌리고 선 자세를 취한다.
2) 두 손을 모으고 양 팔을 앞쪽으로 뻗는다.
3) 골반을 왼쪽으로 이동시키고, 양쪽 다리를 약간 굽힘한다. 이 자세를 1~2초간 유지한다.
4) 시작자세로 돌아간 후, 반대측도 실시한다.
5) 좌우 각각 5~10회 반복한다.

정상적으로 호흡을 하거나 숨을 들이쉬면서, 골반을 한쪽으로 움직인다.

기법: 근육근막 라인을 2초 이하로 신장하면, 대항근의 보호 신장반사와 이에 따른 상호수축을 유발하지 않고, 이상적인 신장을 이룰 수 있다. 이 기법은 상당한 이점을 제공하며 과도한 긴장이나 후속 부상을 일으키지 않고 수행할 수 있다.

최근의 과학 연구에 따르면, 근육 강직성을 줄이고 부상을 예방하기 위해 스포츠 경기에 앞서 정적 신장보다 동적 신장을 선호한다는 것이다. 이것은 힘과 파워 스포츠에 관여하는 선수들에게 특히 해당될 수 있다.

6.3.3.1. 능동 동적 신장의 장점과 단점

능동 동적 신장의 장점

- 빠르게 수행할 수 있고, 유연성에 대한 빠른 효과를 가진다.
- 워밍업으로도 좋은 운동이다.
- 트레이닝 이전에 근력이나 파워 운동을 억제하지 않는다.
- 이것들은 근육의 다중 근막 요소(직렬 조직, 근육 바깥 조직, 병렬 조직 및 가로 조직)를 자극한다.

능동 동적 신장의 단점

- 유연성을 향상시키는데 효과가 떨어지고, 오랫 동안 지속하지 못한다.
- 이완 효과를 가지지 않는다.

6.3.4. FReE – 등척성 신장

등척성 신장은 정적–수동 유연성을 향상시키는데 있어 가장 효과적이고 최고의 기법 중 하나로 간주된다. 등척성 신장은 근육을 완전히 이완시키는 방법으로 댄스, 마샬아트, 기계체조 등에 널리 사용되고 있다. 부가적으로 이런 기법은 신장할 때 발생하는 통증을 줄이는데 큰 도움이 된다.

이 기법은 신경근육 재교육과 재활을 위해 1940년대 말 미국의 신경생리학자인 Herman Kabat에 의해 개발되었고, 그 후로 널리 트레이닝 운동에 채택되고 적응되었다. 이 기법은 수축–이완(CR)와 등척성 수축 후 –이완(PIR)으로 알려졌다.

등척성 신장을 사용하는 방법은 다음과 같다:

- PNF(고유수용성 신경근 촉진법)는 수동 신장과 등척성 신장을 조합한 것이다. 이 기법의 이면에 있는 전략은 수동으로 근육을 신장한 후, 7~15초 동안 등척성 수축을 적용하고, 다시 20초 이상 수동 신장을 적용하는 방법이다.
- CRAC(Contract–Relax–Antagonist–Contract)는 수동 신장의 초기 단계 후, 등척성 수축(대항근의 수축 후 작용근의 수축), 그리고 수동 신장의 후기 단계로 구성된다.
- CRS(Contract–Relax–Stretching)는 약 10~15초간의 작용근 등척성 수축 이후, 5~6초의 이완, 그리고 신장으로 이루어진 기법이다.

신장이나 수축을 지나치지 않게 하는 것이 필수적이다. 다시 말해서, 근육의 신장이나 수축을 근육의 불편함을 넘어서까지 절대 강요해서는 안된다.

높은 근육 신장성을 요구하는 체조(기계체조와 리듬체조)와 댄싱 모두의 경우에서는 PNF가 필요하지 않는데, 그 이유는 심지어 어린 연령(증가된 신장성에 특히 민감한 단계)에서도 이들 훈련의 동적 운동과 정적 운동이 스트레스와 스트레인을 충분히 제공하기 때문이다. 또한, PNF는 16세 미만 아동에게 권장되지 않는다.

PReE에서, 설명했던 기법들을 사용하지만, 나는 그들을 약간씩 변형시켰다. 등척성 기법과의 차이점은 정적 신장과 동적 신장을 모두 이용한다는 점이다. 이것에 대해 설명해 보겠다.

등척성 정적 신장

전체나 일부의 근육근막 라인이 완전히 신장되는 자세를 취한다. 작용근의 등척성 수축을 3~5초 동안 실시한 후(근력의 20%까지만 수축), 10~15초 동안 이완시킨다. 3회 반복한다. 여러분은 대항근의 활성화와 함께 이 운동을 수행할 수도 있다.

등척성 동적 정적 신장

전체나 일부의 근육근막 라인이 완전히 신장되는 자세를 취한다. 작용근의 등척성 수축을 3~5초 동안 실시한 후(근력의 20%까지만 수축), 10~15초간 능동 이완 스윙을 하고 ROM을 증가시킨다. 3회 반복한다. 여러분은 대항근의 활성화와 함께 이 운동을 수행할 수도 있다.

등척성 동적 신장

전체나 일부의 근육근막 라인이 완전히 신장되는 자세를 취한다. 작용근의 등척성 수축(근력의 20%까지만 수축)을 실시한다; 이와 동시에 10~15회 움직임을 반복한 후, 10초간 이완한다. 3회 반복한다. 여러분은 대항근의 활성화와 함께 이 운동을 수행할 수도 있다.

이런 신장의 잠재적 위험을 과소평가해서는 안되고, 이런 신장 기법은 체조선수나 댄서와 같이 근신장성 반사와 조절에 민감한 운동선수에게만 시도되어야 한다.

나는 Elephant exercise(155 페이지)를 이용하여 등척성 동적 신장의 예를 여러분께 보여주고 싶다.

작용근 활성화:

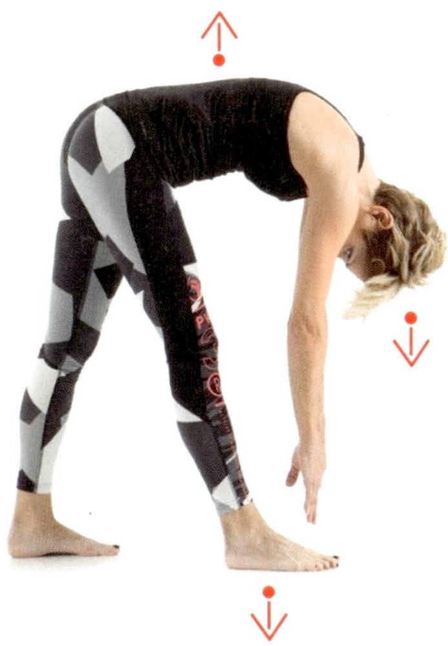

대항근 활성화:

오른쪽 발가락을 정강뼈 쪽으로 들어올린 상태에서 위의 전체 운동을 반복한다.

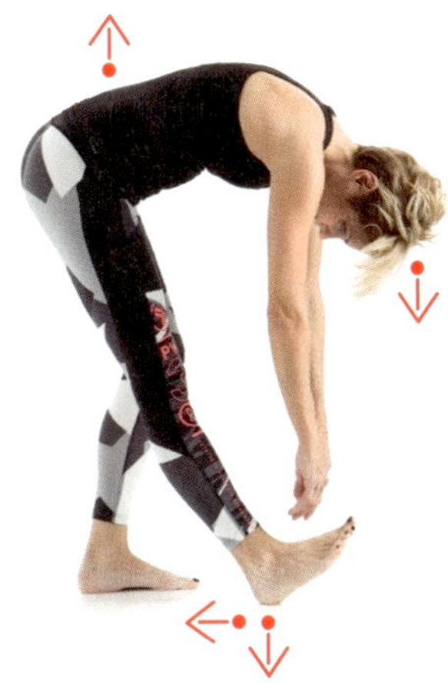

1) 시작자세를 취하고, 3개의 반대점을 서로 멀어지도록 움직인다; 오른쪽 발꿈치를 머리로부터 멀어지도록 움직이고, 허리뼈를 들어올린다. 가능하면 많이 얕은 뒤쪽 라인이 신장되도록 유지한다(끝-끝 신장).
2) 이 자세에서, 신장 긴장에 관련된 근육의 유지 저항이 증가한다. 근육은 수축하고, 그렇게 함으로써 내적 가로 근막의 정렬에 자극을 보낸다. 이것은 더 많은 근막 조직을 관여시킨다.
3) 견인을 함으로써, SBL(특히, 장딴지 근육과 뒤넙다리근)에 대한 등척성 작용을 증가시키기 위해 오른쪽 발꿈치로 바닥을 약간 압박한다(0%에서 100%까지 근력의 5~20%만 사용).
4) 그런 다음, 상체를 좌우로 5~10회 흔들면서 근육의 신장과 긴장을 유지한다. 호흡을 계속하면서 신장한다.
5) 끝으로, 신장을 증가시키기 위해 숨을 내쉬면서 긴장을 이완한다.
6) 3회 반복한다.

한 번의 운동으로도 각 근육근막 라인에 충분하다.

부가적으로, 수축 후 골지 수용기를 활성화하고 원하는 조직의 이완을 유도하기 위해, 최대 근력의 5~20%만 사용한다. .

이 운동은 정적 신장(자세를 유지하고 긴장을 일으키는)이나 동적 신장(발꿈치를 견인하는 Elephant exercise에서 처럼)안에 포함될 수 있다.

등척성 기법 뿐만 아니라, 최종 신장 자세에서의 긴장 증가는 근육내의 가로 근막에 특이한 자극을 나타낸다(18 페이지 참고).

6.3.4.1. 등척성 신장의 장점과 단점

등척성 신장의 장점

- 유연성을 빠르게 개선한다.
- 근육의 다중 근막 요소(주로 직렬 조직, 근육바깥 조직, 병렬 조직 및 가로 조직)를 자극한다 (18 페이지 참고).
- 신장과 관련된 통증을 줄여 준다.

등척성 신장의 단점

- 신장을 과도하게 하면, 근육–힘줄–근막의 통합이 위험해져 조직을 손상시킬 수 있다.

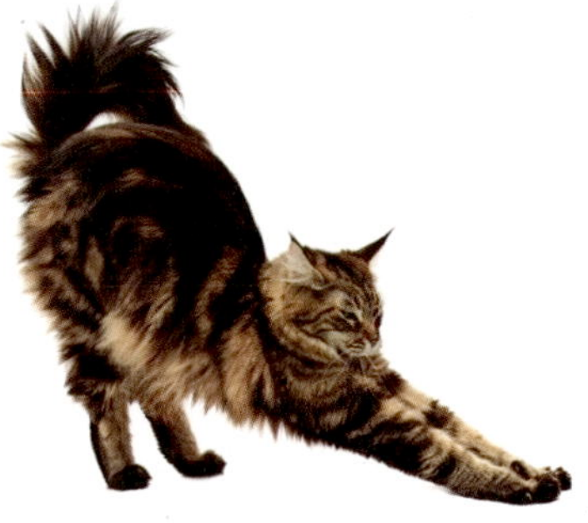

여러분이 기회를 가진다면, 고양이가 일어나는 것을 지켜보자: 고양이는 근육과 근막을 활성화하는 신장과 견인을 본능적으로 수행한다.

신장과 하품은 우리가 잠에서 깨어날 때나, 신체 활동을 하기 전에 활력을 줄 수 있는 최상의 방법인데, 그 이유는 이것이 혈압과 혈중 산소를 증가시키기 때문이다.

6.4. 근막 신장의 특징

스트레스와 자극을 받은 구조물에 대한 신장 효과는 발달적 자극을 가진다: 이것은 조직을 형성한다.

이제 우리는 고품질의 근막 네트워크를 구축하기 위해서는, 긴장을 적용하는 것만으로는 부족하고, 근막의 질을 높이기 위해 다중 방향의 자극을 적용해야 한다는 것을 알고 있다.

근육근막 신장 운동은 다음과 같은 특징을 가진다:

- 끝–끝의 긴 근육근막 라인
- 3차원 움직임 또는 다중 운동면 움직임, 각(angle) 변화
- 스윙 움직임
- 정적 움직임
- 동적 움직임
- 등척성 작용

3차원 움직임

근막은 모든 방향, 다양한 리듬, 그리고 다양한 속도로 당기고 신장되어야 한다.

흔들기(wiggling, swaying, swinging, rocking): 이 모든 작용이 근막을 자극하는데 도움을 준다.

내가 말하는 "긴 근육근막 라인"에 대해 설명해 보면, 다중 링크로 구성된 하나의 사슬을 상상해 보자(우리 근육근막 라인 중의 하나). 이들 링크 중의 하나가 차단되거나 단축되어 있다고 생각해 보자. 만약 내가 전체 사슬을 신장하러 간다면, 그 사람은 분명히 단축된 링크를 우회하여 가장 유연한 링크를 사용하는 보상 활동을 할 것이다.

이것이 바로 운동을 수행할 때나 다음의 규칙을 따를 때 집중해야 하는 중요한 이유이다:

1) 여러분의 신체에 귀를 기울이고, 어디에서 작동하는지 어디에서 잘못된 작동이 일어나는지를 체크해야 한다.
2) "초점(Focus On)"에 상세히 설명된 요점을 이용하여 올바르게 운동을 수행하고, 그들의 시선을 놓치지 않아야 한다.

6.5. 신장 강도와 호흡

근육근막 라인의 최대 신장 수용 능력 안에서 내가 의미하는 강도의 근육근막 신장을 적용해 보자. 자극은 하지만 통증을 일으켜서는 안된다.

여러분의 한계를 초과하지 않아야 하고, 매일 새로운 기록을 세우려는 시도를 하지 않아야 한다. 우리는 종종 신장으로 근육이나 관절의 최대 확장을 빠르게 달성하려고 노력한다. 이것은 올바르지 않고 손상을 입을 수 있다.

목적은 최대 움직임의 유연성을 달성하는 것이 아니라, 근육근막 긴장을 줄이고 움직임을 촉진하는 것이다. 최대 유연성은 과도한 신장이나 손상을 초래할 수 있다. 근막은 새로운 요구에 적응해야 하고, 인내를 필요로 한다.

호흡하는 것을 결코 잊어서는 안된다: 호흡은 모든 움직임의 주요 요소이고, 유연성을 향상하는데 도움을 준다. 여러분의 가슴을 활력 중추라고 생각하자.

6.6. 신장 전략 계획

이제 신장의 핵심을 얻을 시간이다: 트레이닝 수업이나 신장 운동의 적절한 포함을 계획하자. 우리는 신장이 이루어지는 순간과 스포츠 활동을 해야 할 순간을 알게 될 것이다.

우리는 신장이 왜 중요한지를 살펴봤고, 또 다양한 신장 방법과 다양한 기법의 장 · 단점을 봐왔다. 우리는 이제 퍼즐 조각을 맞출 것이고, 그들을 트레이닝 수업 안에서 어떻게 조립하는지를 볼 것이다. 퍼즐을 완성하는데는 다양한 방법이 있지만, 내가 가장 중요하다고 생각하는 몇 가지를 강조할 것이다.

본 장에서 나는 근육근막 신장 전략과 트레이닝 안에서 이것을 어떻게 하면 효율적으로 포함시킬 것인지에 대해서만 이야기할 것이다. 실제 트레이닝 수업에서, 나는 9장에서 여러분이 찾을 수 있는 다른 PReE 전략도 포함시킬 것이다.

FReE 트레이닝 수업 안에서의 신장 운동

근막 신장 운동은 FReE 트레이닝 수업의 다음과 같은 단계에서 확인될 수 있다:

- 워밍업
- 트레이닝 수업의 핵심 부분
- 트레이닝 수업의 종료 시점

반복: 운동당 3~10회
트레이닝 수업 기간: 30~55초

전신 피트니스나 특정 스포츠 트레이닝 수업 안에서의 신장 운동

필요하다면, 특정 운동 이전에 동적 신장 운동을 포함하는 것이 유용할 수 있다. 예: 풀-업을 수행하기 전에, 여러분의 수행 능력을 향상시키기 위해 225페이지의 풀-업과 같은 운동을 포함시킨다.

트레이닝 수업 종료 시점에서의 신장 운동

이런 운동은 근육 재생에 유용하며, 특히 트레이닝 이후 젖산 농도가 높은 무거운 하중을 수반하는 격렬한 운동에서 유용하다. 근육의 산화는 의심할 여지 없이 젖산 제거에 가장 중요한 기전이며, 능동적 회복이 젖산 제거율을 높일 수 있는 이유다. 능동적 회복(저강도의 동적 근육 활동을 유지)은 심혈관계와 림프계에 긍정적 영향을 미친다.

정적 신장은 혈관과 림프관을 압박하여 회복을 방해할 수도 있다. 저강도의 동적 신장과 능동 동적 신장이 유용할 수 있지만, 가벼운 산책과 같은 능동 회복이 더 바람직할 수 있다.

신장 수업 안에서의 신장 운동

워밍-업
동적 신장: 5~10회 반복
등척성 동적 신장: 3회 반복
능동 동적 신장: 5회 반복
수동 등척성 정적 신장: 3회 반복
수동 정적 신장: 3회 반복
수업의 시작 시점: 10~30초간 자세 유지
반복은 운동마다
트레이닝 수업 기간: 30분
회복: 36~48시간

신체 이완과 미니-신장 안에서의 신장 운동

워밍-업
능동 정적 신장: 3회 반복
수동 정적 신장: 3회 반복
트레이닝 시작 시점: 10~30초간 자세 유지
트레이닝의 중간 시점: 10~30초 또는 최대 1분간 자세 유지
트레이닝 수업 기간: 55분
회복: 36~48시간

수화와 생생한(young) 근막의 핵심은 다양성이다.

정적 신장과 동적 신장

기법	초	반복
수동 정적 신장	10~30초	3
능동 정적 신장	10~30초	3
장시간 정적 신장	1분	1
동적 신장	1초	5~10
능동 동적 신장	1~2초	5~10
등척성 신장	3~5초	3

6.7. 우리 선택의 핵심은 개별 사람이다

이제 다양한 운동선수와 일반 사람을 비교함으로써 반영해 보자. 다른 구조를 가진 두 사람의 운동선수를 비교해 보자. 만약 적색 근섬유(높은 산소 함량)를 많이 가진 운동선수에게 저항 훈련을 하고 싶다면, 나는 1주일에 1~2회의 장기간 고강도 신장 운동을 추천할 것이다.

그 이유는? 근육이 산소로 가득 차 있기 때문에, 피로에 강할 것이다. 그렇기 때문에, 근력이 강한 운동선수에게 강도와 지속시간을 더 높일 것이다. 만약 우리가 강도를 높인다면, 운동의 빈도(frequency)를 줄인다.

흰색 근섬유의 비율이 높은 운동 선수를 위해서는, 다음의 사항을 추천할 것이다:

- **강도:** 약한 정도
- **기간:** 너무 길지 않는 정도
- **주간 빈도:** 더 높게

왜? 근육에 산소가 많지 않아서 빠르게 피로해질 것이다. 그렇기 때문에, 강도나 지속시간을 낮추고, 트레이닝 자극을 위해 빈도를 높인다.

이것은 유연성이 떨어지는 사람에게도 적용된다; 나는 힘이 좋은 운동선수들과 수행하는 것만큼 그들과 함께 운동하는 것을 좋아한다.

6.8. 근막 신장 운동

우리는 이제 관련된 근육근막 라인의 측면에서 서로 다른 점을 가진 근막 신장 운동에 대해 자세히 살펴볼 것이다.

관련된 근육근막 라인: SFL-LL-SL-DFL-AL

시작자세: 똑바로 선 자세-반무릎자세-네발자세-앉은 자세-누운 자세-엎드린 자세

사용되는 도구: 체중-벽-도구

모든 근육근막의 활주 움직임을 위해, 피부를 손가락과 발가락에서 머리까지 전신을 덮는 잠수복처럼 생각해 보자.

Elephant exercise와 같은 스윙 운동을 수행할 때, 잠수복 안에서 활주하고 팽창하고 있는 여러분을 생각해 보자.

6.8.1. SBL의 근막 신장

Elephant(코끼리 운동)

전략

SBL의 동적 신장

시작자세

양쪽 발을 엉덩이 폭만큼 벌리고 똑바로 선 자세를 취한다. 오른발을 한 걸음 앞쪽으로 내딛는다. 이때 왼쪽 다리를 곧게 펴고 발바닥을 바닥에 견고하게 붙인다. 상체를 앞쪽으로 숙여 손가락끝을 바닥에 닿게 한다. 최대 신장을 수행한다.

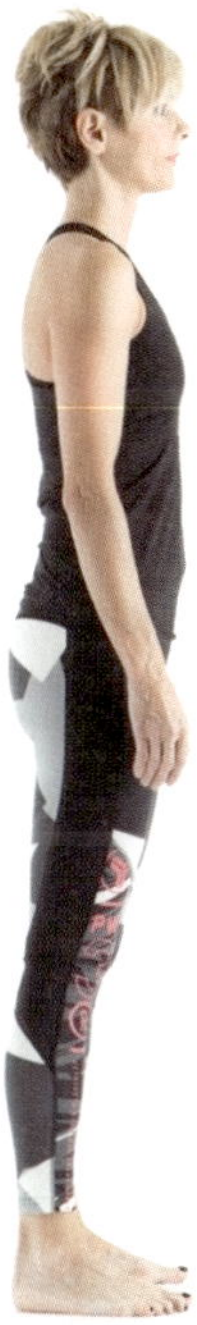

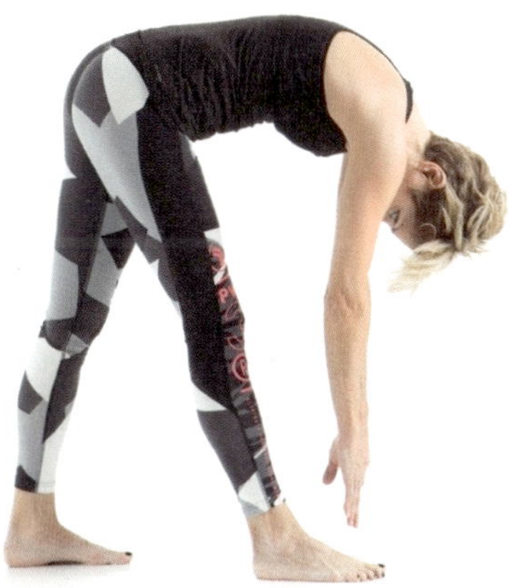

검토(Work On)

전체 근육근막 **SBL**의 유연성과 탄성.

움직임

숨을 내쉬면서, 상체를 움직이기 시작한다. 손가락을 오른쪽 발의 안쪽면에 닿게 한 후, 바닥에 닿도록 시도한다. 숨을 들이쉬면서 허리뼈를 들어올리고(오른쪽 그림 참고), 숨을 내쉬면서 손가락끝을 오른쪽 발의 가쪽면에 닿도록 한다. 원하는 횟수만큼 반복한다. 이번에는 왼쪽 발을 한 걸음 앞쪽으로 내딛고, 전체 운동을 반복해 본다.

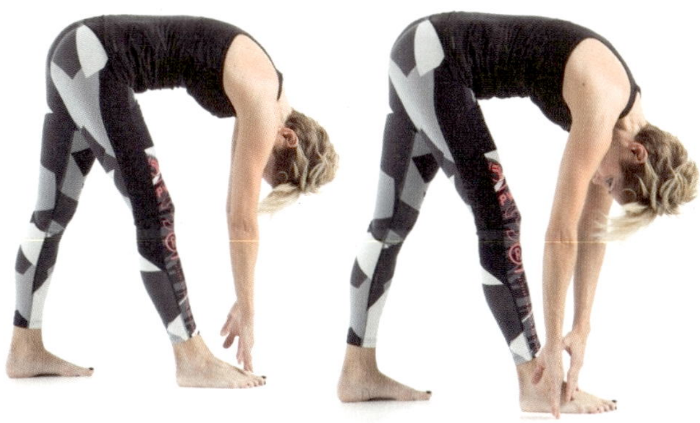

초점(Focus On)

- 피부 내의 팽창
- 양쪽 다리를 곧게 편다.
- 여러분의 팔이 움직일 수 있도록 상체를 움직인다.
- 허리뼈를 굽힌다.
- 머리를 바닥 쪽으로 떨어뜨린다.
- 골반을 수평으로 유지한다.

자극 변화

등척성 동적 신장: 오른쪽 발꿈치로 점진적인 압박과 견인을 적용한다. 상체를 계속 움직인다.

토론

이 운동은 꽤 간단한 것 같지만, 만약 여러분이 충분히 유연하지 않으면, 손가락이 바닥에 닿지 않을 것이다. 향상을 위해 노력해 보자: 여러분의 근막 네트워크가 새로운 요구에 적응하는데 시간이 걸릴 것이다. 만약 여러분이 갑자기 그리고 과도한 운동을 한다면, 근막이 부정적인 반응을 하게 되어(강직될 것이다), 매끈하고 탄력있게 만드는 여러분의 노력을 방해할 것이다. 몇 번을 반복한 후에는, 여러분은 더 유연해지는 느낌을 가져야 할 것이고, 손가락이 바닥에 가까워질 것이다. 만약 허리뼈에 통증이 있다면, 운동을 중단하고, 다른 운동을 선택해야 하는데, 그 이유는 아직 이 운동을 하기에 여러분의 준비가 덜 되어 있음을 나타내는 신호이기 때문이다.

전략

SBL의 동적 근막 신장

시작자세

오른쪽 다리를 한 걸음 앞쪽으로 내딛고, 오른쪽 발꿈치를 바닥에 붙이고, 오른쪽 발가락을 위쪽으로 들어올린다. 상체를 앞쪽으로 숙인다. 필요하다면 왼쪽 다리를 굽힘하고, 오른쪽 발가락을 잡으려고 노력한다. 최대 신장을 수행한다.

움직임

상체를 움직이기 시작하고 손끝으로 오른발의 발가락을 중심으로 원을 그린다. 점진적인 원 운동으로, 발가락을 중심으로 여러분의 상체를 움직인다. 시계방향과 반시계 방향으로 원을 5~10회씩 그린다.

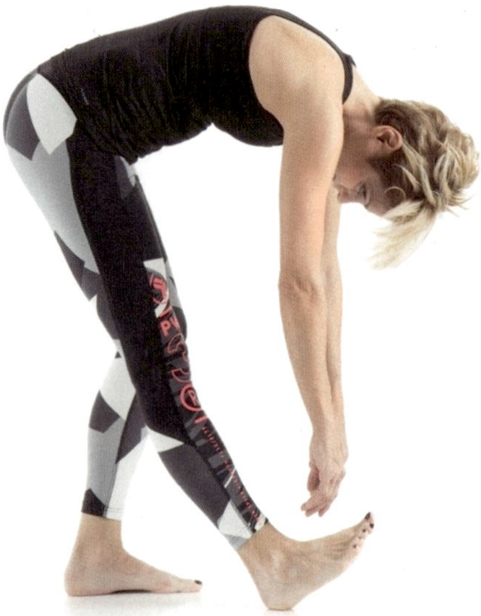

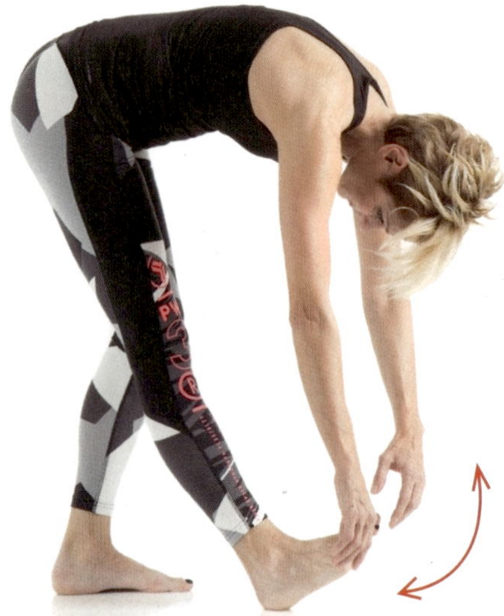

토론

이 운동은 이전 운동(**elephant exercise**)의 변형이다. 앞쪽 발의 위치 변화가 **SBL**에 대한 신장을 증가시킨다. 원 운동이 자극을 변화시킨다.

만약 여러분이 운동을 수행할 때처럼 엉덩이를 위쪽으로 들어올린다면, 뒤넙다리근에 대한 신장이 증가되지만, 등에 대한 신장은 감소될 것이다. 이 운동의 목표는 바닥에 닿는 것이 아니라, 전체 근육근막 라인(이 경우는 **SBL**이다). **DFL**이 허리뼈의 일부분이며 이를 통과한다는 점을 명심하는 것이 중요하다(40 페이지 이후를 참조). 그리고 어디에서 압박이 더 많이 일어날까?

초점(Focus On)

- 피부 내에서 확장한다.
- 양쪽 다리를 곧게 유지한다.
- 상체로부터 움직임을 시작한다.
- 허리뼈를 굽힌다.
- 머리를 바닥 쪽으로 떨어뜨린다.
- 골반 안정을 유지한다.

자극 변화

등척성 트레이닝(149페이지와 이후 페이지 참조)의 단락에서 나는 다양한 이 기법들에 대해 자세히 설명했다.

전략

SBL의 동적 신장

시작자세

양 발을 엉덩이 너비로 벌리고 똑바로 선 자세를 취한다. 오른쪽 다리를 한 걸음 앞쪽으로 내딛고, 왼쪽 다리를 곧게 펴고 왼발을 바닥에 견고하게 붙인다. 상체를 앞쪽으로 숙이고, 손가락끝을 바닥에 닿는다. 머리를 바닥쪽으로 떨어뜨려 끝에서 끝까지 전체 SBL을 당긴다.

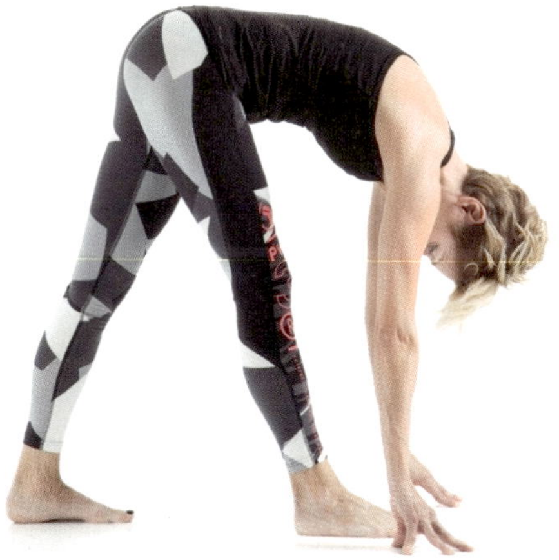

움직임

오른쪽 무릎을 앞쪽으로 밀면서 움직임을 시작한다. 그리고 가능하면, 무릎이 발가락을 벗어나도록 움직인다. 시작자세로 돌아오기 위해, 오른쪽 엉덩관절을 발꿈치로부터 멀어지도록 움직이면서 시작한다. 그리고 발꿈치로 바닥을 민다. 5~10회 반복하고, 반대쪽 다리도 실시한다.

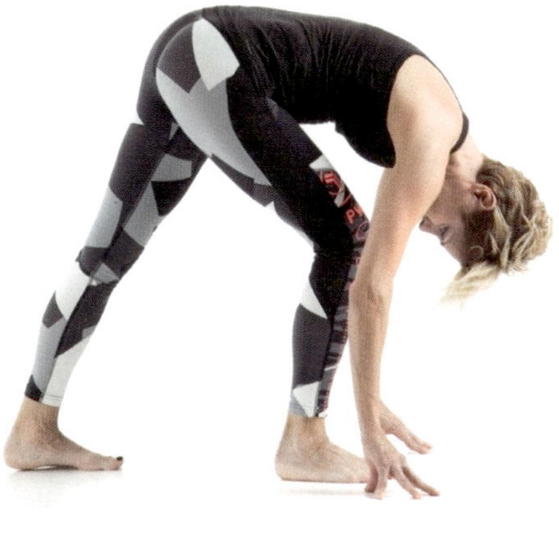

초점(Focus On)

- 반대점은 골반(엉덩이)과 발꿈치이다.
- 뒤쪽 다리를 곧게 뻗는다.
- 연모양 라인 이미지를 상상하고 능동적으로 활성화하기
- 목덜미를 이완함
- 부드러운 움직임
- 가동범위를 점진적으로 증가시킨다.

검토(Work On)

얕은 뒤쪽 라인(뒤넙다리근과 장딴지근) 아래 부분의 신장과 발목관절의 가동성

토론

전체 SBL를 동적으로 신장하는데 초점을 맞춘 이전 운동과 비교해, 이 운동은 허벅지 뒤쪽(뒤넙다리근)과 장딴지 근육에 초점을 맞춘다.

난이도 감소

만약 여러분이 다리를 굽히지 않고 바닥에 닿을 수 없다면, 양 손 밑에 플랫폼(스텝이나 요가 블록)을 배치한다. 자세를 쉽게 취할 수 있으면, 양 손 밑에 배치된 플랫폼의 높이를 감소시킨다.

자극 변화

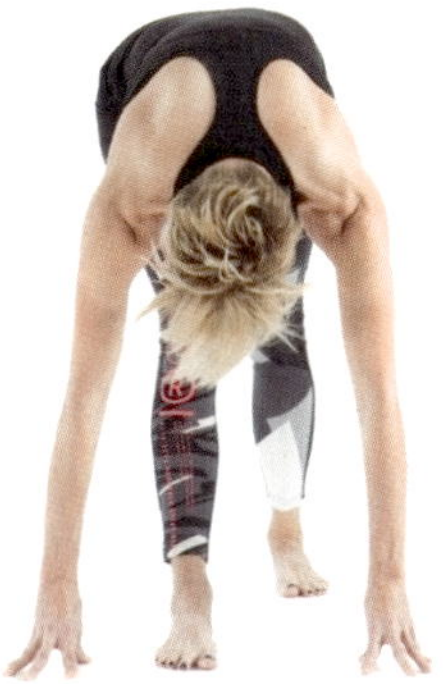

시작자세는 기본 운동과 동일하다. 앞쪽 발꿈치(오른쪽)를 약간 들어올리고, 안쪽으로 돌리는데, 이것은 오른쪽 발을 가쪽으로 돌림하는 것이다. 오른쪽 발꿈치를 바닥으로 내려 무릎이 펴되도록 발꿈치를 엉덩이로부터 멀어지도록 한다. 오른쪽 발꿈치를 다시 들어올려 가쪽으로 이동시켜

오른쪽 발을 안쪽돌림시킨다. 오른쪽 다리를 완전히 폄한다. 이제 발꿈치가 아니라 넙다리뼈머리로부터 움직인다. 가쪽돌림을 한 후 안쪽돌림을 한다. 어떤 변화가 있는가? 원하는 횟수만큼 계속 움직인 후, 반대쪽도 실시한다.

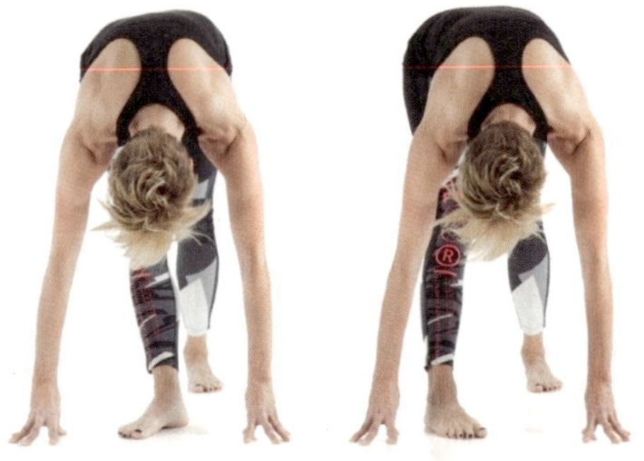

토론

나는 이 운동을 좋아하는데, 그 이유는 여러분이 허벅지 뒤쪽에 있는 근육 다발(뒤넙다리근의 갈래 사이) 사이의 활주 전략을 실제로 느낄 수 있기 때문이다. 다음 상자(뒤넙다리근)에서 제공되는 자세한 정보는 발꿈치를 움직이는 이유와 중요성을 이해하는데 도움이 될 것이다. 근육 사이를 활주시켜 다리의 안쪽돌림과 가쪽돌림을 증가시키면, 탄성, 유연성과 근력이 증가된다.

나는 "활주"라는 멋진 구절에 부록(**side note**)을 추가하고 싶다. 근육근막에서 이것은 핵심 전략인데, 그 이유는 모든 것이 연결되면서 분리되기 때문이다. "활주(**to slide**)"를 사용하는 방법을 이해하고 아는 것이 중요하다.

잘못된 자세, 움직임 부족, 좌식생활, 손상 그리고 너무 강하거나 잘못된 수행의 트레이닝 등을 포함한 다양한 이유 때문에, 조직 유착(근막과 근육)이 종종 일어날 수 있다. 이것은 가동범위를 줄이거나 완전히 방해할 수도 있고, 나머지 신체 부위의 긴장과 불균형을 초래할 수 있다. 우리는 활주나 스윙 운동을 적용함으로써 이런 조직을 자극하고자 노력했고, 또 적절한 긴장으로 근막을 자극함으로써 근막을 침해하지 않았다: 너무 약한 자극은 변화를 일으킬 수 없고, 반대로 너무 강한 자극은 근막 조직을 더욱 강직하게 만든다. 다음의 예는 조직 유착을 가시화하는데 도움을 줄 것이다. 2개의 캐시미어 옷을 60분 동안 뜨거운 열의 드라이어 기구 안에 넣었다. 여러분이 시간이 지나 드라이어 기구의 문을 열면, 깜짝 놀랄만한 일이 기다리고 있을 것이다. 그 2개의 옷은 하나의 옷이 되어 있을 것이고, 완전히 얽혀서 다시 분리할 수 없을 것이다. 즉, 이것은 우리의 신체를 잘못 사용하면, 피부 밑에서 일어날 수 있는 일이다. 여러분은 무엇을 더 기다릴 것인가? 운동을 시작하자.

검토(Work On)

뒤넙다리근과 장딴지근(**SBL**)의 근육층과 근막 사이의 활주 뿐만 아니라, 모음근과 엉덩정강띠 사이의 경계.

뒤넙다리근

뒤넙다리근은 3개의 근육으로 이루어진 근육군이다 (넙다리두갈래근의 짧은갈래는 뒤넙다리근에 포함되지 않는데, 그 이유는 궁둥뼈거친면에서 시작되지 않는 1 관절 근육이기 때문이다):

- 넙다리두갈래근(대퇴이두근)의 긴갈래
- 반힘줄모양근(반건양근)
- 반막모양근(반막양근)

모든 근육은 공통된 이는곳(궁둥뼈거친면), 신경지배(궁둥신경) 및 기능을 공유한다. 뒤넙다리근을 구성하는 3개의 갈래는 무릎을 굽히고 엉덩관절을 폄한다.

- 넙다리두갈래근의 긴갈래는 종아리와 허벅지를 가쪽돌림한다.
- 반힘줄모양근과 반막모양근은 종아리를 안쪽돌림하고, 허벅지를 모음하고 안쪽돌림한다.

이 근육들을 자세히 살펴보자.

넙다리두갈래근(가쪽 뒤넙다리근)

- **이는곳.** 긴갈래: 궁둥뼈거친면의 뒤쪽면과 엉치결절의 아래부분
  짧은갈래: 넙다리뼈의 거친선과 융기위능선
- **닿는곳.** 종아리뼈머리의 가쪽면, 정강뼈의 가쪽융기와 종아리 깊은 근막의 가쪽면
- **작용.** 종아리를 굽히고 가쪽돌림한다. 긴갈래는 허벅지를 펴고 종아리 가쪽돌림에 관여한다.

반힘줄모양근(안쪽 뒤넙다리근)

- **이는곳.** 궁둥뼈거친면(넙다리두갈래근의 긴갈래와 공통 힘줄을 형성한다.)
- **닿는곳.** 정강뼈 몸쪽의 안쪽면
- **작용.** 종아리를 굽히고 안쪽돌림한다. 허벅지를 폄하고 안쪽돌림에 관여한다.

반막모양근(안쪽 뒤넙다리근)

- **이는곳.** 넙다리두갈래근과 반힘줄모양근의 이는곳보다 가쪽과 몸쪽에 있는 궁둥뼈거친면
- **닿는곳.** 정강뼈 안쪽융기의 뒤안쪽면
- **작용.** 종아리를 굽히고 안쪽돌림한다. 허벅지를 폄하고 안쪽돌림에 관여한다.

전략

동적 신장

시작자세

양 발을 엉덩이 너비로 벌리고 똑바로 선 자세를 취한다. 다리를 곧게 편 채로, 손이 바닥에 닿을 때까지 척추를 앞쪽으로 숙인다. 손으로 세 걸음 앞으로 걷고 어깨너비로 벌린다. 이때 손가락을 펼쳐서(손가락은 자신의 기능을 가진다), 부드럽게 아래쪽과 앞쪽으로 압박한다(손바닥을 움직이지 않는다). 이렇게 하면서, 팔 뒤쪽 라인(특히, 등세모근의 아래쪽 부분)이 활성화되는지를 느껴야 한다. 양쪽 어깨뼈를 둔부 쪽으로 하강한다. 발꿈치를 바닥에 견고히 유지하면서 척추를 신장한다.

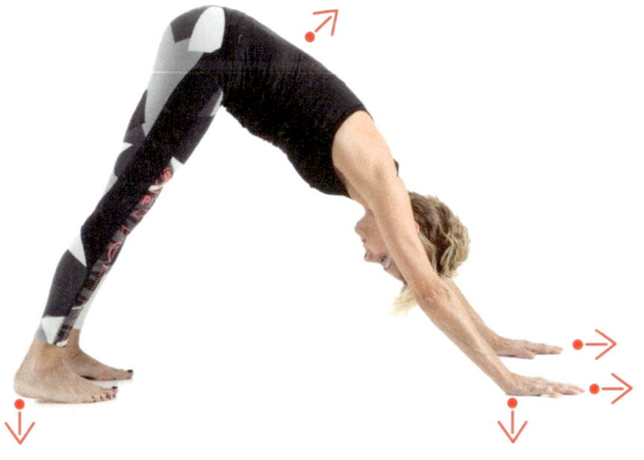

움직임

양쪽 발로 번갈아 가며 제자리 걷기를 한다: 오른발의 발 앞쪽(forefoot)을 바닥에 붙이고 발꿈치를 들어올릴 때, 왼쪽 발꿈치로 바닥을 압박한다. 원하는 횟수만큼 계속 제자리 걷기를 반복한다.

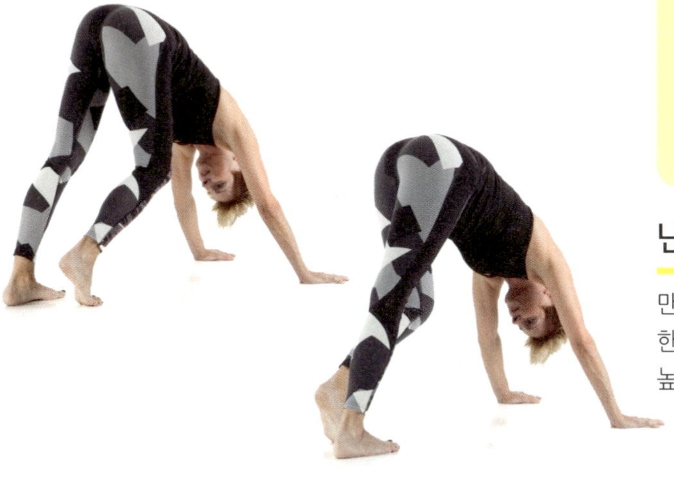

초점(Focus On)

- 반대점은 손과 어깨뼈, 발꿈치, 머리 정수리
- 연모양 라인 이미지를 상상하고 능동적으로 활성화하기와 팔 라인
- 척추 신장
- 양 팔 사이에 머리를 유지한다.
- 발꿈치로 바닥을 압박한다.

검토(Work On)

- 장딴지근과 뒤넙다리근(얕은 뒤쪽 라인)의 신장과 발목의 가동성
- SBL 위쪽 부분 근육들의 근력 강화

토론

나는 사람들이 낙타 자세를 취할 때 어깨를 머리 쪽으로 올리고, 양쪽 어깨뼈의 간격을 좁히고, 또 등뼈를 편평하게 하는 것을 종종 발견한다.

올바른 활성화가 어떻게 도움이 될 수 있는지 살펴보자. 그들이 사소하지만, 덜 중요하다고는 말할 수 없다. 사실 그들은 필수사항이다.

확인해보자. 낙타 자세에서 손의 가쪽면(새끼손가락도 포함)으로 점진적으로 바닥을 압박해 보자. 위팔세갈래근(상완삼두근)과 마름근(능형근)의 활성화를 느낄 수 있는가(모든 손가락은 자신만의 기능을 가진다)? 여러분이 이것을 느끼지 못한다면, 팔꿈치를 가쪽으로 향하게 하고 연모양 라인 이미지를 상상하고 활성화하고 이것을 다시 한번 시도해 보자. 이것은 깊은 팔 뒤쪽 라인(DBAL)을 활성화할 것이다. 이번에는 DFAL과 연결된 엄지로 점진적으로 바닥을 압박해 보자. 여러분은 작은가슴근을 느낄 수 있다. 두 라인의 균형을 맞추기 위해 이들 2지점을 가로질러 압박을 분산하자.

이 자세와 많은 다른 자세에서, 우리는 보다 일반적이고 편안한 운동 패턴을 사용함으로써 이런 연결을 종종 잃어버린다. 예를 들어, 여러분이 머리 쪽으로 어깨와 어깨뼈를 거상하고, 등세모근을 사용하고, 어깨를 안쪽으로 돌림하고, 작은가슴근이 단축되어 있으면, 목뼈와 어깨에 통증이 발생할 것이다.
(항상 선택이나 습관으로 어떤 근육근막 라인을 사용할 것인지를 결정한다.)

난이도 감소

만약 바닥에 손을 닿을 수 없다면, 손 밑에 플랫폼을 배치한다. 새로운 자극을 생성하기 위해 훈련할 때, 플랫폼의 높이를 점진적으로 낮춘다.

자극 변화

- 낙타 자세를 취하고, 양쪽 발꿈치를 동시에 바닥에서 들어올리고, 그들을 모은 후 다시 바닥으로 내린다. 이번에는 양쪽 발꿈치를 들어올리고, 그 다음 양쪽 발꿈치를 가쪽으로 이동시킨 후 다시 바닥으로 내려 놓는다. 원하는 횟수만큼 반복한다.

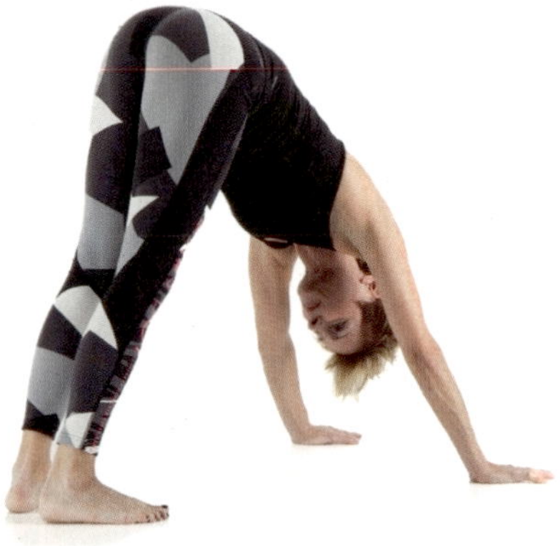

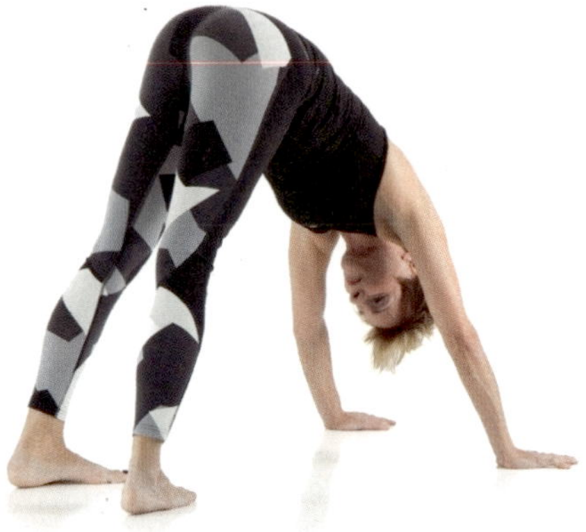

- 낙타 자세와 가쪽 움직임: 낙타 자세를 취하고, 양 발을 붙이고, 온몸을 오른쪽으로 이동한 후 다시 왼쪽으로 이동시킨다. 여러분이 움직일 때 LL의 신장을 느껴야 한다. 양 손은 항상 바닥에 고정되어야 한다.

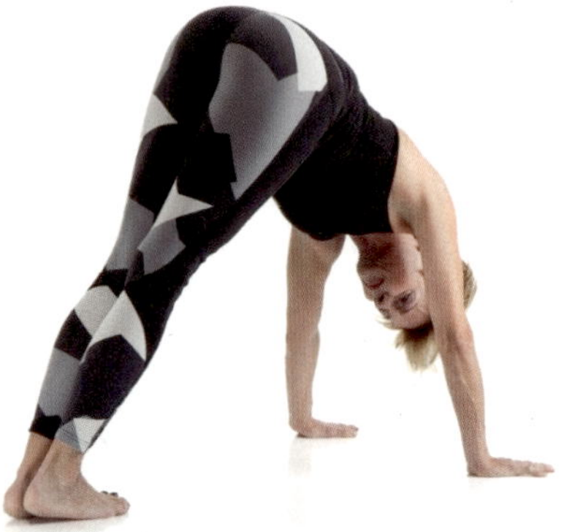

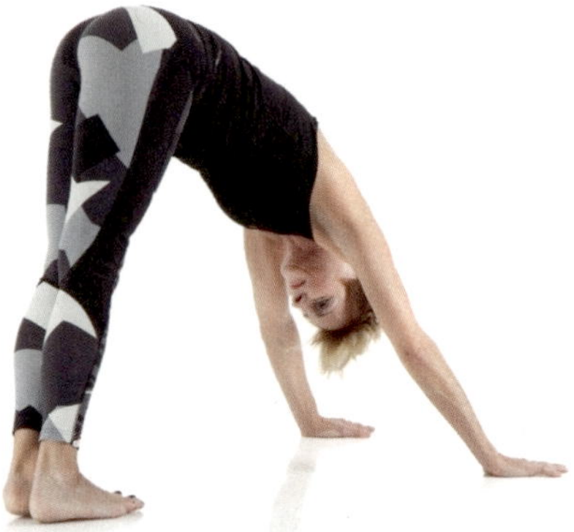

- 발의 시작자세를 바꾼다. 양쪽 발꿈치는 띄우고 발가락은 붙인다(다리의 안쪽돌림). 발가락을 벌리고 발꿈치를 함께 하거나 다리를 엉덩이 너비로 벌리고 발가락을 앞으로 향하게 하여 좌우로 움직인다. 자극, 자극, 자극.
- 동적 낙타 자세. 낙타 자세를 취하고, 양쪽 무릎을 바닥 쪽으로 굽힌다. 다시 시작자세로 돌아오기 위해 양쪽 발꿈치로 바닥을 밀면서 엉덩이를 천장 쪽으로 움직인다.

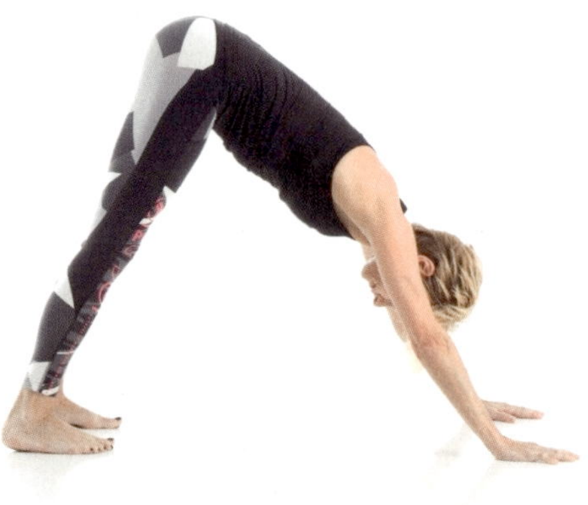

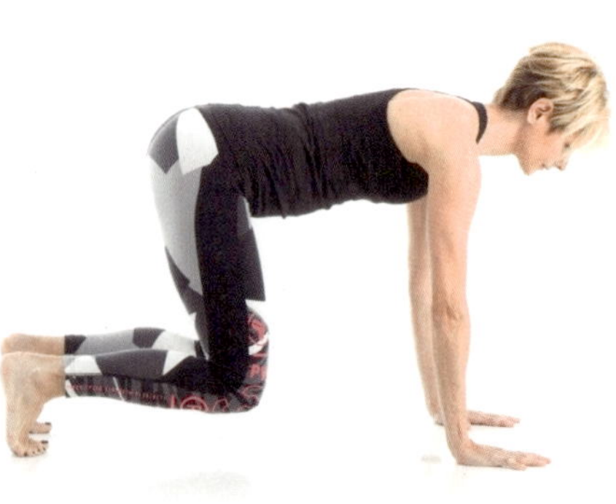

전략

동적 신장

시작자세

양쪽 무릎은 엉덩이 너비로 벌리고, 양쪽 손은 어깨너비로 벌려서 네발자세를 취한다. 왼발을 왼손 바깥쪽으로 이동시킨다. 왼발의 발가락을 왼손 쪽으로 살짝 돌린다(발의 안쪽돌림). 모든 손가락과 발가락이 바닥에 붙어야 하고, 발의 3개 접촉지점(1번 발허리뼈머리, 5번 발허리뼈머리 및 발꿈치)도 바닥에 붙어야 한다.

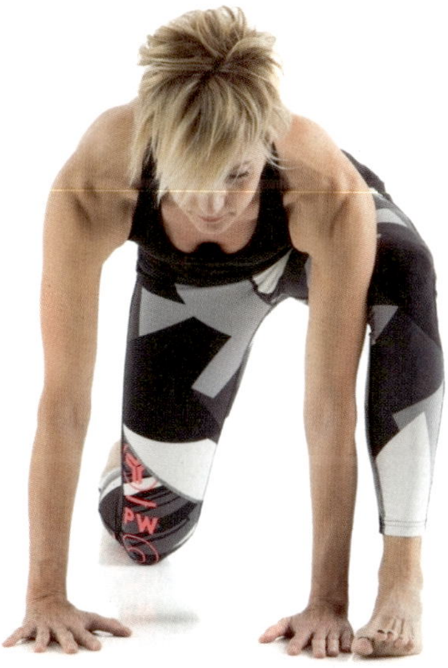

초점(Focus On)

- 고정점은 발이고, 이동점은 엉덩이다.
- 발앞쪽을 바닥에 단단히 고정시킨다.
- 부드러운 움직임 수행
- 작은 움직임으로 시작한 후, 반복할 때마다 증가시킨다.

검토(Work On)

- **SBL**, **SFL**의 일부(앞정강근), **DFL/SL**의 신장과 활주
- 엉덩관절의 기능적 가동성

움직임

왼쪽 다리를 펌하면서 왼쪽 엉덩이를 발꿈치로부터 멀어지도록 움직인다. 왼발이 바닥에 견고하게 고정되어야 한다(이것이 중요하다). 그 다음, 전체 움직임을 반복하기 전에 왼쪽 무릎을 앞쪽으로 움직인다(발가락끝을 지나서까지).

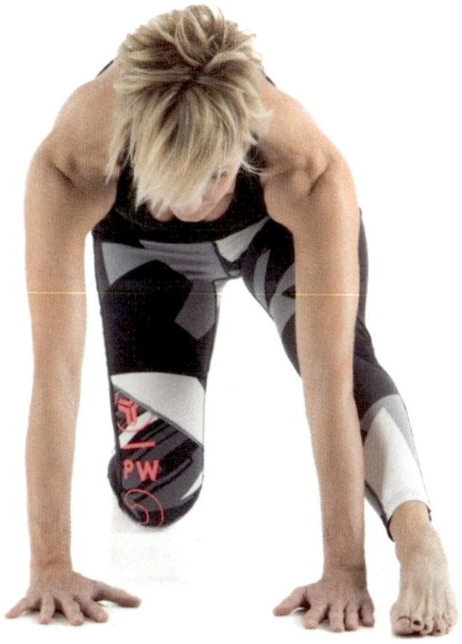

원 그리기를 하기 전에 원하는 만큼 반복한다. 방금 수행한 동작처럼, 왼쪽 무릎을 앞쪽으로 움직인다. 왼쪽 발꿈치를 축으로 하여 골반으로 원을 그리고, 다시 왼쪽 다리를 뻗는다. 5개의 원을 그린 후, 다른 방향으로 원을 그린다. 그리고 반대쪽도 실시한다.

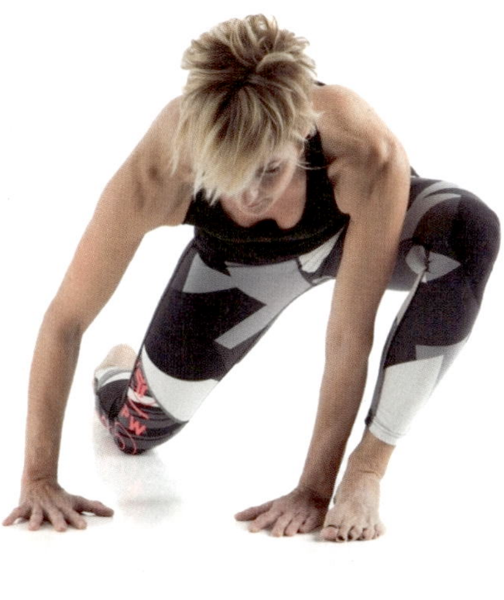

자극 변화

- 네발자세를 취한 후, 왼발을 양 손 사이에 배치한다. 이때 발가락은 전방으로 향한다.

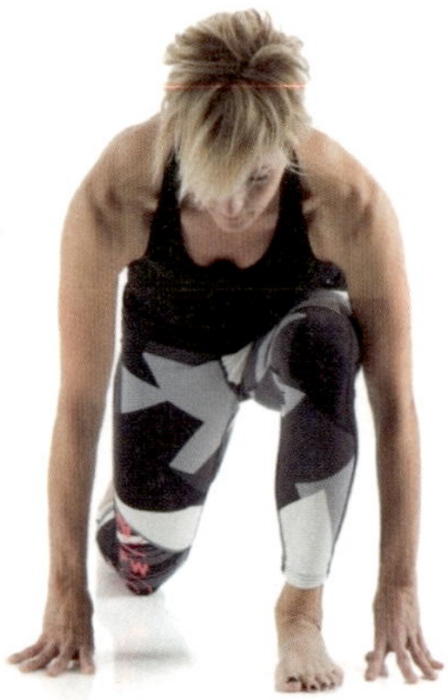

기본 운동에서처럼 앞뒤로 움직인다. 이것은 **SBL**을 더욱 신장시킬 것이다.

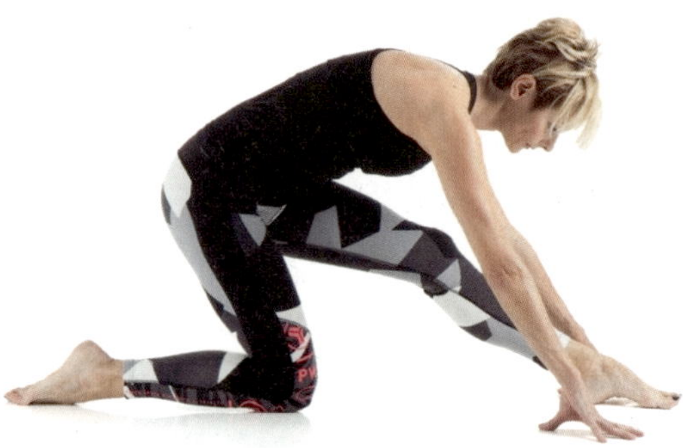

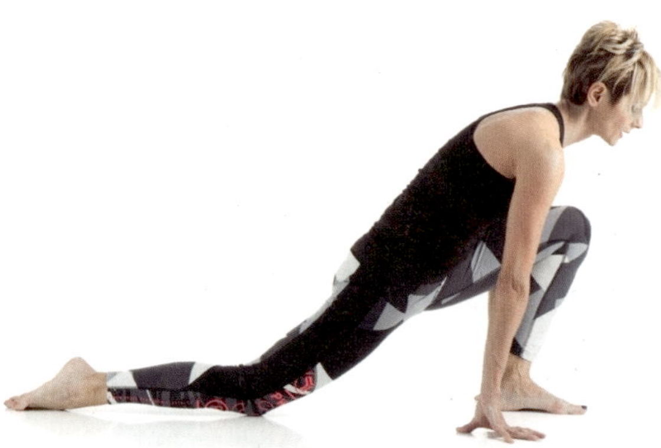

- 이전과 동일한 시작자세를 취한 후, 왼발을 편 상태로 만든다. 그리고 발꿈치를 바닥에 붙인 상태에서 발가락을 위로 들어올린다. 이 자세에서 앞쪽 발꿈치로 바닥을 밀면서 골반 쪽으로 약간 당긴다. 허벅지를 가쪽돌림과 안쪽돌림하여 발가락을 가쪽과 안쪽으로 움직인다. 여러분은 넙다리뼈머리 사이에서 일어나는 활주를 느껴야 한다.

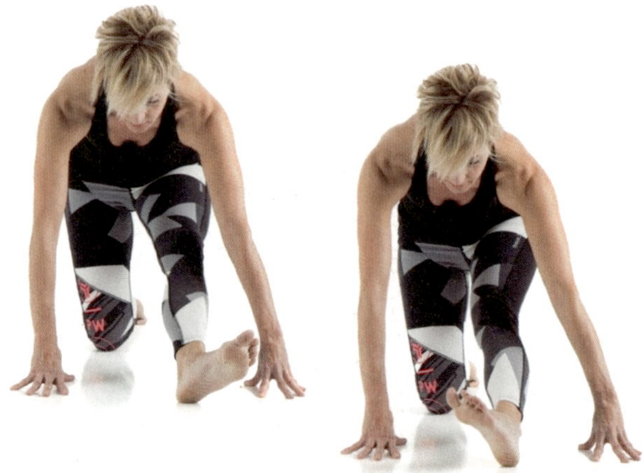

- 발의 자세를 바꾼다: 오른쪽 발을 햄머 자세로 하고 모든 움직임을 수행한다. 이것은 **SBL**을 더욱 활성화시킬 것이다.

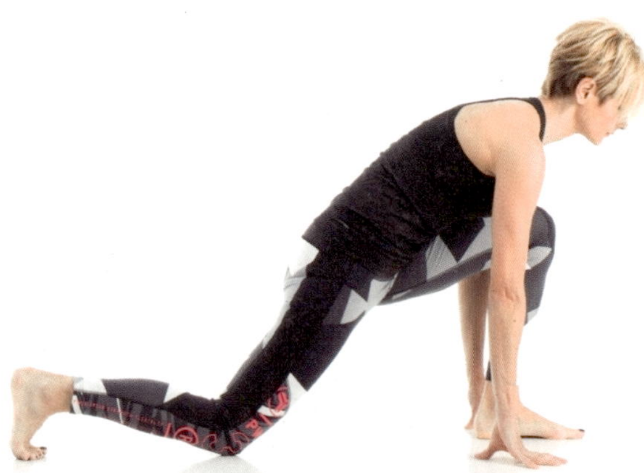

전략

능동 동적 신장

시작자세

양쪽 무릎을 엉덩이 너비로 벌리고 허벅지를 바닥과 수직되게 정렬한다. 그리고 양 손을 어깨너비로 벌리고 팔을 바닥과 수직되게 정렬한다. 이때 손가락을 완전히 펼친다.

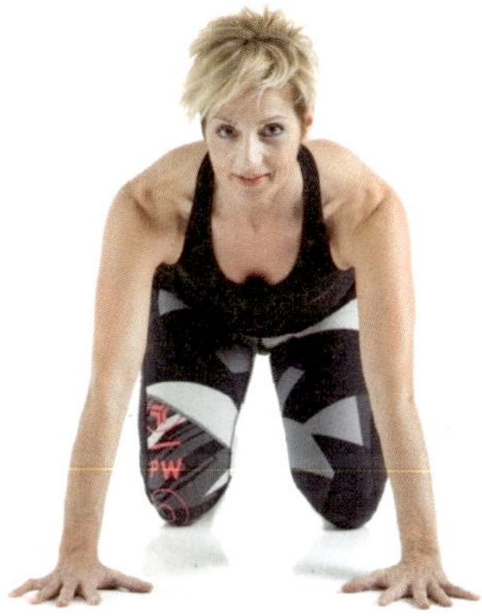

움직임

왼발을 왼손 밖으로 유연하게 이동시킨 후, 다시 시작자세로 돌아온다. 그리고 오른발도 동일하게 움직인다.
원하는 만큼 양 발을 교대로 계속 반복한다.

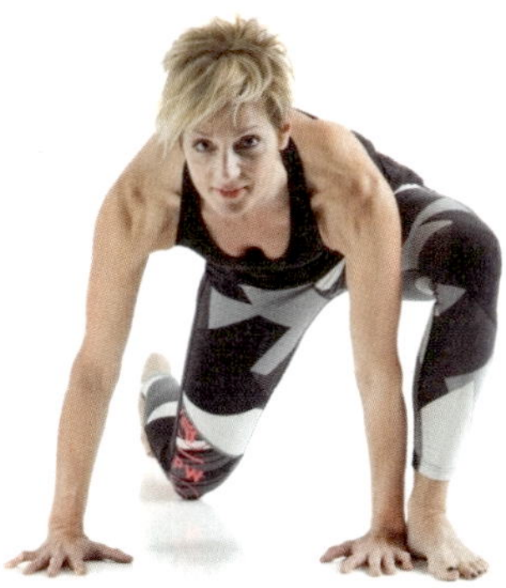

초점(Focus On)

- 연모양 라인 이미지를 상상하고 능동적으로 활성화하기
- 유연한 움직임
- 작은 움직임으로 시작한 후, 반복할 때마다 점차 증가

검토(Work On)

- SFL/DFL의 신장
- 엉덩관절의 기능적 가동성

난이도 증가

- 양쪽 무릎을 바닥으로부터 들어올리고 골반을 발꿈치 쪽으로 이동시킨 상태에서 기본 운동을 수행한다. 처음에는 느린 속도로 시작했다가 점차 속도를 증가시킨다. 여러분이 골반을 뒤쪽으로 이동시킬 때, 돌을 앞쪽으로 날리기 위해 새총을 장착한다고 생각해 보자. 이런 움직임은 동적 신장과 관련되지만, **에너지** 전략도 포함한다(227 페이지 참고).

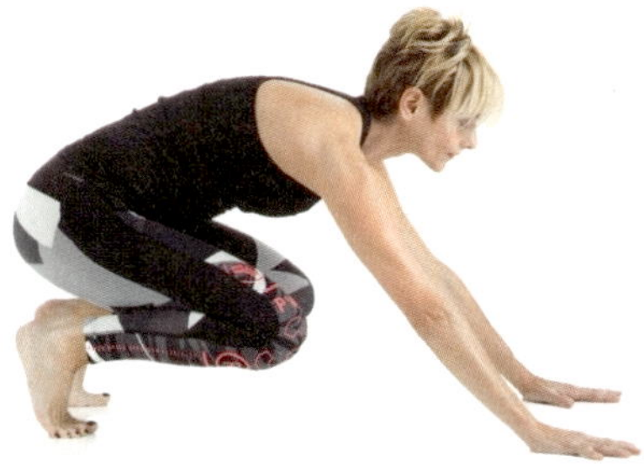

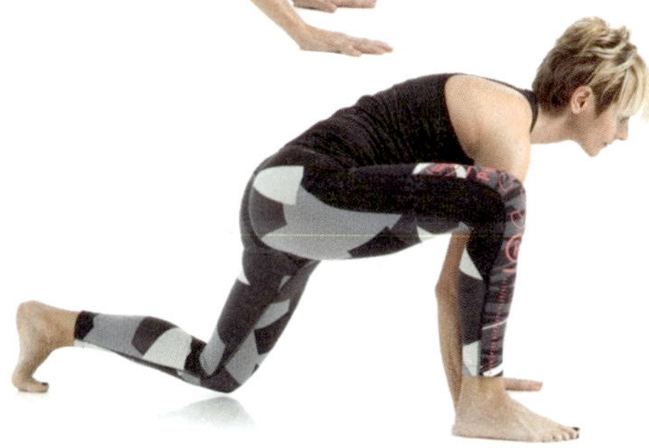

- 양쪽 팔을 곧게 뻗어 플랭크 자세를 취한다. 오른발을 오른손 바깥쪽으로 옮긴 후 다시 시작자세로 돌아오고, 그 다음 왼쪽도 실시한다. 양 발을 교대로 계속 운동한다.

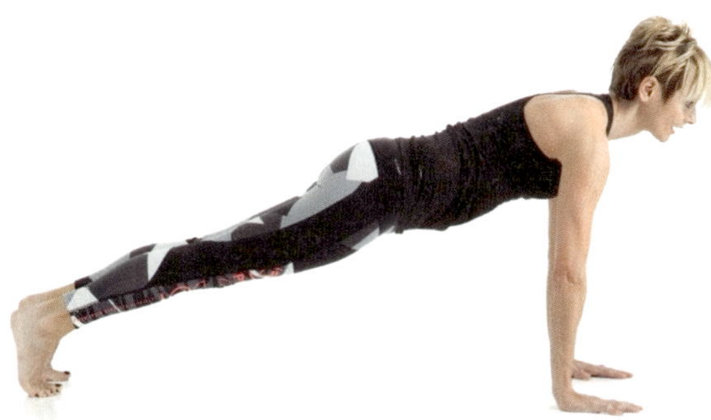

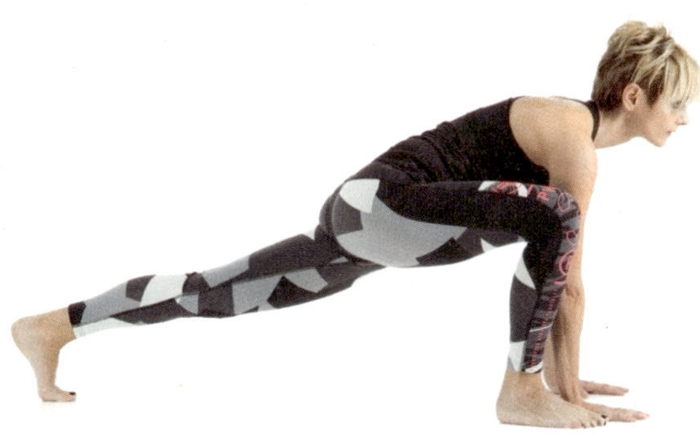

- 오른발을 앞쪽에 두고, 여러분 앞쪽에 놓인 물체를 오른손으로 잡는다고 상상해 보자. 왼팔로도 동작을 반복해 본다. 몇 번씩 반복한 후, 다리를 바꾼다. 이번에는 오른손을 뻗어 여러분의 약간 왼쪽 바닥에 놓인 물체를 잡아 보자. 이것은 가쪽 라인과 관련된 상체의 측면 기울임을 증가시킬 것이다.

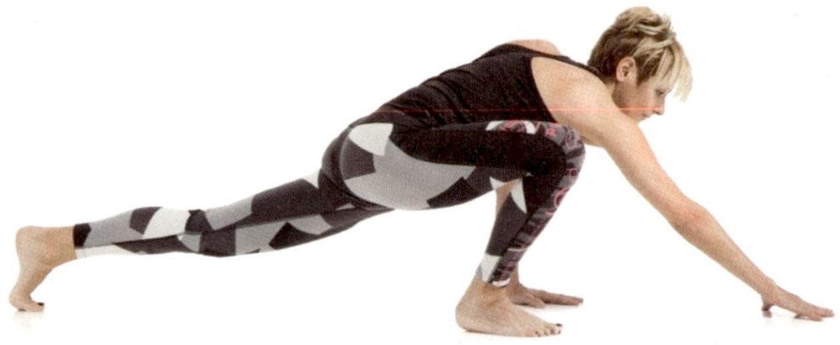

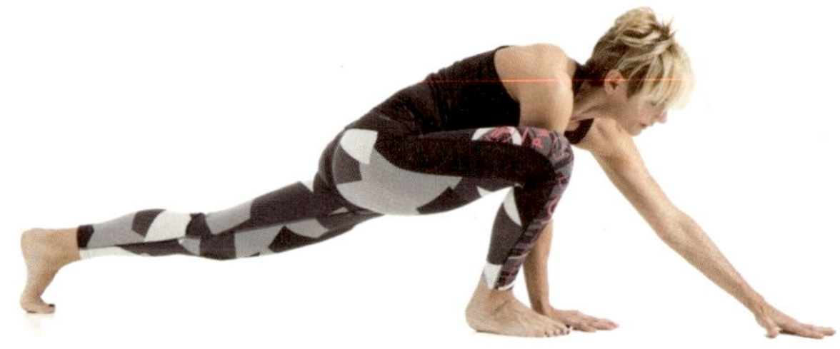

- 오른발을 앞쪽에 두고, 오른쪽 아래팔을 바닥에 내려놓고, 그 다음 왼쪽 아래팔을 바닥에 내려놓는다. 여러분은 왼쪽 넙다리네갈래근, 오른쪽 안쪽 허벅지 및 등이 신장되는 것을 느껴야 한다.

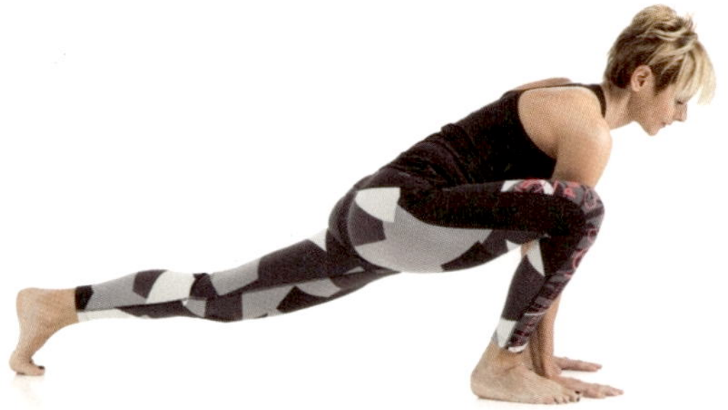

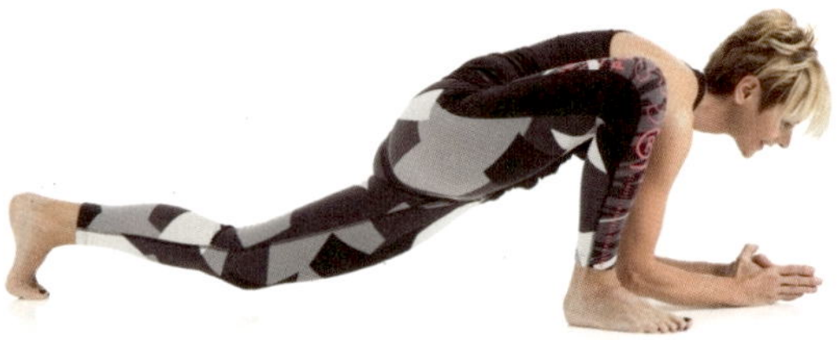

- 오른쪽 다리를 앞쪽에 두고, 오른손을 들어 상체를 위쪽으로 돌린다. 이때 눈도 따라 움직인다. 다시 시작자세로 돌아와서, 왼쪽도 반복한다. 이것은 다리를 위한 정적 신장 운동이다. 상체의 측면에서 보면, 이것은 가쪽 라인과 나선 라인을 활성화시키는 동적 신장 운동이 된다.

- 플랭크 자세에서, 왼쪽 다리가 바닥에 거의 닿도록 몸을 돌린다. 이런 다음 비틀림 자세를 중단하지 않고 탄성적이고 통제적인 방법으로 빠르게 다시 시작자세로 돌아온다. 그리고 반대쪽도 실시한다. 이런 동적 신장 움직임은 특히 나선 라인을 활성화시킬 것이다.

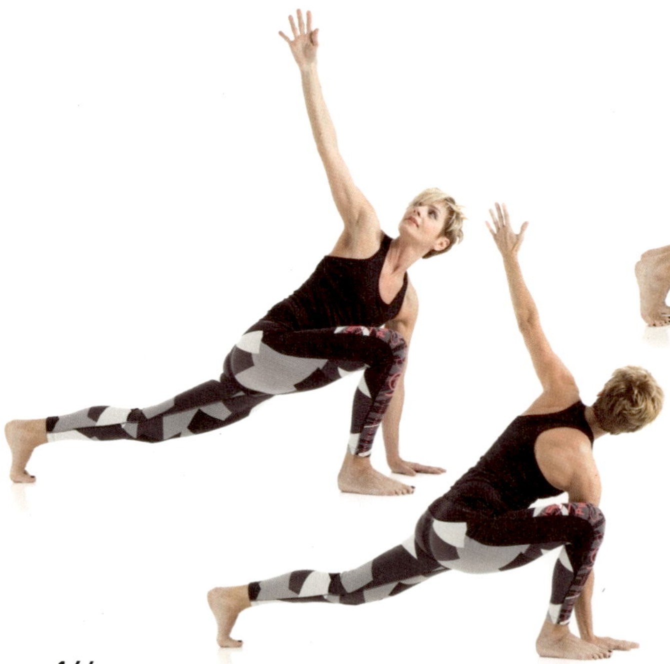

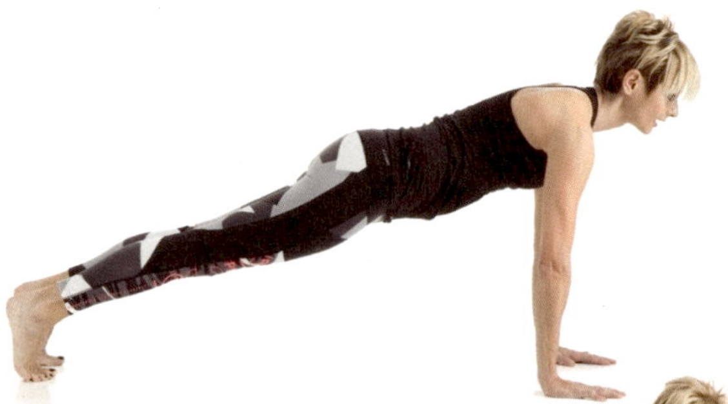

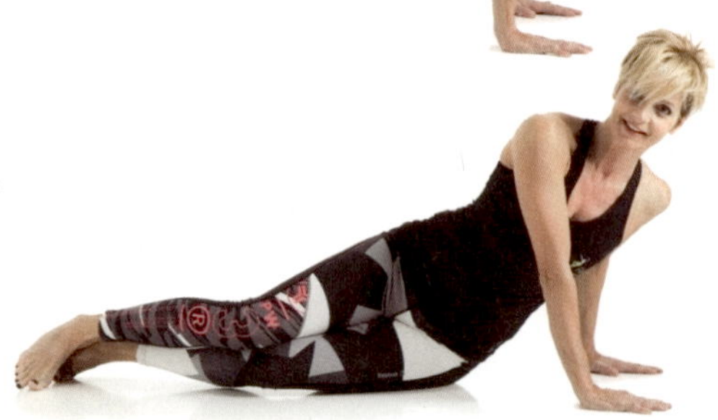

6.8.2. 벽을 이용한 SBL의 근막 신장

Three Feet in Motion Against the Wall
(벽을 이용한 3 지점 운동)

전략

벽을 이용한 SBL의 동적 신장

시작자세

벽을 마주보고 네발자세를 취한다. 이때 양쪽 무릎을 엉덩이 너비만큼 벌리고, 양쪽 손을 어깨너비만큼 벌린다. 왼발을 양 손 사이로 이동하고, 발꿈치를 바닥에 붙인 상태에서 발앞쪽을 벽에 댄다. 여러분이 발앞쪽을 더 많이 들어 올릴수록, 발바닥(발바닥근막, 짧은발가락굽힘근, 장딴지근 및 뒤넙다리근)의 신장이 증가된다.

움직임

왼쪽 다리를 유연하게 뻗으면서 왼쪽 엉덩이를 발꿈치로부터 멀리 이동시킨다. 이때 발앞쪽을 벽에 그대로 붙어야 한다. 왼쪽 무릎을 벽 쪽으로 이동시키면서 시작자세로 돌아온다. 전체 운동을 반복해 본다.

원하는 횟수만큼 반복한 후, 반대쪽도 실시한다.

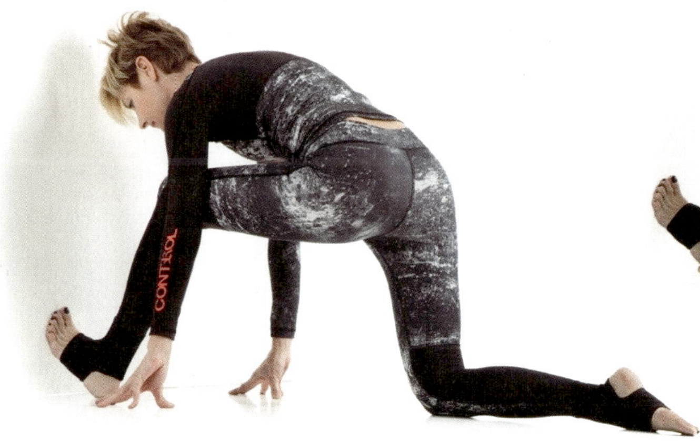

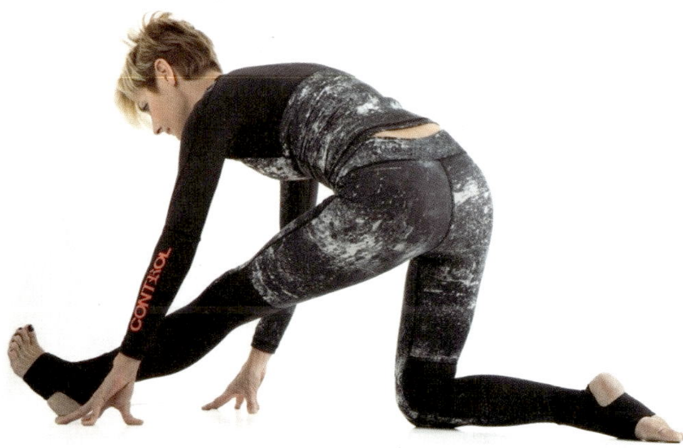

초점(Focus On)

- 고정점은 발이고, 이동점은 엉덩이다.
- 벽에 발앞쪽을 고정한다.
- 등을 곧게 편다.
- 연모양 라인 이미지를 상상하고 능동적으로 활성화하기

검토(Work On)

- SBL의 신장과 활주
- 엉덩관절과 발목관절의 기능적 가동성

자극 변화

- 벽에 붙어 있는 발의 약간 안쪽돌림과 가쪽돌림은 모든 것을 변화시키기 충분하다.
- 이 운동을 작용근/길항근의 등척성 신장으로 전환한다.
  작용근: 발앞쪽으로 벽을 부드럽게 민다.
  대항근: 벽으로부터 발앞쪽을 약간 들어올린다.

6.8.3. SFL의 근막 신장

Spreading Your Toes(발가락 벌리기)

전략

SFL의 근막 정적 신장

시작자세와 움직임

똑바로 서서 균형을 유지하기 위해 벽에 기댄다. 엄지를 앞쪽으로 움직이고, 다른 발가락을 뒤쪽으로 움직인다. 이 자세를 몇 번의 호흡 동안 유지한다.

그대로 선 자세를 유지하고, 엄지를 뒤쪽으로 나머지 발가락을 앞쪽으로 움직인다. 이 자세를 몇 번의 호흡 동안 유지한다.

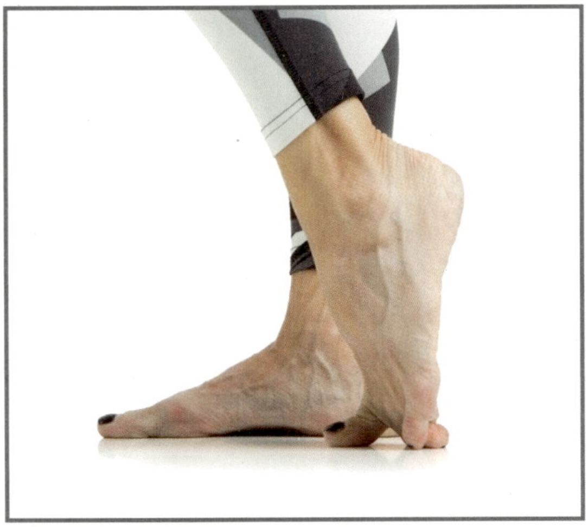

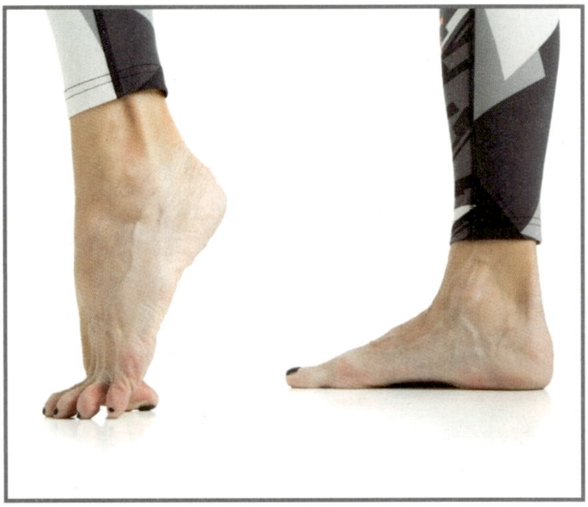

초점(Focus On)

- 발가락의 첫 번째 마디뼈만 굽힘하는 것이 아니라, 전체 가동 분절로서 몸쪽 마디뼈를 굽힘한다.
- 발꿈치를 바닥과 수직되게 한다.

검토(Work On)

SFL/SBL/DFL의 신장

자극 변화

운동을 수행하기 위해 앉은 자세를 취해 난이도를 줄인다. 하중을 감소하거나 가동범위를 줄이기 위해 플랫폼을 사용한다.

토론

나는 이 운동이 모든 사람을 위한 운동이 아님을 깨달았고, 이 운동을 올바르게 수행한다면, 여러분은 몇 번의 반복으로도 시각적 향상과 감각적 향상을 알 수 있을 것이다.

전략

SFL의 동적 신장

시작자세

낙타 자세를 취한다.

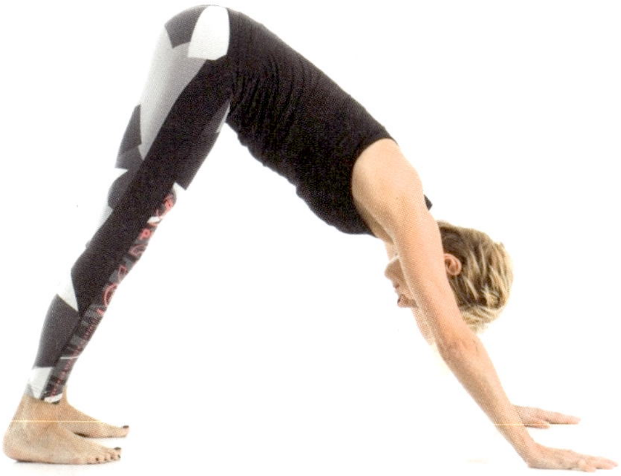

초점(Focus On)

- 이동점은 발-무릎이고, 고정점은 손이다.
- 연모양 라인 이미지를 상상하고 능동적으로 활성화하기
- 신장

검토(Work On)

SFL/SBL의 정적 신장

움직임

골반을 중립위로 유지하면서 오른쪽 다리를 최대한 높이 들어 올린다.

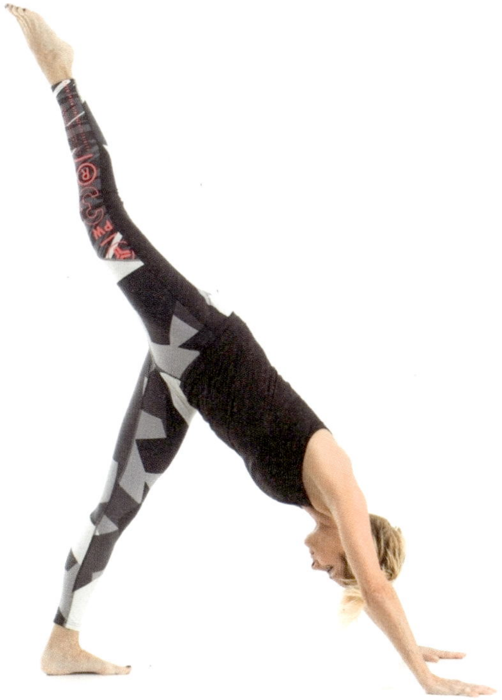

엉덩이로부터 허벅지와 골반을 돌리기 시작한다. 오른쪽 새끼발가락을 오른쪽 새끼손가락에서 멀리 이동시킨다. 오른쪽 무릎을 굽혀, 골반으로부터 가능하면 멀리 움직인다. 다시 시작자세로 돌아온 후, 반대쪽도 실시한다. 한쪽 다리를 3~5회씩 반복한다.

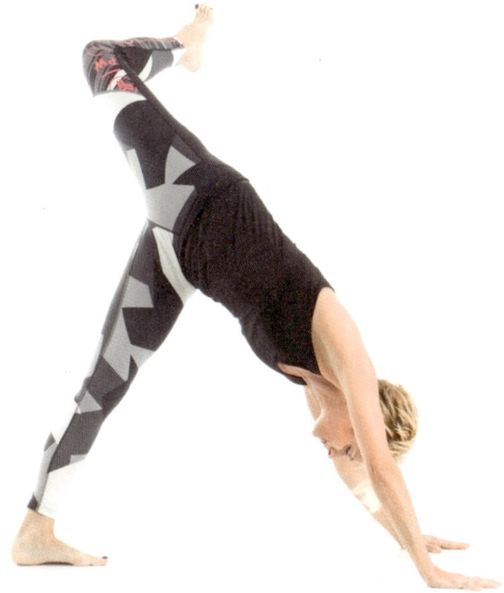

Crab(게 운동)

전략

SFL의 동적 신장

시작자세

앉은 자세에서 양쪽 다리를 어깨너비로 벌리고 굽힌다. 양 손을 등 뒤에 배치하고, 손가락을 바깥쪽으로 향하게 한다. 가능하면 등을 곧게 편다.

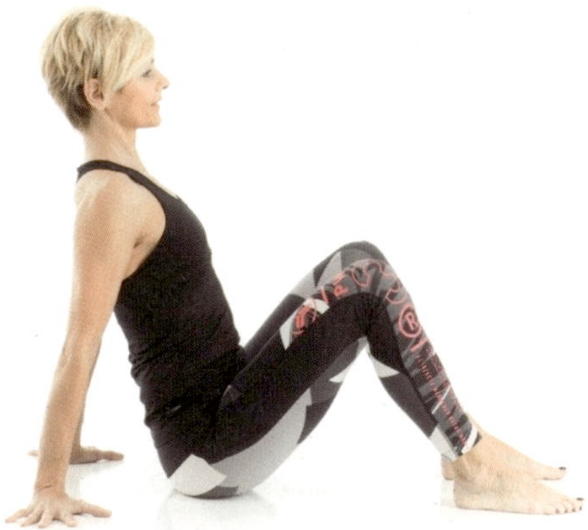

움직임

팔꿈치를 가쪽으로 하고, 연모양 부위를 활성화한다. 그리고 골반을 바닥으로부터 약 1㎝ 정도 들어올린다. 이 자세에서 아래쪽 등세모근의 활성화를 느껴야 한다. 그런 다음 골반을 바닥으로 다시 내린다. 양쪽 어깨를 궁둥이 쪽으로 내리면서 연모양 라인 이미지를 상상하고 능동적으로 활성화한다. 운동을 5회 반복한다. 이번에는 골반을 들어올려 플랭크 자세를 취한다.

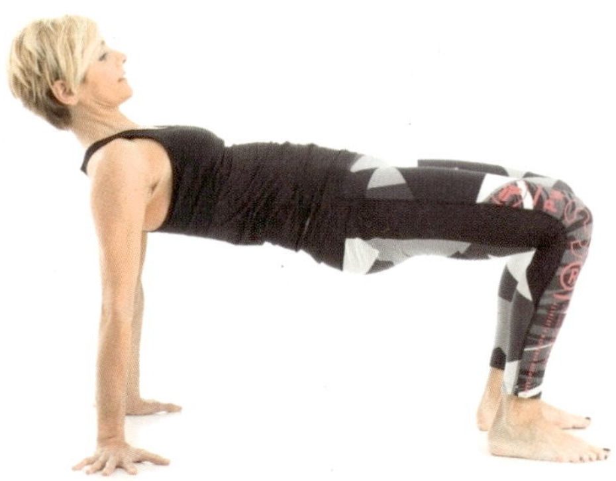

3초간 유지한 후, 시작자세로 돌아간다. 필요한 만큼 반복한다.

초점(Focus On)

- 연모양 라인 이미지를 상상하고 활성화하기
- 팔꿈치는 가쪽 방향으로 향한다.

검토(Work On)

- **SFL/AL**의 신장
- **SBL/AL** 근육의 근력강화

토론

이것은 실제로 다양한 레벨에서 이루어질 수 있는 유용한 운동이다. 다음을 포함한다:

- 신장
- 배 근육 강화
- 팔 라인의 활성화
- 어깨위팔관절과 엉덩관절의 가동
- 힘의 분배

워밍-업에서, 손 위치는 클라이언트의 요구에 따라 달라진다. 예를 들어, 등뼈 뒤굽음증 환자를 위해, 초기에는 양 손을 가쪽으로 향하게 할 것이다. 둔부 쪽으로(안쪽으로) 양 손을 향하게 하는 선택은 어깨가 앞쪽으로 좁아지는 위험이 있고, 양 손을 뒤쪽 방향으로 향하게 하는 자세는 너무 강한 자극이며, 올바른 기법을 손상시킬 위험이 있다.

자극 변화

팔 라인에서 자극의 변화를 주기 위해 손의 자세를 바꾼다.

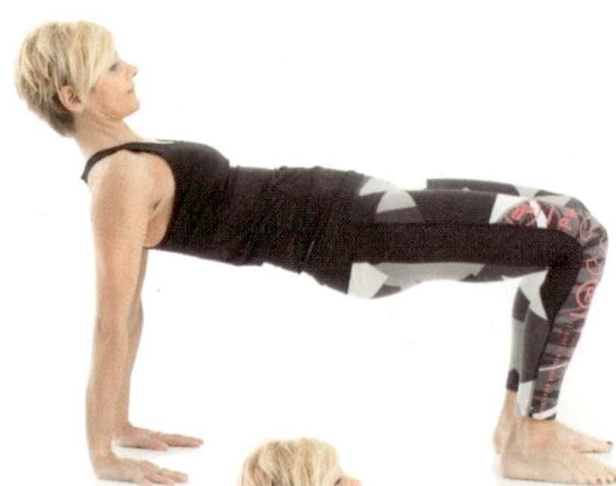

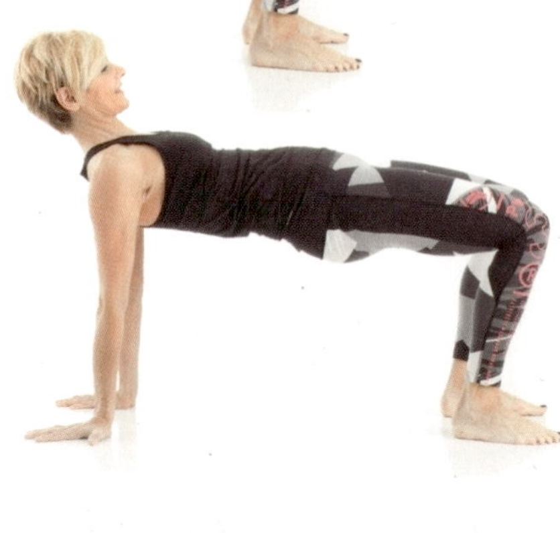

전략

SFL의 정적 신장

시작자세

오른발을 앞쪽으로 내밀어 반무릎자세를 취하고, 왼쪽 발꿈치 위에 앉는다. 왼발의 발꿈치를 바닥과 수직으로 정렬하고 발가락을 굽힌다. 상체를 곧게 세우고 양 손을 오른쪽 무릎 위에 올려놓는다. 몇 번의 호흡 동안 이 자세를 유지하고, 골반을 들어올린다. 3회 더 반복하고, 반대쪽도 실시한다.

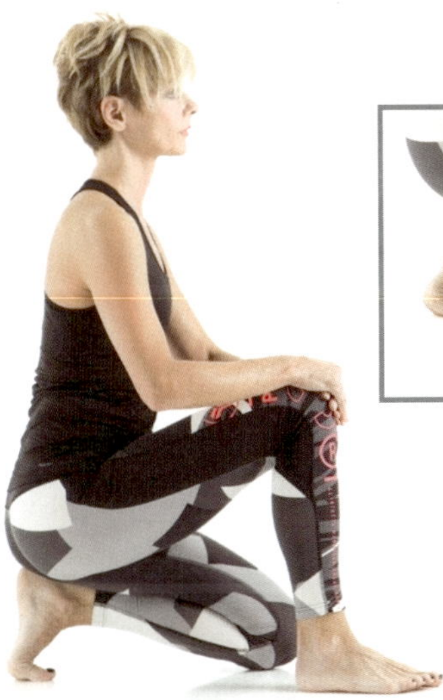

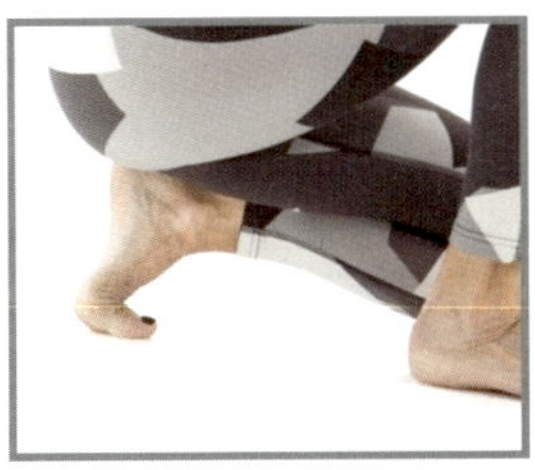

초점(Focus On)

- 발앞쪽을 바닥에 붙인다: 1번과 5번 발허리뼈머리를 바닥에 붙인다.
- 발꿈치가 바깥쪽으로 움직이는지를 확인한다(만약 그렇다면, 1번 발허리뼈머리가 바닥에 잘 붙도록 집중한다). 만약 발꿈치가 안쪽으로 움직이면, 5번 발허리뼈머리로 더 압박을 가하여 발꿈치를 다시 정렬시킨다.

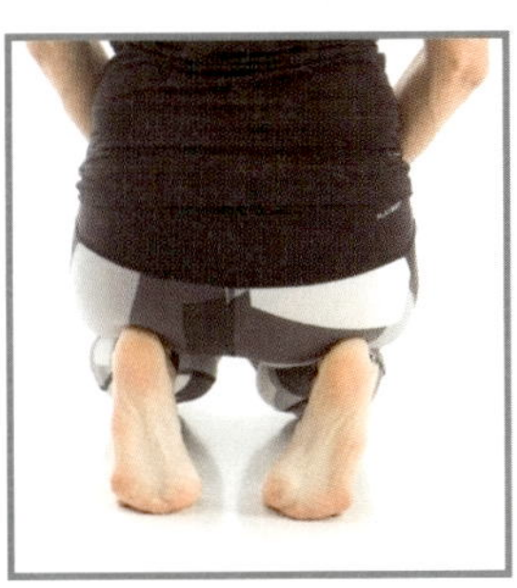

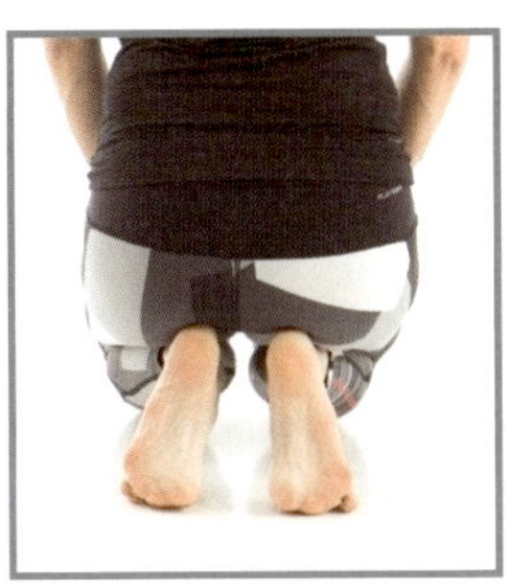

검토(Work On)

SFL(superficial front line)의 정적 신장

난이도 증가

- 등을 곧게 유지한 채 상체를 뒤쪽으로 젖힌다. 여러분은 발바닥과 넙다리네갈래근이 더 많이 신장되는 것을 느껴야 한다.

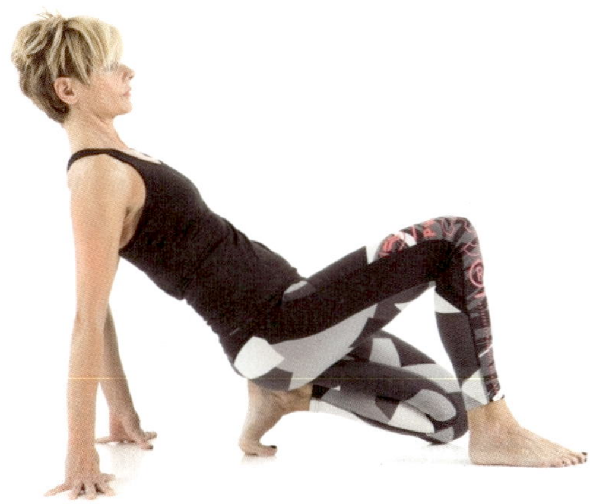

- 이런 변형 자세에서, 양쪽 발꿈치 위에 앉는다. 이때 발가락을 굽힘한다.

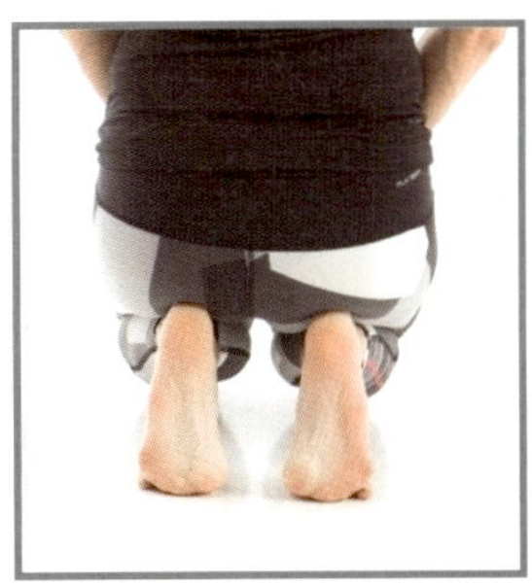

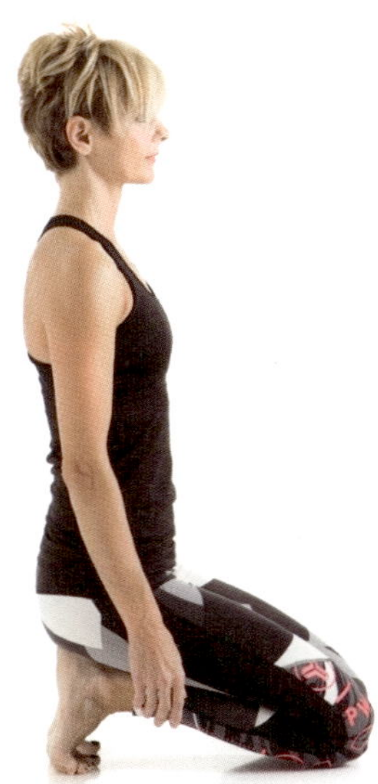

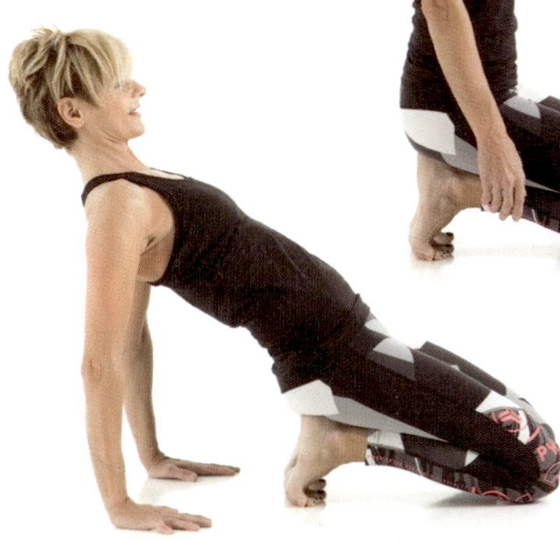

상체를 뒤로 젖히고 지지하기 위해 양 손을 바닥에 댄다. 발바닥근막과 넙다리네갈래근을 정적으로 신장하기 위해 이 자세를 유지하거나 앞뒤로 몸을 움직인다. 그리고 반복할 때마다 가동범위를 증가시키는 동적 신장으로 전환한다.

• 이번에는 발을 곧게 펴서 양쪽 발뒤꿈치 위에 앉는다. 만약 여러분이 발꿈치 위에 앉기 어렵다면, 95 페이지의 운동을 수행한다(라인 느끼기 전략); 이것이 실제로 여러분께 도움이 될 것이다.

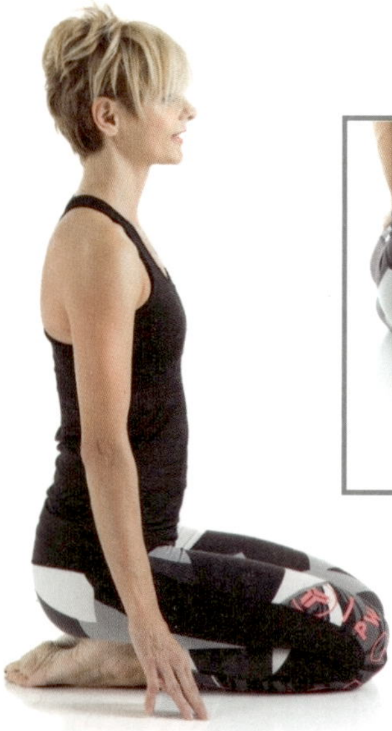

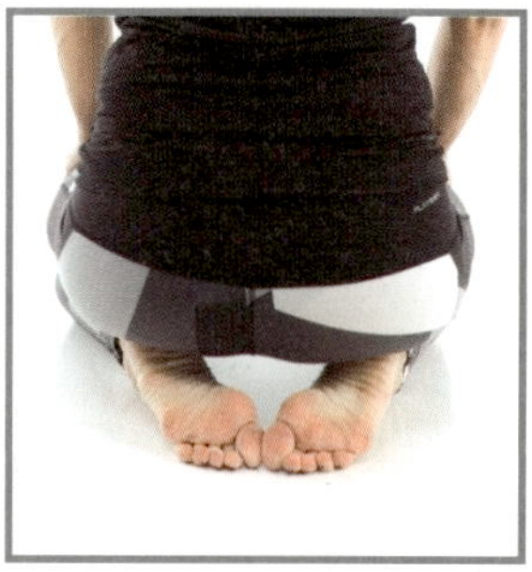

이전 운동처럼 몸을 뒤로 젖힌다. 만약 준비가 되었다면, 어깨뼈가 바닥에 닿을 때까지 완전히 뒤로 몸을 젖힌다. 양쪽 무릎을 엉덩이 너비로 벌리고 바닥에 최대한 가까이 둔다. 허리뼈는 중립위를 유지한다. 허리뼈를 위쪽으로 당겨 과도한 앞굽음(허리를 활처럼)을 일으키는 것은 허리뼈와 척추사이원반을 압박하여 허리에 긴장이나 통증을 유발시킬 수 있다.

이 자세를 몇 번의 호흡 동안 유지하고, 여러분이 호흡을 할 때 긴장을 제거하도록 노력한다.

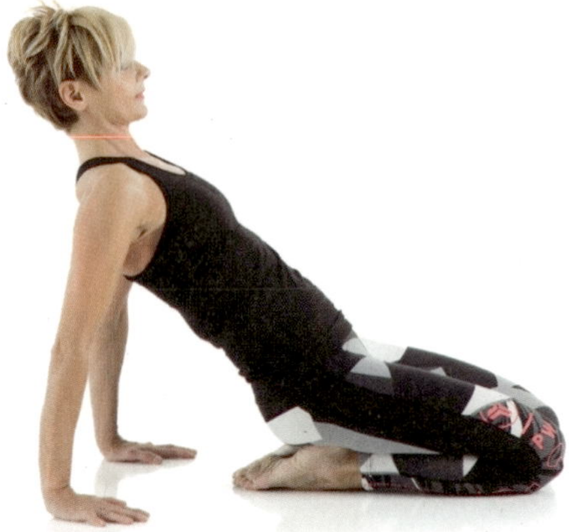

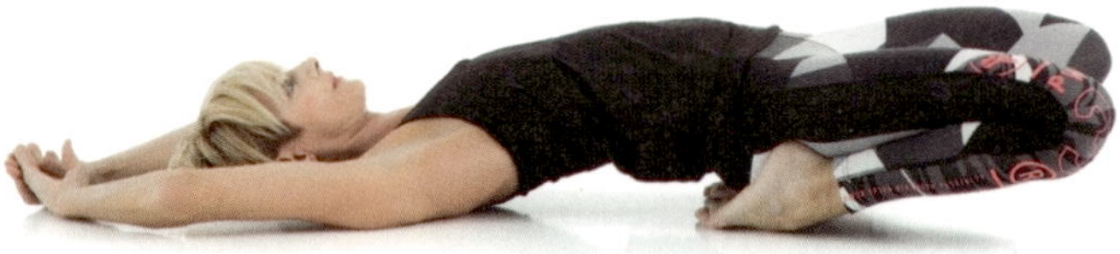

검토(Work On)

SFL의 정적 신장

토론

겉으로 보기에는 이 자세를 취하는 것이 쉽게 보일지 모르겠지만, 쉬운 동작이 아님을 장담할 수 있다. 발이 자유롭게 움직이려면 얼마나 많이 움직여야 하는가? 발은 항상 편안한 신발을 신어야 하고, 발을 풀어줄 기회가 있을 때마다 발을 풀어줘야 할 것이다.

결론: 정확하게 수행해야 하고, 처음에는 간단한 운동부터 시작하고, 점차 난이도를 높여간다. 여러분의 몸에 귀를 기울인다: 운동이 너무 강하면, 통증이 여러분의 호흡을 방해할 것이다. 여러분이 좋게 수행할 수 없거나 향상이 없는 것이 명확한 징후이다. 만약 여러분이 올바르게 수행한다면, 발이 고마워할 것이다.

발의 치료는 다음을 하는데 도움을 줄 것이다:

- 보행 향상
- 안정성 향상
- 무릎과 허리 문제 최소화
- 목뼈 통증 제거
- 운동 수행력 향상

전략

SFL의 동적 신장

시작자세

무릎을 세우고 누운 자세를 취한다(양쪽 발은 엉덩이너비만큼 벌린다). 양 손을 귀 뒤에 배치하고, 손가락은 어깨 방향으로 향한다. 그리고 팔꿈치는 천장 쪽을 향한다.

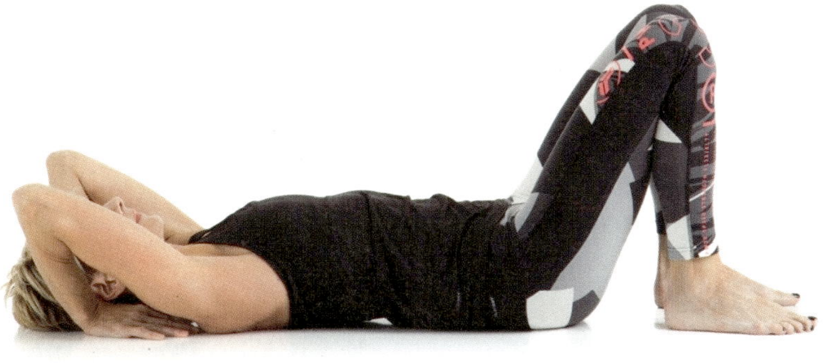

움직임

발꿈치와 손으로 바닥을 밀면서 사전-긴장을 생성한다. 무릎을 발가락 쪽으로 움직이기 시작하고, 골반을 들어올린다. 둔부를 이완하고, 가슴을 바닥 쪽으로 떨어뜨린다.

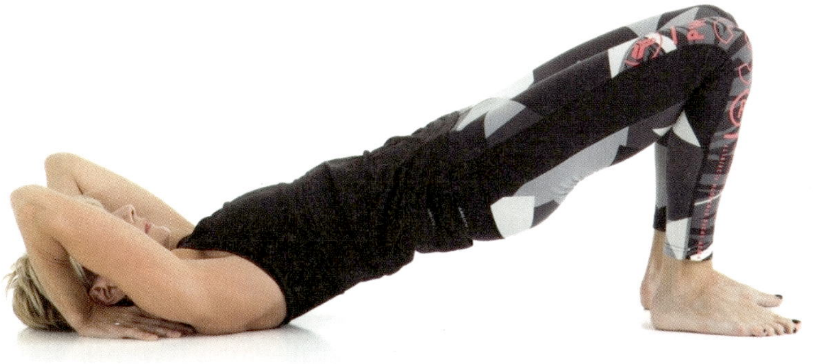

초점(Focus On)

- 양쪽 손바닥을 바닥에 붙인다.
- 팔꿈치를 위쪽으로 향하게 한다.

검토(Work On)

SFL/AL의 근막 신장

토론

이것은 팔을 완전히 폄함으로써 상체를 들어올리는 풀 브릿지(**full bridge**)를 위한 준비운동이다. 손의 위치가 이 운동을 흥미롭게 만든다. 팔 라인에 대해 여러분이 가질 수 있는 몇몇 보상 작용이 손 전체를 바닥에 유지하기 어렵거나, 팔꿈치를 위쪽이 아닌 가쪽으로 향하게 하는 것과 같은 영향을 주게 된다.

변형: Advanced Bridge(발전된 브릿지 운동)

시작자세와 움직임

양쪽 다리를 굽힘하고 엉덩이 너비로 벌린 채 앉은 자세를 취한다. 그리고 양 손으로 발목을 잡는다.

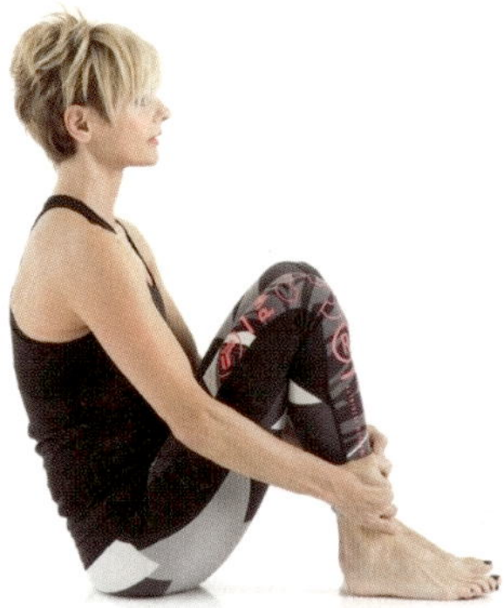

발목을 그대로 유지한 채 등이 바닥에 완전히 닿을 때까지 뒤쪽으로 기울인다.

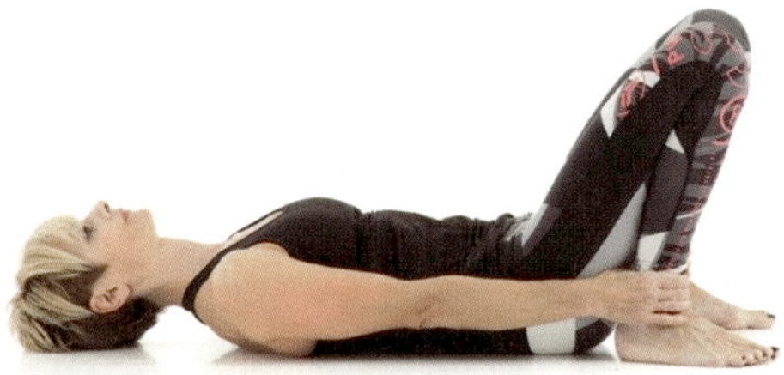

여전히 발목을 꽉 잡은 상태에서 골반을 올려 무릎을 앞쪽으로 밀기 시작한다. 이 자세를 2번의 호흡 동안 유지하고, 다시 시작자세로 내린다. 원하는 횟수만큼 반복한다.

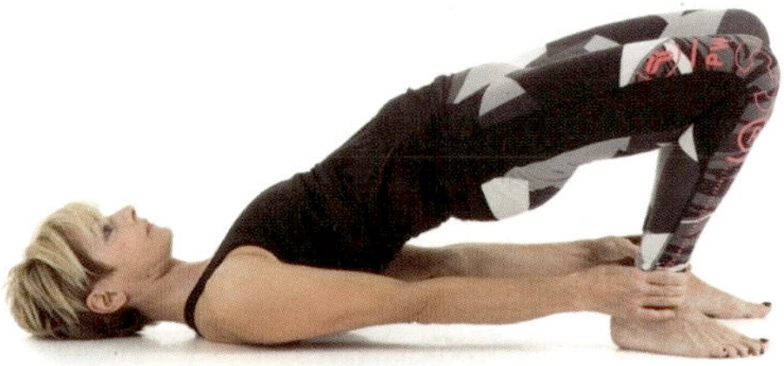

초점(Focus On)

- 양쪽 무릎을 엉덩이 너비로 유지한다.
- 고정점은 어깨뼈 위쪽 부분이고, 이동점은 무릎이다.
- 신장한 후 들어올리기를 시도한다.

검토(Work On)

- **SFL**과 **DFL**의 정적 신장
- **SBL**의 근력 강화
- 척추의 기능적 가동성

토론

반복한다!

목표는 정확한 기법으로 여러분이 할 수 있는 만큼 높이 들어올리는 것이 아니다. 가장 작은 세부 사항까지의 정교한 움직임은 근막을 변화시키고 향상시킬 수 있도록 여러분에게 보장할 것이다.

마지막 브릿지 자세를 살펴보자. 목표가 **SFL**을 신장하는 것임을 명심하자. 다음과 같이 수행할 수 있다: 어깨뼈가 바닥으로부터 완전히 떨어지도록 등뼈를 아치 형태로 만들면서 여러분의 상체를 들어올리고, 팔꿈치를 안쪽으로 돌려(팔의 가쪽돌림), 양쪽 어깨뼈의 간격을 좁힌다. 그리고 이때 양쪽 무릎을 벌린다. 실행을 살펴보면, 여러분이 실제로 유연하다고 생각할 수 있다. 그러나 이런 일이 과연 있을 수 있을까? 팔꿈치를 안쪽으로 돌리고 어깨뼈의 간격을 좁히면, 위쪽 등의 근육(마름근과 중간등세모근)이 활성화되고, 넓은등근이 단축된다(이는곳과 닿는곳이 가까워진다). 이 모든 것은 상체를 조금 더 높이 들어올리는 것이다.

이들 둘 다는 신장과 단축으로 가동범위를 증가시키지만, 여러분의 유연성은 변하지 않고, 향상되지 못한다.

나는 종종 너무 짧아진 담요의 이미지를 사용한다. 만약 내가 어깨를 덮고 있는 담요의 한쪽 끝을 당기면, 담요의 반대쪽에서 발이 노출된다.

이런 방법을 시도해 보자: 가쪽으로 향한 팔꿈치를 유지하면서 양쪽 어깨뼈의 간격을 넓혀보자(이것은 여러분으로 하여금 등뼈의 뒤굽음을 유지시킨다). 등뼈를 복장뼈로부터 멀어지도록 움직여 보자. 양쪽 어깨뼈의 간격을 넓힌 채로 유지하고, 양쪽 무릎을 앞쪽으로 민 후, 골반을 위로 들어올리자. 결과는 팽창이지 보상이 아니다.

효과: SFL, AL, LL 및 **DFL**을 신장하고, 갈비우리의 용적을 만들어 보자.

전략

SFL의 정적 신장

시작자세와 움직임

팔을 곧게 뻗고 플랭크 자세를 취한다.

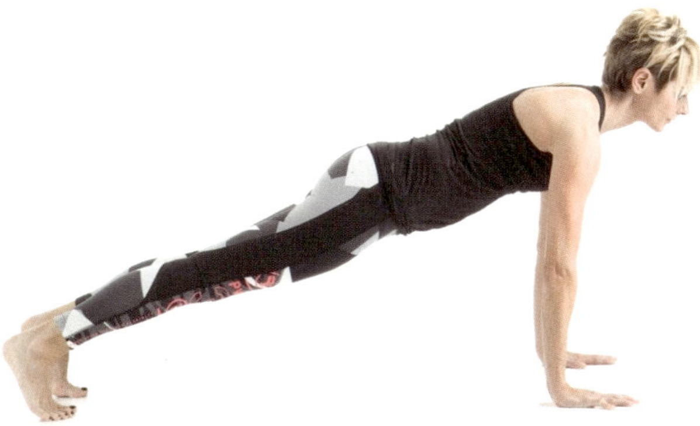

숨을 들이마시면서, 마치 여러분의 몸이 부메랑 형태가 되도록 복장뼈(5번 갈비뼈)를 천장 쪽으로 움직이고, 양쪽 어깨뼈를 내리고, 골반을 바닥 쪽으로 내린다.

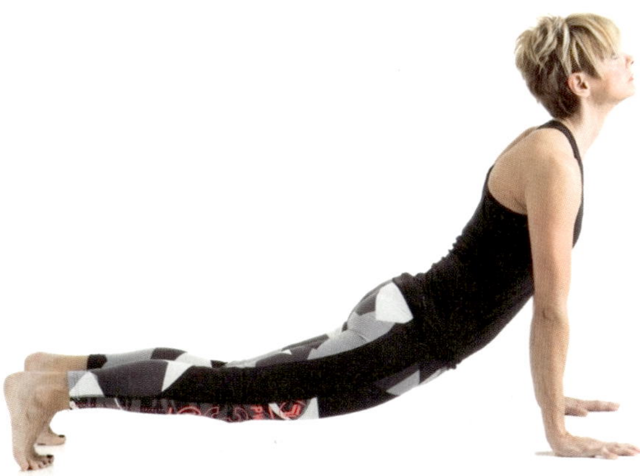

몇 번의 호흡 동안 이 자세를 유지한 후, 바닥에 몸을 내려놓음으로써 이완한다. 원하는 횟수만큼 이 동작을 반복한다.

초점(Focus On)

- 고정점은 발이고, 이동점은 복장뼈이다.
- 연모양 라인 이미지를 상상하고 능동적으로 활성화하기
- 팔꿈치는 가쪽 방향으로 향한다.

검토(Work On)

- SFL과 DFL의 정적 신장
- SBL의 근력 강화
- 균형

자극 변화

이전 운동과 같은 자세를 취한다. 그러나 이번에는 여러분의 발등을 바닥에 댄다. 이 자세를 유지한 후, 머리를 오른쪽으로 돌리고, 그 다음 왼쪽으로 돌린다.
원하는 만큼 반복한다.

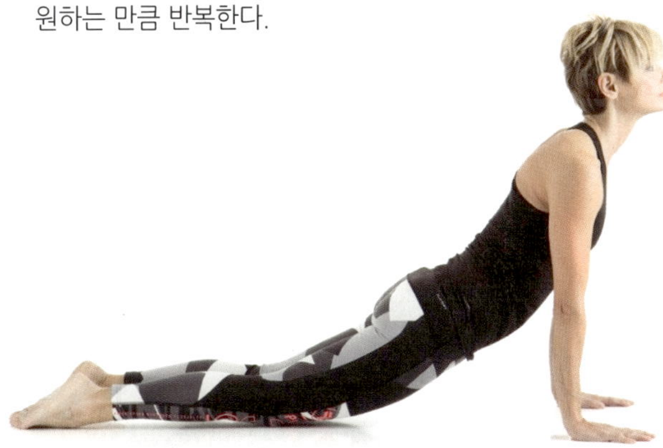

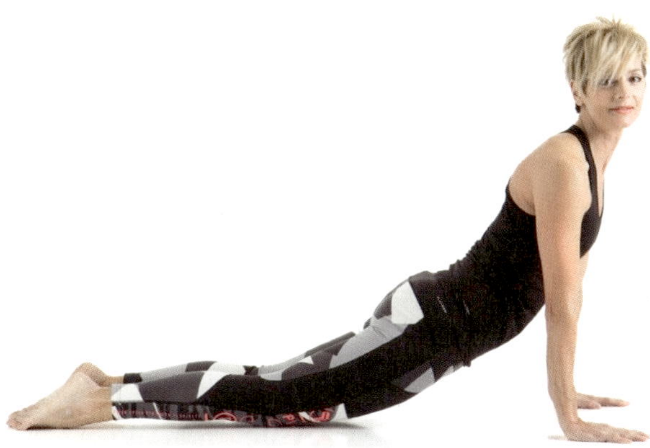

전략

SFL의 정적 신장

시작자세와 움직임

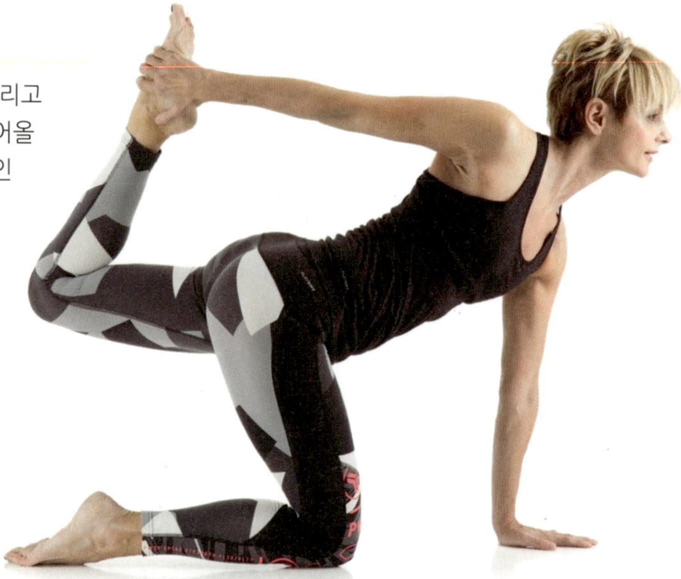

네발자세에서 양쪽 무릎을 엉덩이 너비만큼 벌리고 양 손을 어깨너비만큼 벌린다. 왼쪽 다리를 들어올리고 오른손으로 발목을 잡는다. 얕은 앞쪽 라인(**SFL**)을 신장하기 위해 들어올린 무릎으로부터 가능하면 복장뼈(5번 갈비뼈)가 멀어지도록 움직인다. 몇 번의 호흡 동안 이 자세를 유지한 후, 반대쪽도 실시한다. 원하는 횟수만큼 반복한다.

초점(Focus On)

- 이동점은 5번 갈비뼈와 무릎이다.
- 연모양 라인 이미지를 상상하고 능동적으로 활성화하기
- 팔꿈치를 가쪽으로 향하게 함

검토(Work On)

- **SFL**과 **FAL**의 정적 신장
- **SBL**.근육의 근력 강화
- 균형

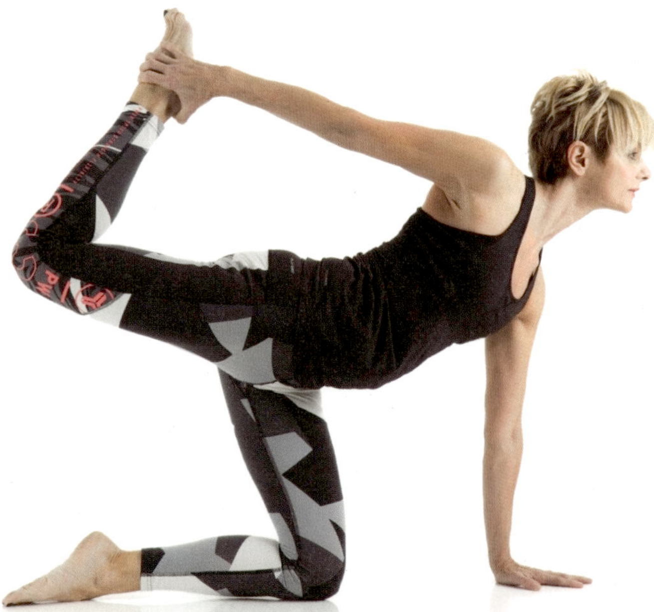

자극 변화

같은 운동을 수행하지만, 이번에는 오른손으로 오른쪽 발목을 잡는다. 균형을 유지하려고 노력한다.

6.8.4. 벽을 이용한 SFL의 근막 신장

Bridge With Your Back to the Wall(벽을 이용한 브릿지 운동)

전략

SFL의 정적 신장

시작자세

양쪽 발을 어깨너비로 벌리고 서서 엉치뼈, 등뼈 및 머리를 벽에 기댄다. 이때 양 팔을 자연스럽게 몸통 옆에 붙이고 손바닥을 벽에 댄다.

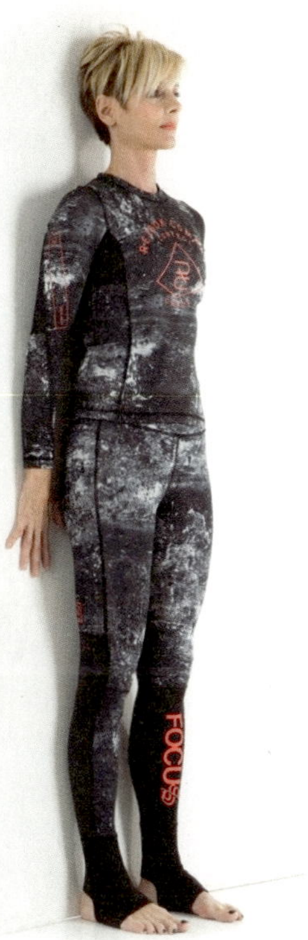

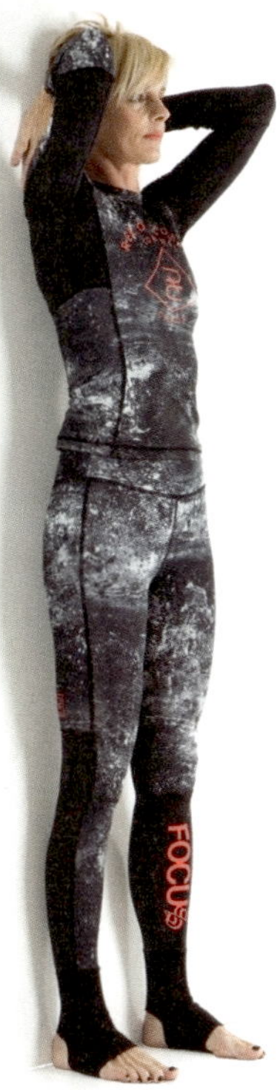

움직임

팔꿈치를 굽힘하고 양 팔을 들어 올린 후, 손바닥을 귀 옆쪽의 벽에 댄다. 몇 번의 호흡 동안 자세를 유지하고, 시작자세로 돌아온다. 원하는 만큼 반복한다.

초점(Focus On)

- 고정점은 등뼈(T12)이고, 이동점은 양 손이다.
- 팽창
- 연모양 라인 이미지를 상상하고 능동적으로 활성화하기
- 양쪽 팔꿈치를 어깨너비만큼 벌린다.
- 양쪽 손바닥 전체를 벽에 댄다.

검토(Work On)

AL, DFL/SBL/SFL의 정적 신장

토론

이 운동은 풀 브릿지를 위한 훌륭한 준비 운동이다.

난이도 증가

귀 옆쪽의 벽에 양 손을 대고, 발에서 머리 꼭대기까지 아치를 만들면서 천천히 앞쪽으로 걸어나온다. 얕은 앞쪽 라인이 신장되는 것을 느낀다. 모든 방향으로 이동한다: 양 손은 벽 쪽으로, 양 발과 허리뼈는 바닥 쪽으로, 골반은 앞쪽으로, 복장뼈는 뒤쪽으로 이동한다. 풍선을 불고 있는 여러분의 모습을 상상해 보자. 여러분이 허리뼈에 압박을 느낀다면, 이것은 여러분의 허리뼈가 압박되고 있기 때문이다. 이런 경우에는, 약간 뒤쪽으로 이동하여 허리 부위에 공간을 만든다. 더 나은 느낌이 드는가?

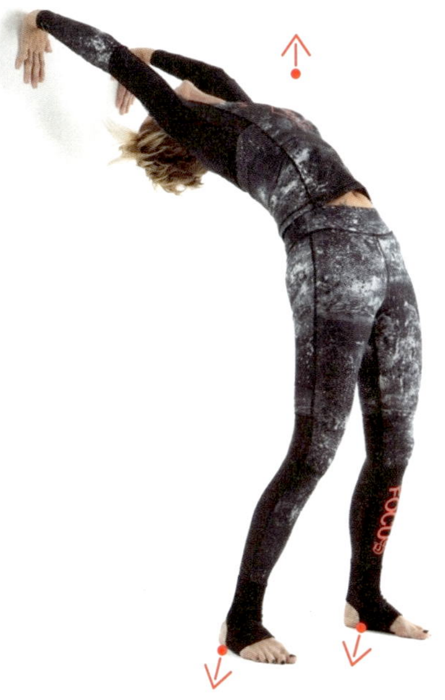

전략

모든 것 느끼기

시작자세와 움직임

팔 길이만큼 벽에서 떨어져서 네발자세를 취한다. 이때 무릎은 엉덩이 너비만큼 벌리고, 양손은 어깨너비만큼 벌린다. 등을 중립위로 취하고, 어깨높이로 오른손을 벽에 댄다. 이때 손가락을 펼친다. 30초간 올바른 자세를 유지한 다음, 반대쪽 팔도 실시한다. 각 팔을 3번씩 수행한다.

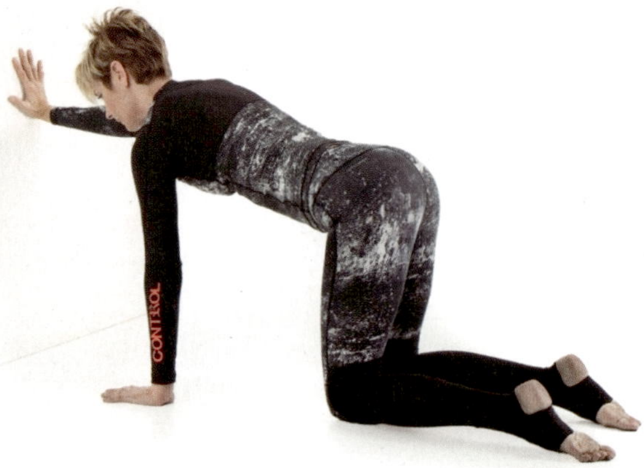

초점(Focus On)

- 연모양 라인 이미지를 상상하고 능동적으로 활성화하기
- 능동적인 어깨뼈: 오른쪽 어깨뼈를 왼쪽 둔부 쪽으로 하강시킨다(**FL**).
- 위팔뼈머리를 가쪽돌림: 팔꿈치를 가쪽으로 향하게 한다.
- 발등으로 바닥을 점진적으로 압박한다(**SFL**).

검토(Work On)

- 팔 라인의 느낌과 신장
- **SFL/DFL**의 신장
- **SBL/FL/AL** 근육의 근력 강화

토론

이 훌륭한 운동은 많은 방면에서 유용하다. 겉보기에는 간단하게 보일지라도, 특히 올바른 자세를 유지하는데 있어서 이것은 매우 어려운 운동이다. 나의 모든 클라이언트들(젊은 사람, 노인, 스포츠 선수 등)은 이 운동을 수행한다. 나는 여러분께 약속하는데, 땀이 비오듯이 흐르게 될 것이다.

향상을 위한 몇 가지 이유가 여기에 있다:

- 호흡: 등뼈-허리뼈의 팽창이 자세를 개선한다.
- **SFL/DFL**: 5번 갈비뼈를 두덩뼈에서 멀어지도록 움직인다.
- **SFL/SBL**의 신장과 강화: 두 라인은 서로 균형을 이룬다.
- 신장과 강화: 바른 자세는 팔 앞쪽 라인과 팔 뒤쪽 라인의 균형을 맞추고 위팔세갈래근과 넓은등근을 강화한다.
- 팔, 어깨뼈 및 등뼈 뒤굽음증의 정확한 위치(위팔뼈의 가쪽돌림, 노뼈의 안쪽돌림)를 느낀다.
- 오버헤드 프레스 준비
- 닫힌 사슬에서의 작용

잠깐 반성해 보자. 이것은 코어 운동이 아닌가? 나는 그렇다고 말하고 싶다. 갈비우리 전체가 관련되어 있다. 우리는 표준 크런치로 복부를 단련하는 것을 넘어서야 한다. 명심할 것은 수축보다 팽창이다.

자극 변화

- 햄머 자세(**hammer position**)에서 양 발의 운동을 수행한다.

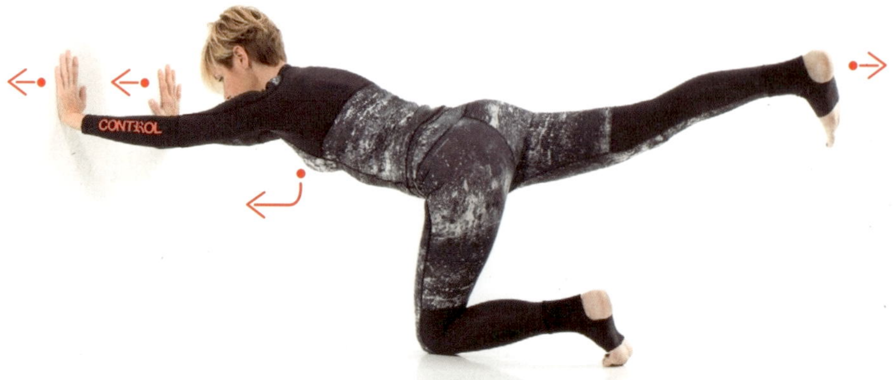

난이도 증가

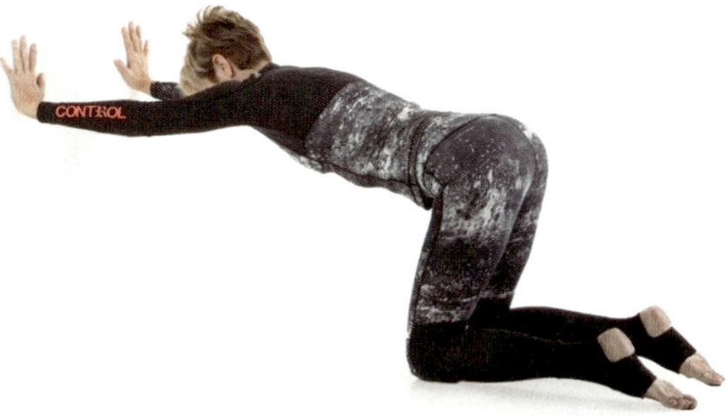

- 기본 운동과 같은 자세를 취하지만, 이번에는 양 손을 벽에 댄다. 30초간 올바른 자세를 유지한 후 3회 반복한다.
- 양 손을 벽에 대고 한쪽 다리를 들어 올린다. 30초간 올바른 자세를 유지한 다음, 반대쪽 다리로 바꾼다.

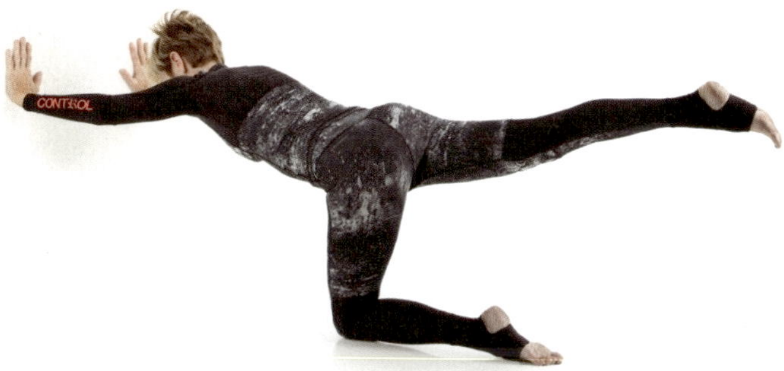

- 강아지 자세(네발자세에서 양쪽 무릎을 들어올린다)를 취하고, 한 손을 벽에 댄다. 30초간 올바른 자세를 유지한 후, 반대쪽으로 바꾼다. 한쪽 측면 당 2~3회 반복한다.

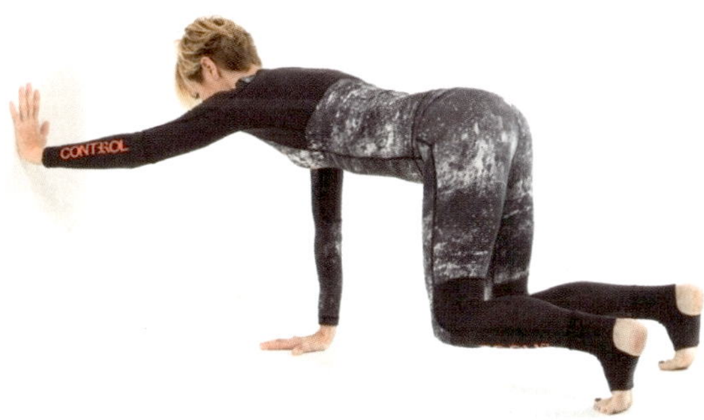

- 양 손을 벽에 댄다. 골반과 팔을 움직이지 않고, 다리가 완전히 펴질 때까지 오른발을 뒤쪽으로 천천히 밀어준다. 척추를 중립위로 유지한다. 그리고 나서 여러분의 몸이 매달릴 때까지 왼쪽 다리를 천천히 뻗어 발꿈치에서 머리 정수리까지 연속의 선을 만든다. 1번 발허리뼈바닥으로 부드럽게 바닥을 밀고, 여러분은 즉각 양쪽 발의 안정성을 더 많이 느낄 것이다. 이 자세를 30초간 유지하고, 필요에 따라 반복한다.

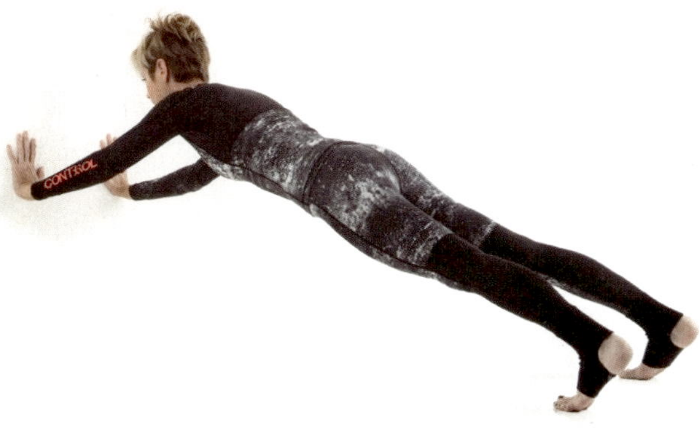

변형 1

여러분의 양 발이 벽 옆에 위치하도록 180° 회전하여 방향을 바꾼다. 오른쪽 다리를 곧게 뻗을 수 있을 만큼 벽으로 떨어져서 네발자세를 취한다. 오른발을 벽에 댄다. 오른발로 부드럽게 벽을 밀면서 복장뼈(5번 갈비뼈)를 반대 방향으로 움직인다. 여러분은 **SBL**의 활성화와 **SFL**의 신장을 느껴야 한다. 몇 번의 호흡 동안 이 자세를 유지한 후, 다리를 바꾼다.

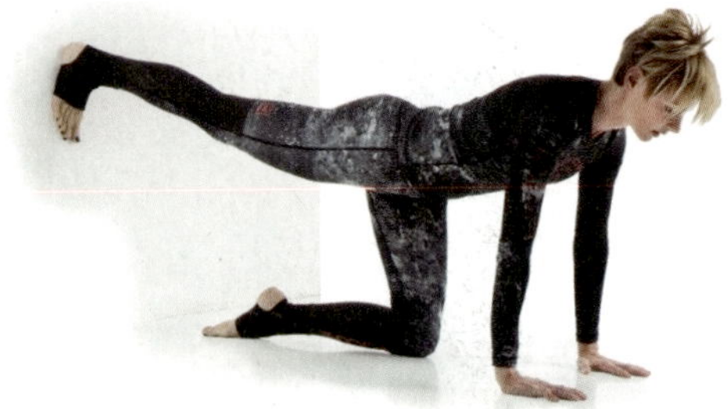

변형 2

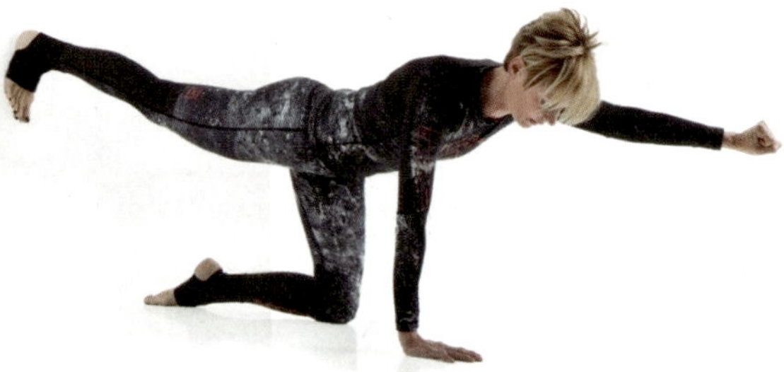

이 운동의 심화 버전은 주먹 쥐고 왼팔을 얼굴 앞쪽으로 뻗는 것을 포함한다. 주먹은 여러분에게 더 큰 안정성을 제공할 것이다. 그밖의 모든 것은 시작자세와 동일하다.

변형 3

팔을 들어올리는 것 대신, 양쪽 발을 엉덩이 너비로 벌리고 한발씩 어깨 높이로 벽에 댄다. 여러분의 가슴을 천장 쪽으로 팽창시킨다. 등뼈 뒤굽음을 온전하게 유지하고, 복장뼈(5번 갈비뼈)를 발로부터 멀어지도록 움직인다. 팔꿈치를 가쪽 방향으로 향하게 한다. 이것은 전신에 걸쳐 힘 분산을 요구하는 자세인데, 여러분은 개별 근육을 쓰거나 팔이나 손으로 모든 체중을 지탱하려는 시도는 매우 어려운 일임을 알게 될 것이다. 상체를 모든 방향으로 팽창해 보자(유압식 매트리스처럼), 양 손을 잊어서는 안된다: 손바닥이 넓은등근과 연결된다.

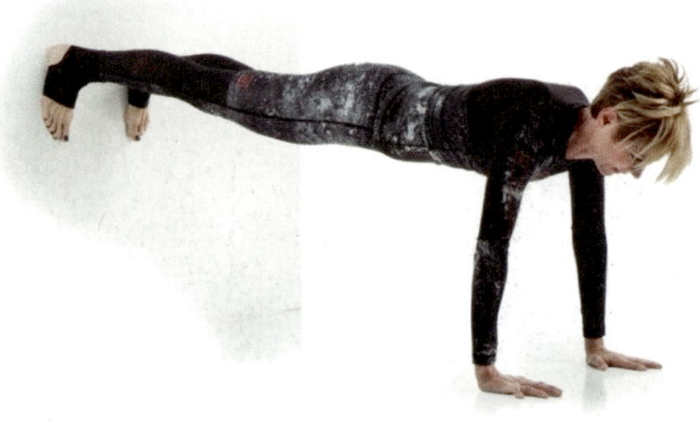

전략

동적 신장

시작자세

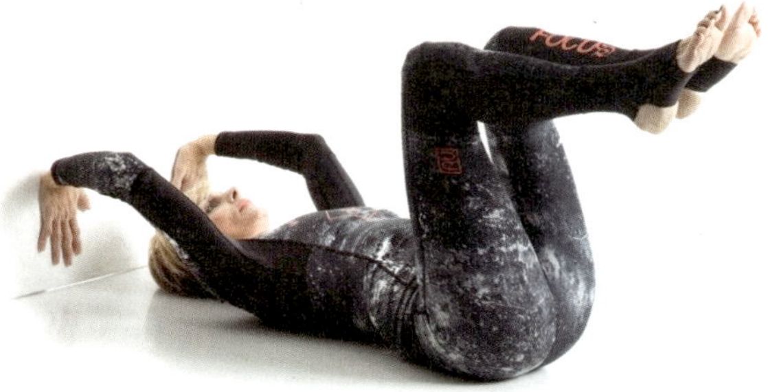

머리를 벽 옆에 두고 누운 자세를 취한다. 양 손의 손바닥을 벽에 대고, 손가락을 아랫방향으로 향하게 한다. 양쪽 발꿈치를 붙인 상태에서 양쪽 다리를 굽힘하여 들어올린다. 척추와 골반을 중립위로 유지한다.

움직임

손바닥으로 부드럽게 벽을 밀면서 어깨뼈를 둔부 쪽으로 하강한다. 그리고 숨을 들이마시면서 T12를 그대로 바닥에 붙인다. 이 자세를 유지하고, 양 손의 손바닥에서 두덩뼈까지의 연결과 어깨뼈에서 꼬리뼈까지의 연결을 느껴보자.

모든 연결을 유지한 채, 양쪽 발꿈치로 부드럽게 밀면서 양쪽 다리를 앞쪽으로 쭉 뻗는다. 이때 양쪽 발꿈치를 붙인 상태로 유지한다. 빠르지만 통제된 방법으로 시작자세로 돌아온다.

참고: 운동 내내 척추를 중립위로 유지한다. 필요한 만큼 반복한다.

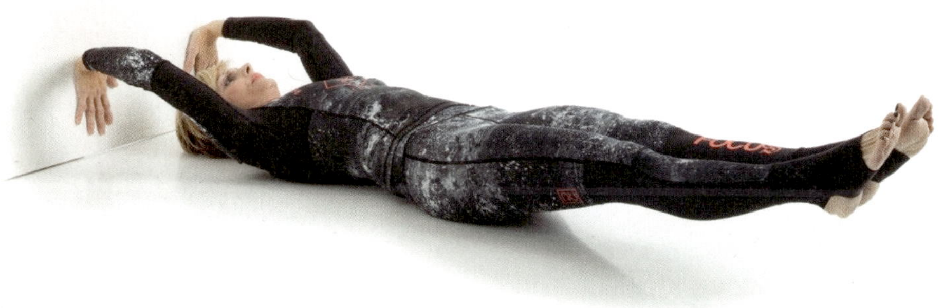

초점(Focus On)

- 반대점: 양 손과 양쪽 어깨뼈(그들을 서로 멀어지도록 움직인다), 양 손과 양쪽 발(그들은 서로 멀어지도록 움직인다).
- 고정점: 바닥에 놓인 등뼈(T12)

검토(Work On)

- 엉덩관절 굽힘근과 SFL의 탄성 저항
- 양 손과 두덩뼈, 양 손과 꼬리뼈, 엉덩허리근과 발 사이의 연결을 느낀다.
- 코어와 SFL/SBL/DFL/AL 근육의 근력강화

난이도 감소

운동의 첫 번째 부분만 수행한다.

토론

이 운동은 느낌, 신장 및 근력 등과 같은, 많은 레벨(여러분이 사용하길 원하는 레벨)에서 작용하는 운동이다.

만약 여러분이 양쪽 다리를 뻗은 후 다시 시작자세로 빠르게 돌아올 수 있다면, 엉덩관절 굽힘근의 탄성 반동으로부터 이점을 얻을 것이다. 사실, 여러분이 다리를 뻗는 순간부터 에너지가 저장되고(엉덩관절 굽힘근의 원심성 작용), 동시에 여러분의 등을 중립위로 유지한 채 여러분의 코어 근육이 작용하여 여러분의 등을 안정화시킬 것이다.

6.8.5. LL/SL의 근막 신장

Bamboo(대나무)

전략

동적 신장

시작자세

양 발을 붙이고 똑바로 선 자세를 취한다. 왼쪽 팔을 머리 위로 올리고 어깨뼈를 둔부 쪽으로 하강시킨다.

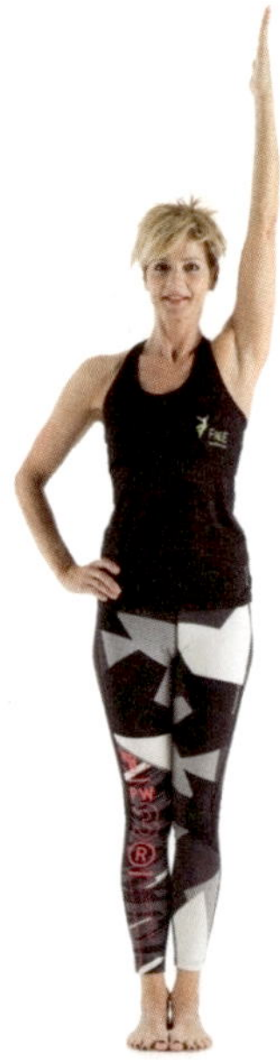

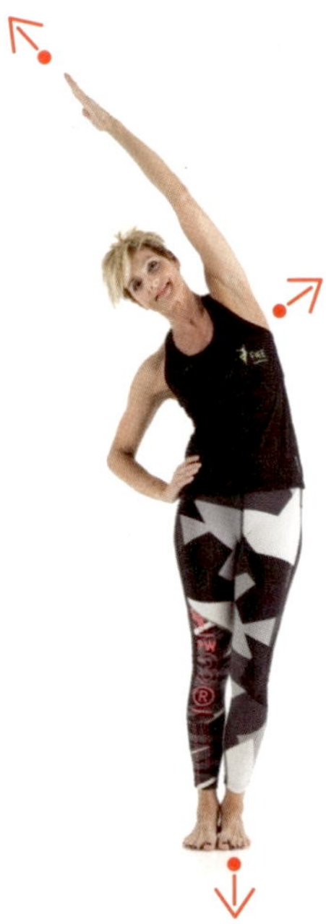

움직임

유연한 움직임으로, 골반을 왼쪽으로 이동하여 몸 전체를 활처럼 휘게 한다. 왼발의 가쪽면으로 바닥을 밀면서 왼손의 새끼손가락을 반대 방향으로 움직여 몸의 왼쪽 측면에 긴장을 발생시킨다. 시작자세로 돌아온 후, 원하는 만큼 반복한다. 그리고 반대쪽도 실시한다.

초점(Focus On)

- 연모양 라인 이미지를 상상하고 능동적으로 활성화하기
- 고정점은 발이고, 이동점은 새끼손가락이다.

검토(Work On)

- 전체 가쪽 라인(LL)의 동적 신장
- 엉덩관절 가동성

토론

bamboo plant는 우리의 움직임을 생각하게 하는 훌륭한 방법이다. **bamboo**는 유연하고 탄력이 있고, 세련됨과 식물의 아름다움이 결합된 우아한 운동이다. 우리의 몸이 열망하는 것이 바로 이것이다.

자극 변화

- 시작하기 위해, 천천히 그리고 통제된 방법으로 움직임을 수행한다. 일단 이 동작을 숙달하면, 속도를 변화시키기 시작한다. 한쪽으로 이동하여 전체 LL에 장력을 일으킨 후, 탄성을 이용해 뚜렷한 노력없이 시작자세로 돌아온다(화살을 쏘기 위한 활시위 당기기를 상상한다). 상체를 기울일 때 오른발을 왼발 뒤에 위치시키고, LL의 신장을 증가시킨다. 양 발을 붙인 상태인 시작자세로 돌아간다. 그런 다음 오른발을 왼발 앞쪽으로 이동시키고, 상체를 다시 기울인다. 처음에는 몇 초간 신장을 유지하는 것이 좋다. 여러분의 테크닉이 향상되면 점차 동적으로 신장한다. 오른발을 왼발 앞으로 교차하는 것은 골반 높이에서 LL의 뒤쪽(큰볼기근)을 신장하는 것이다. 반대로, 오른발을 왼발 뒤로 교차하는 것은 골반 높이에서 LL의 앞쪽(넙다리근막긴장근)을 신장하는 것이다.
- 자세를 유지한다: 동적 신장이 정적 신장으로 바뀐다.

난이도 증가

- 몸을 기울일 때, 손을 약간 전방 대각선 방향으로 움직인다(상체가 따라 움직일 것이다). 이것은 갈비우리를 더욱 신장시킬 것이다. 처음부터 반복하고, 약간 뒤쪽 방향으로 몸을 돌려 처음부터 반복한다.

전략

LL의 능동 동적 신장

시작자세

양 발을 엉덩이 너비만큼 벌리고 똑바로 선 자세를 취한다. 이때 양 팔은 자연스럽게 몸통 옆에 위치한다.

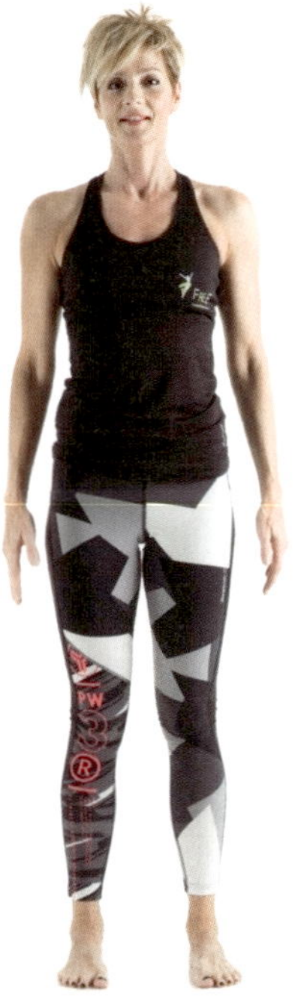

움직임

양 손을 모으고 앞쪽으로 양 팔을 뻗는다. 골반을 왼쪽으로 활주하고, 양쪽 다리를 약간 굽힌다. 시작자세로 돌아간 후, 반대쪽도 반복한다. 원하는 횟수만큼 반복한다.

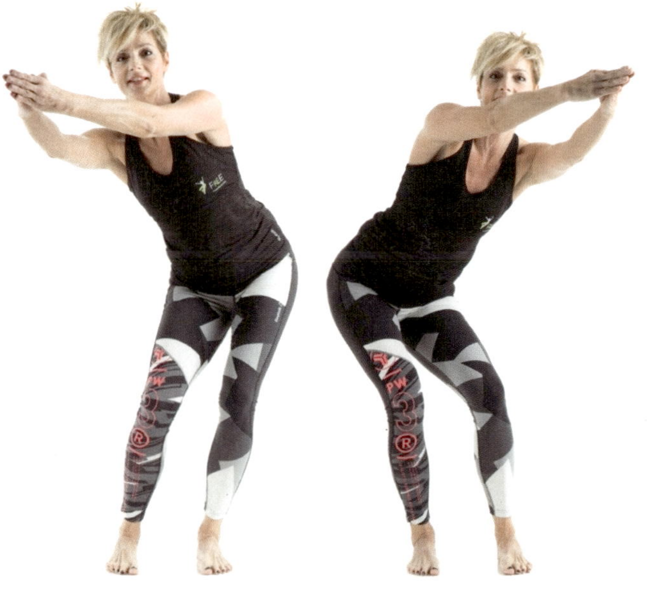

토론

이 운동은 진정한 와우 팩터이다. 이런 간단한 운동이 여러분의 유연성과 가동성을 향상시킬 수 있는지를 보기 위해 다음 테스트를 수행한다.

양 발을 엉덩이 너비로 벌리고 똑바로 선 자세를 취한다. 상체를 앞쪽으로 숙이고 다리를 곧게 뻗은 채 양 손을 바닥으로 향한다. 바닥과 손 사이의 거리와 등과 허벅지 뒷부분의 긴장을 체크한다.

이제 **Shift Squat** 운동을 좌우 6~10회씩 올바르게 수행한다. 그런 다음, 앞쪽으로 몸을 숙여 테스트를 다시 한번 해 본다.

변화가 있는가? **ROM**이 증가했는가? 당김이 덜 느껴지는가?

만약 그렇다면(나는 "예"라고 확신한다), 내가 질문을 하나 하겠다: 이렇게 간단한 운동으로 **ROM**을 향상시킬 수 있다면, 스쿼트나 필라테스 롤-업 운동을 하기 전에 이것을 이용해서 워밍업하는 것은 어떨까?

내가 무슨 마술사라고 생각할지 모르지만, 마음대로 기적을 행할 수 있는 **Merlin**이라고 착각하지 마라. 이것은 농담이다. 여러분은 이런 즉각적인 향상의 이면에 무엇이 있는지 궁금할 것이다. 측면 움직임은 여러 근육근막 라인(**LL/SFL/SBL**) 사이의 활주를 촉진하고, 가쪽 라인(**LL**)**DL** 허벅지(넙다리네갈래근, 뒤넙다리근 및 **SFL/SBL**)의 움직임에 영향을 준다. 엉덩정강띠(장경인대)는 허벅지 주위에서 유압식 증폭기로 작용한다. 그 이유는 안쪽 섬유가 허벅지 주변을 수평으로 주행하기 때문이다. 그리고 거의 모든 근육근막 라인(팔 라인 제외)이 골반을 통과함을 반드시 언급해야 한다.

이 시점에서 나는 **FReE** 말고는 어느 것도 추가하고 싶지는 않다.

초점(Focus On)

- 고정점은 발이고, 이동점은 엉덩이다.
- 양쪽 무릎의 정렬(골반을 이마면 상에서 활주한다)

검토(Work On)

- **Lateral Lne**의 활성화, 활주 및 신장
- 엉덩관절 가동성

자극 변화

골반을 동일한 방향으로 움직이지만, 이번에는 팔을 들어올린다. 이것은 **LL** 위쪽 부분, 팔 라인 및 상체의 관여를 증가시킨다.

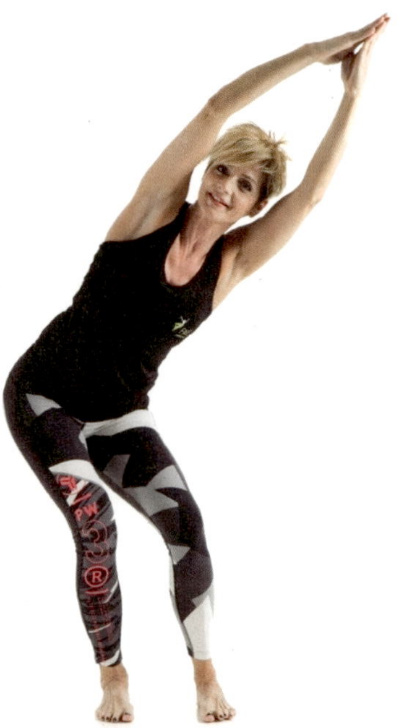

전체 운동도 벽을 이용해 수행할 수 있다
(204 페이지 참고)

난이도 증가

- 반무릎자세로 전환한다: 반무릎자세에서 측면 움직임을 수행한다. 좌우 6~10회씩 반복한다. 여러분의 다리 자세를 변화시키면서 처음부터 반복해 본다.

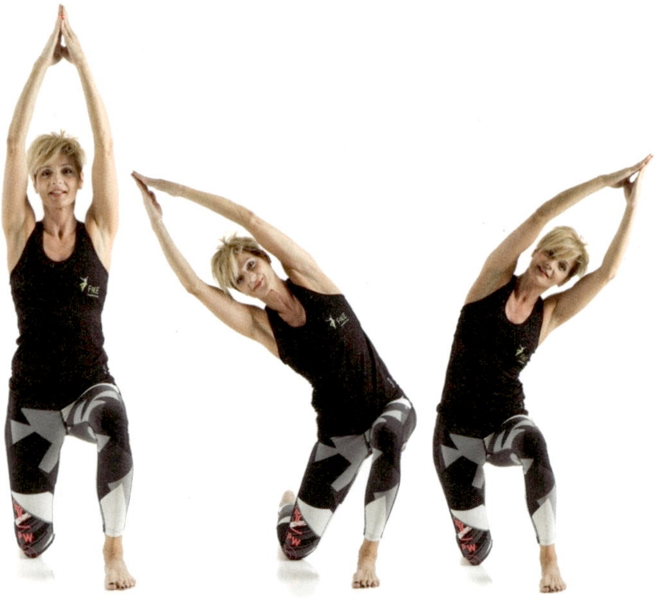

- **Shift split squat**: 불안정성을 증가시키기 위해, 런지 자세에서 뒤쪽 무릎을 바닥에 붙이지 않고 측면 운동을 수행한다.

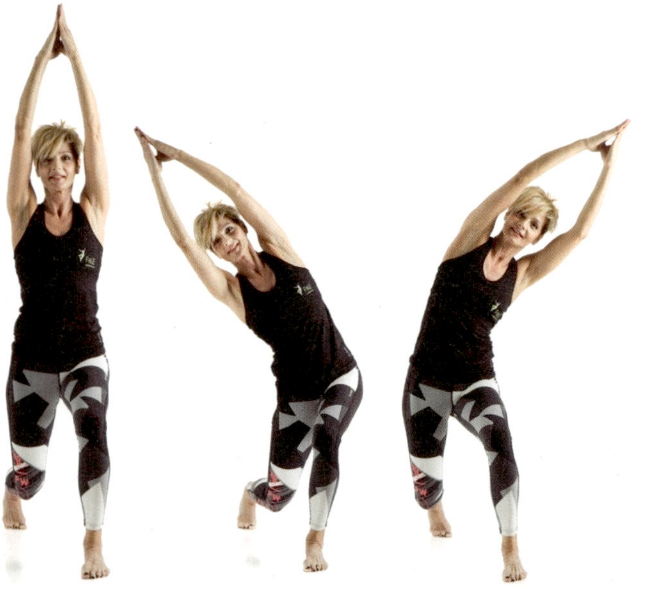

전략

동적 신장

시작자세

양쪽 다리를 교차하여(오른쪽 다리가 뒤쪽에) 가깝게 붙이고 선 자세를 취한다. 손가락이 바닥에 닿을 때까지 상체를 앞쪽으로 숙인다.

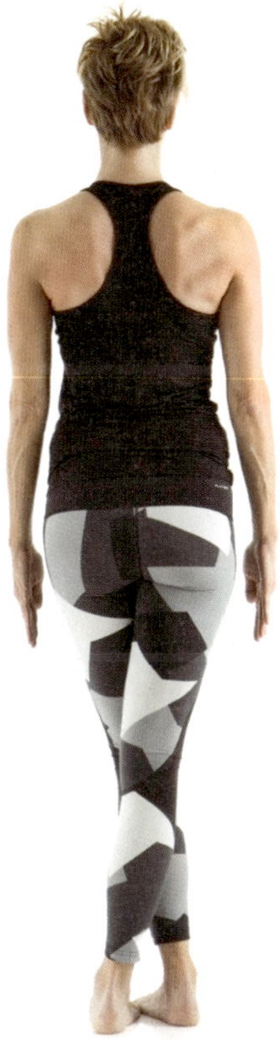

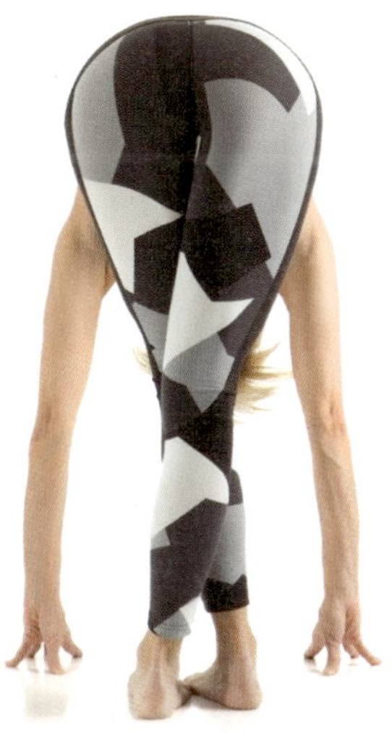

초점(Focus On)

- 고정점은 발이고, 이동점은 골반이다.
- 양쪽 발을 바닥에 붙인다(3개 접촉지점).

검토(Work On)

여러분은 곧게 뻗은 다리의 LL이 신장되는 것을 느껴야 한다.

움직임

왼쪽 발을 바닥에 붙인 상태에서 왼쪽 무릎을 굽히고, 골반을 오른쪽으로 이동시킨다. 양쪽 다리를 곧게 펴면서 시작 자세로 돌아간다. 유연한 움직임으로 원하는 횟수만큼 반복한 후, 반대쪽도 실시한다. 즉, 왼발을 오른발 뒤쪽에 위치시켜 오른쪽 무릎을 굽힘하고 골반을 왼쪽으로 이동시킨다.

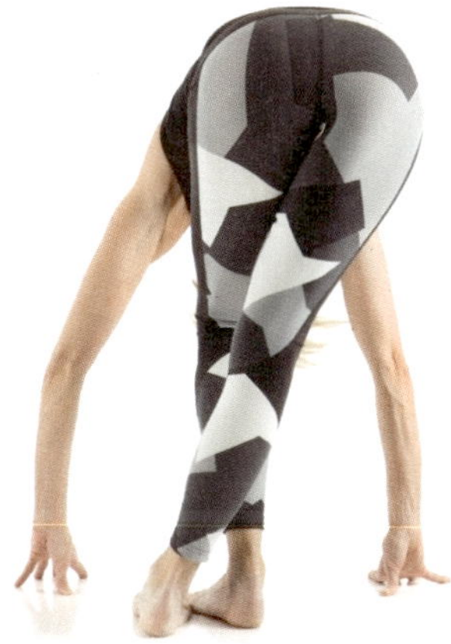

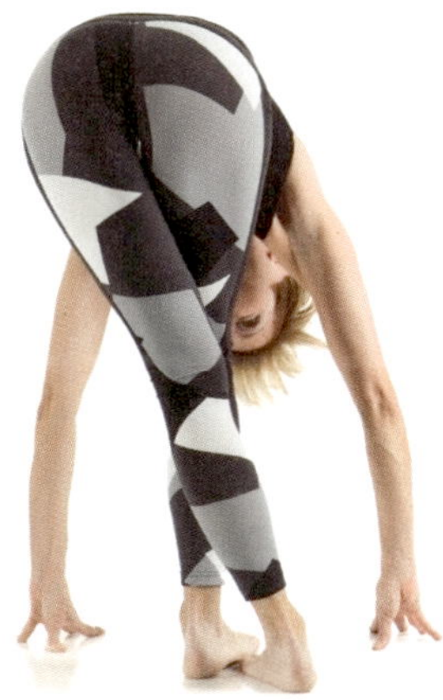

토론

내 뒷모습을 보여드려서 미안하지만, 이것이 여러분께 운동을 설명하는 가장 좋은 방법이다. 처음에는 강한 신장 운동처럼 보이지만, 여러분은 곧 나아지는 것을 알게 될 것이다.

자극 변화

여러분의 손이 바닥에 닿지 않으면, 난이도를 줄이기 위해 플랫폼을 이용한다. 천천히 골반을 움직이고, 시작자세로 돌아올 때는 탄성적이지만 통제된 방법으로 움직인다.

전략

LL의 동적 신장

시작자세

반무릎자세를 하고 양 팔을 옆으로 벌린다(오른쪽 무릎을 바닥에 댄다). 이때 손바닥은 아랫방향으로 향한다.

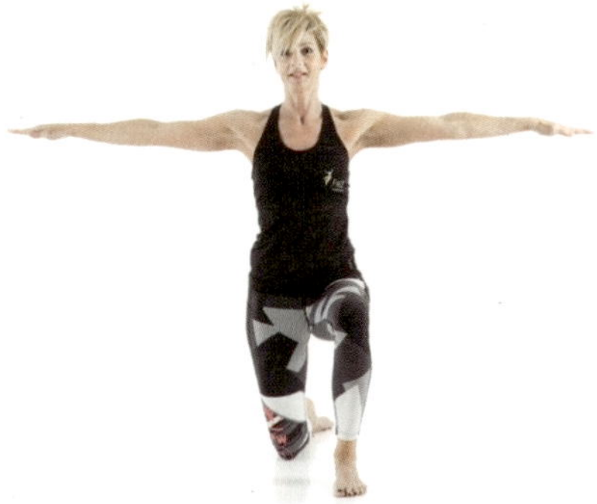

움직임

상체를 오른쪽으로 기울이고, 왼팔은 머리 위쪽으로 향하고, 오른손은 바닥 쪽으로 향한다.

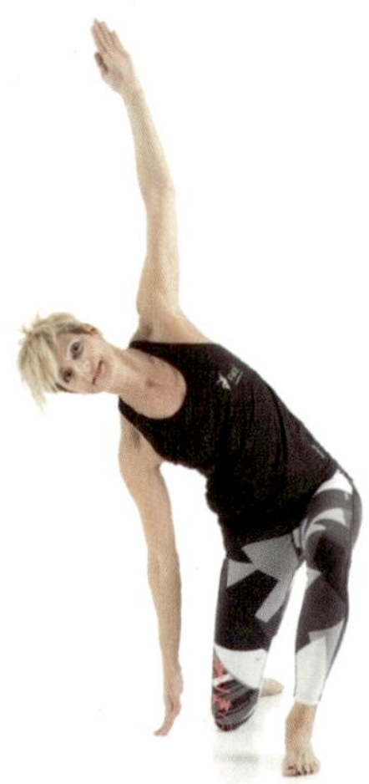

초점(Focus On)

- 연모양 라인 이미지를 상상하고 활성화하기
- 시작자세로 돌아가기 위해, 팔이 아닌, 왼쪽 갈비우리부터 먼저 움직인다. 이것은 가슴(배속빗근과 배바깥빗근, 갈비사이근)의 활주와 신장을 증가시킬 것이다.
- 팔 라인과의 연결이 끊어지지 않도록 양 팔을 곧게 뻗는다.

검토(Work On)

- LL/DFL, iliopsoas의 유연성과 탄성
- 엉덩관절 가동성

자극 변화

동일한 동작을 수행하지만, 이번에는 가슴을 회전시킨다. 먼저 복장뼈(5번 갈비뼈)을 위쪽으로 들어올린 후 가슴을 회전한다. 오른손을 오른쪽 발꿈치 쪽으로 가져와서 시작자세로 돌아간 다음, 가슴을 왼쪽 발꿈치 쪽으로 돌린다. **신장을 시도하자:** "팽창 시키자". 여러분은 허리뼈에서 긴장을 느끼지 않아야 한다. 긴장을 느낀다면, 가동범위를 줄이고 신장한다.

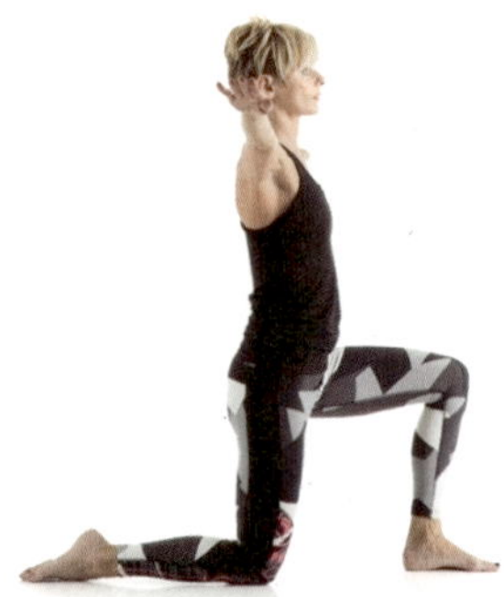

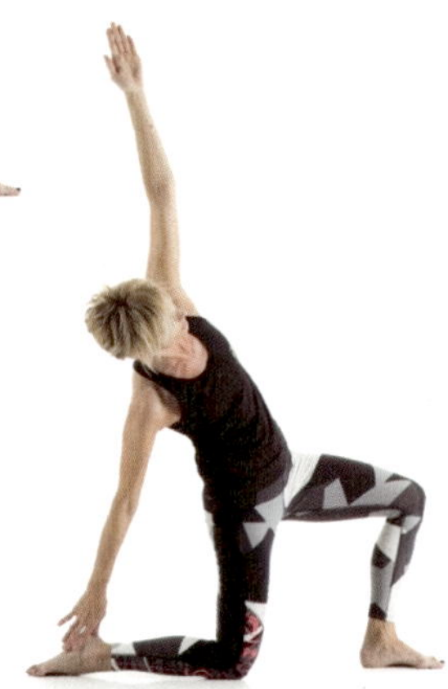

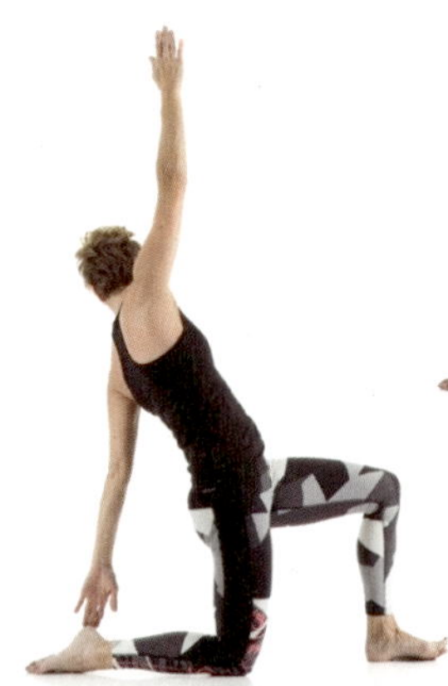

시작자세로 돌아오기 위해 모든 것을 좀 더 탄력 있게 만들거나(저속 강하, 탄력 상승) 도미노 효과를 이용하고, 위쪽 팔을 앞쪽과 아래쪽으로 움직여 상체를 들어올리자.

전략

LL/DFL/SL/AL의 동적 신장

시작자세

반무릎자세를 취하고, 왼쪽 다리를 옆으로 뻗는다.
왼쪽 발꿈치를 오른쪽 무릎과 일직선으로 정렬시키고,
왼발을 전방으로 향하게 한다.

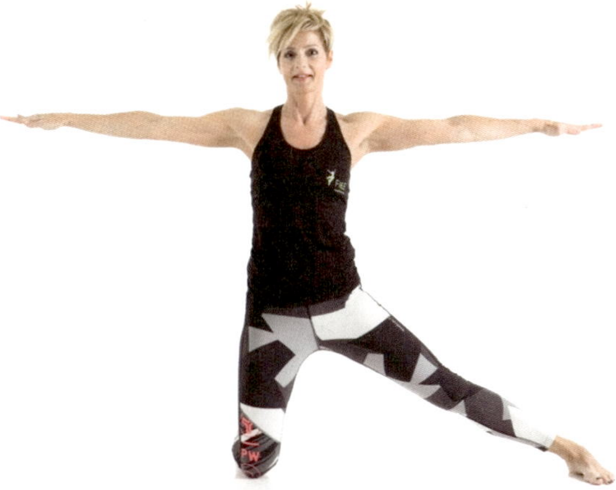

움직임

들이쉬면서, 상체를 오른쪽으로 굽힌다. 이때 왼팔을 들어올려 왼쪽 발의 가쪽면으로부터 멀어지도록 움직인다. 이것은 신체의 왼쪽 면을 신장시킨다. 돌아오기 위해, 왼팔을 천장 쪽으로 움직일 때 왼손을 위로 뻗고, 상체를 똑바로 세운다. 숨을 내쉬면서 시작자세로 돌아온다.
전체 운동을 3회 반복한다.

상체를 기울이고 팔을 들어올릴 때, LL의 윗부분 근육(오른쪽 측면에는 구심성 수축하고 왼쪽 측면에는 원심성 수축)을 강화하고, LL의 아랫부분(골반에서 발 가쪽 가장자리까지)을 신장하기 위해서는 움직임의 질이 중요하다.

복귀 단계에서는 반동의 질이 중요하다: 근막의 탄성 반동.

네 번째 반복 시, 상체를 기울이면서 오른손을 바닥에 댄다. 이 자세를 유지하면서 여러분이 할 수 있을 만큼 신장한다. 바닥에 놓인 오른손 쪽으로 왼손을 가져가면서 상체를 바닥 쪽으로 돌리기 시작한다. 시작자세로 돌아가기 위해 팔을 들어올린다. 3회 반복한 후 반대쪽도 실시한다.

회전할 때, 근막(넓은등근, 앞톱니근, 배빗근)의 활주에 집중한다.

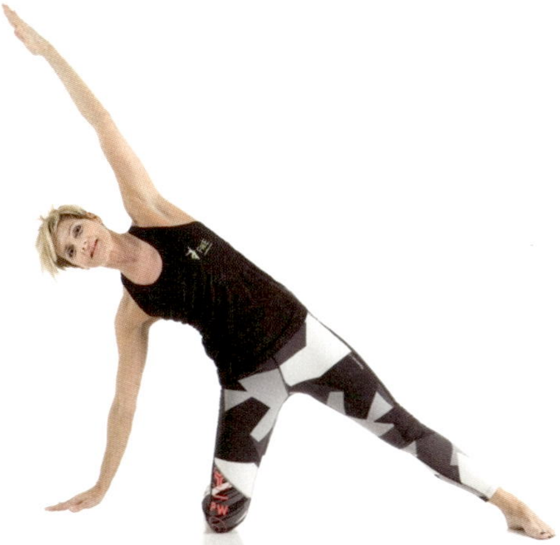

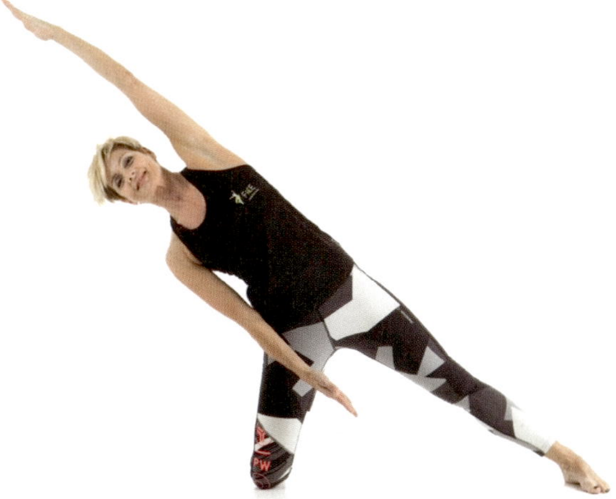

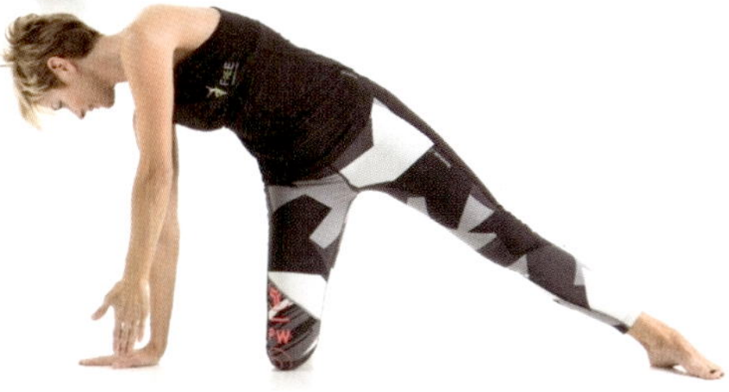

Three-Legged Windmill(삼각 윈드밀)

전략

LL/SL/DFL의 동적 신장

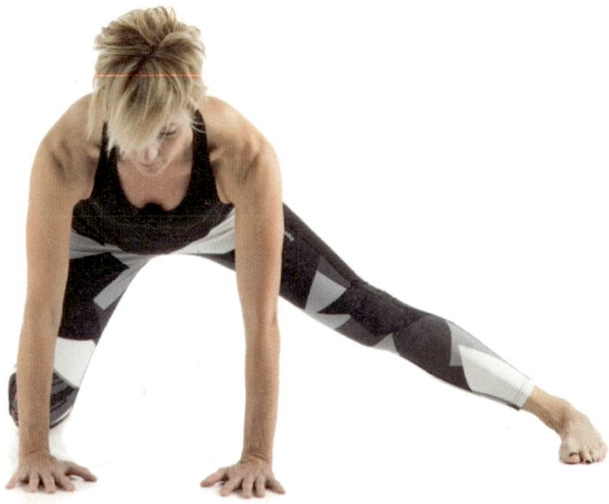

시작자세

네발자세에서 양 손을 어깨너비로 벌리고 왼쪽 다리를 옆으로 뻗는다. 왼쪽 발꿈치를 오른쪽 무릎과 일직선 되게 정렬한다. 그리고 왼쪽 발을 전방으로 향하게 한다. 여러분은 오른쪽 무릎과 엉덩관절을 수직 일직선되게 정렬할 수 있어야 하며, 만약 **DFL**의 신장이 증가하길 원한다면, 무릎을 약간 바깥쪽으로 이동시킨다.

움직임

상체를 회전함으로써 왼팔을 천장 쪽으로 들어올린다. 그런 다음, 상체를 바닥 쪽으로 돌리고, 왼손을 오른쪽 갈비뼈에 위치시킨다. 왼쪽 무릎과 오른쪽 팔꿈치를 굽힘하여 가쪽으로 이동시킨다. 오른쪽 팔꿈치를 바라보면서 가능하면 바닥과 가깝게 상체를 낮춘다.
시작자세로 돌아온다.

오른쪽 팔로 반복해 본다. 좌우 각각 2번씩 전체 운동을 수행한 후, 다리를 바꾸어 처음부터 다시 수행을 반복한다.

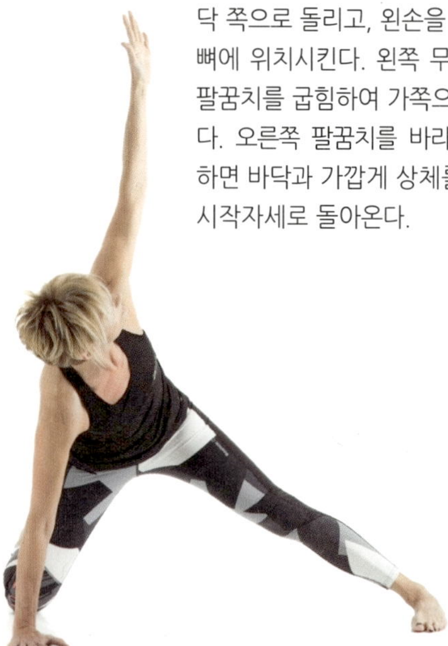

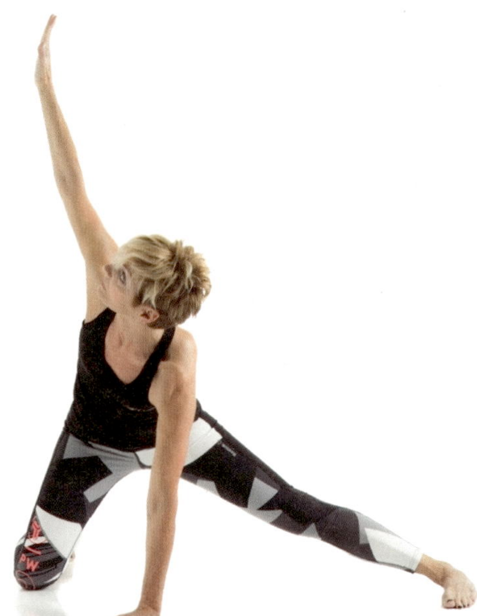

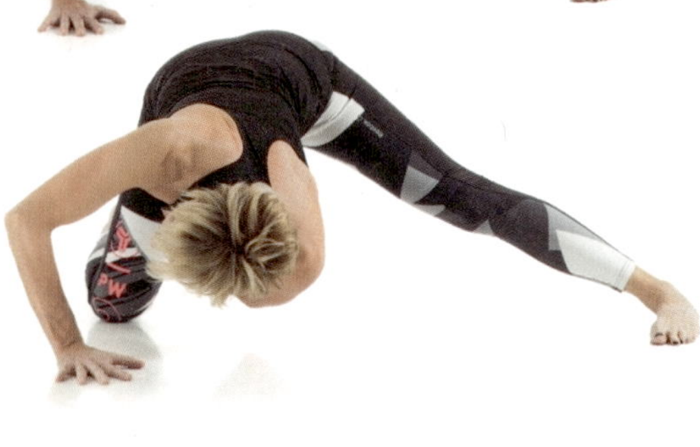

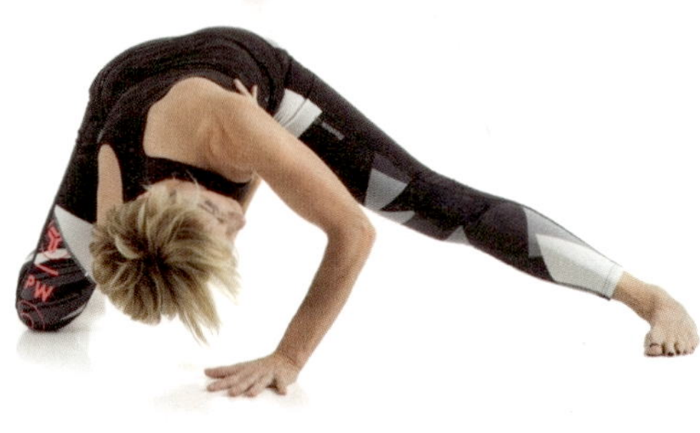

전략

정적 신장

시작자세

네발자세(손보다 아래팔로 지지를 한다)에서 양쪽 무릎을 엉덩이 너비로 벌리고, 양 손을 어깨너비로 벌린다. 오른쪽 다리를 완전히 펼 때까지 뒤쪽으로 뻗는다.

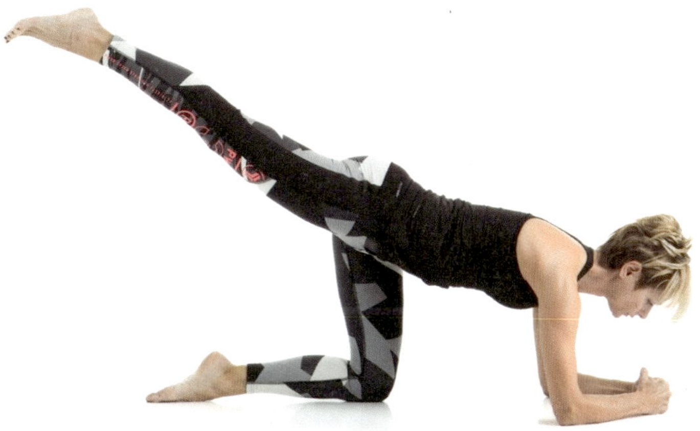

움직임

골반이 약간 회전될 때까지 오른쪽 허벅지를 가쪽돌림하기 시작한다. 양쪽 어깨가 바닥과 수평되도록 한다. 몇 번의 호흡 동안 이 자세를 유지한 후, 반대쪽도 실시한다.

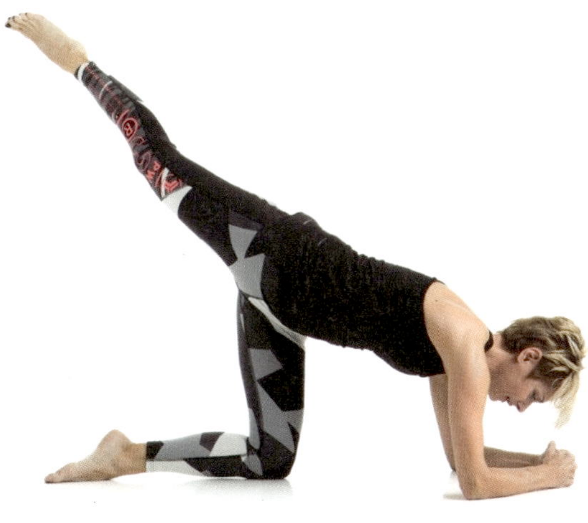

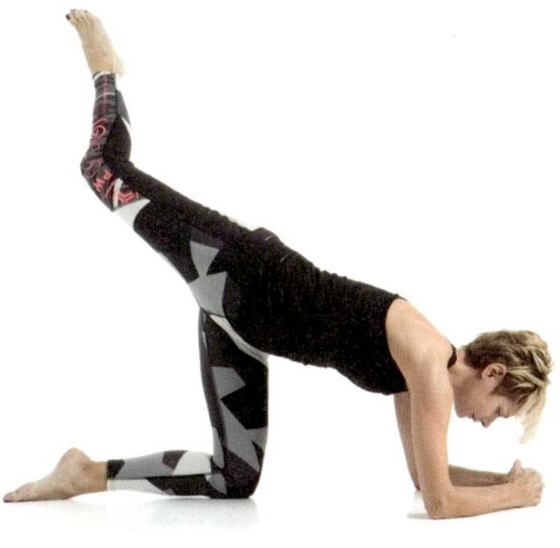

초점(Focus On)

- 고정점은 팔꿈치이다.
- 연모양 라인 이미지를 상상하고 능동적으로 활성화하기

검토(Work On)

LL/SL의 정적 신장

전략

LL/SL/DFL/AL의 동적 신장

시작자세

반무릎자세를 취하고, 왼발을 왼쪽 옆으로 배치한다. 왼쪽 발꿈치와 오른쪽 무릎을 일직선 상에 정렬한다.

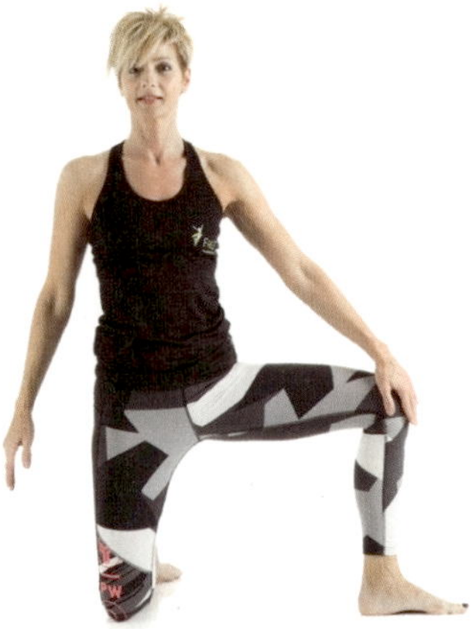

움직임

왼쪽 무릎을 발가락 쪽으로 움직이고, 상체를 회전시켜 오른쪽 팔도 같은 방향으로 움직인다. 여러분이 골반을 오른쪽으로 이동할 때 왼발을 바닥에 잘 유지한다. 여러분의 오른쪽 신체가 왼쪽 방향으로 아치를 그리도록 오른팔을 머리 위로 뻗는다. 골반의 가쪽 움직임이 왼쪽 다리를 신장시킨다는 것을 명심한다.
필요한 만큼 전체 운동을 반복하고, 시작자세에서 멈추지 않고 반대쪽도 실시한다.

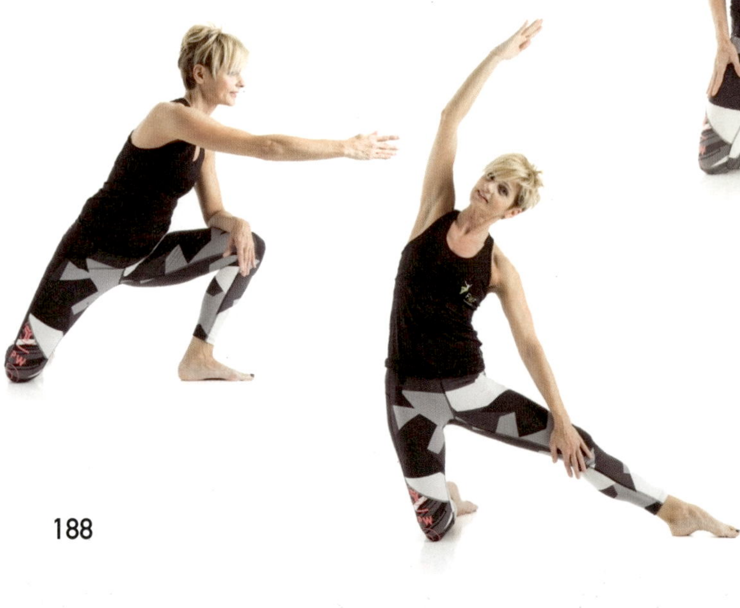

초점(Focus On)

- 고정점은 발이고, 이동점은 골반이다.
- 골반은 중립위를 유지한다.
- 연모양 라인 이미지를 상상하고 능동적으로 활성화하기

검토(Work On)

- LL, DFL, SL/AL의 신장
- 엉덩관절 가동성

토론

이것은 유연하고 우아한 동적 운동이다.
부메랑 던지기를 상상하자: 측면으로 기울여 하중을 가한 후, 다리를 굽힘함으로써 하중을 내려놓는다.

자극 변화

- 정적 신장의 경우, 측면을 상체를 기울이고, 몇 번의 호흡 동안 자세를 유지하거나 등척성 신장을 위해 발을 견인한다.
- 동일한 자세를 취하지만, 이번에는 오른발을 안쪽으로 움직인다. 이것은 DFL의 신장을 증가시킬 것이다.

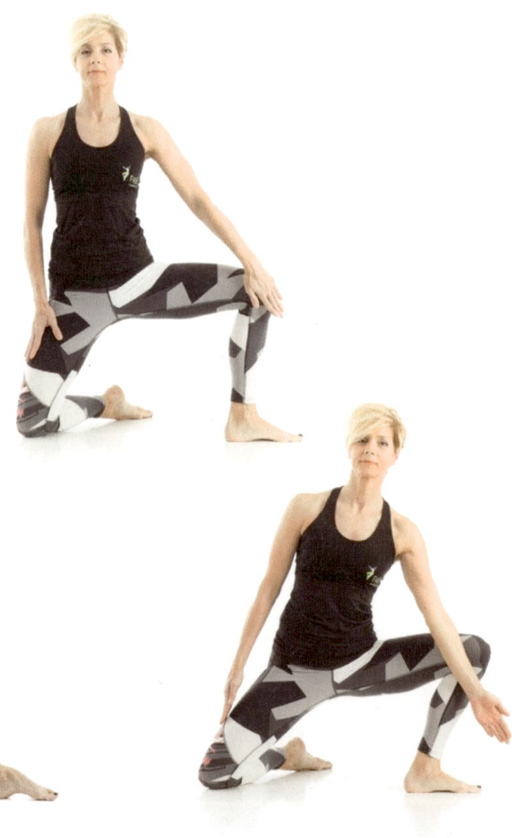

전략
LL의 동적 신장

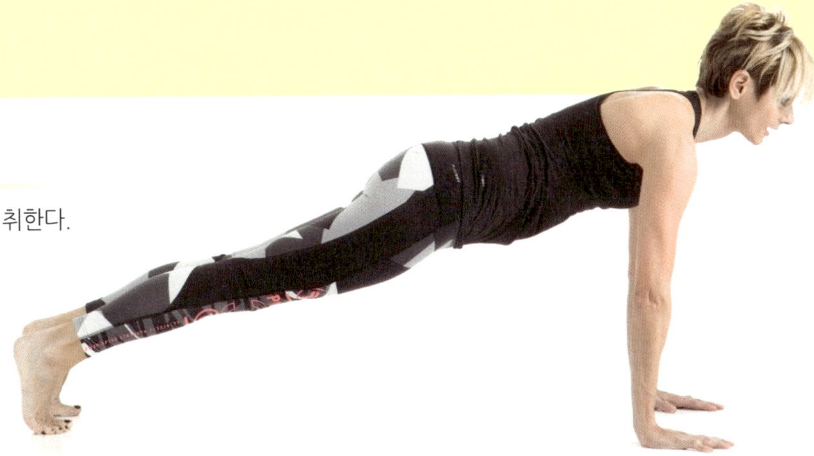

시작자세

양 팔을 뻗어 플랭크 자세를 취한다.

움직임

왼쪽 다리를 굽힘하고, 왼발을 양 손 사이에 배치한다. 이때 오른쪽 다리는 뒤쪽으로 뻗는다. 들이쉬면서 왼쪽 무릎을 가쪽으로 이동시킨다. 이때 왼발은 바닥에 닿는다. 내쉬면서 왼쪽 무릎을 다시 중간 지점으로 가져온다. 원하는 횟수만큼 반복하고, 허벅지의 가동범위를 약간 증가시킨다. 반대쪽도 실시한다.

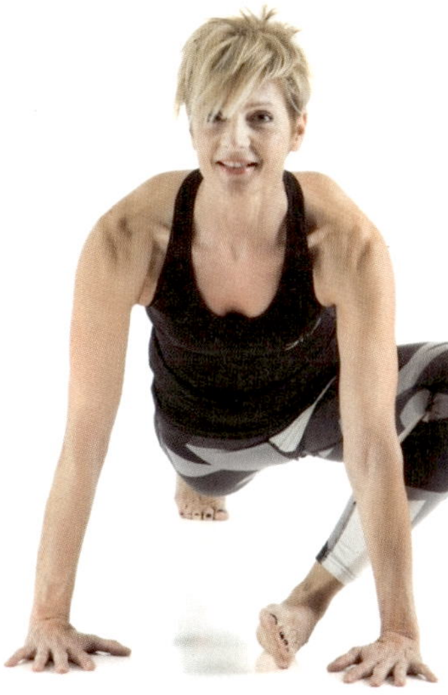

초점(Focus On)

- 고정점은 발의 가쪽면이고, 이동점은 무릎이다.
- 연모양 라인 이미지를 상상하고 능동적으로 활성화하기

검토(Work On)

- **LL**과 일부 **DFL**의 동적 신장
- 엉덩관절 가동성

토론

이것은 오리걸음(발이 가쪽돌림된)이나 밖굽이무릎을 가진 사람에게 유용한 운동이다.

보다 자세히 살펴보자: 종아리의 가쪽면(가쪽다리구획, 종아리근)이 자극된다. 일부 근육군이 힘들게 작용해야 하고, 가쪽 라인과 나선 라인에 긴장이 증가하여 다른 자세 불균형을 초래할 수 있다.

어떻게 하면 향상할 수 있는가? 117 페이지의 **Crab in Squat Position**과 같은 간단한 운동으로 시작한다. 난이도를 높여야 하는지 어떻게 아는가? 여러분이 비교적 운동을 쉽게 수행할 수 있을 때, 난이도를 증가시킬 때이다.

팔다리를 정렬시키기 위해서는 **DFL**의 신장 운동과 엉덩관절 가동성 운동만으로 부족하다. 만약 여러분이 정해진 순서를 따라하다 보면, 상대적으로 짧은 시간에 변화가 상당할 것이다. 그러나 운동을 하는 것만으로 충분하지 않는데, 그 이유는 움직임이 항상 수행되어야 하기 때문이다. 예를 들어, 걸을 때, 서 있을 때, 계단을 오를 때 등이다. 여러분은 발이 어떻게 위치되어 있는지를 체크할 수 있고, 또 항상 사용하고 있는 근육근막 라인이 무엇인지를 체크할 수 있다.

긴장과 뼈를 올바른 자세로 변화시키자.

자극 변화

- 운동을 단순화하기 위해, 반무릎자세에서 시작하거나 손을 플랫폼에 올려놓고 가동범위(**ROM**)를 줄인다.
- 자극을 증가시키기 위해, 몇 번의 호흡 동안 무릎을 가쪽돌림한 자세를 취한다. 이것은 가쪽 라인을 정적으로 신장시킬 것이다.

난이도 증가

양 팔을 곧게 뻗어 플랭크 자세를 취한다. 왼쪽 무릎을 굽힘하여 양 손 사이에 배치한 후, 무릎을 가쪽돌림한다. 왼쪽 다리의 가쪽면을 완전히 바닥에 붙이고, 오른쪽 발을 폄한다. 종아리 근육과 허벅지 사이의 각도를 90°로 유지한다. 이 자세를 유지한다. 숨을 들이쉬면서 머리를 왼발 쪽으로 돌린 후, 오른쪽으로 돌린다. 원하는 횟수만큼 반복하고, 반대쪽도 실시한다.

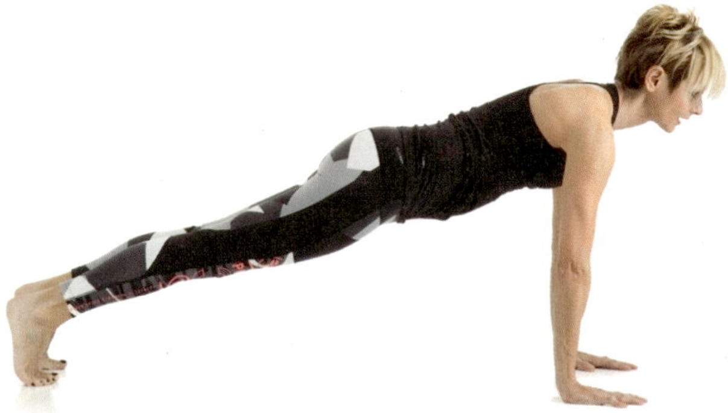

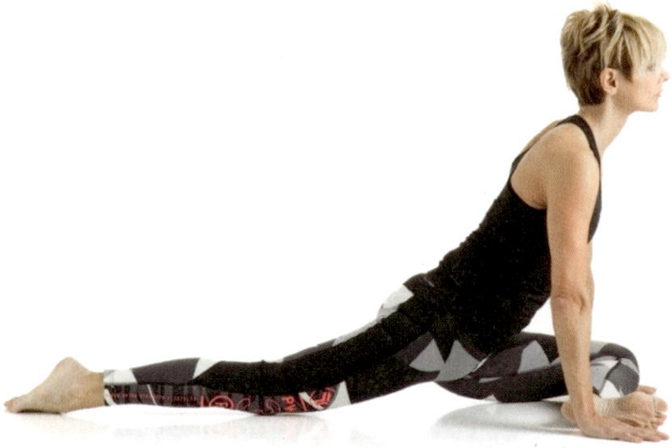

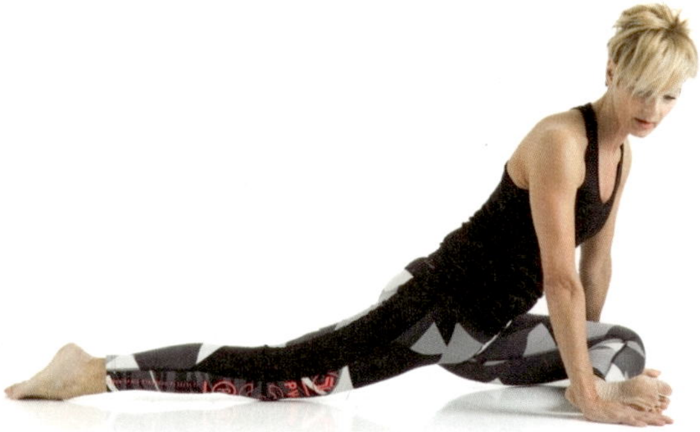

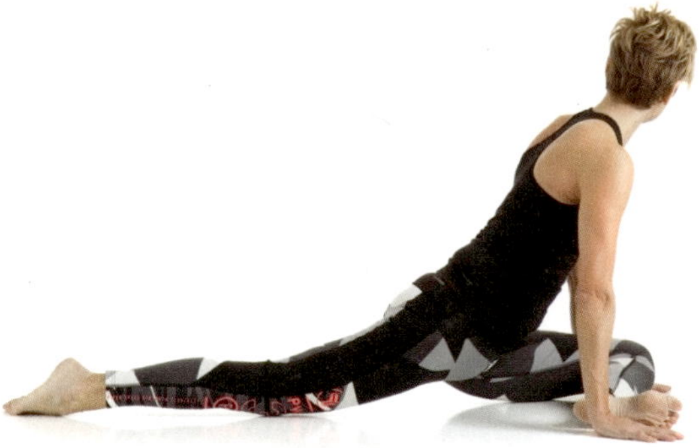

자극 변화

- 등척성 정적 스트레칭 – **작용근:** 자세를 유지한 채, 앞쪽 발의 가쪽면으로 점진적으로 바닥을 압박한다 (무릎을 바닥으로부터 들어올리지 않는다). 이것은 **LL**을 활성화시킬 것이다.
- 등척성 정적 스트레칭 – **대항근:** 자세를 유지한 채, 앞쪽 발을 바닥으로부터 약간 들어올린다. 이것은 **DFL**을 활성화시킬 것이다.
- 이것은 엉덩관절의 관절주머니를 위한 좋은 운동이다.

전략

등척성 정적 신장

192 페이지에 있는 **Little Mermaid exercise**를 촉진하기 위해, 우리는 엉덩관절을 먼저 가동시킬 것이다.

시작자세

왼쪽 다리를 앞쪽으로, 오른쪽 다리를 옆으로 돌린 **"Z"** 자세로 앉는다. 그리고 척추를 신장한다.

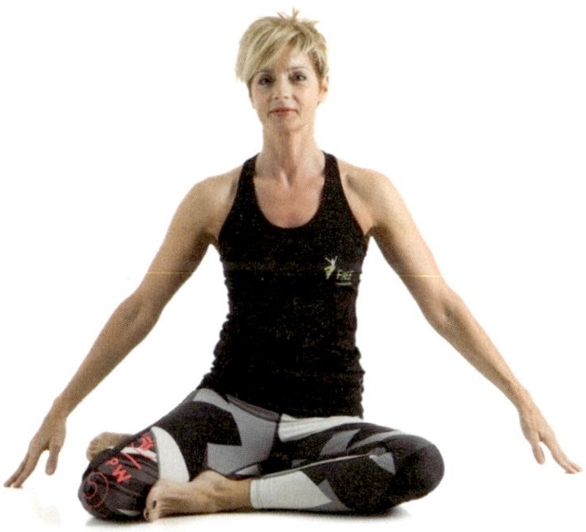

움직임

양 손을 무릎 위에 올려놓는다. 들이쉬면서, 왼쪽 무릎과 발로 바닥을 민다. 왼쪽 무릎을 왼손으로부터 살짝 멀어지도록 움직인다. 3~5초 간 자세를 유지하고, 내쉬면서 손으로 부드럽게 바닥을 누르면서 긴장을 완화한다.
3회 반복한다.

숨을 들이쉬면서 무릎을 바닥으로부터 약간 들어올리고 또 오른손을 약간 위쪽으로 밀어 줌으로써 오른발로 바닥을 누른다. 3~5초간 그 자세를 유지하고, 내쉬면서, 오른손으로 부드럽게 오른발을 천장 쪽으로 당기면서 긴장을 완화한다. 3회 반복한다. 다리 자세를 변화시키면서 처음부터 반복해 본다.

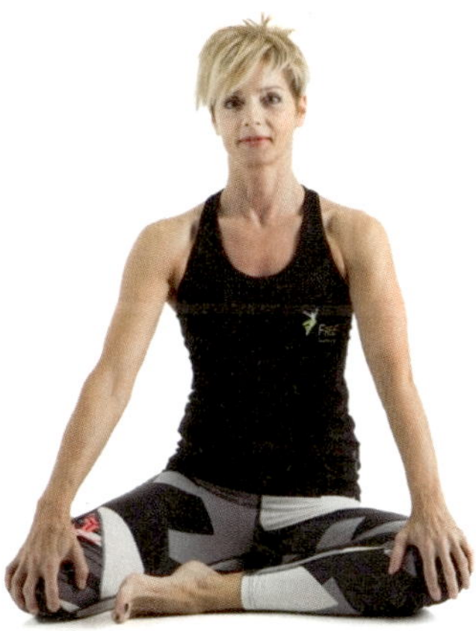

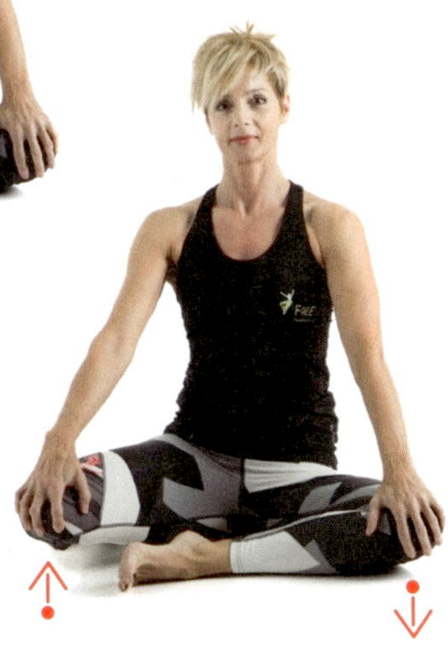

초점(Focus On)

- 사용되는 근력: 5~20%
- 연모양 라인 이미지를 상상하고 활성화하기
- 골반 자세 유지
- 힘을 쓸 때 숨을 내쉰다.
- 긴장을 이완할 때 숨을 들이쉰다.
- 너무 과도하게 수행하지 않는다.

검토(Work On)

- 엉덩관절 돌림근의 등척성 정적 신장
- 엉덩관절 가동성

자극 변화

- 양쪽 다리를 90-90-90° 자세로 취한다. 그리고 엉덩관절의 각도를 변화시킨다. 이제 여러분은 관절주머니를 관여시킴으로써 이 관절의 가동범위 끝범위에서 운동할 것이다(5장 참고).
- 상체의 움직임을 더한다: 양 팔을 가슴의 중간지점까지 들어올린다. 한가운데로 들어 올린다. 앞에서 설명되었듯이, 모든 반복 시 상체를 다리 쪽으로 약간씩 움직일 때 내쉬면서, 긴장을 증가시킨다. 여러분의 등을 곧게 유지한다.

Little Mermaid(인어)

전략

정적 신장

시작자세

왼쪽 다리를 앞쪽으로, 오른쪽 다리를 옆으로 돌린 "Z" 자세로 앉는다. 그리고 척추를 신장한다.

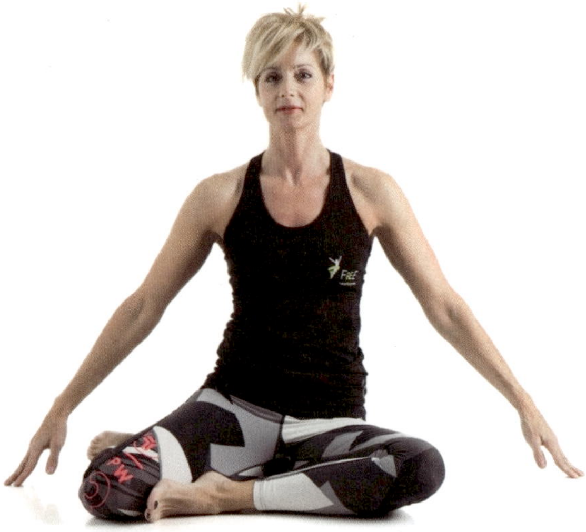

움직임

오른손으로 왼쪽 손목을 잡고, 양 팔을 머리 위로 들어올린다. 이때 어깨의 하강을 유지한다. 들이쉬면서 신장하고, 상체를 오른쪽으로 기울인다. 왼손으로 부드럽게 잡아당겨 신장을 증가시킨다. 왼손으로 약간 견인을 적용하고, 여러분의 복장뼈를 회전시켜 상체를 오른쪽 무릎 쪽으로 돌린다. 이것은 여러분의 가슴을 팽창시킨다. 2번의 호흡 동안 자세를 유지하고, 시작자세로 돌아가기 전에 중간 자세로 돌아간다. 원하는 횟수만큼 반복한 후 반대쪽도 실시한다.

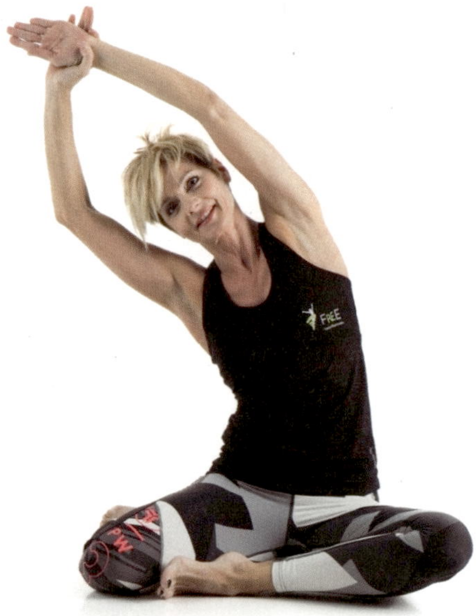

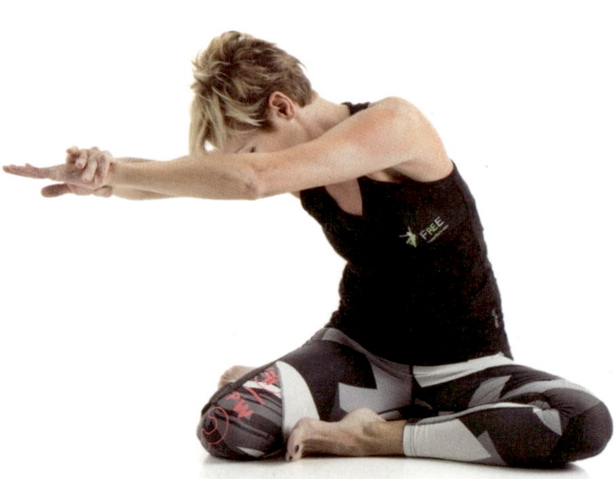

초점(Focus On)

- 고정점은 왼쪽 엉덩이고, 이동점은 양 손이다.
- 팽창 생성
- 연모양 라인 이미지를 상상하고 능동적으로 활성화하기
- 호흡

검토(Work On)

- LL/SL 위쪽 부분의 정적 신장
- 등뼈의 가동성
- 코어 근육의 강화

자극 변화

앉은 자세가 불편하면, 플랫폼(메디신 볼, 스텝) 위에 앉아서 난이도를 줄인다. 276 페이지를 참고한다.
공이 도움을 줄 수 있다.

전략

동적 신장

시작자세와 움직임

앞의 운동에서 설명한 것과 동일한 시작자세에서, 오른팔을 머리 위로 올리고, 왼손을 골반 옆의 바닥에 배치한다.

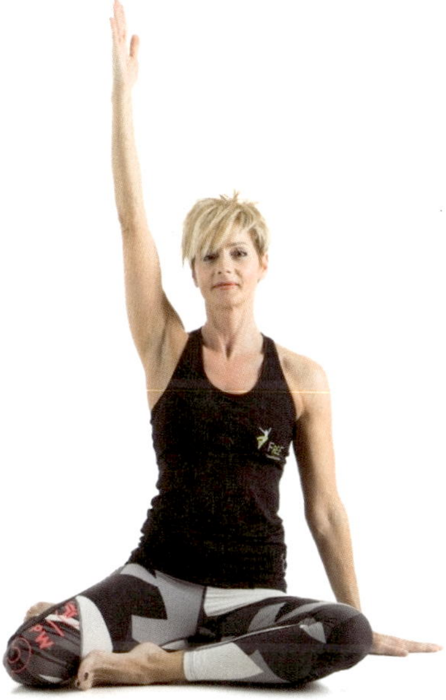

상체를 신장하여 왼쪽으로 기울인다. 갈비뼈부터 먼저 복귀 움직임을 시작하고, 그 다음 도미노 효과처럼 나머지 모든 신체를 뒤따라 움직인다. 3번 반복한 후, 옆으로 기울인 자세에서 멈춘다.

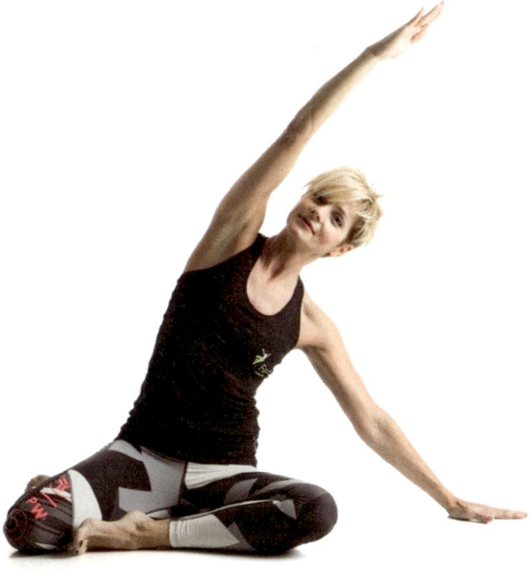

가슴 팽창을 유지하면서 복장뼈를 회전시키고, 오른손을 바닥 쪽으로 내린다. 이때 여러분의 골반을 움직여서는 안된다. 시작자세로 돌아가기 전에, 옆으로 기울인 자세로 돌아간다. 원하는 횟수만큼 반복한다.

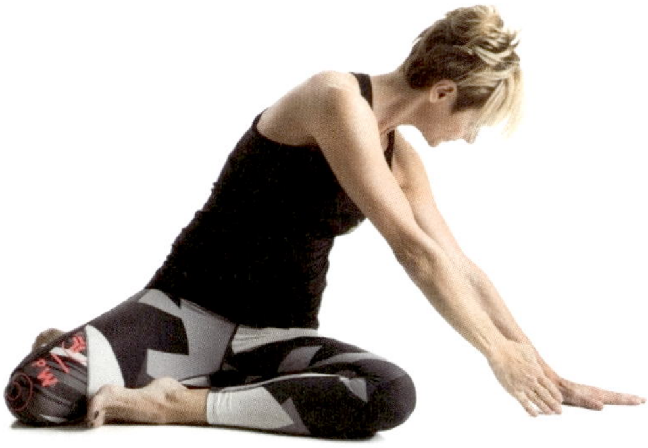

초점(Focus On)

- 고정점은 왼쪽 엉덩이고, 이동점은 양 손이다.
- 팽창 생성
- 연모양 라인 이미지를 상상하고 능동적으로 활성화하기
- 호흡

검토(Work On)

- LL/SL 위쪽 부분의 동적 신장
- 등뼈의 가동성
- 코어 근육의 강화

토론

이 움직임을 자세히 살펴보자: 운동의 첫 부분(팔을 들어올리는 부분)은 근육의 작용이고, 상체의 굽힘은 근육근막의 신장/활주로 일어나고, 복귀는 탄성과 동적 코일의 효과로 일어난다(185 페이지 참고).

자극 변화

- 정적 신장 운동으로 만들기 위해 몇 번의 호흡 동안 특정 자세에서 멈춘다.
- 동적 신장 운동과 근력 강화 운동을 만들기 위해 멈춤 없는 유연한 움직임을 수행한다.

난이도 증가

- 상체를 돌린 자세에서 멈추고, 오른손을 바닥에 댄 후 등을 신장한다. 양 팔을 곧게 펴고, 오른손을 왼쪽 밑에 배치한다. 그리고 들이쉬면서 가슴을 바닥 쪽으로 최대한 내린다. 항상 등을 곧게 편다(중심축을 중심으로 회전한다). 내쉬면서 신장하고 상체를 들어올린다. 원하는 만큼 반복한 후, 반대쪽도 실시한다. 이 운동은 등뼈를 신장하고 가동시킨다.

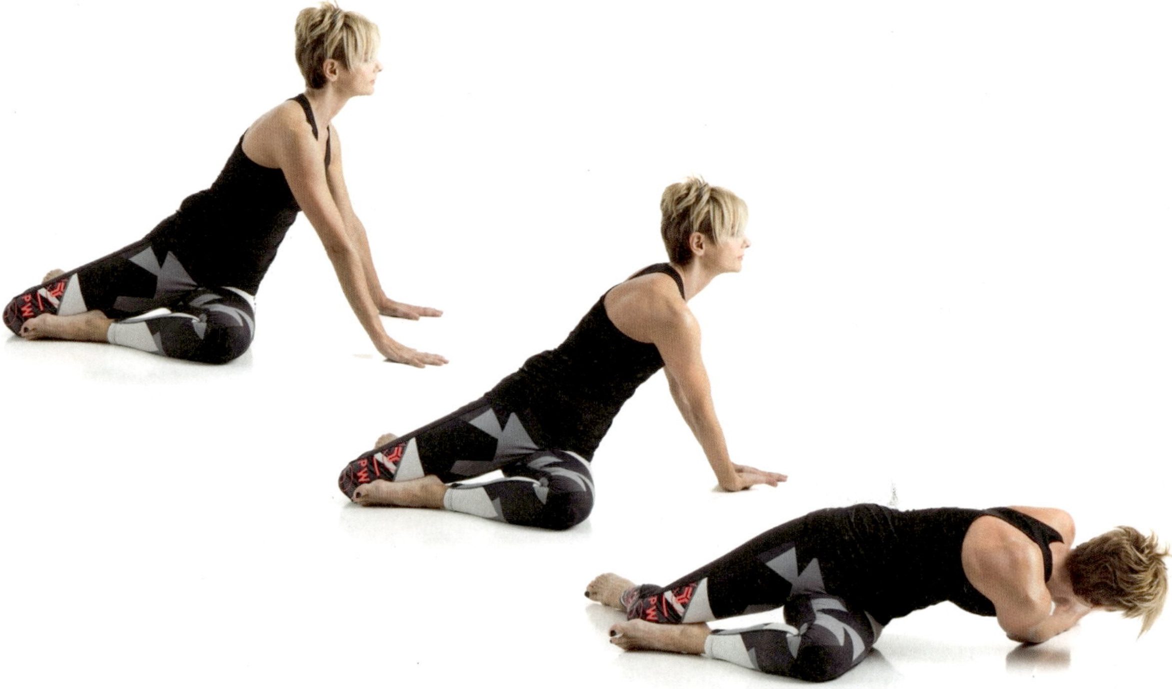

- 동일한 자세를 취하고, 양 손을 바닥에 대고 팔을 곧게 편다. 왼쪽 어깨를 보기 위해 돌림하고, 오른쪽 발꿈치를 보기 위해 눈을 돌린다. 이 자세에서 오른쪽 다리를 들어올렸다 내린다(바닥에 닿지 않고). 이 운동은 신장과 근력을 강화시킨다.

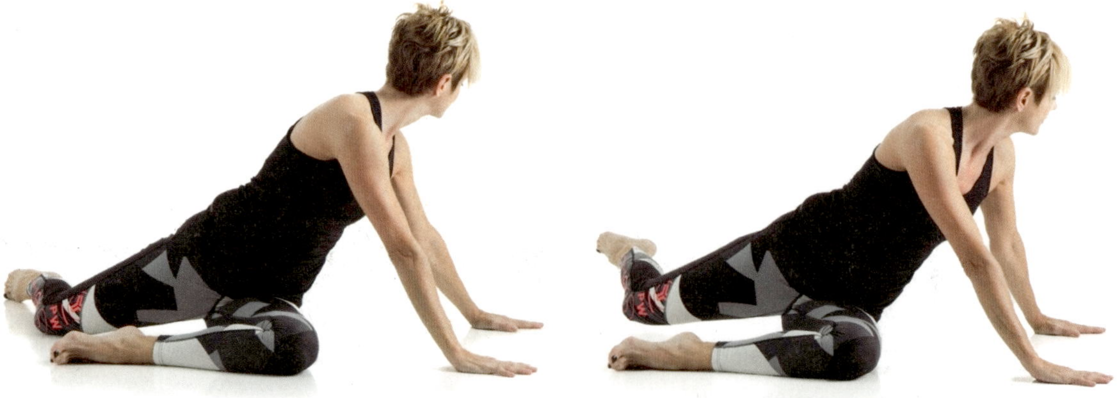

전략

동적 신장

시작자세와 움직임

누운 자세에서 양 발을 붙이고, 다리를 굽힌다. 이때 양쪽 무릎은 가쪽 방향으로 향한다. 양 손을 귀 옆에 배치하고, 손가락을 어깨 쪽으로 향하게 한다. 이때 팔꿈치는 천장 쪽으로 향한다.

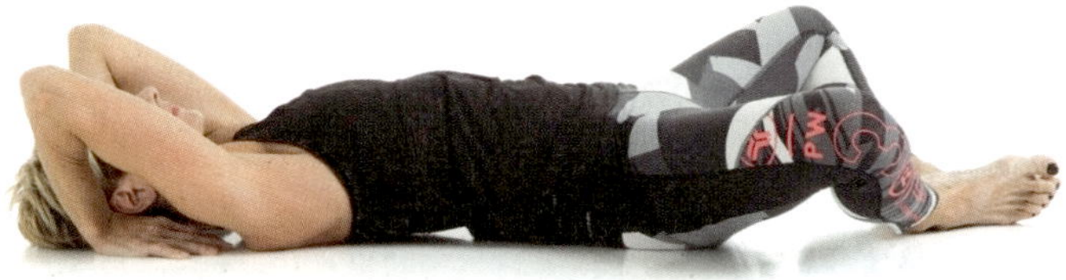

손바닥으로 바닥을 밀면서 사전 긴장을 만든다. 오른쪽 무릎을 들어 앞쪽으로 밀면서 움직임을 시작한다. 골반을 들어올려 왼쪽으로 회전시킨다. 브릿지 자세에서, 상체로부터 무릎이 최대한 멀어지도록 움직인다.

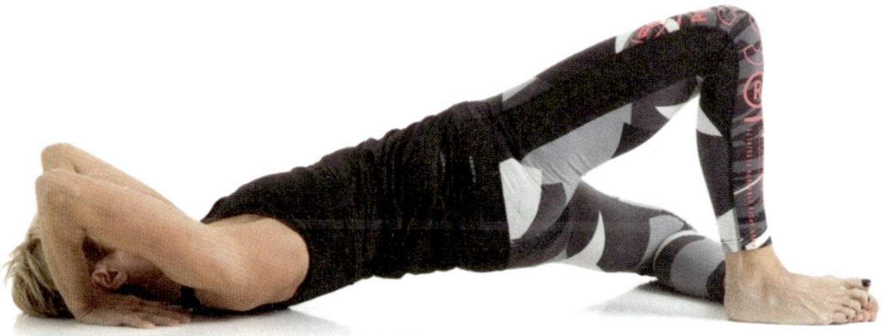

계속 양 손으로 바닥을 민다. 골반을 바닥으로 내려놓는다. 오른쪽 무릎을 가쪽으로 밀면서 움직임을 계속한다. 왼쪽 무릎을 끌면서 움직인다. 유연한 움직임을 하면서 오른쪽에서 왼쪽으로 바꾼다. 원하는 만큼 반복한다.

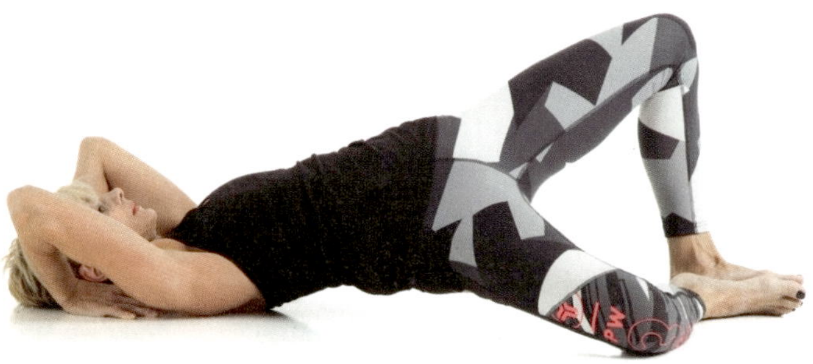

초점(Focus On)

- 고정점은 양 손이고, 이동점은 무릎이다.
- 유연한 움직임
- 연모양 라인 이미지를 상상하고 능동적으로 활성화하기

검토(Work On)

- SFL/DFL/SL/AL의 동적 신장
- 엉덩관절과 등의 가동성
- SBL 근육의 근력강화

Supine Corkscrew(누운 자세의 코르크스크류)

전략

동적 신장

시작자세

누운 자세에서 양쪽 다리를 펴고 양 발을 붙인다. 그리고 양 팔을 머리 위로 올려 양 손을 깍지낀다. 왼발(장딴지 근육과 발목 사이 – 아킬레스힘줄 근처)을 오른발의 엄지와 두 번째 발가락 사이에 올려놓는다.

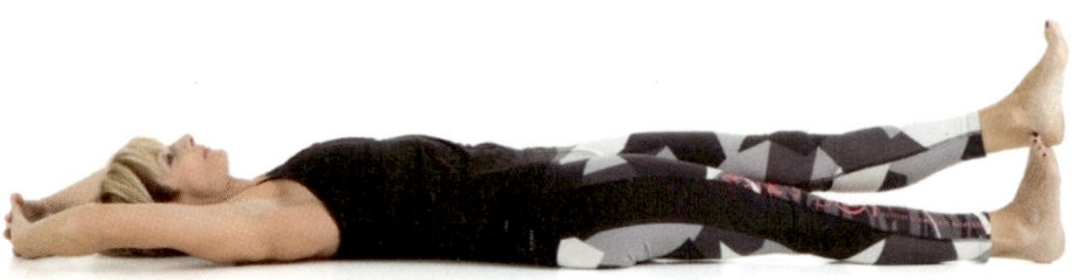

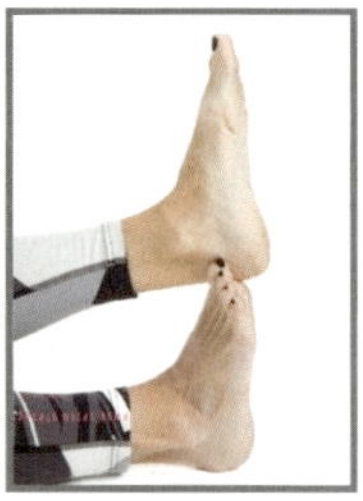

움직임

숨을 들이쉬면서 발가락을 오른쪽으로 돌리고, 머리는 반대 방향인 왼쪽으로 돌린다. 내쉬면서 시작자세로 돌아온다. 이번에는 들이쉬면서 발가락을 왼쪽으로 돌리고, 머리는 오른쪽으로 돌린다. 원하는 횟수만큼 반복하고, 왼발의 엄지와 두 번째 발가락 사이에 오른쪽 발꿈치를 올리고, 위의 동작을 반복한다.

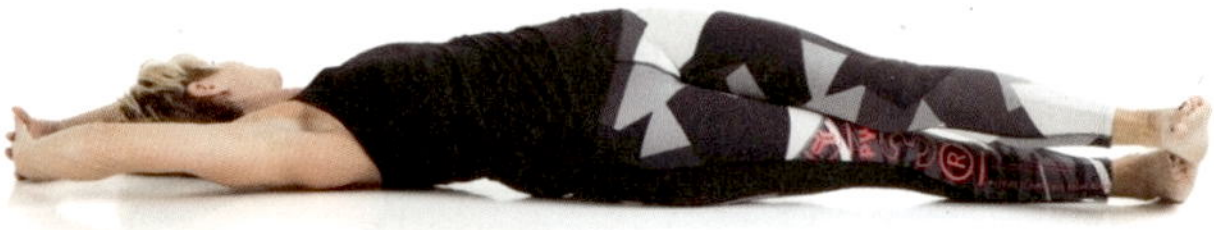

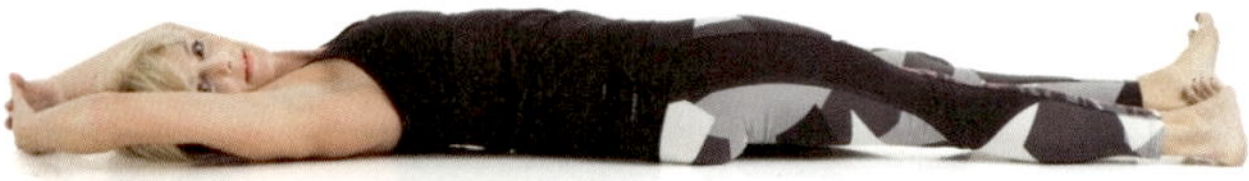

초점(Focus On)

고정점은 양쪽 어깨이고, 이동점은 발이다.

검토(Work On)

- **LL/SL/DF**의 동적 신장
- 엉덩관절, 등 및 발가락의 가동성
- **SBL** 근육의 근력 강화

테스트

일단 왼쪽 발꿈치를 오른발의 발가락 사이에 배치하고 운동을 반복했다면, 일어서서 왼발의 엄지와 두 번째 발가락 사이의 공간과 오른발의 엄지와 두 번째 발가락 사이의 공간을 살펴 보자. 양쪽 발을 지지하고 방 안을 걸어 다녀 보자. 여러분은 양쪽 발 사이의 차이점을 확인해야 한다; 엄지와 두 번째 발가락 사이에 공간이 더 많이 있을 수 있고, 여러분은 오른발로부터 더 큰 지지를 느껴야 하고, 걸을 때는 첫 번째 발허리뼈로부터 더 큰 지지를 느껴야 한다. 왼쪽 발로도 전체 운동을 반복해 보자.

토론

테스트를 마쳤다면, 이 운동이 발의 지지를 향상시키는 데 매우 유용하다는 것에 여러분이 동의할 것임을 나는 확신한다. 이 운동은 무릎 문제, 유연한 보행, 안정성 증가 및 강한 다리 등 많은 장점을 가지고 있다.

결론: 발의 지지가 더 좋을수록, 여러분의 수행이 더 좋아질 것이다(발 지지의 균형은 힘과 균형을 맞춘다). 비디오 카메라의 삼각대를 상상해 보자: 3개의 다리가 정확히 같은 높이와 같은 위치에 있지 않으면, 비디오 카메라는 왜곡된 이미지를 찍거나 넘어질 것이다. 여러분의 몸도 마찬가지이다.

전략

정적 신장

시작자세

누운 자세에서 양쪽 다리를 펴고 양 발을 붙인다. 그리고 양 팔을 옆으로 벌리고 손바닥은 아래쪽으로 향한다.

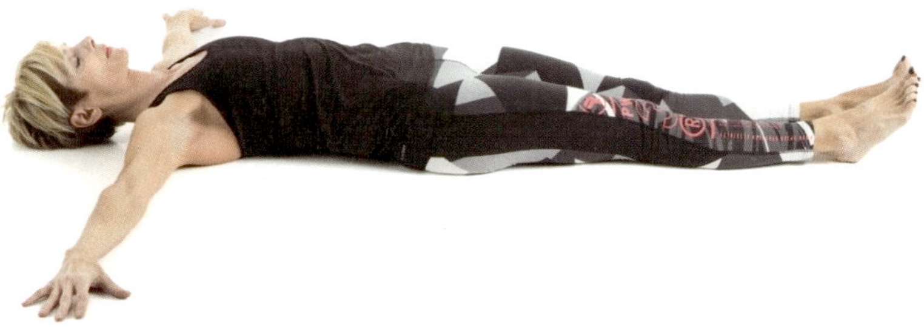

움직임

양 손과 빌꿈치로 바닥을 부드럽게 압박하고, 오른쪽 다리를 신장하면서 천천히 들어올린다. 그리고 왼쪽 다리를 가로질러 왼쪽으로 움직인다. 골반을 들어올려 움직임을 계속하고, 오른쪽 다리를 왼쪽 손으로 가져간다. 3번의 호흡 동안 자세를 유지한다. 다리를 다시 시작자세로 가져간 후, 왼쪽 다리도 반복한다.

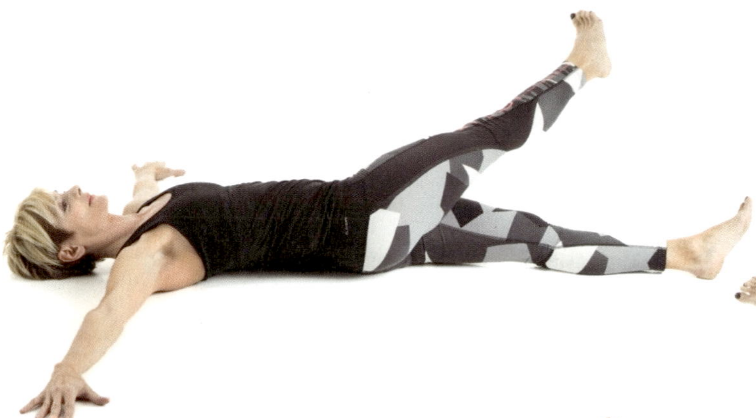

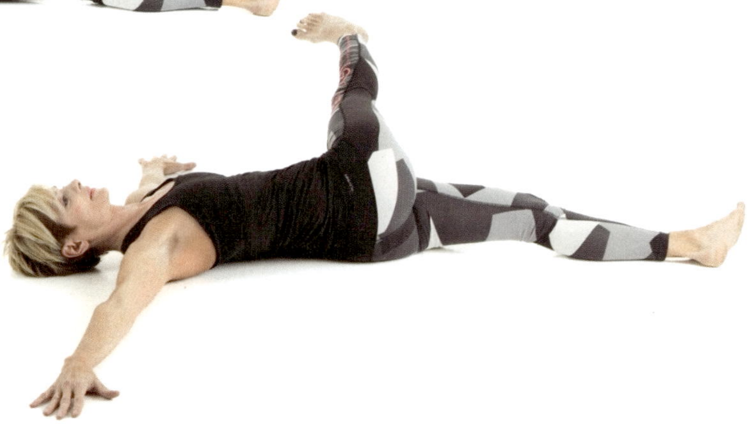

초점(Focus On)

- 고정점은 양쪽 손과 어깨이고 이동점은 발이다.
- 들어올린 발의 측면을 길게 유지한다.

검토(Work On)

LL/SL의 정적 신장

Supine Corkscrew in Action(누운 자세에서 활동하는 코르크스크류)

전략

능동 동적 신장

시작자세

누운 자세에서 양쪽 다리를 펴고 양 발을 붙인다. 그리고 양 팔을 머리 위로 올리고, 손바닥을 서로 마주 보게 한다.

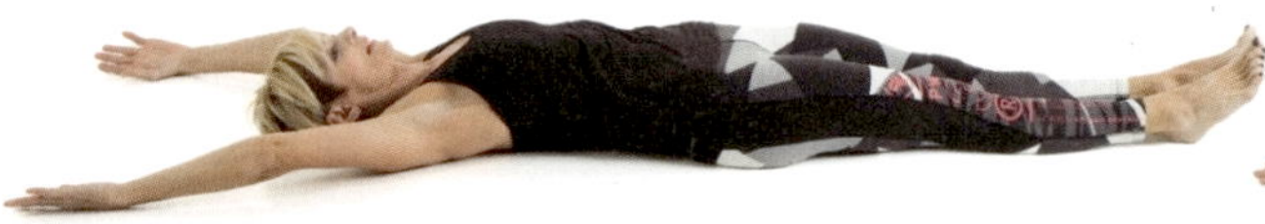

움직임

왼쪽 발꿈치로 부드럽게 바닥을 밀면서 오른쪽 다리를 천천히 들어올려 바닥에 놓인 왼쪽 다리를 가로질러 왼쪽으로 움직인다. 움직임을 계속 하여 반대쪽 다리까지 끌어온다. 다리가 골반을 들어올리고, 그 다음 상체를 들어올려 엎드린 자세를 취한다.

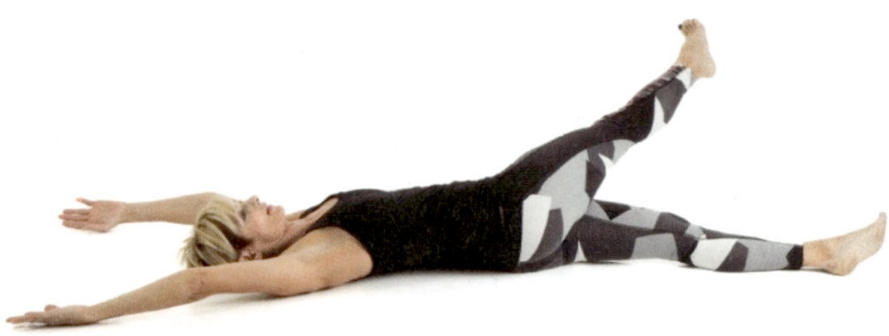

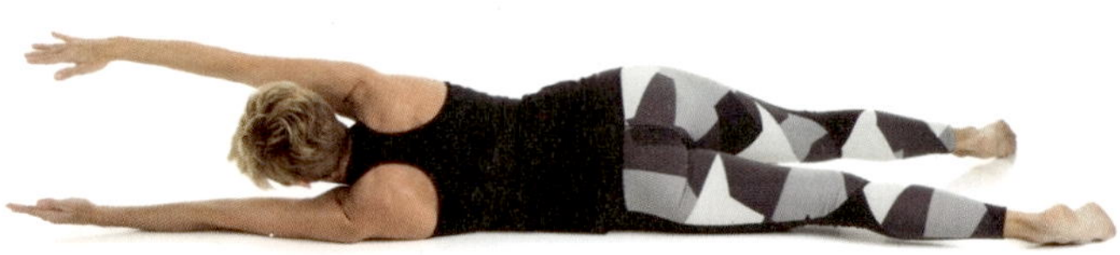

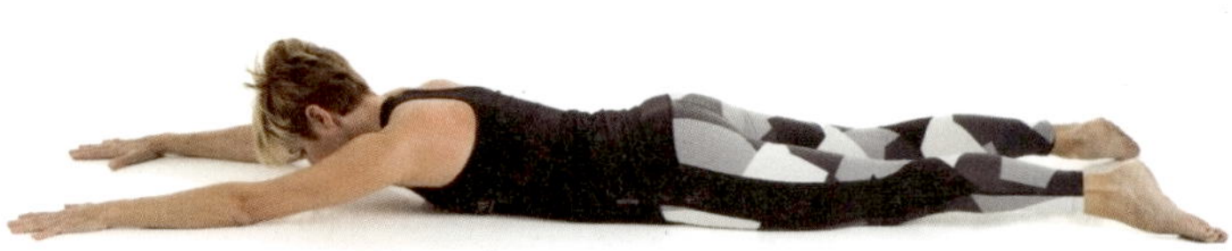

엎드린 자세에서, 양 팔과 왼발의 뒤쪽을 축으로 오른쪽 다리를 신장하면서 들어올리고, 왼발을 가로질러 움직인다. 여러분의 들어올린 다리가 골반, 상체 및 양 팔을 차례대로 이끌어 다시 바로 누운 자세를 취하게 한다.

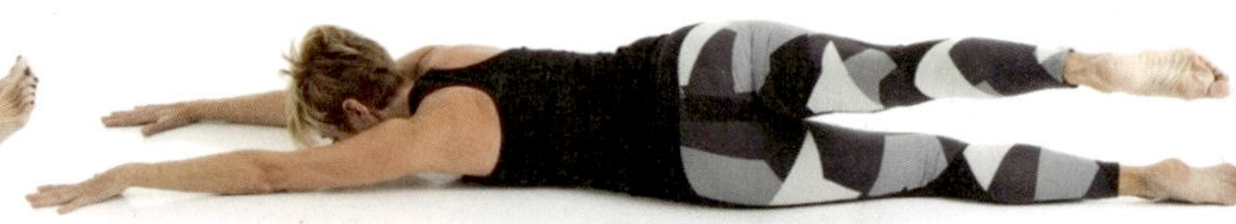

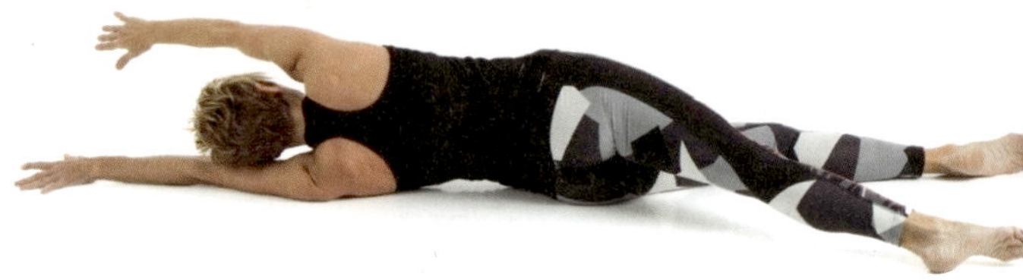

초점(Focus On)

- 여러분의 발은 컨덕터로서 도미노 효과를 갖고 나머지 신체의 움직임을 이끈다.
- 유연한 움직임을 수행한다.

검토(Work On)

- **LL/SL**의 동적 신장
- 근육의 근력 강화

토론

롤링(구르기) 운동은 내가 가장 좋아하는 운동이다—한계나 통증 없이 어린 시절 이리저리 굴러다니고 공중제비를 하던 나의 어린 시절을 떠오르게 하는 게임이었다. 얼마나 멋진 추억인가! 이런 롤링 운동을 유연하고 우아하고 느슨하게 수행해 보자.

난이도 증가

손을 사용하지 않고 전체 운동을 수행한다: 양 팔을 바닥으로부터 몇 인치 들어올리고 다리만을 사용해 운동을 수행한다. 이것은 통제와 협응을 요구한다.

전략

동적 신장

시작자세

엎드린 자세에서 양 손을 이마 밑에 받친다. 왼쪽 발목을 오른발의 엄지와 두 번째 발가락 사이에 배치한다. 왼발의 발가락을 최대한 폄한다.

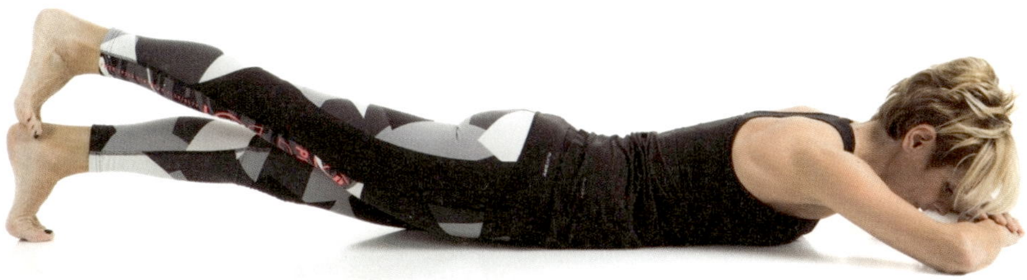

움직임

발꿈치를 오른쪽으로 돌리고, 그 다음 골반을 함께 돌린다. 다시 시작자세로 돌아온 후, 발꿈치를 왼쪽으로 돌린다. 원하는 만큼 반복한 후, 양쪽 발의 위치를 똑같이 바꾼다.

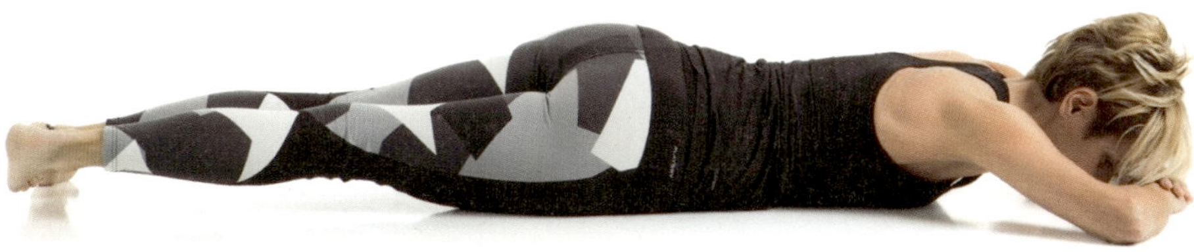

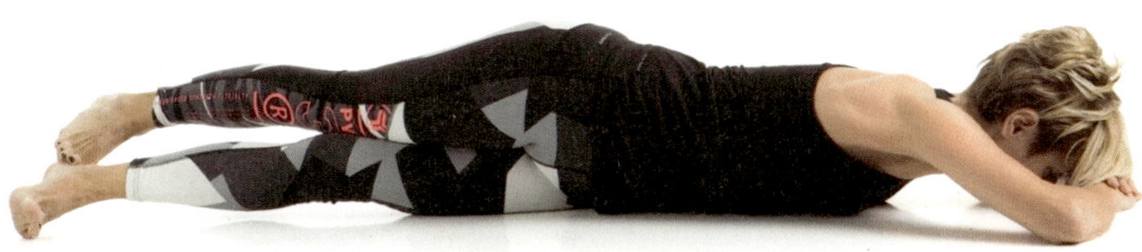

초점(Focus On)

고정점은 양쪽 어깨이고, 이동점은 발이다.

검토(Work On)

- LL/SL/DFL의 동적 신장
- 엉덩관절, 등 및 발가락의 가동성
- 근력 강화

토론

이것은 196 페이지의 운동과 같지만, 엎드린 자세에서 수행한다.

자극 변화

양 팔을 머리 위로 뻗어서 운동을 수행한다.

전략

정적 신장

시작자세와 움직임

양 발을 붙이고 엎드린 자세에서 양쪽 팔을 굽힘하여 머리 앞쪽에 배치한다. 이때 양 손을 함께 붙인다. 상체와 머리를 오른쪽으로 돌린다. 이때 왼쪽 팔꿈치를 바닥에 대고, 오른쪽 어깨와 일직선되게 정렬한다. 왼쪽 팔꿈치로 바닥을 밀면서 오른쪽 팔꿈치를 위쪽으로 들어올리고, 상체를 편다. 몇 번의 호흡 동안 이 자세를 유지한 후, 반대쪽으로도 실시한다.

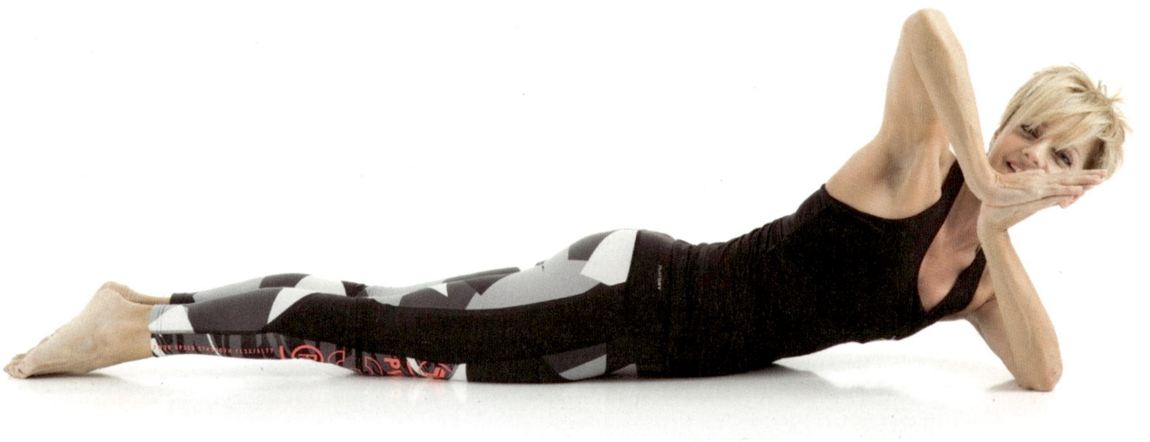

초점(Focus On)

- 연모양 라인 이미지를 상상하고 능동적으로 활성화하기
- 척주의 축성 신장을 유지한다.
- 양쪽 발을 붙인다.

검토(Work On)

- **LL**(윗쪽 부분)/**SL**/**DFL**의 동적 신장
- 척주의 가동성
- 어깨위팔관절의 안정성과 근력강화

토론

이 운동을 올바르게 수행하려면 상당한 가동성을 필요로 한다. 등뼈의 돌림은 매우 흥미로운데, 그 이유는 이것이 호흡을 향상시켜 조직의 배액을 증가시키기 때문이다.

전략
정적 신장

시작자세

양쪽 다리를 뻗은 상태에서 양 발을 붙이고 엎드린 자세를 취한다. 양 팔을 어깨높이에서 옆으로 벌린다. 이때 손바닥은 아랫방향으로 향한다.

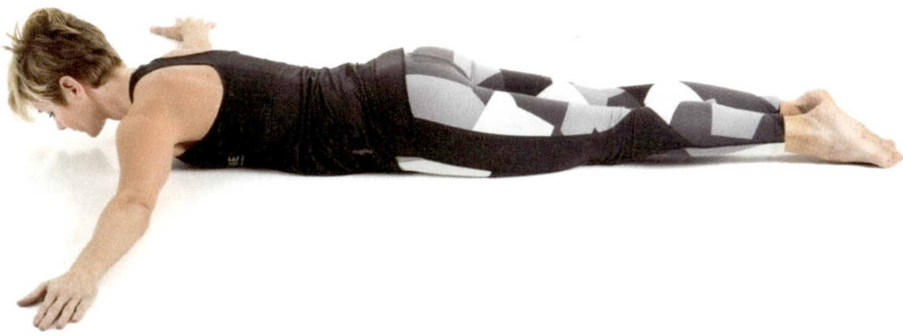

움직임

오른쪽 다리를 신장하면서 천천히 들어올린 후, 바닥에 놓인 왼쪽 다리를 가로질러 왼쪽으로 이동시킨다. 골반과 오른쪽 가슴을 바닥으로부터 들어올려 계속 다리를 움직인다. 이때 오른쪽 어깨는 바닥에 유지되어야 한다. 다리를 다시 시작자세로 가져온 후, 원하는 만큼 왼쪽 다리도 실시한다.

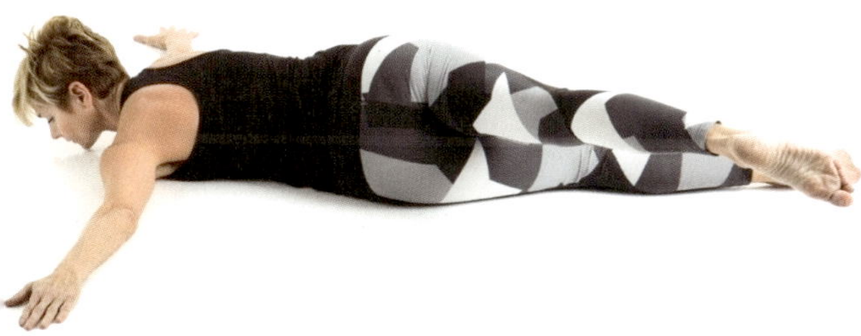

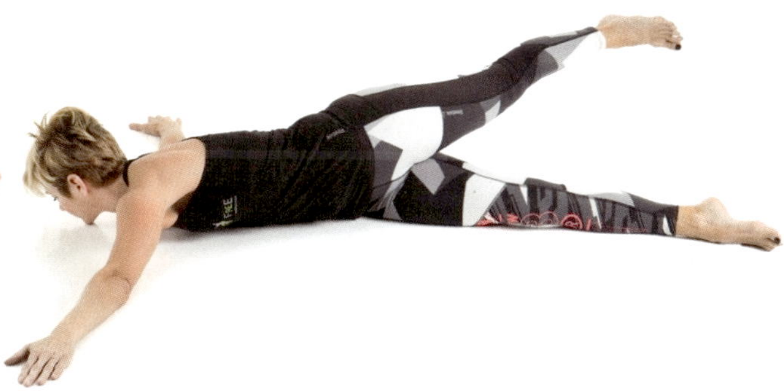

초점(Focus On)

- 고정점은 양쪽 어깨이고, 이동점은 발이다.
- 들어올린 다리의 측면을 길게 유지한다.

자극 변화

팔 라인(큰가슴근, 위팔두갈래근, 손가락 굽힘근 등)의 신장을 증가시킨다. 들어올린 왼쪽 다리로 비틀림 자세를 취하면, 왼팔을 위쪽으로 들어올리면서 상체를 회전한다. 오른쪽 어깨에 체중을 실고, 큰가슴근의 신장을 증가하면서 복장뼈를 어깨로부터 멀어지도록 움직인다. 시작자세로 돌아간 후, 반대쪽도 실시한다.

검토(Work On)

- LL/SL의 정적 신장
- 갈비우리의 가동성

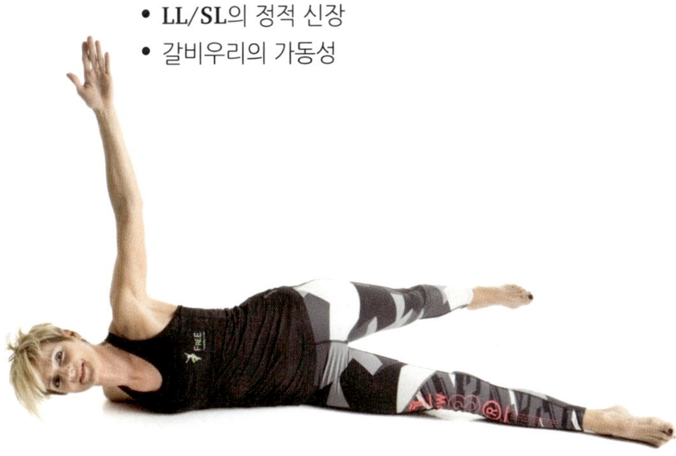

전략

동적 신장

시작자세

왼쪽 다리를 쭉 뻗고 오른쪽 무릎을 굽힌 옆으로 누운 자세를 취한다. 이때 골반은 바닥과 수직을 이룬다. 왼팔을 쭉 펴서 바닥 위에 배치한다. 오른손으로 바닥에 놓인 갈비뼈를 잡는다. 상체를 돌리는데 도움을 주기 위해 손을 사용한다. 어깨높이에서 양 팔을 천장 쪽으로 신장한다.

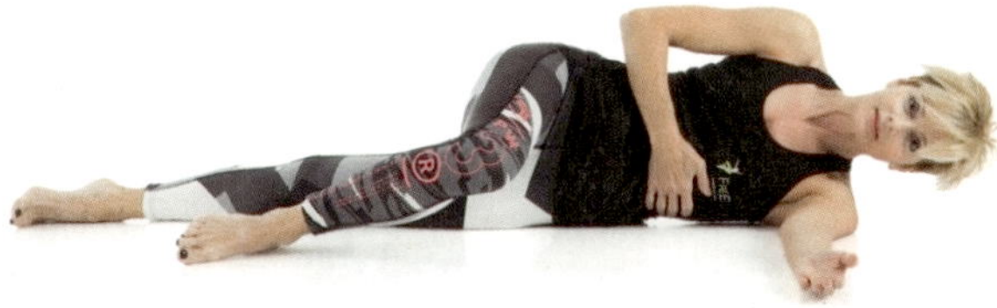

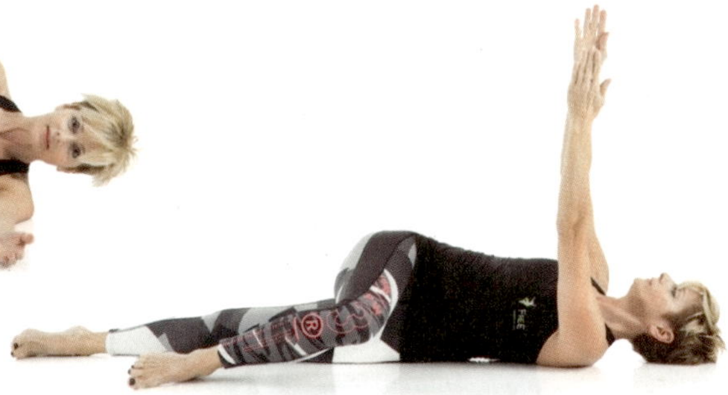

움직임

천장에 고정된 탄성 밴드의 한쪽 끝과 바닥에 고정된 탄성 밴드의 한쪽 끝을 각 손으로 잡고 있는 것을 상상해 보자. 양 팔을 편 채 들이쉬면서 오른손을 바닥 쪽으로 당기고, 왼손을 천장쪽으로 밀어 가슴의 회전을 증가시켜 보자. 내쉬면서 탄성 반동으로 발생된 긴장을 완화하자. 운동을 3회 반복한다.

필요한 횟수만큼 반복한 후, 들이쉬면서 오른팔을 천천히 머리 뒤쪽으로 넘겨, 상체(LL)의 신장을 증가시킨다. 왼팔을 들어올린 채, 어깨와 일직선되게 유지한다. 몇 번의 호흡 동안 자세를 유지하고, 시작자세로 돌아온다. 3회 반복하고, 반대쪽도 실시한다.

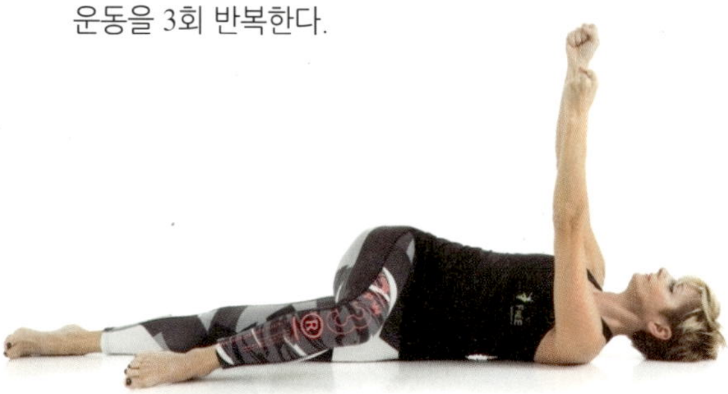

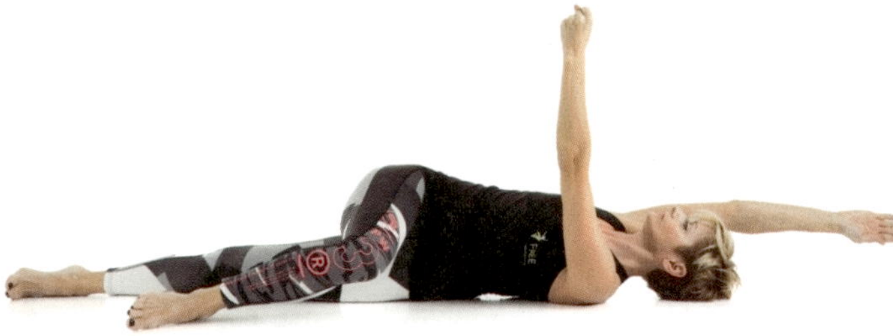

초점(Focus On)

- 연모양 라인 이미지를 상상하고 능동적으로 활성화하기
- 작지만 통제된 움직임으로, 가동범위를 점차 증가시킨다.
- 고정점은 골반이고, 이동점은 팔과 가슴이다.

검토(Work On)

- LL/SL의 동적 신장
- 등뼈와 어깨위팔관절의 가동성
- 향상된 호흡과 비틀림

토론

바닥이나 벽을 이용한 상체의 회전은 보상작용을 제한하기 때문에 매우 유용하다. 가동범위가 제한되고, 운동의 효율성이 나타난다. 동시에 접촉지점이 즉각적인 피드백을 제공한다. 이 운동은 양쪽의 돌림에 작용하기 때문에, 골프, 테니스 및 배구와 같은 돌림과 관련된 스포츠에 관여하는 사람에게 유용하다.

전략
동적 신장

시작자세

골반 높이에서 양쪽 무릎을 굽힘하고 누운 자세를 취한다. 이때 양 팔을 어깨높이에서 앞쪽으로 뻗는다.

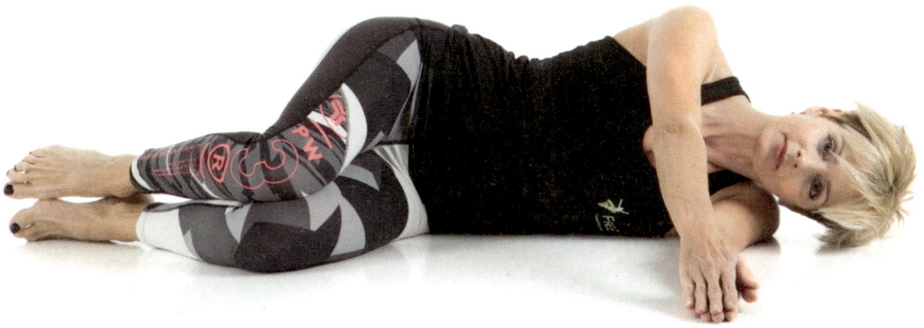

움직임

숨을 들이쉬면서 신장하고, 오른팔을 천장 쪽으로 들어올린다. 팔의 움직임으로 인해 상체가 따라 회전한다(도미노 효과). 큰 힘을 들이지 않고 상체를 회전할 수 있는 팔을 계속 움직인다. 시작자세로 돌아가서 원하는 반복 횟수를 완료한 다음, 반대쪽도 실시한다.

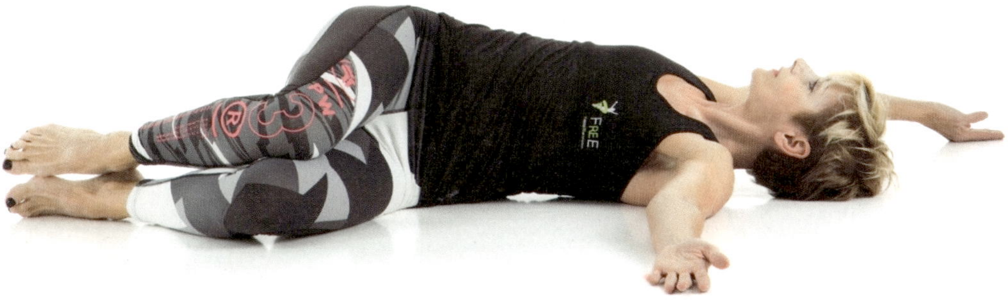

초점(Focus On)

- 연모양 라인 이미지를 상상하고 능동적으로 활성화하기
- ROM 내에서 적절한 움직임, 점차 ROM을 증가시킨다.
- 고정점은 골반이고, 이동점은 팔과 가슴이다.

검토(Work On)

- LL과 SL의 동적 신장
- 등뼈와 어깨위팔관절의 가동성
- 향상된 호흡과 비틀림

자극 변화

팬 스타일: 기본 운동과 동일한 자세에서 시작한다. 오른손의 손가락끝을 바닥에 대고, 손을 머리 쪽으로 움직이기 시작하고 머리를 약간 넘어서까지 움직인다. 이 시점에서, 손바닥이 위쪽을 향하도록 손을 회전시킨다. 손톱을 바닥에 닿도록 하고, 상체를 회전하기 시작한다. 끝으로, 운동을 정반대 순서로 하여 시작자세로 돌아온다.

6.8.6. 벽을 이용한 LL/SL의 근막 신장

Shift Squat Against the Wall(벽을 이용한 쉬프트 스쿼트)

전략

LL의 동적 신장

시작자세

벽으로 50cm 떨어져서 선 자세를 취한다. 이때 양 발을 엉덩이 너비로 벌리고 양 팔을 자연스럽게 몸통 옆에 붙인다.

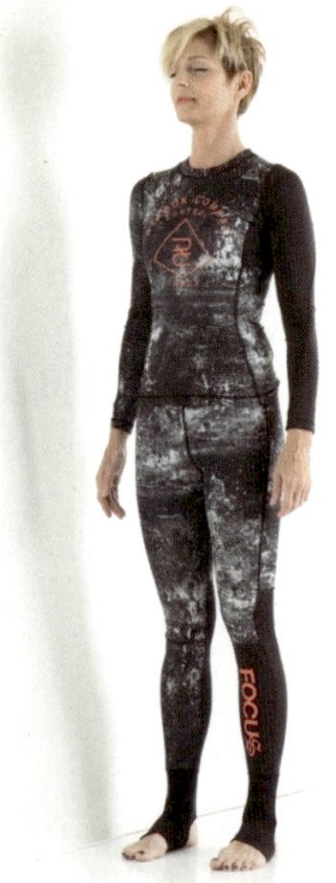

조점(Focus On)

- 고정점은 양쪽 발이고, 이동점은 엉덩이다.
- 연모양 라인 이미지를 상상하고 활성화하기

검토(Work On)

- LL의 활성화, 활주 및 신장
- 엉덩관절 가동성

난이도 증가

만약 여러분이 엉덩이를 쉽게 벽에 닿을 수 있다면, 벽으로부터 조금 더 떨어져서 운동을 수행한다.

움직임

골반을 벽 쪽으로 움직이고, 양쪽 다리를 약간 굽힌다. 시작자세로 돌아간다. 원하는 만큼 반복한다.

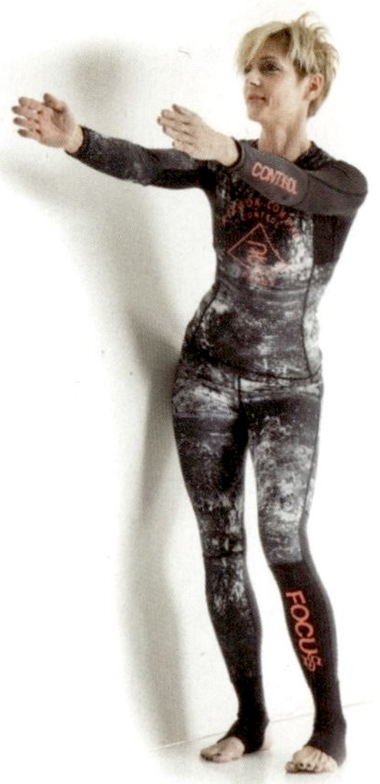

자극 변화

Rotating shift squat: 엉덩이가 벽에 닿으면, 상체 회전과 **SL**를 관여시켜, 상체를 왼쪽으로 회전한다.

181 페이지를 참고한다.

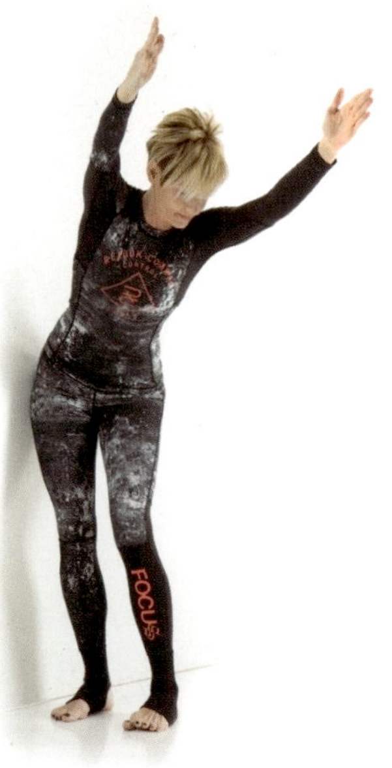

전략

LL의 정적 신장

시작자세

벽으로 50 cm 떨어져서 선 자세를 취한다. 이때 양 팔을 자연스럽게 몸통 옆에 붙인다.

움직임

양 발을 붙인다. 왼팔을 머리 위로 올리고, 손가락을 위쪽으로 향하게 하고 손을 벽에 붙인다. 오른팔을 몸통 옆에 위치시키고, 오른쪽 손바닥을 벽에 댄다. 골반이 벽으로부터 멀어지도록 왼쪽으로 이동시킨다. 아치 형태로 신체를 만든다. 2~3번의 호흡 동안 자세를 유지한 후, 골반을 중간지점으로 다시 이동하고, 3회 반복한다.
그런 다음 반대쪽도 실시한다.

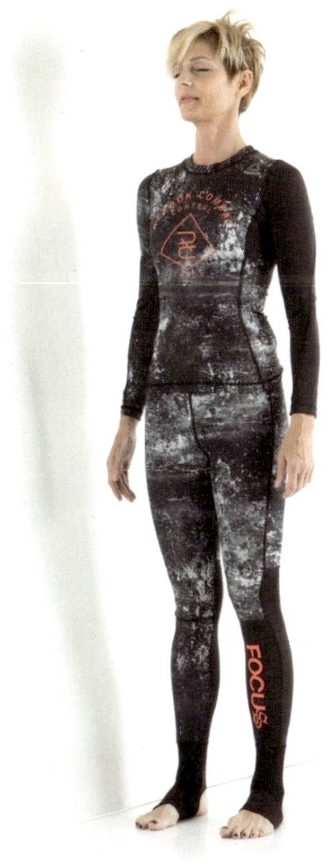

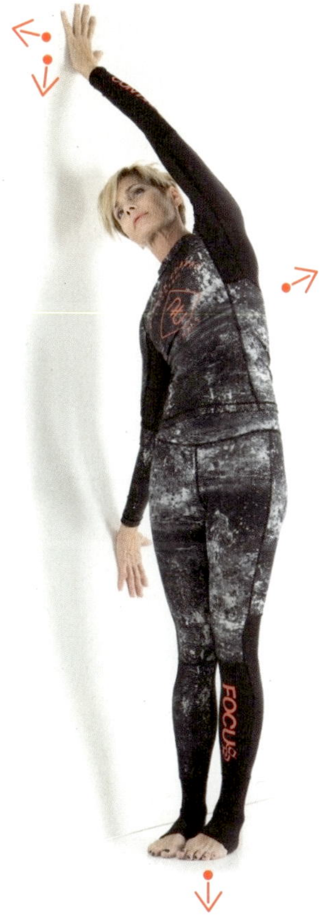

초점(Focus On)

- 고정점은 양 발과 양 손이고, 이동점은 골반이다.
- 연모양 라인 이미지를 상상하고 능동적으로 활성화하기
- 양쪽 어깨와 양쪽 엉덩관절이 일직선 되게 정렬한다.

검토(Work On)

- 전체 LL과 AL의 정적 신장
- 엉덩관절의 기능적 가동성

자극 변화

골반을 벽으로부터 멀리 이동시킬 때, 가쪽 무릎을 굽힘한다.

180 페이지 참고.

Rotating Split Squat Against the Wall
벽을 이용한 회전하는 스플릿 스쿼트

전략

능동 동적 신장

시작자세

양쪽 다리를 모으고, 골반이 벽에 닿을 정도로 벽 옆에서 바로 선 자세를 취한다. 상체를 오른쪽으로 돌리고, 양 팔을 옆으로 벌린다. 그리고 양 팔을 벽에 붙이고, 왼쪽 다리로 한 걸음 뒤쪽으로 물러선다.

움직임

먼저 엉덩관절을 굽힌다(엉덩이를 약간 뒤쪽으로 움직인다). 왼쪽 무릎이 바닥에 닿을 때까지 천천히 벽을 타고 내려온다. 앞쪽 발의 발꿈치와 1번 발허리뼈로 바닥을 밀면서 시작자세로 돌아온다. 원하는 만큼 반복한 후, 반대쪽도 실시한다.

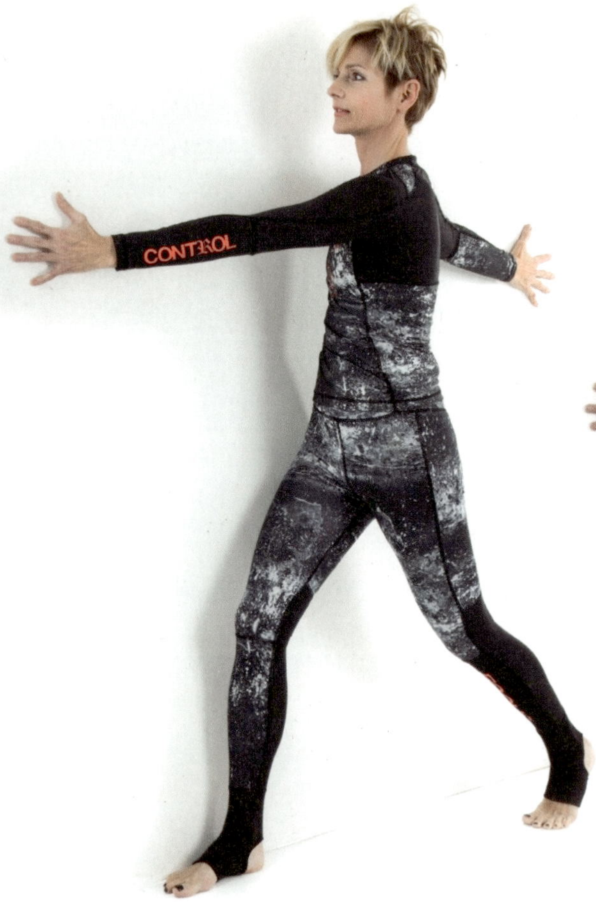

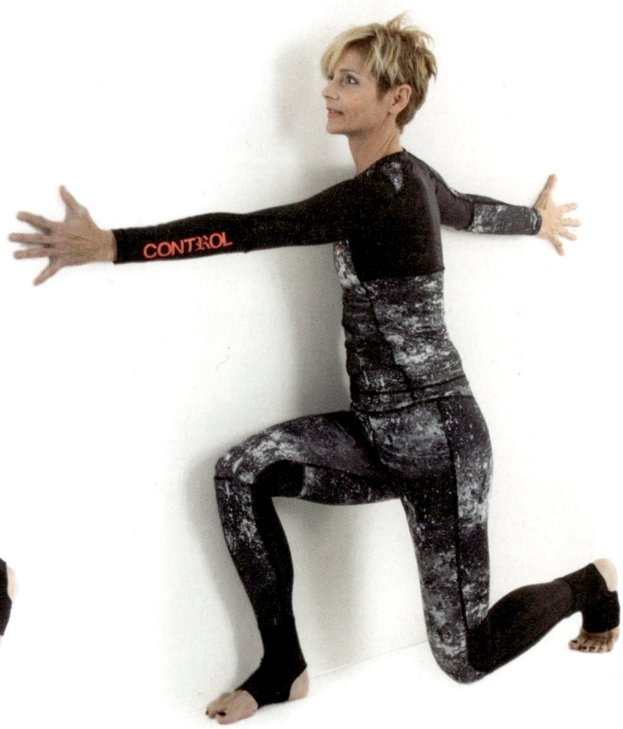

초점(Focus On)

- 연모양 라인 이미지를 상상하고 능동적으로 활성화하기
- 내려갈 때: 먼저 엉덩이를 뒤쪽으로 이동시킨다.

검토(Work On)

- **LL/SL/AL**의 신장
- 다리와 코어 근육의 강화
- 등뼈와 어깨의 기능적 가동성

토론

이 운동은 무릎을 아끼는 운동으로 간주될 수 있다.

다리를 굽히기 전에 왜 (궁둥뼈를 아래쪽으로 내리는가) 엉덩관절을 굽히는가? 여러분이 내려갈 때 이 운동이 뒤넙다리근을 활성화시키기 때문이다. 뒤넙다리근은 궁둥뼈거친면에서 시작하여 정강뼈와 종아리뼈의 융기에서 착지한다(158 페이지 참고). 궁둥뼈를 뒤쪽으로 이동시키면 뒤넙다리근을 당기게 되고, 약간의 견인이 정강뼈와 종아리뼈(**SL**)에 적용된다. 이것은 무릎을 보호하고 안정화시킨다. 이런 활성화가 다리를 굽힘하기 전에 수행되지 않으면, 무슨 일이 일어나는가? 체중이 넙다리네갈래근으로 이동하고, 이것으로 인해 무릎이 앞쪽으로 움직여 **SFL**을 활성화시키고 발가락을 벗어나게 된다.

결과:

1. 많은 대상자들이 무릎 통증을 호소한다.
2. 넙다리네갈래근이 더 많이 발달한다.

위쪽으로 다시 돌아올 때, 양쪽 발꿈치와 1번 발허리뼈머리로 바닥을 미는 것 뿐만 아니라, 뒤넙다리근을 활성화시키기 위해 궁둥뼈거친면을 뒤쪽으로 이동시킬 필요가 있다. 여러분이 양쪽 무릎을 보호하고 뒤넙다리근을 긴장시키기 위해 2층으로 올라갈 때 이들 활성화를 기억한다: 이것이 여러분의 숙제이다.

여러분은 이 운동을 닫힌 사슬에서 수행하고 있다. 여러분의 체중으로 운동하는 것과 비교해 흥미로운 점은 여러분의 움직임이 벽에 의해 방해를 받는다는 점이다. 이와 동시에, 벽도 여러분께 여러분의 한계를 알 수 있도록 즉각적인 피드백을 제공한다는 것이다. (벽에 닿은 손은 접촉지점으로서 여러분이 팔과 코어의 근육근막 라인을 활성화하는데 도움을 준다. 모든 것을 더욱 효율적이고 안정되게 만든다.)

난이도 감소

만약 여러분의 등뼈 회전이 제한되거나
여러분이 팔 라인에 대한 보상작용을 가진다면,
더 쉬운 운동을 위해 벽으로부터 조금 더 떨어진다.

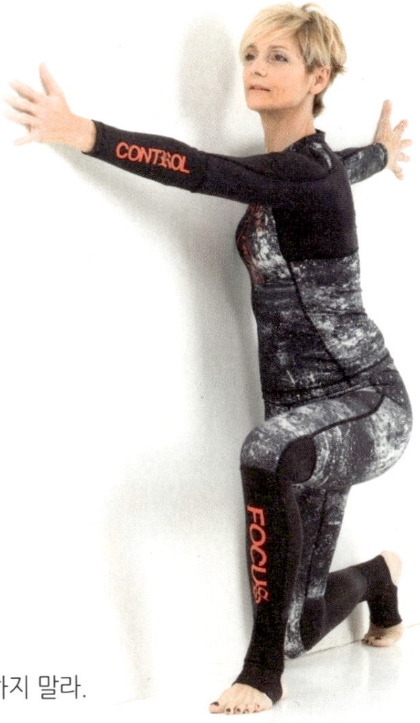

자극 변화

Reverse split squat: 오른쪽 다리로 한 걸음 뒤로 물러선다.

테스트

오른쪽으로 이 운동을 수행했다면, 아래 테스트를 수행하자.

1) 걷기: 오른쪽과 왼쪽의 차이점을 확인할 수 있는가?

2) 똑바로 서서, 상체를 왼쪽으로 기울임으로써
오른팔을 들어올리자. 그런 다음, 반대쪽도 실시하자.

양쪽의 가동성, 유연성, 민첩성에서 큰 차이를 느끼지 못한다면 말하지 말라.

Windmill Against the Wall(벽을 이용한 윈드밀)

전략

능동 동적 신장

시작자세

발가락을 벽에 대고 똑바로 선 자세를 취한다. 오른팔을 머리 위로 신장하고, 왼팔을 몸통 옆으로 내린다. 양 손을 벽에 대고, 양 발을 왼쪽 대각선 방향으로 돌린다.

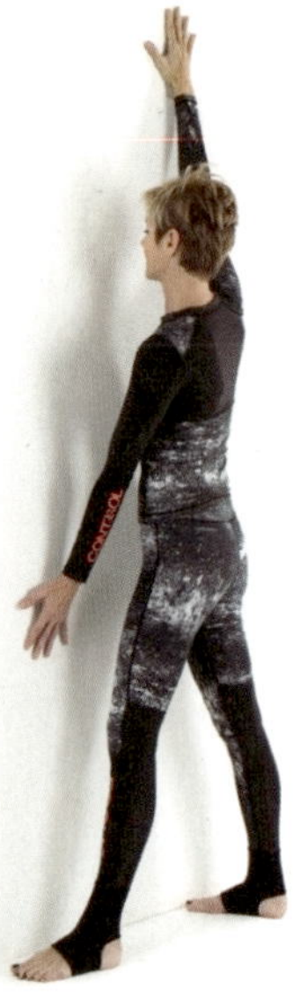

초점(Focus On)

- 고정점은 양쪽 발이고, 이동점은 엉덩이이고, 반대점은 양 손이다.
- 매번 반복할 때마다 약간씩 **ROM**을 증가시킨다.
- 양 손을 벽에 유지시키고, 양 발을 최대한 곧게 뻗는다.
- 연모양 라인 이미지를 상상하고 능동적으로 활성화하기
- 양쪽 무릎을 곧게 뻗는다(그러나 젖힘해서는 안된다).

검토(Work On)

- **LL/SL/SBL/AL**의 능동 동적 신장
- 엉덩관절, 등뼈 및 어깨의 가동성

움직임

왼쪽 엉덩이를 뒤쪽과 측면으로 밀면서 움직임을 시작한다. 이와 동시에 상체를 왼쪽으로 기울이기 시작한다. 양쪽 다리를 곧게 편 상태로 최대한 계속 아래쪽으로 내려간다. 몇 초간 이 자세를 유지한다. 그런 다음, 오른발로 바닥을 밀면서 여러분이 똑바른 자세를 취할 때까지 천천히 위쪽으로 올라온다. 원하는 만큼 반복한다. 끝으로, 양측을 바꾸고 다시 운동을 수행한다.

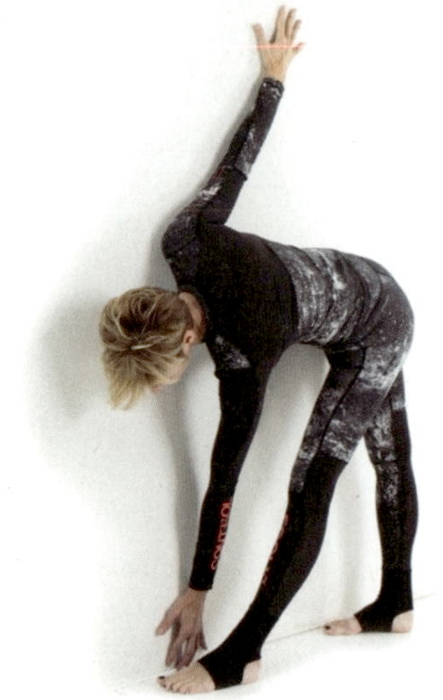

난이도 감소

만약 상체를 내리는 것이 매우 어렵다고 판단되면, 벽에서 살짝 떨어진다. 허벅지 뒷부분의 긴장으로 인해 완전히 내려가는 것이 어렵다면, 양쪽 다리를 약간 굽힌다. 목표가 다리와 관련된 라인을 신장하기 위해 양쪽 다리를 곧게 뻗은 채 내려가는 것인데, 이때 다리가 바닥에 닿아서는 안됨을 명심한다.

자극 변화

에너지를 생성시키는 신장을 증가하기 위해 천천히 아래쪽으로 굽힌다. 근막의 탄성 에너지를 사용하여 위쪽으로 다시 돌아오지만, 통제된 방법으로 천천히 돌아온다.

토론

Windmill은 내가 좋아하는 운동 중의 하나이다. 이 운동의 모든 형태와 버전을 권장하는데, 그 이유는 이 운동이 차원의 자유를 표현하기 때문이다.

Windmill처럼 효율적이고, 완벽하고 우아한 운동은 많지 않다. 이 운동은 **"bodyweight Windmill"**이나 **"Windmill with kettle bells"**을 위한 완벽한 준비운동이다. 여러분이 이 운동을 시도할 때, 벽 때문에 움직임이 어려워진다는 것을 곧 알게 될 것이다. 그 이유는 상체를 앞쪽으로 움직일 때 벽이 방해을 하기 때문이다. 그러나 움직임 궤적은 바닥과 수평을 이룬다(그러므로 상체의 비틀림을 증가시킨다). 반대로 말하면, 벽 때문에 보상운동이 일어날 수 있다.

개인 트레이닝과 그룹 운동 안에 **Windmill**을 포함시켰을 때, 나는 한 팔을 앞쪽으로 움직이지 않고 상체를 똑바로 세우는 것이 얼마나 어려운 일인지를 종종 보게 된다(**"twisting the thoracic spine and arm extensions"**에 대한 제한). 벽을 사용하면, 자연적인 경향에 역행하는 동시에 두 개의 접촉지점을 제공하게 되는데, 이것은 팔의 근육근막 라인을 더 잘 활성화하고 내가 느낄 수 있게 도와 준다.

전략
동적 신장

시작자세

벽을 마주보고 똑바로 선 자세를 취한다. 양 손을 가슴높이로 벽에 대고, 어깨너비보다 더 넓게 양쪽 손을 벌린다. 상체를 앞쪽으로 숙여 바닥과 사각형을 만들 만큼 벽으로부터 2 걸음 뒤로 물러서고, 어깨너비보다 더 넓게 다리를 벌린다. 머리를 양쪽 팔 사이에 배치하고, 양쪽 어깨뼈의 간격을 충분히 벌려 등뼈 뒤굽음을 유지한다.

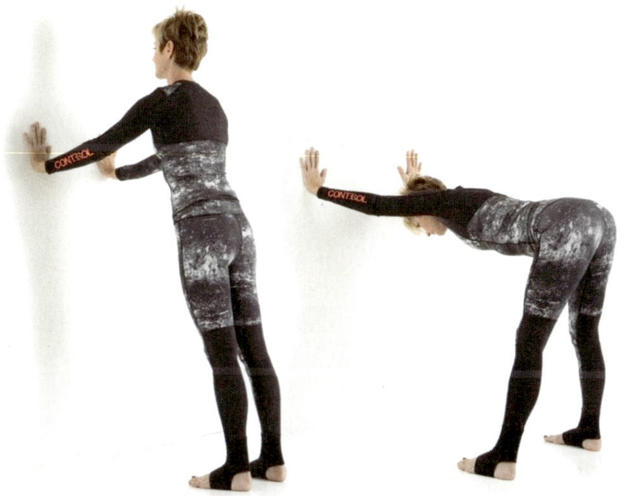

초점(Focus On)

- 고정점은 양 발과 골반이고, 이동점은 복장뼈와 손이다.
- 연모양 라인 이미지를 상상하고 능동적으로 활성화하기
- 양쪽 팔을 뻗어 손바닥을 벽에 댄다.
- 양쪽 다리를 뻗는다.

검토(Work On)

- LL/SL/SBL/AL의 동적 신장
- 등뼈의 가동성

난이도 감소

"Square Against the Wall With PlyoBox" 운동을 수행한다(212 페이지 참고).

움직임

상체(복장뼈)를 회전시키기 위해 오른손을 벽에서 떼서 왼발의 가쪽면으로 이동시킨다. 여러분이 상체를 회전할 때 왼팔과 골반을 그대로 유지한다. 2~4초 동안 이 자세를 유지한 후, 다시 상체를 시작자세로 움직인다. 반대쪽도 반복하고 원하는 횟수만큼 반복해 본다.

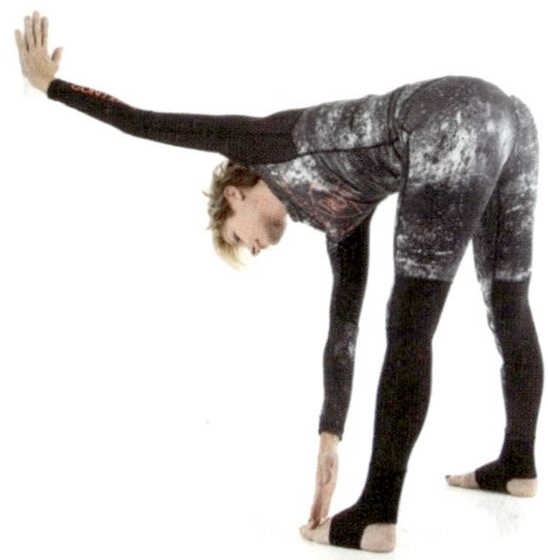

토론

"Standing Square Against the Wall"과 "Standing Square Against the Wall With Plyo Box(212 페이지)"의 운동을 비교할 때 여러분은 무엇을 알 수 있는가? 정곡을 찔렀어! 차이를 만드는 것이 손의 위치이다. 벽을 이용해 우리는 팔 라인, 특히 손목(SFAL)의 신장을 증가시킨다.

이 연결은 여러분이 팔을 머리 위로 똑바로 들어올릴 때의 장력 연결로서만 작용한다.

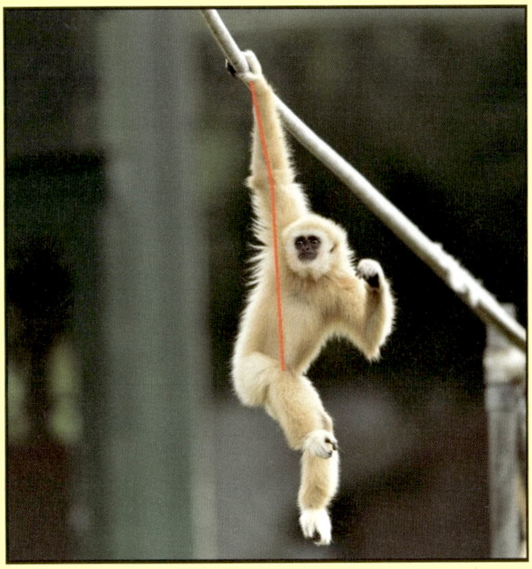

Three-Legged Windmill Against the Wall(벽을 이용한 삼각 윈드밀)

전략

동적 신장

시작자세

네발자세에서 양 손을 어깨너비로 벌리고 오른쪽 다리를 옆으로 뻗는다. 오른 발꿈치를 왼쪽 무릎에 정렬시키고, 오른발의 가쪽면을 벽에 붙인다.

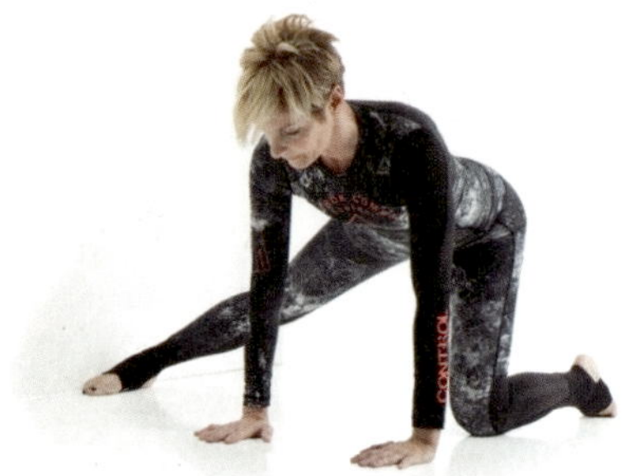

초점(Focus On)

- 고정점은 벽에 위치한 발이고, 이동점은 상체와 손이다.
- 연모양 라인 이미지를 상상하고 능동적으로 활성화하기
- 네발자세 유지

검토(Work On)

- LL/SL/DFL/SBL의 동적 신장
- 엉치결절인대의 신장
- 척주의 가동성
- 양쪽 어깨뼈의 안정화
- 호흡 향상

토론

상체를 바닥 쪽으로 돌릴 때, 쇠꼬챙이나 로티세리 위에 있는 통닭을 상상해 보자. 이것은 척추의 중심축을 중심으로 여러분이 정확하게 회전해야 하는 것이다. 이것은 상체의 굽힘이기 보다는 회전이다.
초기 경향은 골반을 발꿈치 쪽으로 옮기는 것이다. 음..... 너무 쉽다! 여러분의 엉덩관절은 항상 무릎과 일직선을 유지해야 한다.

자극 변화

186 페이지의 운동을 수행한다.

움직임

상체를 회전함으로써 오른팔을 천장 쪽으로 들어올린다.

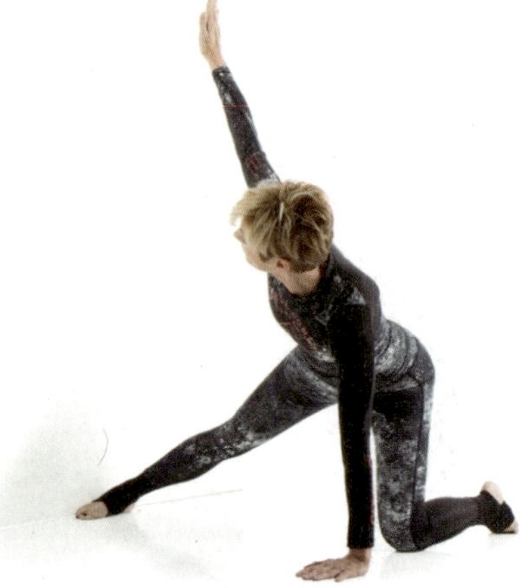

그런 다음, 오른손을 갈비뼈 왼쪽에 대고, 상체를 바닥 쪽으로 회전시킨다. 왼쪽 팔꿈치를 가쪽으로 움직이는 동시에 오른쪽 무릎을 굽힘한다. 왼쪽 팔꿈치를 쳐다보면서 최대한 상체를 바닥 가까이로 내린다. 시작자세로 돌아온다.

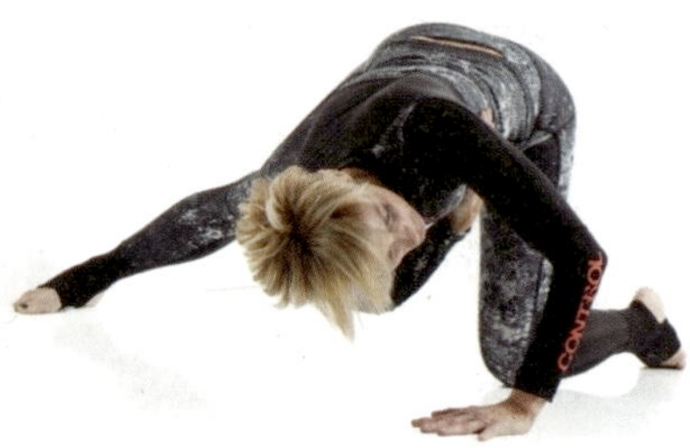

왼팔로도 반복한다. 각 팔로 전체 운동을 2번 반복한 후, 다리의 위치를 바꾸고 처음부터 반복한다.

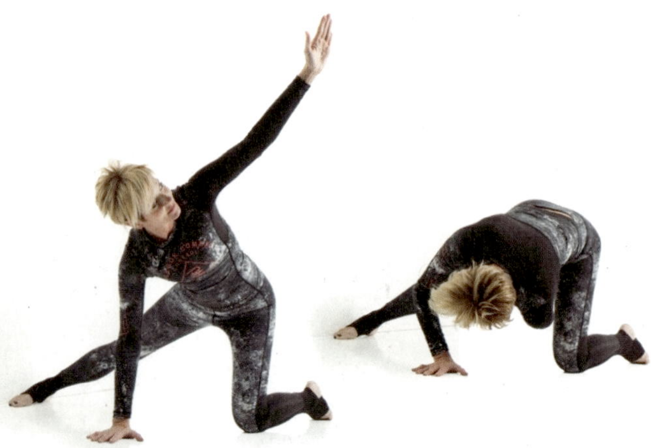

6.8.7. 도구를 이용한 LL/SL의 근막 신장

Elephant on the Plyo Box(플라이오 박스 위의 코끼리)

전략

동적 신장

시작자세

플라이오 박스에서 약 50cm 떨어진 지점에 양 발을 엉덩이 너비로 벌리고 똑바로 선 자세를 취한다. 오른쪽 무릎을 굽힘하여 오른쪽 발꿈치를 플라이오 박스 위에 올려놓고 시작자세를 취한다. 왼쪽 다리를 편 상태에서 발가락을 플라이오 박스 쪽으로 향하게 한다.

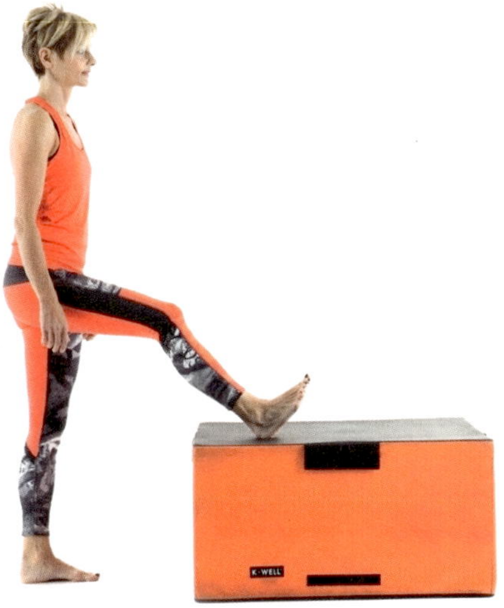

초점(Focus On)

- 팽창
- 양쪽 다리를 곧게 뻗는다.
- 상체를 움직이고, 상체가 팔의 움직임을 일으킬 것이다.
- 허리뼈를 굽힘한다.
- 바닥 쪽으로 머리를 떨어뜨린다.
- 골반의 축을 유지한다.

검토(Work On)

전체 근육근막의 얕은 뒤쪽 라인(SBL)의 유연성과 탄성.

움직임

오른쪽 무릎을 곧게 편 채 상체를 앞쪽으로 숙이고, 양 손을 오른발의 가쪽으로 움직인다. 먼저 상체부터 움직이면서, 양 손을 오른발의 안쪽으로 움직인다. 이 움직임들을 계속하여 반복할 때마다 ROM을 조금씩 증가시킨다. 원하는 횟수만큼 반복하고, 반대쪽도 실시한다.

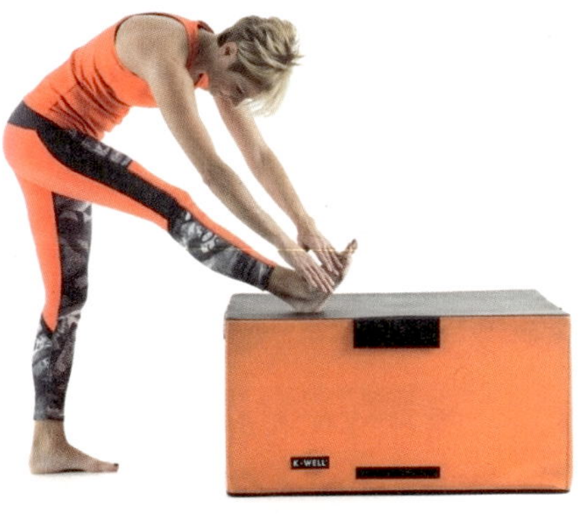

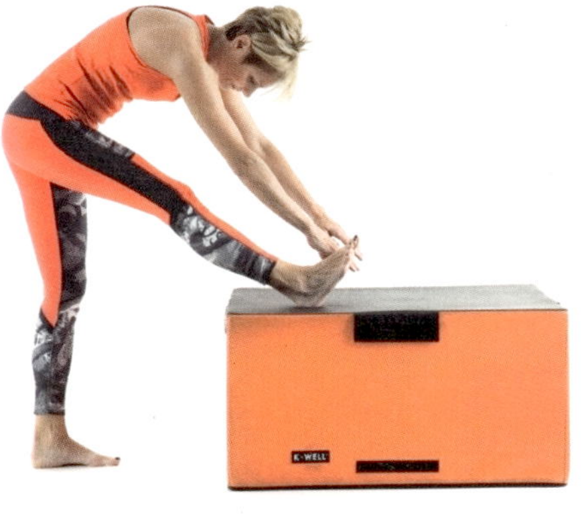

토론

등과 허벅지 뒤쪽의 신장을 느끼는 Elephant 운동(155 페이지)과는 달리, 이 버전의 운동에서 우리는 뒤넙다리근과 장딴지 근육에 집중되는 신장을 느낄 것이다. 이 운동은 단순한 개념의 중요성을 더욱 강조하고 있다: 가능하면 다양한 방법으로 근막을 자극하는 변화를 유지한다.

Standing Square With Plyo Box(플라이오 박스를 이용한 선 자세 스퀘어)

전략

동적 신장

시작자세

똑바로 선 자세에서 양 손을 어깨너비보다 약간 더 벌려 플라이오 박스나 2개 의자의 등받이에 배치한다. 그 다음 이 물체들에서 2걸음 정도 뒤로 물러서서, 바닥과 수평을 이룰 수 있도록 가슴을 내린다(여러분의 몸과 바닥, 벽이 사각형을 형성한다). 이때 양 발도 어깨너비보다 약간 더 벌리도록 한다. 등뼈 뒤굽음을 유지하기 위해 양쪽 어깨뼈의 간격을 벌리고, 양 팔 사이에 머리를 위치시킨다.

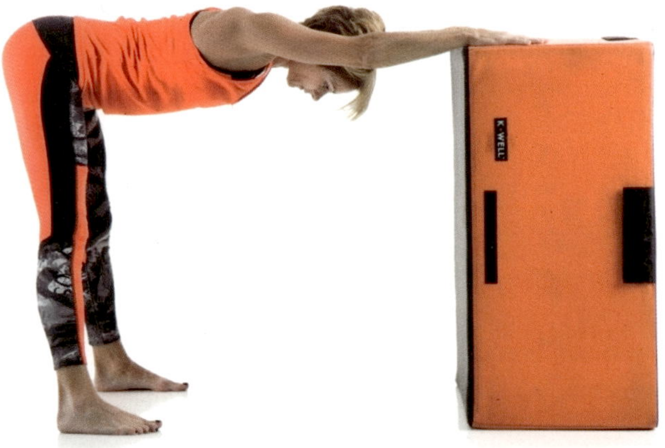

움직임

상체(복장뼈)를 회전하기 시작하면서 왼손을 플라이오 박스에서 오른발의 가쪽면으로 가져간다. 상체를 돌릴 때 오른팔을 곧게 유지하고 골반을 움직이지 않는다. 이 자세에서, **ROM**을 점차 증가시키면서 왼손을 오른발의 안쪽으로 가져간 후, 다시 오른발의 가쪽으로 가져간다.

원하는 횟수만큼 반복한 후 시작자세로 돌아간다. 그리고 반대쪽도 실시한다.

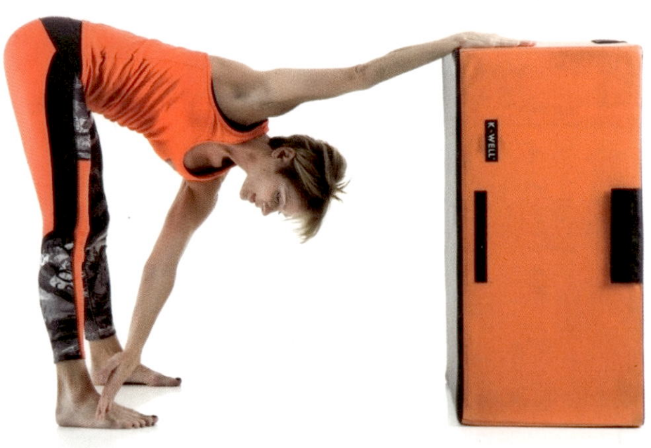

초점(Focus On)

- 고정점은 양쪽 발과 골반이고, 이동점은 손이다.
- 연모양 라인 이미지를 상상하고 능동적으로 활성화하기
- 양쪽 팔과 다리를 곧게 뻗는다.

검토(Work On)

- **LL/SL/SBL/AL**의 동적 신장
- 등뼈의 가동성

209 페이지의 벽을 이용한 운동을 참고한다.

전략
정적 신장

시작자세

플라이오 박스로부터 반걸음 뒤로 물러서서 반무릎자세를 취한다. 그리고 왼발을 박스 위에 올려놓는다. 왼손은 왼쪽 종아리에 배치하고, 오른팔은 머리 위로 뻗는다. 그리고 상체를 위쪽으로 팽창시킨다.

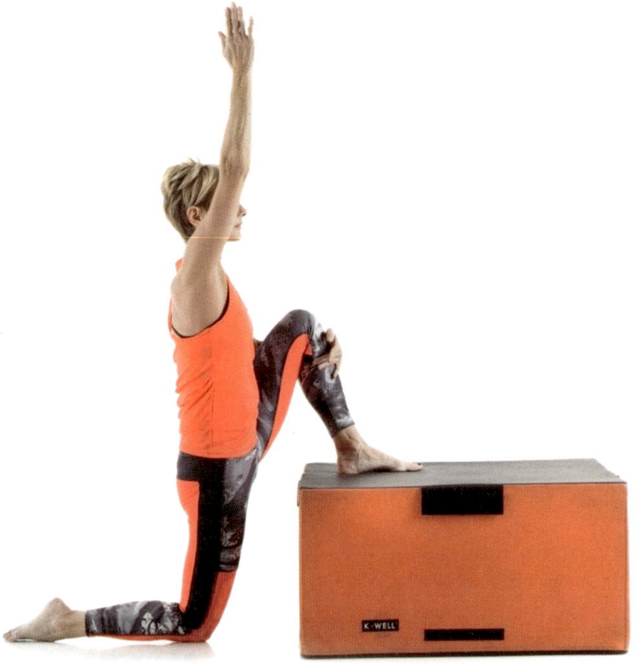

움직임

연모양 라인 이미지를 상상하고 능동적으로 활성화(어깨뼈를 청바지 주머니 쪽으로 하강하여)의 상태에서, 오른쪽 허벅지(또는 넙다리뼈머리)를 플라이오 박스 쪽으로 약간 움직이고, 엉덩허리근과 넙다리곧은근의 신장을 증가시킨다. 여러분이 이 자세를 초과하여 신장을 할 수 없음을 스스로 느끼면, 자세를 유지하고 호흡을 한다. 그렇지 않으면, 상체를 하늘 쪽으로 팽창하고, 약간 대각선과 뒤쪽 방향으로 신장하고 기울이면서 신장을 증가시킨다. 갈비우리가 골반으로부터 멀어지는 것을 상상해 보자. 시작자세로 돌아간 후, 3회 반복한다. 그리고 반대쪽도 실시한다.

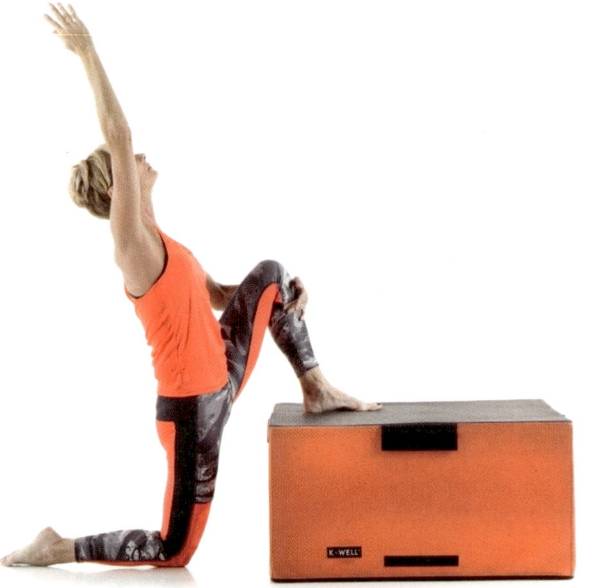

초점(Focus On)

- 고정점은 무릎이고, 이동점은 5번 갈비뼈이다.
- 연모양 라인 이미지를 상상하고 능동적으로 활성화하기
- 상체의 팽창

검토(Work On)

SFL과 DFL의 정적 신장

토론

운동 동안 여러분은 허리뼈의 압박을 결코 느끼지 않아야 하는데, 그 이유는 이것이 신장보다 압박을 일으키기 때문이다.

난이도 감소

플랫폼 없이 또는 높이를 줄여서 바닥 위에서 운동을 수행한다.

6.8.8. DFL의 근막 신장

Gorilla(고릴라)

전략

동적 신장

시작자세

양쪽 다리를 어깨너비보다 약간 더 벌리고 똑바로 선 자세를 취한다. 양쪽 다리를 곧게 편 상태로 유지하고 상체를 앞쪽으로 숙인다. 이때 손가락을 발바닥 밑에 배치한다.

움직임

완전 쭈그려 앉은 자세로 골반을 낮추기 위해 양쪽 무릎을 천천히 굽힌다. 그리고 운동 내내 양 팔을 쭉 펴고 있는다. 양쪽 무릎을 가쪽으로 약간 움직이면서 척추를 천장 쪽으로 편다. 1번의 호흡 동안 이 자세를 유지한다. 시작자세로 돌아가기 위해 머리를 바닥 쪽으로 숙이면서 양쪽 다리를 펌한다. 원하는 만큼 운동을 반복한다.

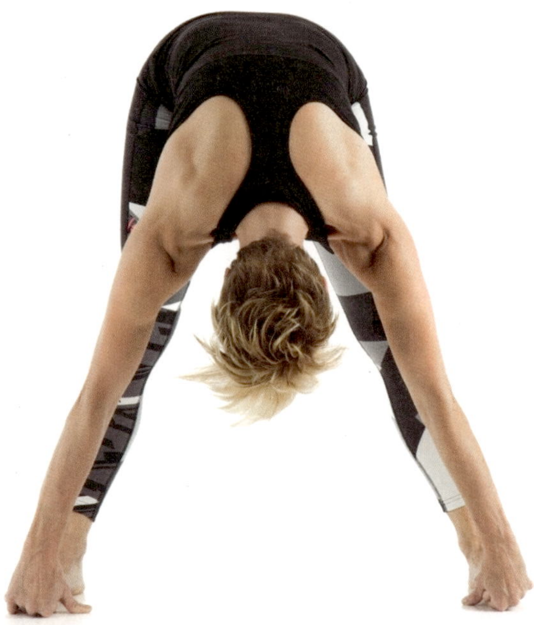

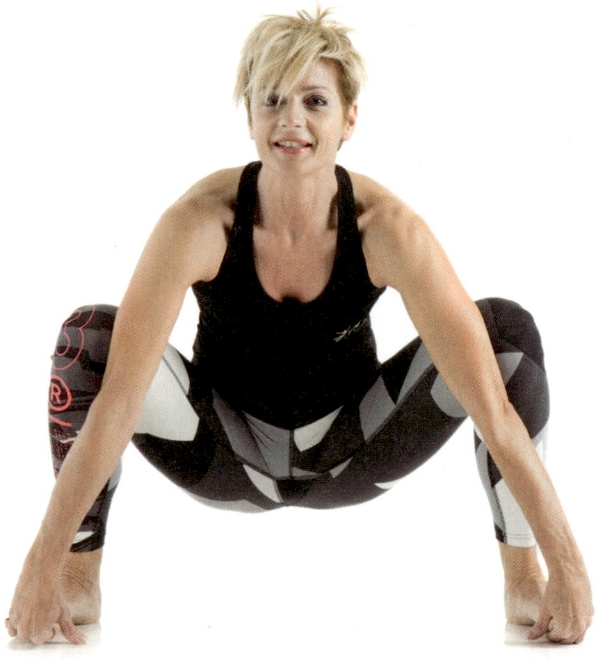

초점(Focus On)

- 항상 양쪽 팔을 곧게 뻗는다.
- 연모양 라인 이미지를 상상하고 능동적으로 활성화하기
- 중립위의 척추
- 무릎을 발가락과 일직선으로 정렬한다. (엉덩관절 가쪽돌림근의 활성화)

검토(Work On)

- DFL과 SBL의 동적 신장
- 엉덩관절의 가동성

난이도 감소

여러분 앞쪽에 있는 플랫폼(스텝 또는 플라이오 박스) 위에 양 손을 배치한다.

전략

정적 신장

시작자세

풀 스쿼트(**full squat**) 자세를 취하고, 팔꿈치를 허벅지 안쪽에 배치하고, 양 손을 가슴 앞쪽에서 모은다. 다리의 가쪽돌림을 증가시키기 위해 팔꿈치로 부드럽게 허벅지 안쪽을 밀면서 척추를 곧게 세운다.

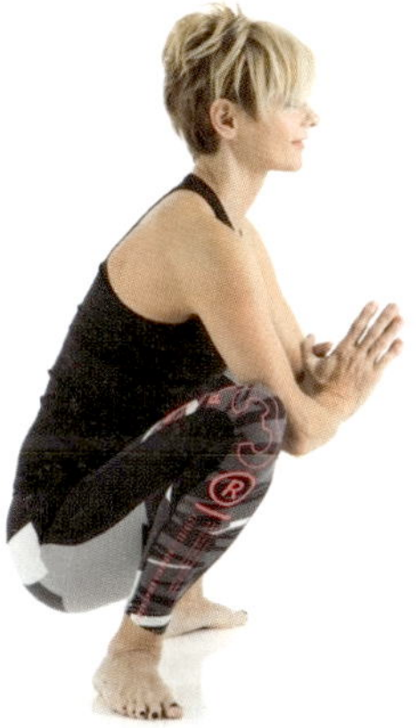

움직임

양 손을 어깨너비로 벌리고 바닥에 배치한다. 그 다음, 허벅지와 팔꿈치를 붙인 채 체중을 앞쪽으로 가져간다. 양쪽 발을 바닥으로부터 들어올리면서 양 손 위로 체중을 천천히 이동시킨다. 몇 번의 호흡 동안 자세를 유지한 후 원하는 횟수만큼 반복하고, 시작자세로 돌아온다.

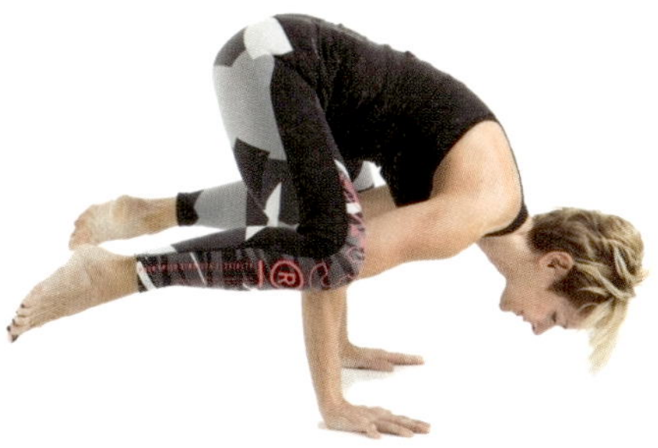

초점(Focus On)

- 연모양 라인 이미지를 상상하고 능동적으로 활성화하기
- 팔꿈치와 무릎을 가쪽으로 민다.

검토(Work On)

- **Deep Front Line**의 정적 신장
- 양 팔과 코어의 안정근
- 균형

토론

이 자세는 엉덩관절과 발목의 가동성이 제한된 사람에게는 적절한 시작자세가 아니다. 페이지 141쪽에 있는 간단한 운동으로 시작할 수 있다.

자극 변화

- 동적 개구리: 시작자세나 최종 자세에서 멈추지 않고 전체 운동을 동적으로 수행한다.
- 동적 점핑 개구리: 운동을 보다 동적으로 만들기 위해, 양 팔을 앞쪽으로 쭉 뻗는다; 안쪽 허벅지로 팔꿈치를 밀면서 다리로 작은 점프를 수행한다; 그리고 다시 시작자세로 점핑한다.

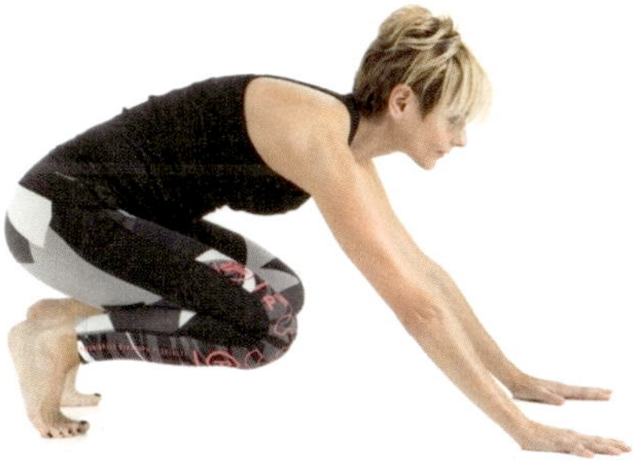

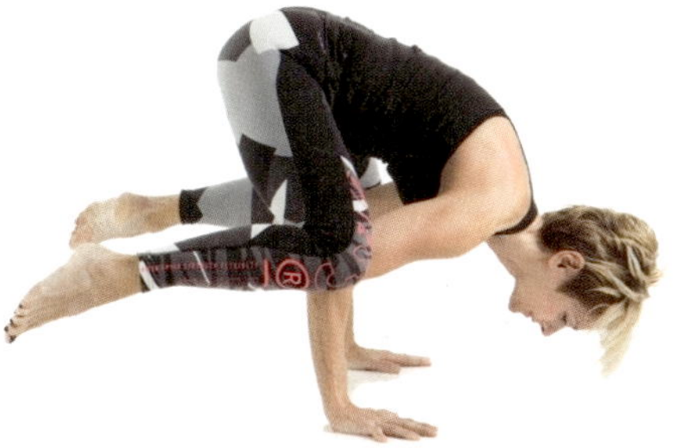

난이도 감소

움직임의 절반만 수행한다. 다리를 바닥으로부터 들지 않고 앞쪽으로 움직인다. 이 자세를 유지한 후, 시작자세로 돌아온다. 반복할 때마다 조금씩 가동범위를 증가시킨다. 여러분이 이 움직임을 편안하게 수행할 수 있다면, 한쪽 발을 들어올린 후 반대쪽 발도 들어올린다.

전략

동적 신장

시작자세

발을 뻗은 채 양쪽 발꿈치 위에 앉는다. 가능하면 양쪽 무릎을 넓게 벌리지만, 양쪽 발의 발가락을 붙인다. 양 손을 앞쪽의 바닥에 배치하고, 양 팔과 척추를 펌한다. 연모양 라인 이미지를 상상하고 능동적으로 활성화를 느끼기 위해 양 손을 부드럽게 골반 쪽으로 당긴다.

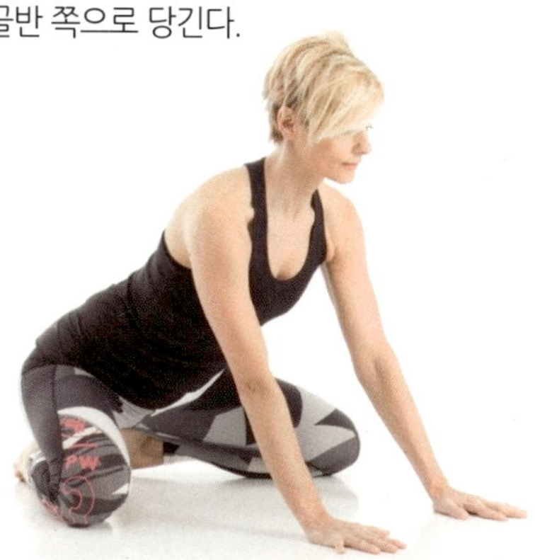

초점(Focus On)

- 연모양 라인 이미지를 상상하고 능동적으로 활성화하기
- 햄머 자세의 발은 무릎을 보호한다.

검토(Work On)

- 허리근 신장: 넙다리뼈가 움직인다(DFL).
- 엉덩뼈와 넙다리뼈 움직임 사이의 타이밍

토론

이것은 허리근의 신장과 넙다리뼈머리의 움직임에 좋은 운동이다.

움직임

발꿈치로부터 엉덩이를 들어 올리고 골반을 앞뒤로 움직인다. 4회 반복한다.

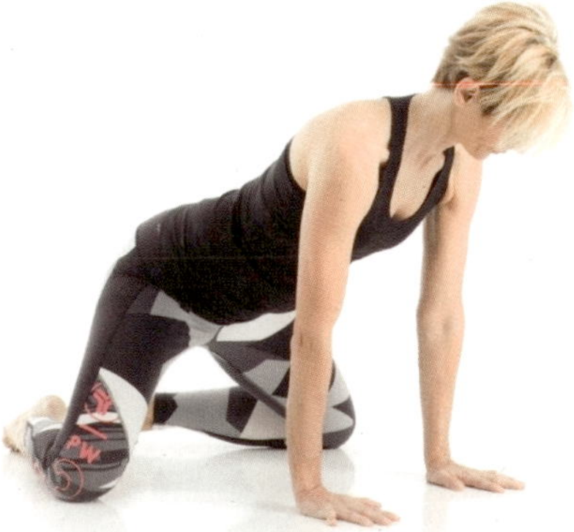

이제 지속적인 움직임을 준비한다. 오른쪽 발을 바닥으로부터 들어올리는 동시에, 골반을 왼쪽으로 돌린다(햄머 자세에서). 오른손을 왼손 앞쪽으로 이동시킨다. 최대한 오른발을 가쪽돌림하고 허벅지를 안쪽돌림한다. 양 손을 골반 쪽으로 당김으로써 연모양 라인 이미지를 상상하고 능동적으로 활성화한다. 복장뼈(5번 갈비뼈)는 위쪽으로 신장하고, 왼쪽 골반을 바닥 쪽으로 떨어뜨린다. 3초간 자세를 유지하고, 시작자세로 돌아간다. 오른쪽으로 3~6회 더 반복한 후, 반대쪽도 실시한다.

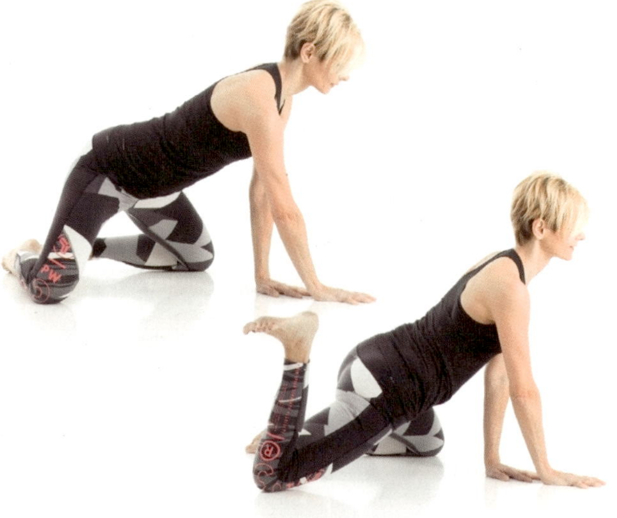

자극 변화

- 양쪽 다리를 돌릴 때, 넓은등근을 신장하기 위해 오른손의 가쪽면을 앞쪽으로 활주한다.
- 등척성 신장: 5초간 자세를 유지하고, 당김을 증가시키기 위해 오른발을 가쪽으로 민다. 그런 다음, 이 자세에서 이완하고, ROM(넙다리뼈의 안쪽돌림)을 증가시킨다. 가벼운 저항을 제공하기 위해 파트너와 함께 운동하는 것이 유용하다.

전략

정적 신장

시작자세

누운 자세에서 양쪽 다리를 쭉 뻗은 후 양쪽 발을 붙인다. 어깨높이에서 양 팔을 옆으로 벌린다. 이때 손바닥은 바닥 쪽을 향한다.

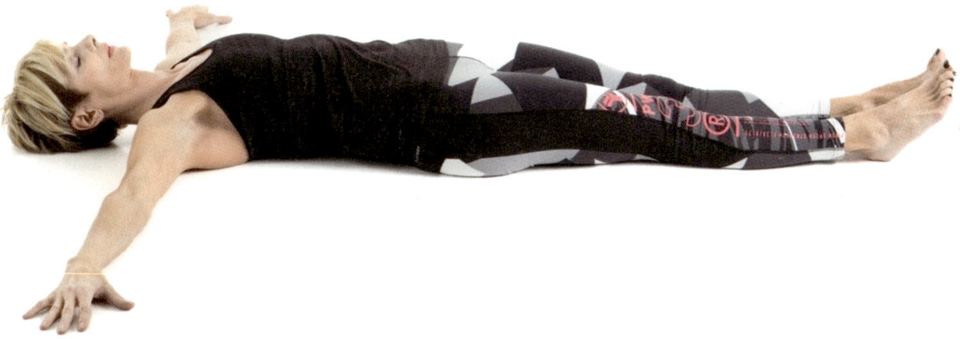

움직임

양 손과 양쪽 발꿈치로 바닥을 부드럽게 압박한다. 골반을 중립위로 유지한채 오른쪽 다리를 천장 쪽으로 들고 오른쪽으로 천천히 움직인다. 2~3번 호흡 동안 이 자세를 유지한 후 다리를 다시 움직여 시작자세로 돌아간다. 그 다음 왼쪽 다리도 반복해 본다.

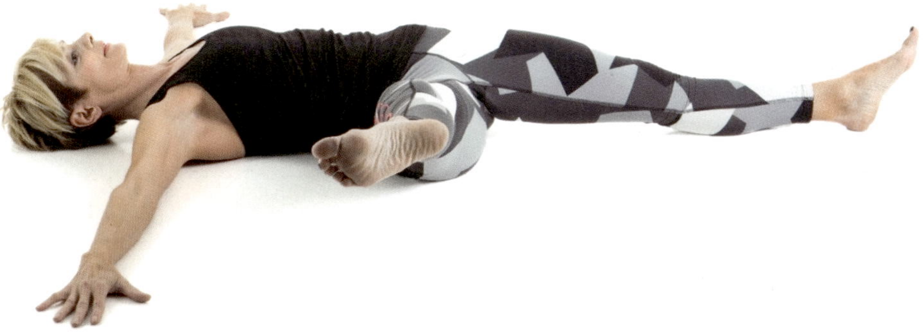

초점(Focus On)

- 고정점은 골반이고, 이동점은 발이다.
- 들어올린 다리의 측면을 길게 유지한다.
- 양쪽 어깨뼈의 간격을 넓힌다.

검토(Work On)

Deep Front Line의 정적 신장

Rolling Beetle(구르는 딱정벌레)

전략

동적 신장

시작자세

오른쪽으로 누운 자세에서 양 팔을 앞쪽으로 쭉 뻗고 다리를 굽힌다.

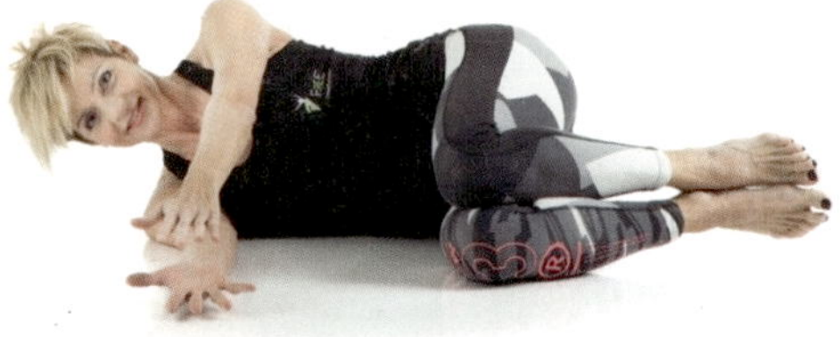

움직임

왼쪽 팔과 다리가 오른팔과 오른쪽 다리로부터 멀어지도록 들어올린다. 복부의 활성화를 느껴야 하고, 동시에 여러분의 안쪽 허벅지가 신장되는 것을 느껴야 한다. 왼팔과 왼쪽 다리가 바닥에 붙어 있을 때까지 회전을 유지하고, 오른팔과 오른쪽 다리가 이 움직임을 뒤따르도록 허용한다. 시작자세로 돌아가기 위해 오른팔과 오른쪽 다리로 똑같은 움직임을 수행한다.

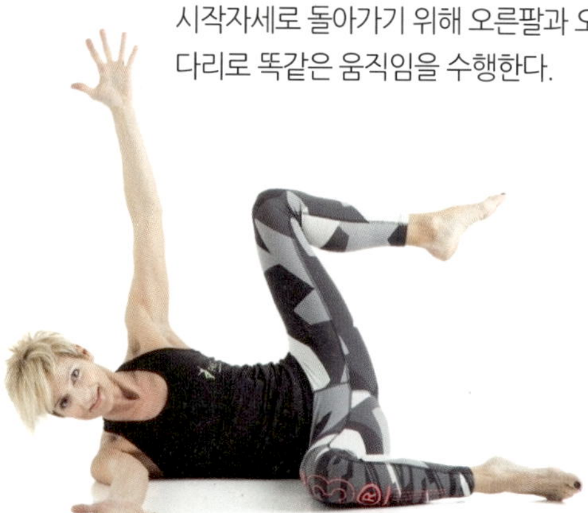

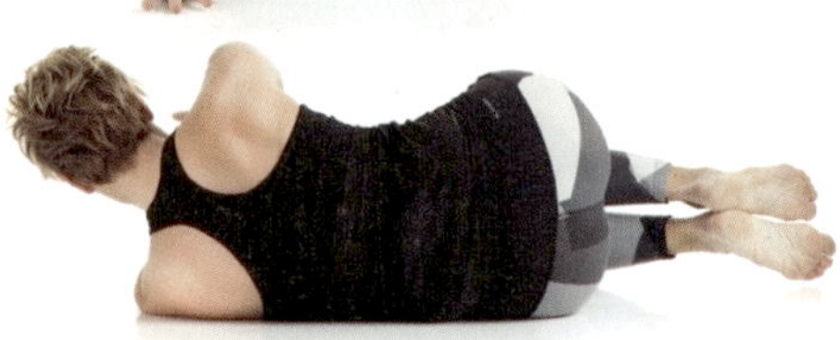

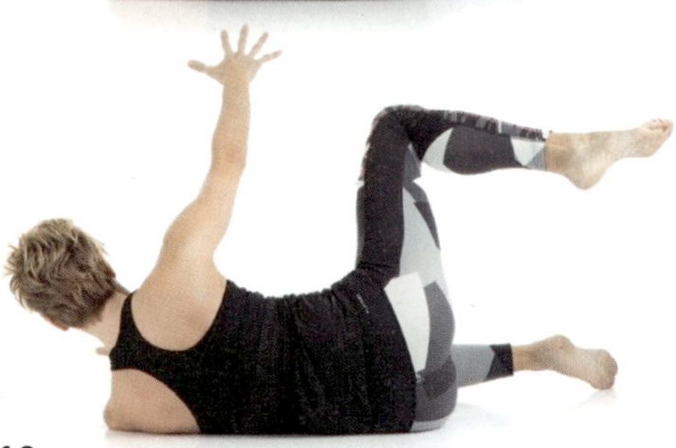

초점(Focus On)

- 엉치뼈의 회전(골반을 중립위로 유지한다)
- 유연하고 통제된 움직임

검토(Work On)

- **Deep Front Line**과 **FL**의 동적 신장
- 엉덩관절과 엉치엉덩관절의 가동성
- 코어의 강화와 통제

토론

위쪽 팔과 다리를 최대한 멀리 움직이고, 아래쪽 팔과 다리를 가능하면 늦게 들어올린다. 이것은 실제로 도미노 효과이다. 만약 여러분이 정기적으로 이 운동을 수행한다면, 깊은 쭈그려 앉기 자세에서 진정한 향상을 보게 될 것이다. 이것은 재미있는 운동이다.

자극 변화

- 딱정벌레 신장: 등을 대고 누운 자세에서, 양 손의 검지와 중지로 엄지발가락을 잡는다. 양쪽 팔은 허벅지 안쪽에 위치해야 한다. 들이쉬면서, 양쪽 다리를 뻗으면서 벌린다. 이때 등은 중립위를 유지해야 한다. 통증을 느껴서는 안된다: 척추를 중립위로 유지할 수 있을 때까지만 신장한다. 그리고 2번의 호흡 동안 자세를 유지하고, 다시 양쪽 다리를 굽힌다. 처음부터 운동을 반복하고, 조심스럽게 신장을 증가시킨다.
- 머리를 바닥에 댄 채로 전체 운동을 수행한다.

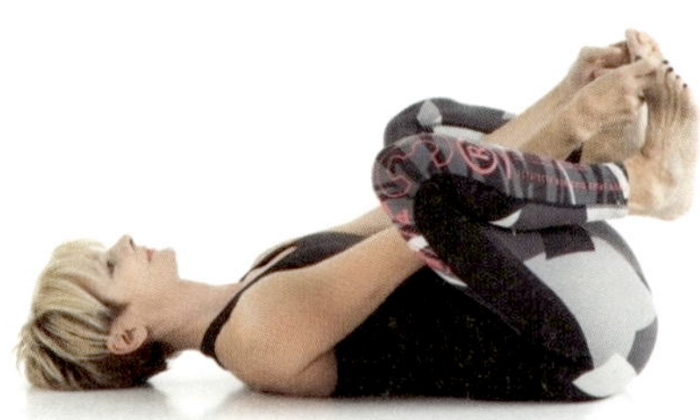

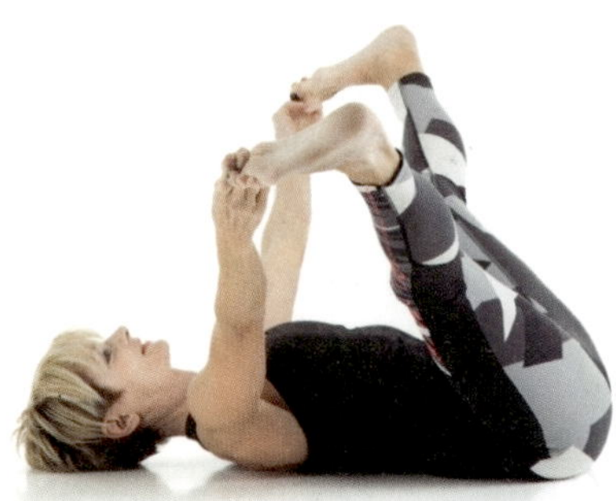

난이도 증가

- 일어나기를 시도하는 **"rolling beetle"** 덕분에 움직임을 몸짓으로 전환한다: 양 팔을 다리 안 쪽에 넣고 검지와 중지로 엄지발가락을 잡는다. 그리고 통제되고 유연한 움직임으로 반대쪽으로 롤링한다. 반대 힘을 일으키고 구르기의 조절을 증가시키면서, 양 손을 가슴 쪽으로 당길 때 가슴으로부터 멀어지도록 양 발을 민다.

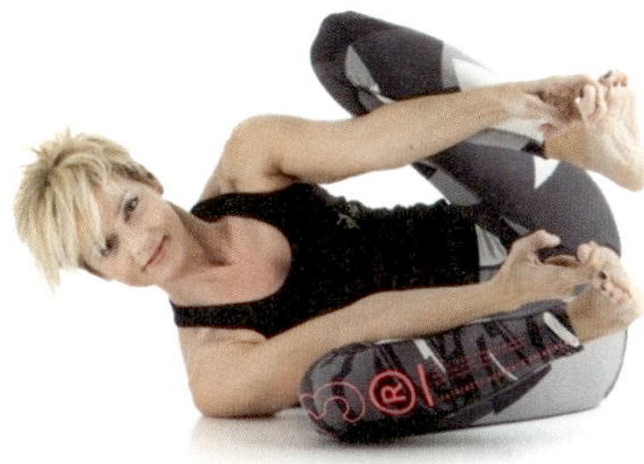

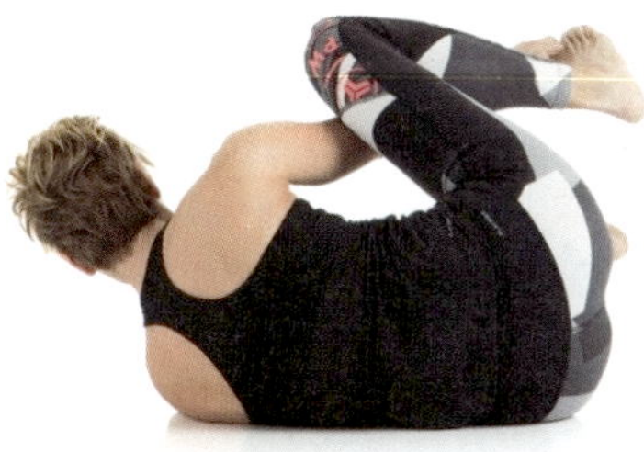

- 여러분은 더 어려운 운동을 만들고 싶은가? 앞에서 설명된 다른 버전으로 한쪽에서 다른쪽으로 구르기를 한다. 한쪽으로 구르기를 할 때, 위쪽 다리를 쭉 뻗고, 바닥과 가까운 쪽 다리를 굽힌다.

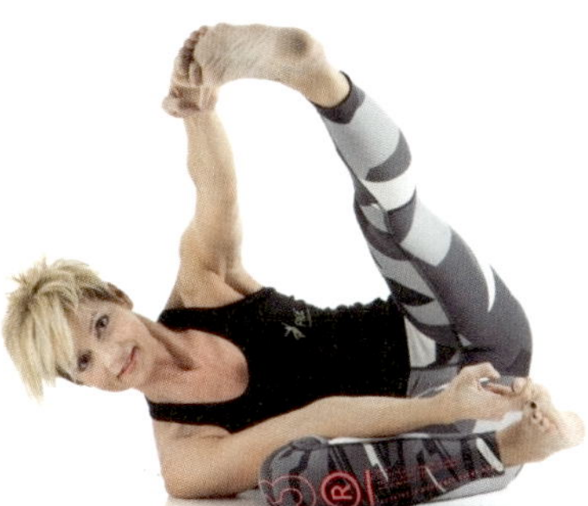

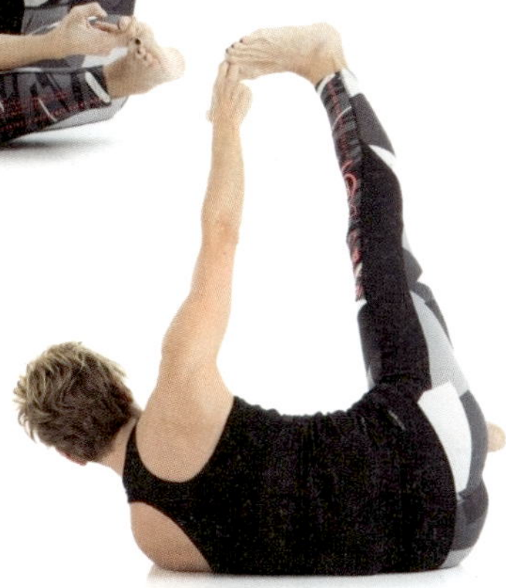

- 이전 버전의 난이도를 증가시키기 위해, 한쪽으로 구르기를 할 때, 앉은 자세를 취할 때까지 유연한 구르기를 유지한다. 앉은 자세를 취할 때까지 한 손과 한쪽 발로 부드럽게 밀면서 여러분의 모멘텀을 조절한다. 이 운동을 계속 하다 보면, 여러분의 움직임이 더욱 유연하고 통제될 것이다.

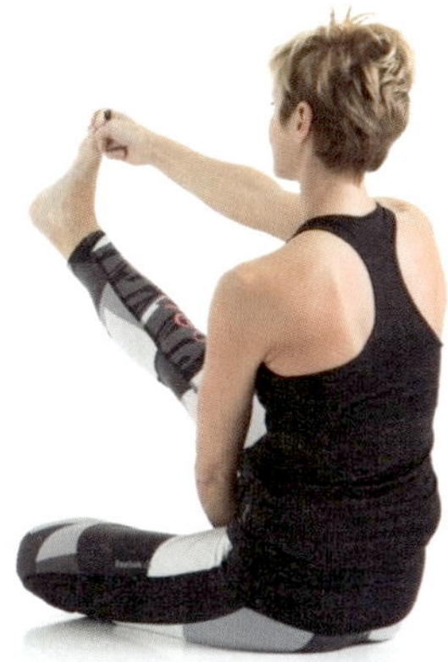

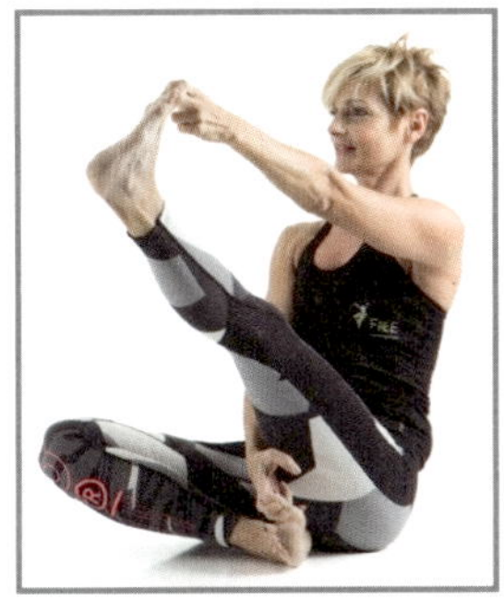

- 좌우 3~6회씩 전체 운동을 반복한 후, 앉은 자세에서 멈춘다. 양쪽 다리를 교차하고, 상체를 앞쪽으로 숙이면서 양 팔을 앞쪽으로 신장한다. 몇 번의 호흡 동안 자세를 유지한 후, 아랫등 쪽으로 호흡을 가져간다.

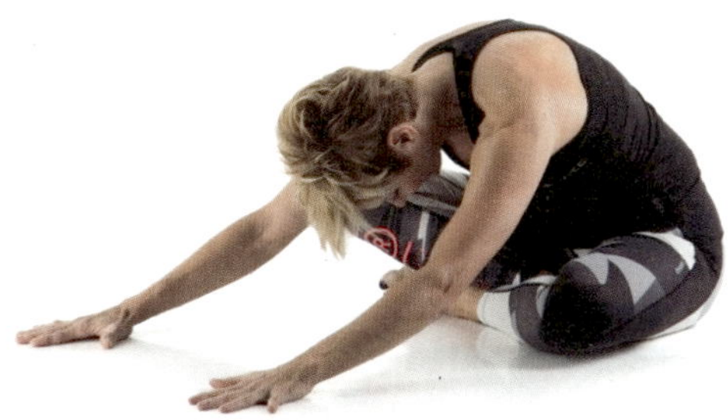

토론

"Rolling Beetle 운동(218 페이지)"과 같은 원리로 수행하지만, 난이도가 높고, 힘의 뚜렷한 분산이 요구되고, 균형잡히고 유연한 움직임으로 표현된다. 이것은 네발자세에서 일어서는 전체 운동의 결합을 유발한다. 이것은 간단한 운동에서 복잡한 몸짓까지 우리의 운동 패턴을 확장시킨다. 하려는 마음만 있으면 무엇이든 할 수 있다.

6.8.9. 벽을 이용한 DFL/AL의 근막 신장

Splits Against the Wall(벽을 이용한 다리 찢기)

전략

정적 신장

시작자세

등을 대고 누운 자세에서, 둔부와 쭉 뻗은 다리를 벽에 댄다. 이때 골반을 중립위로 유지한다. 양 팔을 어깨높이에서 옆으로 벌리고, 손바닥을 바닥 쪽으로 향한다. 그리고 팔꿈치를 가쪽 방향으로 향하게 한다.

움직임

골반을 중립위로 유지하면서 다리를 최대한 천천히 벌린다. 갈비우리를 확장하고 바닥에 놓인 갈비뼈 쪽으로 숨을 들여 쉰다. 몇 번의 호흡 동안 자세를 유지한다. 긴장 감소를 느낄 때, 이완하고 양쪽 다리를 조금 더 벌린다.

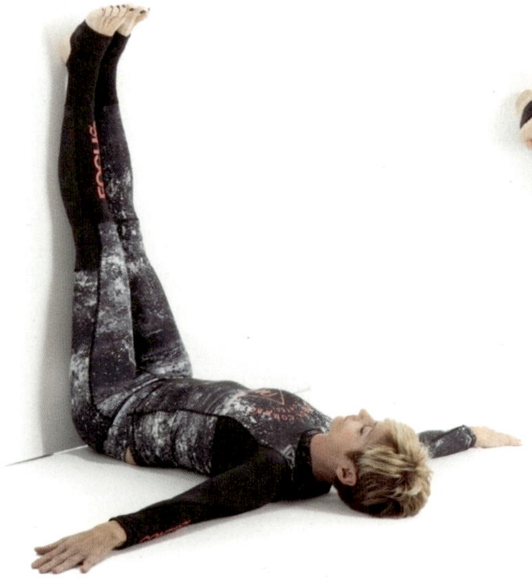

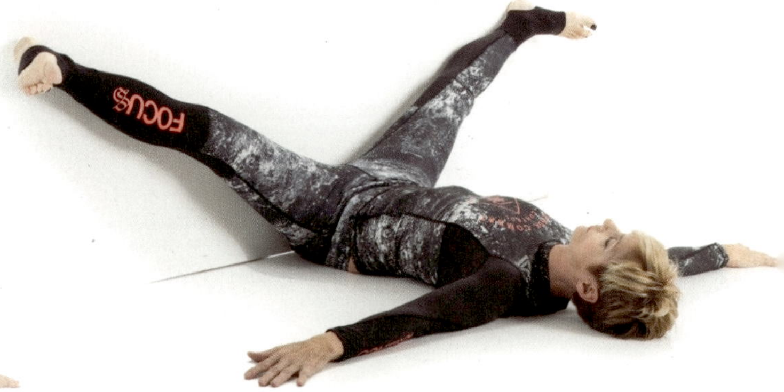

초점(Focus On)

- 골반의 중립위, 허리뼈는 바닥에서 떨어지고, 등뼈는 바닥에 붙는다.
- 연모양 라인 이미지를 상상하고 능동적으로 활성화하기

검토(Work On)

Deep Front Line, Arm Lines 및 SBL의 정적 신장

토론

이 운동에서, 성공의 핵심은 골반의 자세이다. 골반이 뒤쪽방향으로 경사되면(허리뼈가 편평해지면), 모음근의 이는곳과 닿는곳이 더 가까워져서, 신장을 억제하게 된다.

난이도 감소

여러분이 골반을 중립위로 유지할 수 없다면, 골반이 중립위를 취할 때까지 벽으로부터 둔부를 더 멀리 움직인다. 양쪽 다리를 곧게 유지할 수 없다면, 다이아몬드 모양을 만들기 위해 양쪽 무릎을 굽힌다.

전략

팔 라인의 정적 신장

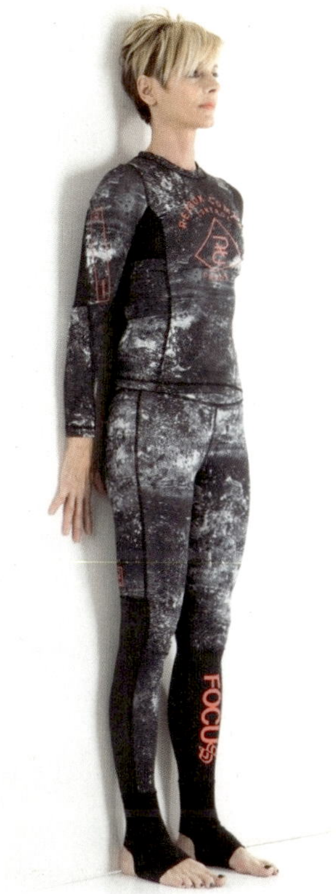

시작자세

등을 벽에 기대고 골반과 척추를 중립위로 똑바로 선 자세를 취한다. 양 팔을 몸통 옆에 자연스럽게 배치하고, 손바닥을 벽에 댄다. 그리고 팔꿈치를 가쪽으로 향하게 한다.

움직임

손을 벽에다 붙인 채 벽으로부터 한 걸음 앞쪽으로 나온다. 벽을 타고 양 손을 위쪽으로 활주한다. 위팔뼈를 약간 안쪽돌림하고, 한 걸음 앞쪽으로 나온다. 이때 양 손을 약간 들어올린다. 몇 번의 호흡 동안 자세를 유지한 후, 시작자세로 돌아온다. 그리고 3회 더 반복한다.

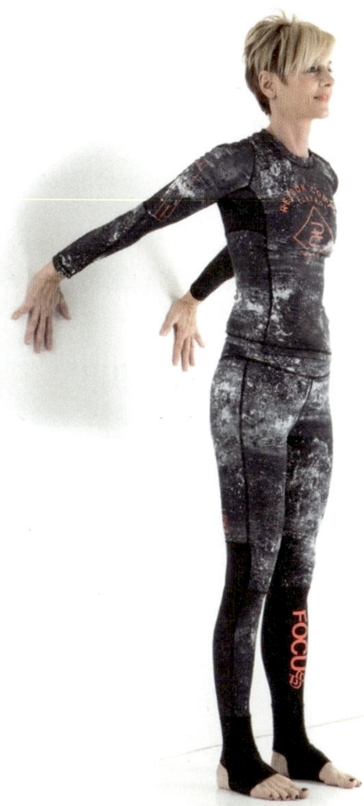

초점(Focus On)

- 반대점은 양 손과 복장뼈이고, 이 두 지점 사이에 공간을 생성한다.
- 보상작용을 피한다.
- 복장뼈가 벌어지고 팔꿈치가 가쪽으로 향하는, 위팔뼈의 안쪽돌림이 약간 일어난다.
- 연모양 라인 이미지를 상상하고 능동적으로 활성화하기와 등뼈의 뒤굽음을 유지하는 양쪽 어깨뼈의 넓은 간격
- 여러분은 자신의 가슴에 스파이더맨/우먼의 엠블럼을 가지고 있고, 보상작용(너무 가까운 양쪽 어깨뼈의 간격, 좁은 복장뼈, 손목으로 들어올린 손바닥이나 손목 등) 없이 이 엠블럼을 모든 사람에게 보여주는 것을 자랑스럽게 생각한다고 상상해 보자.

검토(Work On)

- **Front Arm Line**의 정적 신장
- **Back Arm Line** 근육의 강화

토론

말 그대로 이 운동은 나를 미치게 만드는데, 그 이유는 매우 강하고 탄력이 있다고 느끼는 사람의 80%를 벽에 기대도록 하기 때문이다. 이것은 이 운동에 대한 나의 엄청난 존경심에서 비롯되는 것이다; 여러분이 볼 때, 이것이 간단해 보이지만, 실제로 이것을 해 보면 전혀 다른 이야기이다. 하지만 중요한 것은 자신의 한계를 여러분이 느낀다는 것이다.

변형 1: Sideways Spider Against the Wall

시작자세

벽으로부터 팔 길이 만큼 떨어져서 벽과 나란히 선 자세를 취한다. 벽에 오른쪽 손바닥을 대고 손가락을 뒤쪽 방향으로 향하게 한다. 오른팔을 약간 굽힘하여, 팔꿈치를 약간 뒤쪽으로 돌린다. 이 자세에서, 양쪽 어깨뼈와 넓은등근을 활성화하고, 천천히 팔을 쭉 뻗는다.

움직임

오른손으로부터 복장뼈가 멀어지도록 복장뼈부터 먼저 움직인다. 팔의 긴장이 증가하는 것을 너무 느껴서는 안된다. 3초간 자세를 유지한 후, 이완하고, 다시 이 운동을 반복해 본다. 아직 긴장을 충분히 가지지 못한 사람들은 그들의 전신을 돌릴 수 있다. 몇 번의 호흡 동안 똑바른 자세를 유지한다. 2번 더 반복하고, 반대쪽 팔도 실시한다.

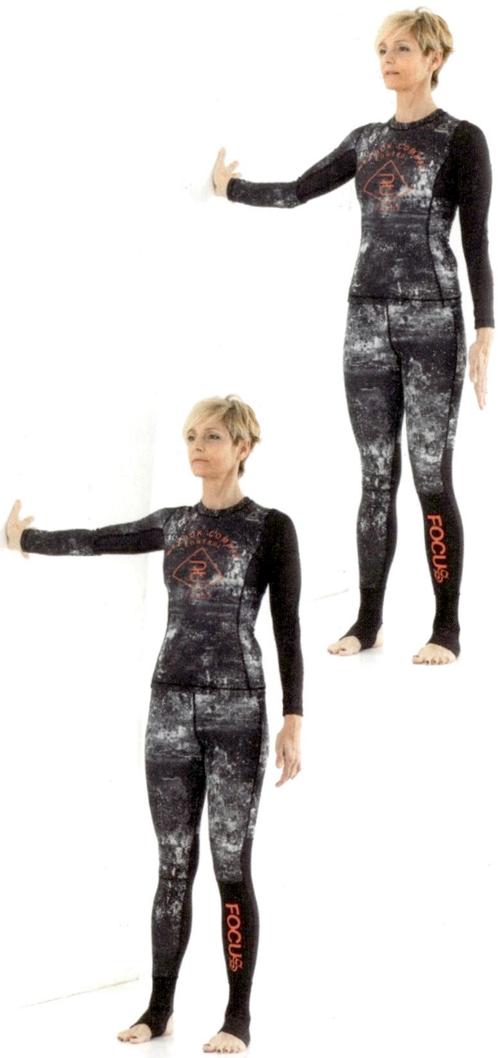

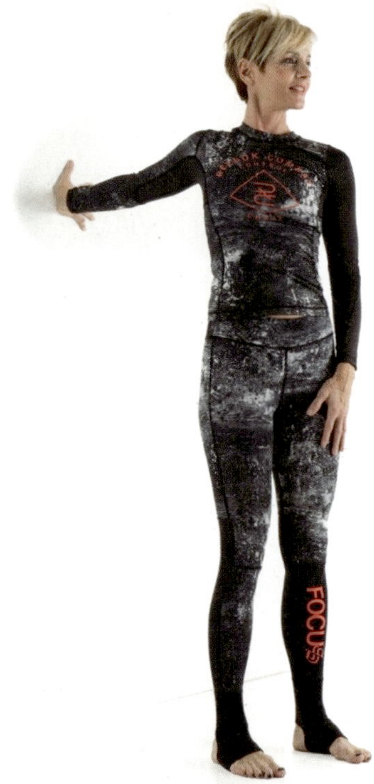

초점(Focus On)

- 고정점은 손이고, 이동점은 복장뼈이다.
- 공간 생성
- 연모양 라인 이미지를 상상하고 능동적으로 활성화하기

변형 2: Dancing Spider Against the Wall

시작자세

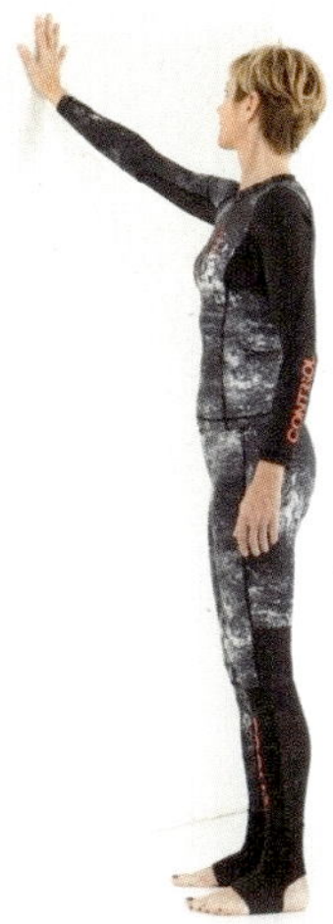

벽으로부터 50cm 정도 떨어져서 똑바로 선 자세를 취한다. 오른팔을 머리 위로 들어올리고, 손을 벽에 댄다. 오른손을 바라본다.

움직임

춤을 시작하자! 여러분의 손을 잡고 있는 댄스 파트너를 상상해 보자. 왼발을 벽과 오른발 사이로 움직임으로써 머리를 오른팔 밑으로 가져가고, 온몸을 회전한다(반대점은 오른손과 오른발이고, 이들 두 지점사이에 공간을 만들자). 이 자세에서 여러분의 골반을 계속 오른쪽으로 돌린다. 자세를 유지하면서, 호흡을 한다. 여러분은 가슴과 오른쪽 다리의 측면에서 신장을 느껴야 한다. 천천히 골반을 뒤쪽으로 움직인다. 앞뒤로 작은 움직임을 일으키면서 한 자리에서 머물고 있는 사마귀의 움직임을 상상해 보자. 여러분의 라인을 가지고, 더 유연한 움직임이 일어나는 부위와 움직임이 차단되는 부위를 찾아 보자. 이 자세에서, 엉덩뼈능선 주변에서 종종 블록(차단)이 일어나는데, 나는 이것을 "work in process"라고 부르고 싶다. 자세와 호흡으로 진행하면서 천천히 블록을 제거한다. 긴장이 감소함에 따라 점진적으로 움직임을 증가시킨다.

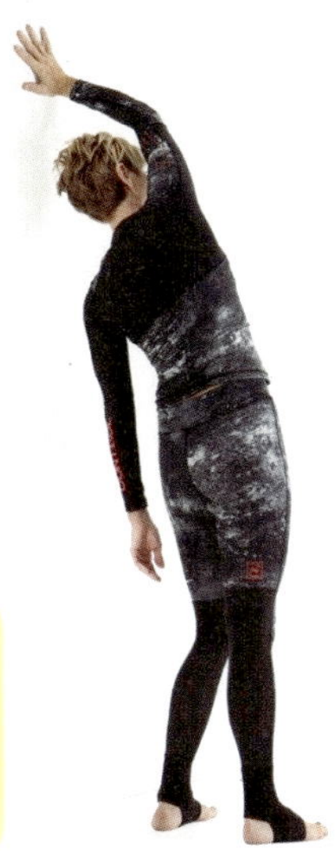

토론

이것은 효율적이고, 재미 있는 운동이다.

여러분이 마지막 운동을 성공적으로 완수하고, 어깨뼈를 안정화시키고 또 위팔뼈머리를 올바른 자세(전구 끼우기)로 유지할 수 있을 때만 다음 단계를 시도한다. 여러분의 등이 벽에 닿을 때까지 왼쪽으로 계속 몸을 돌린다. 손을 움직이지 않고 팔꿈치를 일자로 쭉 뻗는다. 2번의 호흡 동안 자세를 유지한다. 너무 강한 긴장 없이, 여러분은 팔과 SFL 신장을 느껴야 한다. 여러분이 너무 강한 긴장을 느낀다면, 그 운동은 여러분께 맞지 않는 운동이다. 시작자세로 돌아오기 위해 움직임을 반대로 수행한다.

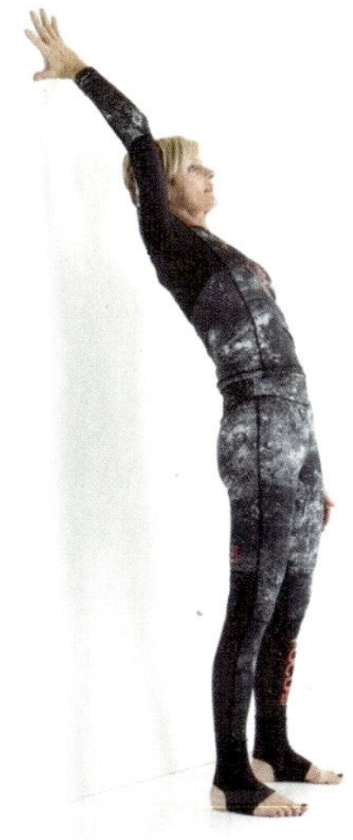

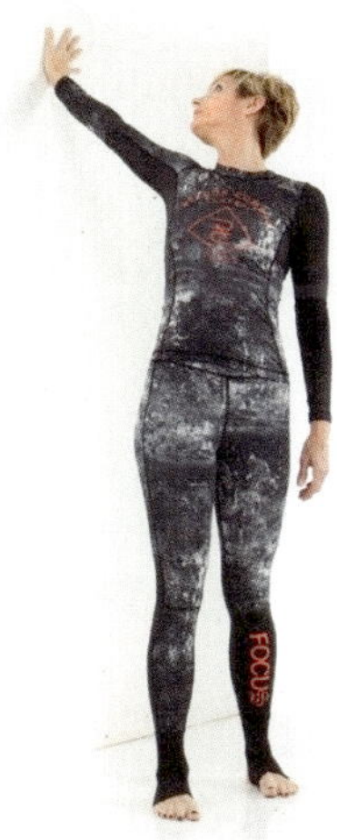

시작자세로 돌아온다. 몸을 왼쪽으로 돌리면서 오른발을 벽과 왼발 사이로 움직인다. 여러분의 오른손을 쳐다본다(반대점은 오른손과 오른발이다). 반대쪽도 처음부터 반복해 본다.

여러분의 파트너가 여러분을 모든 방향으로 끌어 당길 것이다. 세 가지 규칙만 있다: 어깨뼈의 활성화를 유지하고, 반대점 사이에 공간을 만들고, 너무 과도하게 수행하지 않는다. 그 이유는 어깨의 탈구를 원하지 않기 때문이다.

초점(Focus On)

- 고정점은 손이고, 이동점은 발과 골반이다.
- 연모양 라인 이미지를 상상하고 능동적으로 활성화하기

난이도 감소

벽 가까이로 움직이고, 팔꿈치를 약간 굽힌다.

6.8.10. 도구를 이용한 DFL의 근막 신장

Sideways Modified Warrior on Plyo Box
(플라이오 박스를 이용한 측면 변형 전사 자세)

전략

동적 신장

시작자세

플라이오 박스로부터 한 걸음 떨어져서 이 박스와 나란하게 선 자세를 취한다. 그리고 왼발을 가쪽돌림하여 플라이오 박스 위에 올려놓는다. 왼쪽 발꿈치와 오른쪽 발꿈치를 일직선되게 정렬시킨다. 왼손을 왼쪽 다리 위에 배치한다.

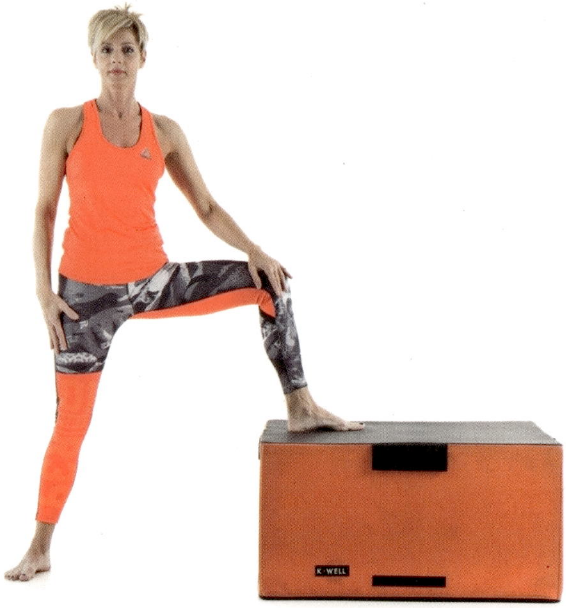

초점(Focus On)

- 고정점은 바닥의 발이고, 이동점은 굽힌된 다리의 무릎이다.
- 골반을 일직선으로 정렬하고, 상체를 회전하지 않는다.
- 연모양 라인 이미지를 상상하고 능동적으로 활성화하기

검토(Work On)

- Deep Front Line의 등척성 정적 신장
- LL과 AL의 정적 신장
- 엉덩관절과 발목의 가동성

움직임

왼쪽 무릎을 왼쪽 발가락을 벗어날 만큼 움직인다. 오른팔을 머리 위로 들어올리면서 상체를 약간 기울인다. 왼손을 플라이오 박스 위로 가져가고, 다리를 가쪽돌림하기 위해 왼쪽 팔꿈치로 부드럽게 왼쪽 허벅지 안쪽면을 압박한다. 시작자세로 돌아오고, 원하는 회수만큼 반복한다. 그리고 반대쪽도 실시한다.

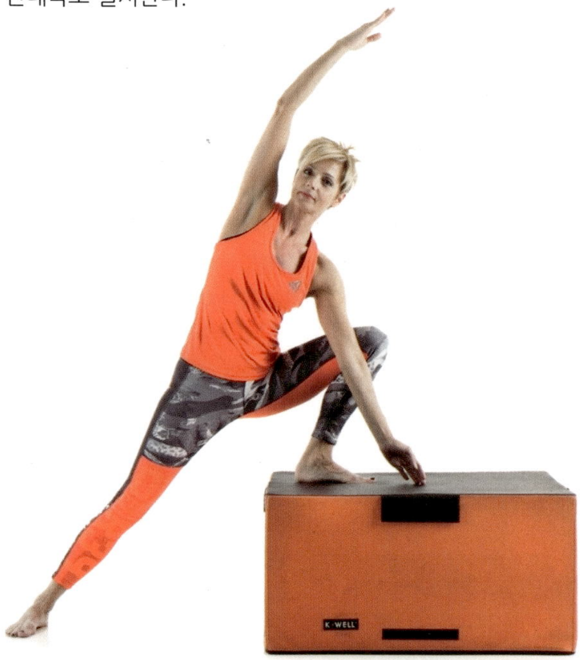

토론

다리 근육(스쿼트, 런지 등)을 강화하는 운동을 하기 전에 동적 신장, 가동성 및 벌림근, 모음근 및 폄근 등을 수행한다. 이것은 골반에서 느껴지는 긴장을 균형 있게 만들 것이다.

자극 변화

이런 동적 운동을 등척성 정적 신장으로 전환하자.
자세를 유지하고, 점진적으로 무릎으로 팔꿈치를 압박한다.
3초간 유지한 후, 내쉬면서 가동범위를 증가시키자.
3회 반복하고 반대쪽도 실시한다.

전략

웨이트를 이용한 동적 신장

시작자세

똑바로 선 자세에서 왼발을 한 걸음 앞쪽으로 내딛는다. 오른손으로 웨이트를 집어 들고, 오른팔을 위로 뻗는다. 이때 어깨뼈를 하강한다. 척추는 중립위를 유지한다.

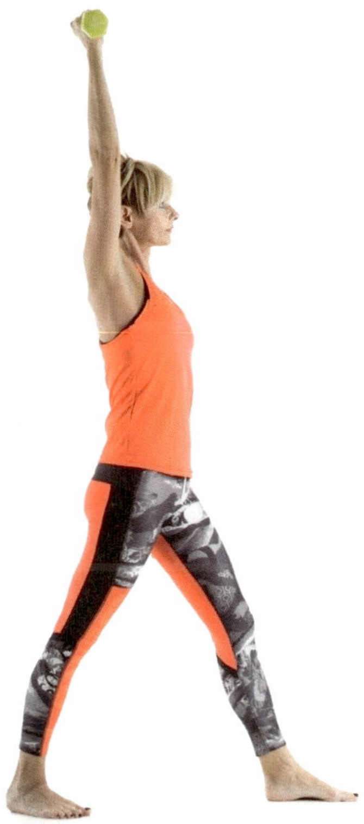

움직임

왼팔을 통제된 움직임으로, 좁고 유연하게 부드럽게 스윙하기 위해 먼저 연을 활성화한다. 가동범위를 천천히 증가시킨다. 원하는 횟수만큼 반복한 후, 반대쪽도 실시한다.

초점(Focus On)

- 연모양 라인 이미지를 상상하고 능동적으로 활성화하기
- 팔을 곧게 펴고, 팔꿈치를 가쪽으로 향하게 한다.
- 작지만 통제된 움직임
- 척주를 중립위로 유지한다.

토론

이것은 재미있는 운동인데, 그 이유는 팔을 뻗은 채 위쪽으로 들어올려(수평 라인 위에 있을 때) 작은가슴근의 섬유가 수직으로 배열될 때만 연결이 이루어지기 때문이다. 이 자세는 작은가슴근의 섬유를 신장하는 데 사용된다.

Deep Front Arm Line(50 페이지)을 검사할 때, 작은가슴근과 위팔두갈래근 짧은갈래 사이, 그리고 부리위팔근과 봉우리돌기 사이에 근막 연결이 있음을 우리는 안다. 그러나 근육근막 라인의 기능적 연결은 팔이 수평 라인 위에 있거나 또는 위쪽으로 뻗을 때만 보장된다. 우리는 특히 작은가슴근과 아래등세모근을 강화시키는 것에 집중하면서, 팔의 **DFL**을 신장하기 위해 이런 연결을 찾는다. 운동을 수행할 때, 척추를 중립위로 유지하고 등뼈나 허리뼈가 활처럼 휘지 않는 것이 중요한데, 그 이유는 이것이 갈비우리의 위치를 변화시켜 신장을 상쇄시킬 수 있기 때문이다.

검토(Work On)

- **Front Arm Line**(작은가슴근)과 **SFL**의 동적 신장
- **Back Arm Line**의 근력 강화
- 호흡 향상
- 자세 향상
- 움직임 향상

난이도 감소

체중이나 저항 밴드를 사용하여 운동을 수행한다.

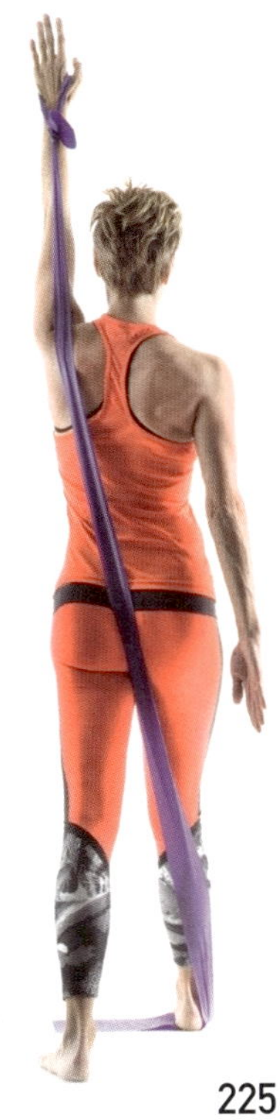

에너지:
탄성에너지로서의 움직임

7

ENERGY

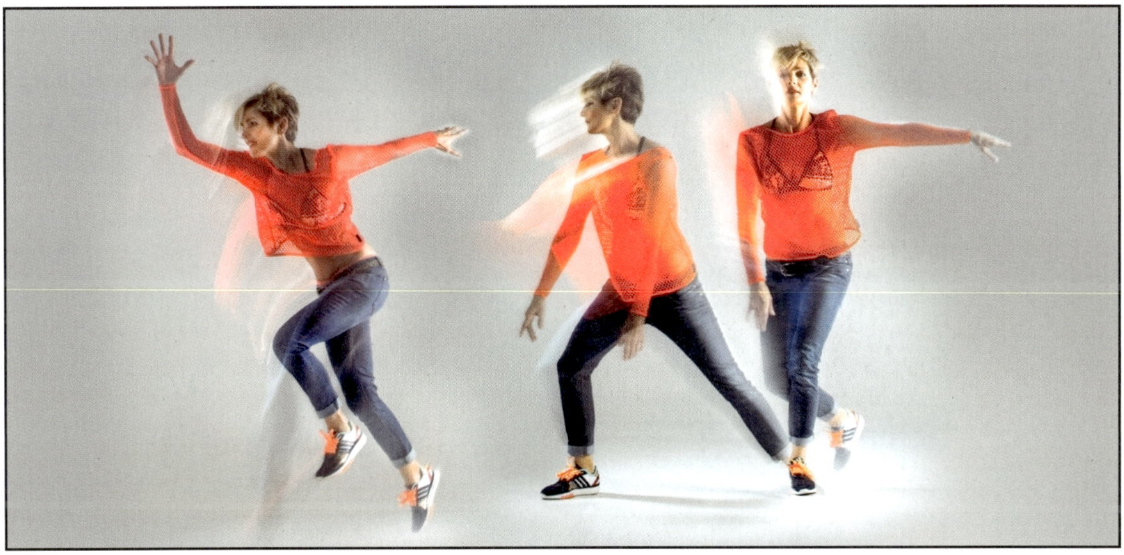

만약 여러분이 빨라지기를 원한다면, 근막을 잘 훈련시켜야 한다.

7.1. 에너지 전략(Energy Strategy)

에너지 전략의 이면에 있는 개념은 에너지를 저장한 다음, 방출하는 것이다. 앞의 장과 마찬가지로, 우리는 트레이닝 프로그램 안에 에너지 전략을 포함시키는 결정을 왜 했는지 그리고 어떻게 했는지를 자세히 설명할 것이다.

탄성에너지의 정의

탄성 에너지는 고체 또는 액체의 탄성 변형과 관련된 위치에너지이다(근막은 고체와 액체의 특성 모두를 가진다). 일단 탄성 추력(elastic thrust)의 충동이 일어나면, 운동에너지로 변한다. 탄성 반동(elastic recoil)은 근막의 새총 효과(slignshot effect)이다.

변형이 무엇을 의미하는가?

변형(deformation)은 물체의 형태와 크기가 적용된 힘에 의해 변화되는 것을 말한다. 몇몇 물질은 변형 동안 점성과 탄성의 특성을 보인다.

영국의 물리학자, 생물학자, 지질학자, 건축가인 Robert Hooke의 연구에서, 근막계가 힘의 적용에 어떻게 반응하는지를 살펴보자. Hooke는 17세기 위대한 과학자의 한 사람이자 과학 혁명의 핵심 인물로서 많은 물리 법칙에 그의 이름이 붙여졌다[71].

무기물의 경우, 힘에 대한 반응은 변형과 그 변형의 방향이 적용된 힘에 비례한다는 후크의 법칙에 의해 지배된다. 인체 조직의 반응은 더욱 복잡하며, 4가지 종류의 변형이 있다:

1) 사전-탄성
2) 탄성
3) 가소성
4) 점탄성

7.1.1. 사전-탄성(Pre-Elasticity)

사전-탄성은 반대 움직임이다.

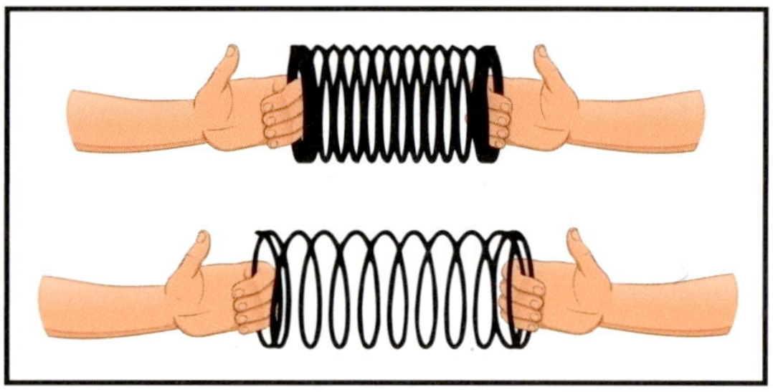

이 개념은 스프링이 어떻게 움직이는지를 살펴봄으로써 가장 잘 이해할 수 있다. 여러분이 양 손으로 각각의 스프링 끝을 잡고 있다고 상상해 보자.

견인을 적용하여 스프링을 당기자마자, 스프링은 변형되어 늘어나고, 스프링의 구부구불함이 줄어들면서 에너지를 저장한다. 즉, 스프링은 안정 상태에서 긴장 상태로 바뀐다.

우리의 근막 네트워크를 예를 들어, 이것은 근막의 구불구불함이 신장되는 것과 같다: 결합조직의 저항이 거의 없다.

사전-탄성 단계(탄성 이전 단계)는 콜라겐 섬유의 크림핑(구부구불함, crimping) 정도에 좌우된다. 즉, 이것은 피부, 근육, 힘줄 또는 인대에 따라 사전-탄성이 달라진다는 것을 의미한다.

7.1.2. 탄성(elasticity)

탄성이란? 액체나 고체에 대한 힘의 적용이 길이 변화를 일으키는 것이다. 적용된 힘이 제거되면 액체나 고체는 원래의 길이로 돌아온다.

스프링의 형태를 다시 한 번 생각해 보자. 우리가 스프링을 계속 잡아당기면, 스프링은 적용된 힘에 비례하는 선형 변형을 보이게 될 것이고, 신장은 우리가 일으키는 당김에 좌우된다. 우리가 가하는 힘을 멈추면, 스프링은 다시 초기 상태로 돌아간다.

이와 동일 현상이 우리의 근막 조직에서 일어난다.

7.1.3. 가소성(Plasticity)

가소성 또는 소성 변형이란? 적용된 힘이 한계를 초과하여 가해지면, 물질의 특성이 불가역적인 변형을 나타내는 것이다.

7.1.4. 점탄성(Viscoasticity)

점탄성은 바탕질의 점성과 근막 조직의 탄성이 결합된 것으로 정의된다.

점탄성은 부분적으로 탄성이 있고, 때로는 점성이 있는 물질의 양상을 말한다. 그러므로 점탄성 물질은 액체와 고체의 성질을 모두 가진다. 점탄성의 효과는 시간과 온도 둘 다에 좌우된다. 점성이 클수록, 액체가 두꺼워지고(체액이 적어서), 점성이 낮을수록, 액체가 얇아진다(체액이 많아서). 그러므로 점성이 낮은 액체가 동일 조건에서 더 빨리 흐를 수 있는 것이다.

점성 물질에 힘이 적용되면, 그 형태가 영구적으로 변하게 된다. 반대로 탄성 물질은 일정한 힘이 가해지면 길이가 변하지만, 힘을 제거했을 때는 원래의 길이로 되돌아간다.

우리 몸의 탄성은 주로 두 개의 구조 단백질에 의해 발생된다:

1) 콜라겐은 더 단단한 물질이고, 반동 스프링처럼 작용한다.

2) 엘라스틴은 부분적으로 가소성 에너지인 탄성으로 분배된다.

둘 다 중요한 근막 조직의 요소이며, 서로서로 의존한다.

스프링의 형태를 다시 떠올려보면, 닮은 점은 여기에서 끝난다. 스프링에 비해, 근막의 뛰어난 점탄성은 근막이 섬유(일부 섬유는 일시적으로 변형되고, 다른 섬유는 영구적으로 변형된다)를 수용할 수 있다는 것을 의미한다. 일부 변형은 탄성 단계에서도 불가역적으로 일어날 수 있다: 일정한 장력의 힘이 장시간 적용될 때, 이 조직은 시간에 비례하여 지속적으로 변형되고, 더 이상 하중에 비례적으로 반응하지 않는다. 즉, 탄성과 점성 사이의 균형이 바뀐다.

일단 하중이나 힘이 제거되어도, 곧바로 초기 상태로 되돌아가지 않는다는 점이 흥미롭다. 따라서 조직을 여러 번 신장하면, 최종 신장이 매번 커진다.

7.2. 트레이닝의 적용

모든 것을 다 말했으니, 이제는 근막 트레이닝에 이것을 적용할 시간이다.

여러분은 시계를 되돌릴 준비가 되어 있는가? 본 장은 우리가 스프링, 바운딩, 스윙, 점핑, 그리고 더 많은 것들을 즐기면서 어린 시절을 보냈던 경험에 대한 것이다. 이런 움직임은 움직임의 기본이 되는 근막의 탄성 에너지 저장을 촉진한다. 이것은 일반적으로 근육을 둘러싼 모든 근막 구조에 적용되지만 특히 힘줄에서 뚜렷하다. 건강한 근육근막 네트워크는 운동에너지를 많이 저장하는 탄성 스프링과 유사한 방식으로 작동하며, 이 기능은 스프링, 바운딩, 달리기, 던지기, 재빠르게 피하기 등과 같은 빠르고 강력하며 자발적인 움직임에 필수적이다.

인체는 주어진 움직임을 수행하는데 요구되는 일을 근육과 근막이 나누고 공유하는 "효율적인 협력자"의 걸작품이다.

근육의 일 = 근력 이완 = 높은 에너지 소비
근막의 일 = 근력 이완 = 낮은 에너지 소비

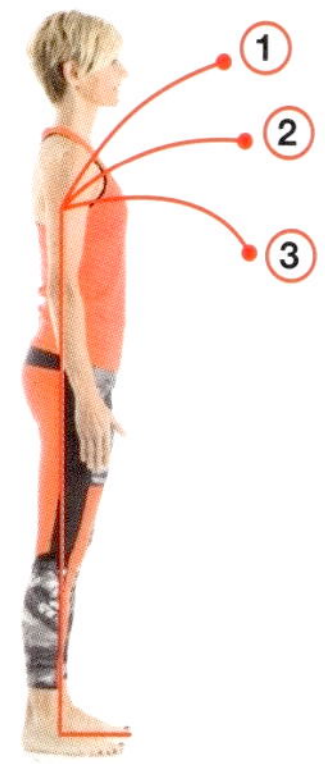

건강한 근육근막 네트워크를 가진 사람의 경우, 상체를 앞쪽으로 숙일 때 근막의 긴장을 증가시켜 근육의 일이 감소한다.

1) 20~30° 경사: 근육이 우세하게 작용한다.
2) 30°부터: 근막의 긴장이 증가한다.
3) 90°부터: 근막의 긴장이 주로 작용한다.

7.3. 새총 효과

나는 여러분이 어렸을 때 새총을 사용했거나 아니면, 적어도 다른 사람이 새총을 사용하는 것을 봤을 것이라고 확신한다.

새총이 어떻게 작용하는가? 한 손으로 새총을 들고, 다른 손으로 발사체를 잡고 동시에 탄성체를 팽팽하게 당겨준다. 목표를 정하고 발사체를 놓는다.

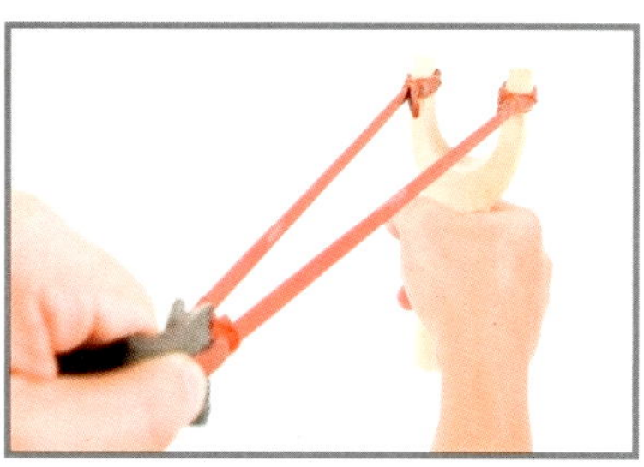

당김되는 탄성체가 팽팽하면 할수록, 발사체는 더 빠르고 강력하게 날아갈 것이다. 어느 부분이 가장 어려운가? 바로 그것이다! 탄성체를 뒤쪽으로 당기고, 발사체를 발사하지 않는 것이다.

우리의 근막이 정확하게 이와 같이 작용한다. 이것은 에너지 전략이며, 에너지의 저장과 방출의 효과에 기반한다. 이것이 새총 효과이다.

이 주제에 대한 Schleip의 기여는 매우 흥미롭다: "호주 캥거루는 9~13 m(29~43 피트)까지 점핑할 수 있다. 이런 특별한 점프 능력은 단순히 종아리 근육의 수축력만으로 설명할 수 없다"[56].

과학자들은 점프 동작을 분석함으로써 새총 효과를 처음으로 발견했다. 캥거루 다리의 힘줄과 근막을 사전-긴장이나 사전-신장 상태에 있는 스프링(탄성 밴드)으로 생각해 보자. 탄성 에너지가 기계적 에너지로 변환됨으로써, 캥거루는 믿을 수 없는 거리를 점프할 수 있게 된다.

휴대용 초음파 장비는 인체 움직임시 근육과 근막 사이의 동일한 일 분석에 사용되었고, 다음의 사실이 밝혀졌다:

- 사람의 다리 근막에 저장된 운동에너지는 캥거루에 저장된 운동에너지와 비슷하고, 경우에 따라서는 초과하기도 했다(이 경우, 차이점은 탄성 에너지가 방출되는 레버에 의해 설명될 수 있다: 사람의 발과 캥거루의 발 사이의 차이를 살펴보자).
- 점프하거나 달릴 때 뿐만 아니라 걷거나 물체를 던질 때도 위에서 설명한 방식으로 우리는 상당량의 운동에너지를 생산한다[57].

탄성 에너지가 우리의 몸에서 어떻게 작용하는지 살펴보자. 테니스 공을 던지는 것을 상상해 보자. 먼저 팔을 들어올린 다음, 공을 던진다.

이것은 사전-긴장(pre-tension) 또는 사전-신장(pre-stretch)으로 알려져 있다. 근막조직이 빠르게 신장되어 탄성 에너지를 저장하고, 공을 던지기 위해 방출된다.

만약 하루종일의 움직임을 살펴보면, 우리가 많은 동작(걷기, 달리기, 점프, 던지기, 밀기, 펀칭하기 및 때리기 등 가속 움직임을 요구하는)을 수행하기 위해 얼마나 많은 사전-하중 전략과 새총 효과를 사용하고 있음을 알게 될 것이다.

사전-긴장은 반대 운동이다. 이것은 일반적으로 근육을 둘러싸고 있는 모든 근막 구조(근육과 힘줄을 감싸는 근육바깥막과 근육다발막)에 해당하지만, 특히 힘줄에서 확연하다. 이런 반대 움직임을 통해, 힘줄과 인대에 대한 긴장이 증가하고 에너지가 저장된다. 고무밴드의 신장을 상상해 보자. 잡고 있던 탄성 밴드를 놓았을 때, 축적된 에너지가 폭발적으로 방출된다.

이 전략은 운동선수와 일반인들이 강한 근육의 작용 없이도 놀라운 점프를 할 수 있는 상황을 설명해 준다. 그러나 이런 현상은 스포츠 활동에만 국한된 것은 아니다. 예를 들어, 걸을 때 우리는 아킬레스힘줄 근막의 동적 탄성을 통해 운동에너지를 발생시킨다.

목표를 가진 지속적인 훈련을 통해, 우리의 근막 조직은 근육에 높은 수행력을 제공하는 도구가 될 것이다.

이를 명확히 하기 위해, 일련의 스프링이 실제 새총 효과 이전에 요구된다. 스프링의 경우, 근막의 탄성 구조물은 짧은 시간 동안 신장되며, 탄성 반동을 사용한다. 새총 효과는 근육근막 구조물에 저장된 에너지가 실제로 방출되는, 이들 스프링의 축적으로 간주될 수 있다.

탄성 에너지를 사용하는 운동이 왜 중요한가?

이런 운동은 일을 더 쉽게 만든다! 이렇게 힘을 쓸 필요가 없는데 왜 힘을 쓰는가? 여러분이 이런 전략을 더 많이 사용할수록, 저장할 수 있는 에너지가 더 많이 있는데, 그 이유는 근막이 더 많은 일을 하기 때문이다. 이런 에너지 절약은 온 몸에 긍정적인 영향을 미치는 반면, 이 운동은 신체를 더 유연하게 만든다.

신체는 신장될 수 있고, 원하는 형태로 돌아갈 수 있고, 또 탄성을 유지할 수 있다. 이 전략의 장점은 다음과 같다:

- 이것은 우리의 일상생활을 개선하고 지원한다.
- 우리의 운동 능력을 향상시키고 지원한다.
- 우리를 탄력 있게 만든다.
- 일을 쉽게 만든다.
- 근막 조직을 탄력 있게 만든다.

7.4. 에너지 기법

강도와 목표를 더 잘 설명하기 위해 사용하는 용어들 중 일부를 명확히 하면서 시작하고 싶다.

되튀기(springing): 이 작용은 종아리에서 일어난다. 이것들은 낮은 충격을 위해 한 발을 바닥에 놓이도록 하는 것이 특징이며, 공중 단계가 없다. 전신에 관해 근육은 긴장의 증가를 통해서만 관여된다. 근막 구조, 근육근막, 힘줄 및 인대들이 진동하고 바운딩한다.

스윙하기: 팔이나 다리의 움직임이 넓어진다. 2종류의 스윙이 있다:

두 가지 유형이 있다.

- **중력을 이용한 스윙:** 예를 들어, 여러분이 앞쪽으로 숙이고, 양 팔을 바닥 쪽으로 스윙하면, 근막 조직의 탄성 성분이 거의 필요하지 않는다.
- **중력을 거스리는 스윙:** 낮은 곳에서 높은 곳으로, 또는 높은 곳에서 낮은 곳으로 스윙하는 예를 들어 보자. 높은 곳에서 낮은 곳으로의 스윙은 서기 자세로 다시 돌아가기 위해 움직임이 역전될 때 탄성 구조물의 관여를 필요로 한다.

바운딩: 이것은 양 발을 동시에 또는 양 발을 하나씩 리드미컬하게 번갈아 홉핑하는 것이다. 공중 단계가 점핑보다 짧은 편이고, 관여하는 근육의 비율도 낮은 편이다. 건강한 근육근막 조직의 경우, 바운딩은 근육과 근막을 둘러싸는 근육바깥막과 근육다발막의 관여를 증가시키고, 결합조직의 탄성을 증가시킨다.

점핑: 두 발을 땅으로부터 띄우고, 진정한 공중 단계가 있다. 근막 조직을 사전-신장하여 점프한다면 (플라이오메트릭 운동처럼), 여러분은 더 높게 점프할 수 있을 것이다; 근막 구조는 하중의 형태에 적응한다. 점핑은 항상 근수축과 근막 조직의 결합이다. 근육의 파워 요구도가 높으면 높을수록, 둘러싸는 조직의 지지도 커진다. 그리고 이웃한 근육 사이의 소통도 커지면, 더 나은 점핑을 할 수 있다. 여러분은 점핑을 할 수 있기 전에 스프링과 바운딩을 먼저 필요로 한다. 점핑은 근육과 주변 조직의 조화로운 상호작용을 필요로 한다.

이 개념을 더 잘 이해하기 위해서는, 기능적 트레이닝 운동과 근육근막 운동을 비교하는 것이 도움이 된다. 웨이트와 저항 밴드로 움직일 때와 점핑할 때 가장 분명한 차이점을 볼 수 있다. 기능적 트레이닝에서는 저항이 극복되거나, 유지하거나 또는 안정화되어야 하는 반면, 기능적 근막 트레이닝은 근막 구조를 효율적으로 활성화하기 위해 견인력과 원심력을 사용하고, 가능하면 사전-신장을 최대한 활용한다.

연구에 따르면, 근막의 질에 따라 실행의 차이를 보인다고 했다. 무릎의 뚜렷한 움직임과 바닥에 대한 긴 수축 시간의 점프는 무릎의 굽힘이 적고 바닥에 대한 짧은 수축시간의 점프 보다 근막의 탄성이 적을 것이다. 즉, 짧고 빠른 점프일수록, 근막 조직의 관여가 더 커진다.

또 다른 주요 기준은 자극의 질이다. 우리의 몸은 구심성 수축과 원심성 수축을 통해 저항을 극복한다. 이런 두 종류 수축의 결합은 근육에 최상의 트레이닝을 발휘하지만, 우리의 몸은 근막을 위한 최상의 운동인 완전 신장을 유지하는 동안에는 거의 스윙 움직임을 하지 않는다. 우리의 몸이 새로운 요구(새로운 움직임)에 적응해야 함을 우리는 알고 있다. 섬유모세포가 자극의 양보다 질에 반응하기 때문에, 근막 트레이닝의 운동량이 전통적인 트레이닝의 운동량보다 적은 편이다.

요약하면, 섬유모세포는 많은 반복이 아닌 자극의 질에 의해 훈련된다. 자극의 질은 몇 가지 근막 성분에 좌우된다. 우리가 근막 성분을 움직임 안에 더 많이 통합할수록, 근막 구조에 대한 운동의 효과가 더 커질 것이다. 이제 보다 자세히 살펴보자.

스윙에서의 근막 성분

1) 스윙

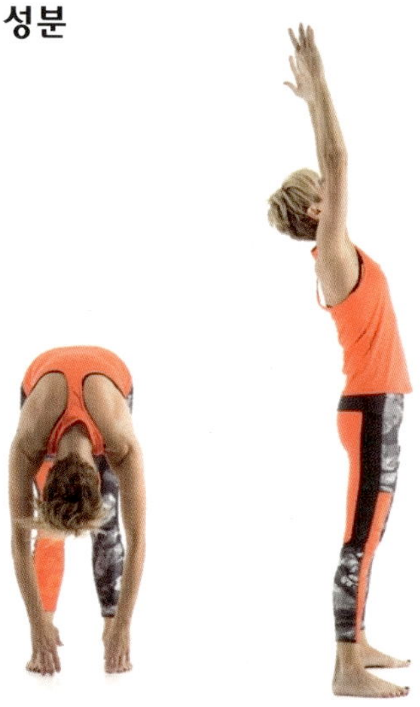

2) 끝-끝 스윙

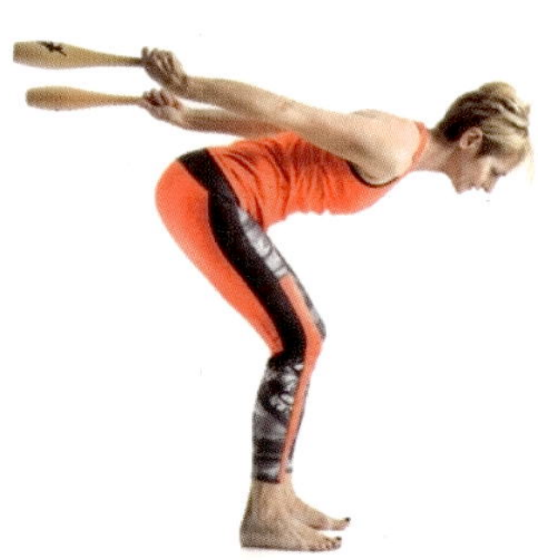

3) 각 변형을 동반한 끝-끝 스윙

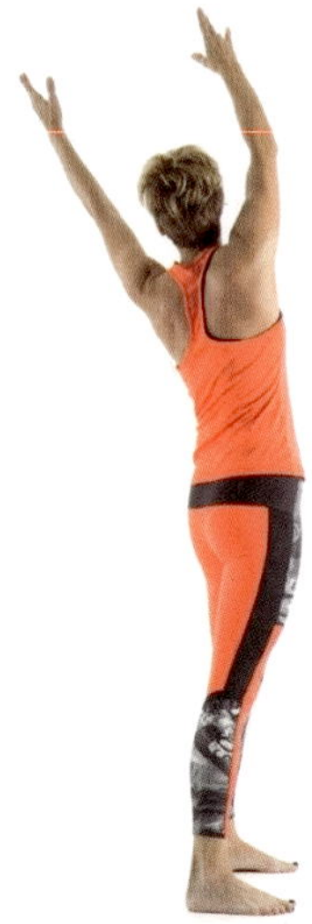

4) 반환점에서 가속도를 동반한 끝-끝 스윙(**웨이트를 이용한 격렬한 움직임**)

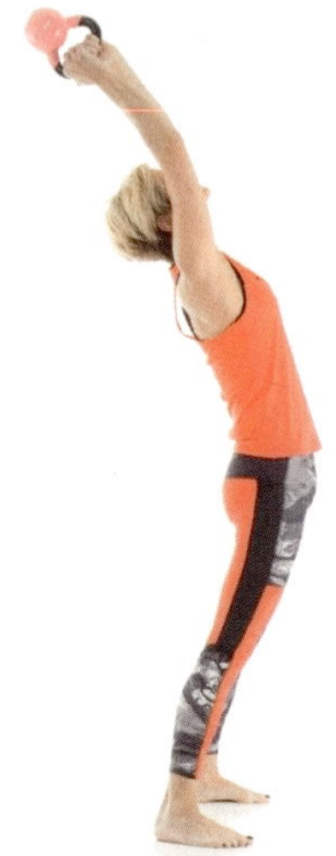

바운딩과 점핑에서의 근막 성분

1) 일정한 바운딩과 점핑
2) 뚜렷한 무릎 각도의 변화를 동반한 고요하고 일정한 바운딩과 점핑
3) 무릎 각도 변화가 적은 뻣뻣하고 일정한 바운딩과 점핑
4) 한 플랫폼에서 점핑한 후, 플랫폼에서 바닥으로 점핑; 뚜렷한 무릎 각도의 변화를 동반한 고요하고 일정한 점핑
5) 한 플랫폼에서 점핑한 후, 플랫폼에서 바닥으로 점핑; 무릎 각도 변화가 적은 점핑

기법

- 여러분의 몸을 안정화시킨다.
- 근육근막 라인을 사전-신장한다.
- 방출: 통제된 움직임을 수행하기 위해 저장된 에너지를 사용한다.

사전-신장이 클수록, 새총 효과가 더 커진다. 이런 새총 효과는 단거리 달리기의 출발 블록에서 사용된다.

기억해야 할 사항:

- 근막 구조가 견인 하중에 잘 견디지만, 과도하게 신장되거나 과부하가 걸리면, 손상을 당해 원래 형태로 돌아갈 수 없게 될 것이다.
- 처음에는 작은 움직임으로부터 시작한 후, 점차 가동범위를 증가시킨다.
- 여러분의 몸에 청취하듯이 주의한다. (항상 사전-긴장이 존재한다)
- 항상 탄성 반동을 기대한다.
- 현재의 능력에 맞는 운동을 선택한다.
- 움직임을 변화시킨다.

7.5. 에너지 전략 계획

이제 트레이닝 계획이나 기존 트레이닝에 있는 계획의 적절한 내용을 살펴보자. 본 장에서 나는 에너지 전략과 이 전략을 트레이닝에 어떻게 하면 가장 효율적으로 적용할 수 있는지에 대해서만 이야기하고 있다. 나는 실제 트레이닝에서, 계획 단락에서 찾을 수 있는 다른 FReE 전략을 포함시키고 있다.

FReE 트레이닝 수업의 에너지 운동

에너지 운동은 아래와 같은 FReE 트레이닝 수업 단계에서 확인할 수 있다:

- 워밍 업
- 중간 단계
- 종료 단계

반복: 운동당 3~10회
트레이닝 기간: 30~55초

일반 피트니스/특정 스포츠 트레이닝에서의 에너지 운동

1. 워밍업

- 몸을 충분히 따뜻하게 하기 위해 가벼운 유산소 운동으로 시작한다.
- 리듬, 속도 및 각도를 변화시키는 모든 근육근막 라인을 위한 운동을 선택한다.
- 처음에는 느린 속도로 운동을 시작하고, 점차 속도를 증가시킨다. 그러나 모든 운동은 통제 아래에서 유지되어야 한다.
- 되튀기(스프링), 스윙, 바운스, 점프 순으로 수행
- 워밍-업 한 후, 수행할 스포츠에 맞는 특정 운동을 포함한다.

반복: 운동당 3~10회
워밍-업 시간: 5~20분

경기 전에 긴장을 풀고 완전한 충전을 위해 되튀기(스프링) 운동을 실시한다. 우사인 볼트가 출발 블록에서 자세를 취하기 전에 어떻게 하는지를 살펴보자. 춤을 추면서 모든 긴장을 해소한다.

2. 중간 단계

- 중간 단계를 시작할 때 점프를 포함한다.
- 근력강화운동 동안 긴장을 해제하기 위해 되튀기 운동을 실시한다.

3. 종료 단계

- 되퇴기와 스윙 운동을 사용한다.

신장/필라테스 수업에서의 에너지 운동

- 워밍-업에 스윙, 스프링(되튀기) 및 사전-신장을 포함한다. 이 운동들이 여러분의 수업을 많이 향상시키는 것에 놀라게 될 것이다.

반복: 3~10

7.6. 운동의 범주와 콜렉션

본 장에서는, 에너지 운동을 난이도와 도구에 따라 나눌 것이다.

- **난이도별로 구분:** 간단한 것에서부터 어려운 것
- 사용하는 도구: 체중 - 벽 - 장비

7.6.1. 체중을 이용한 에너지 운동

Flip Flops(플립 플롭스)

전략

에너지-탄성 에너지

시작자세

똑바로 선 자세를 취한다.

움직임

오른쪽 발꿈치로 바닥을 힘차게 민다. 그런 다음, 힘차게 발꿈치만 들어올리고(발목을 앞쪽으로 민다). 발앞쪽을 바닥에 대고 그대로 유지한다. 아킬레스힘줄을 당기면서 발꿈치를 다시 바닥으로 내린다. 황새 자세에서 5회 반복한 후 다리를 들어올려 엉덩관절 높이까지 굽힌다.
5회 더 반복한다.

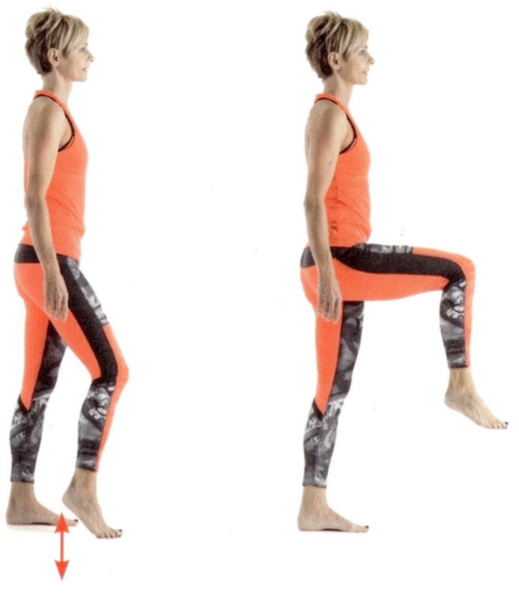

초점(Focus On)

- 고정점은 발앞쪽이고, 이동점은 발꿈치이다.
- 발꿈치로 민다.

검토(Work On)

- **SBL**의 탄성에너지, 특히 발바닥근막과 아킬레스힘줄
- 발목관절의 가동성
- **LL** 근육(지지하는 쪽 다리)의 안정성과 근력강화

토론

내가 왜 이 운동의 이름을 이상하게 붙였는지를 여러분 스스로에게 물어보자. 걸을 때 내는 이상한 소리 때문에 이 운동의 이름을 **"Flip flops"**라고 했다. 샌들을 신을 때 주의하자. 여러분이 걸을 때 샌들의 뒷부분이 바닥으로 떨어지고, 여러분의 발꿈치를 때릴 것이다. 이런 샌들 소리는 여러분이 들어야 하는 음악이거나 아니면 샌들을 바닥에 끄는 짜증나는 소리일 것이다. 이 운동을 위해, 샌들이 바닥을 때리고 또 여러분의 발꿈치를 때리는 소리를 상상해 보자.

자극 변화

같은 동작을 수행하지만, 이번에는 발뒤쪽을 살짝 움직여 **SBL**의 당김을 높여보자. 발꿈치로 바닥을 밀면서 황새 자세로 다리를 들어올린다.

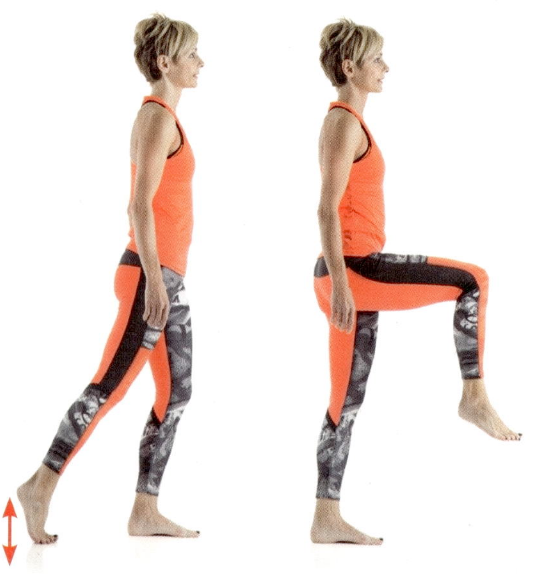

런지를 이용한 변형

Dynamic Lunge Starter

양쪽 다리로 런지 자세를 취하기 위해 뒤쪽으로 큰 걸음을 내딛는다. 아킬레스힘줄의 당김을 증가시키면서 발꿈치를 뒤쪽으로 밀고, 그 다음 통제된 움직임으로 황새 자세로 돌아온다(앞쪽으로 여러분을 가져가기 위해 뒤쪽으로 밂으로써 생성되는 에너지 사용). 오른쪽 다리를 뒤쪽으로 움직일 때, 양 팔을 어깨높이까지 옆으로 들어올린다. 황새 자세로 돌아올 때, 상체를 오른쪽으로 회전하고, 왼손을 오른쪽 무릎의 가쪽면에 배치한다. 3~5회 반복한 후, 반대쪽도 실시한다.

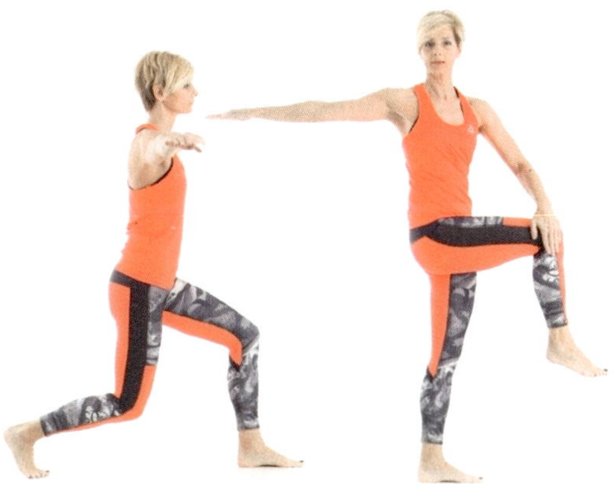

Supported Lunge

동적 런지 운동의 첫 번째 부분을 수행하지만, 이번에는 양 손을 바닥이나 플랫폼에 배치한다. 손에 체중을 실으면서 발꿈치를 새총 안으로 밀어 오른쪽 다리를 공중으로 들어올린다. 3번 더 반복한후, 반대쪽도 실시한다.

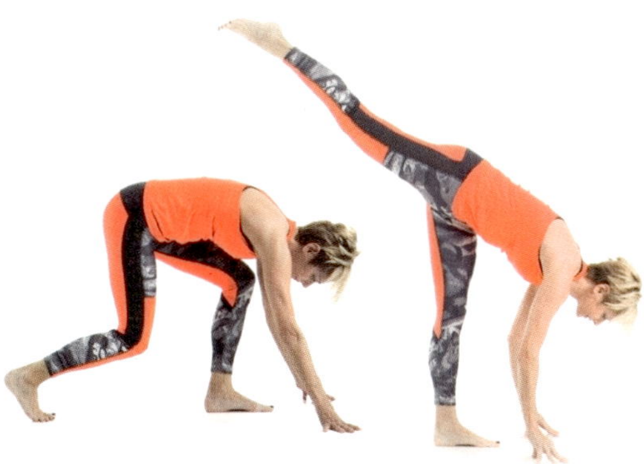

Supported Lunge With Bow

여러분의 오른쪽 발앞쪽을 바닥에 놓고, 왼쪽 허벅지 뒤쪽의 긴장을 증가시키면서 왼쪽 다리를 곧게 펴고 천장 쪽으로 왼쪽 엉덩이를 들어올린다. 체중을 양 손으로 이동시키면서 오른쪽 다리를 공중으로 움직인다. 충격을 흡수하는 동시에 왼쪽 다리를 신장하면서 왼쪽 발앞쪽 위로 체중을 이동시킨다. 유연하고 탄성적인 움직임으로 전신 운동을 반복한다.

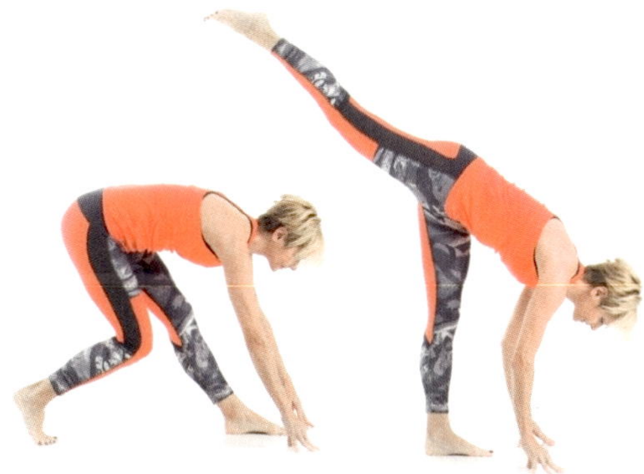

Unsupported Lunge With Bow

위에서 설명한 것과 동일한 동작을 수행하지만, 이번에는 투석기 안으로 여러분 자신을 넣기 위해 절을 할 때처럼 양 손을 바닥으로 떼어서 들어올린다. 이것은 안정성이 떨어지는 운동이다.

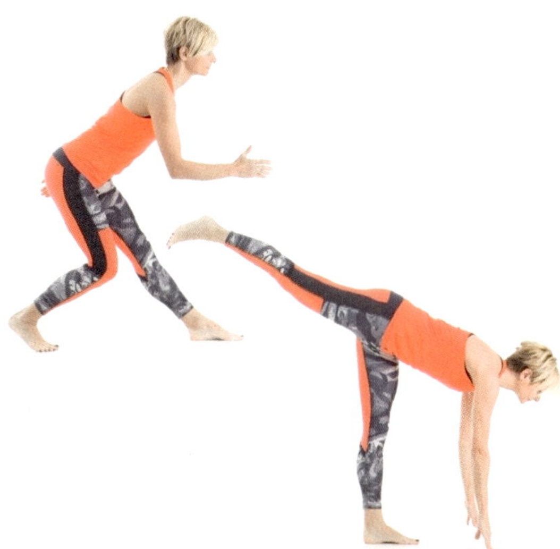

런지를 이용한 변형

Combined Lunge

"Supported Lunge"를 다시 수행하지만, 이번에는 **"One Leg Deadlift"** 자세로 움직이면서 회전을 바꾼다.

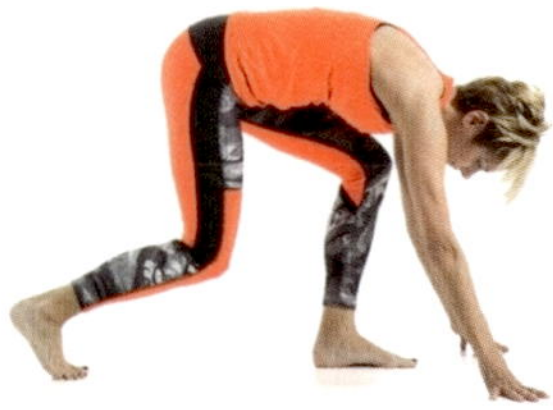

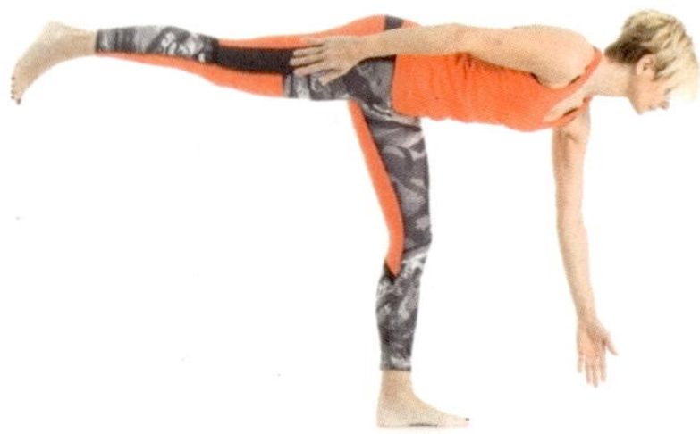

Combined Arm Lunge

뒤쪽 런지를 수행하고, 오른팔을 머리 위로 들어올린다. **"One Leg Deadlift"** 자세로 움직일 때, 오른팔을 바닥 쪽으로 내리고, 왼팔을 앞쪽으로 신장한다. 오른손으로 테니스 공을 잡고서 앞쪽으로 던지는 것을 상상해 보자.

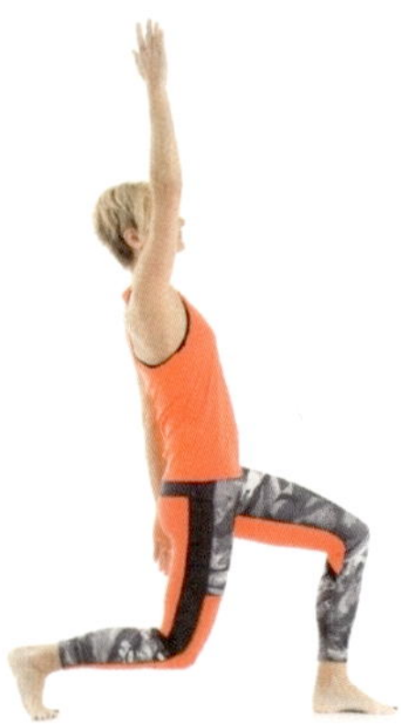

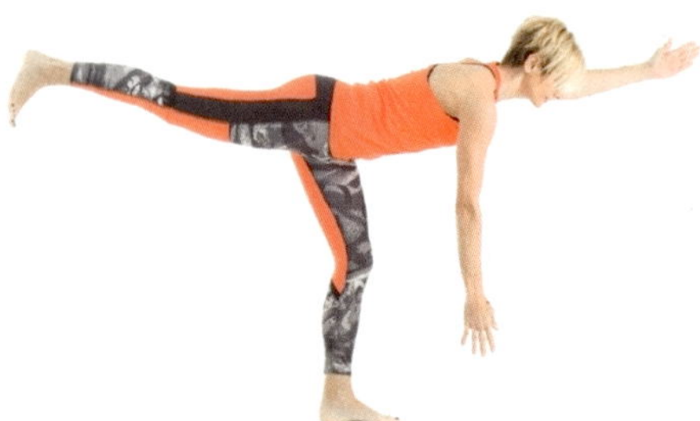

Elastic Lunge

런지 자세를 유지하고, 골반을 위아래로 3회 바운딩한다. 발꿈치를 뒤로 밀면서 황새 자세로 돌아간 후, 반대쪽도 실시한다. 더 큰 안정성을 위해, 양 팔을 어깨높이까지 옆으로 벌린다.

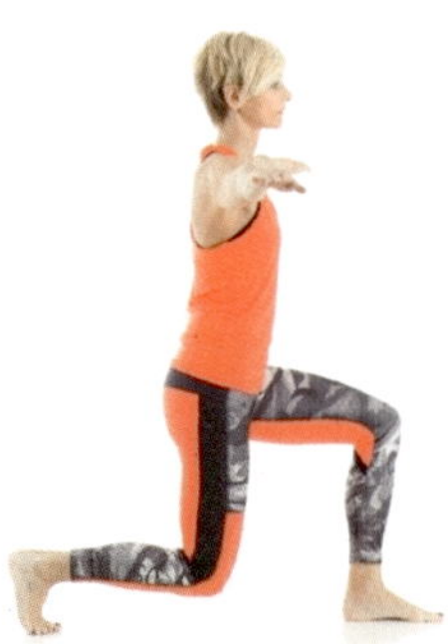

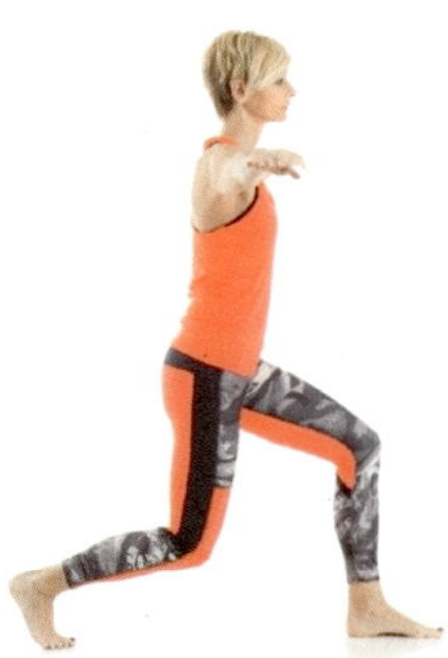

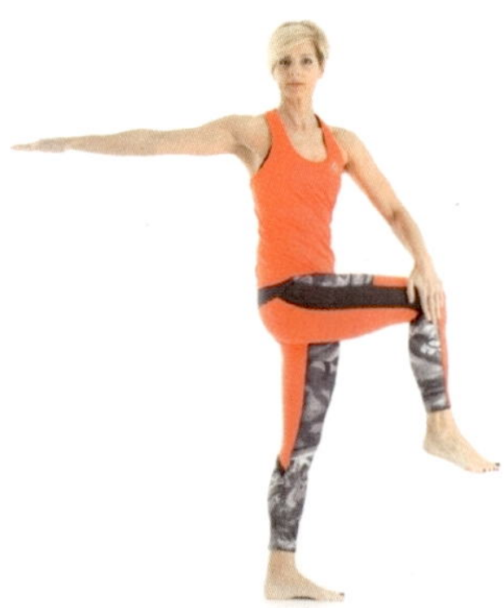

전략

에너지-탄성에너지

시작자세

척추를 중립위로 하고 똑바로 선 자세를 취한다. 양 팔을 자연스럽게 몸통 옆에 붙인다. 바운딩하기 전에, 양쪽 발꿈치로 바닥을 밀면서 1분 동안 제자리 걷기를 한다. 그런 다음, 동시에 바닥으로부터 양쪽 발꿈치를 올렸다내렸다 하기 시작한다. 항상 발꿈치로 바닥을 민다.

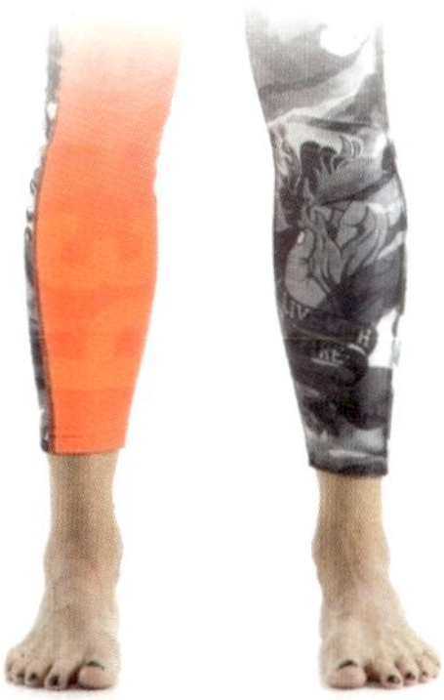

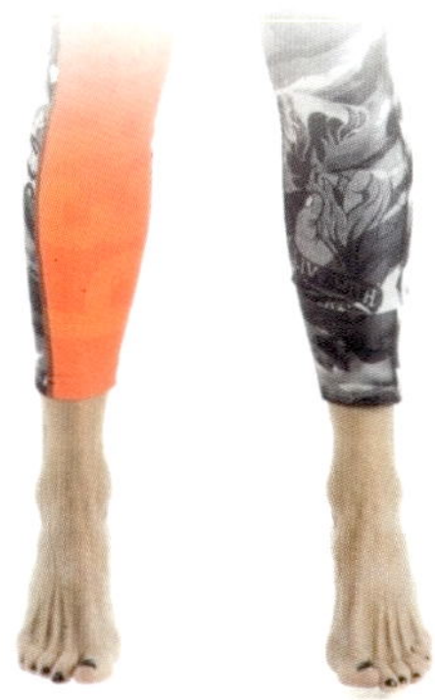

토론

착지는 조용히 해야 한다. 발앞쪽부터 먼저 착지하고, 그 다음 발꿈치로 착지한다: 발의 충격 흡수장치(발앞쪽의 스프링보드)가 충격을 흡수한다. 조용한 완충의 착지는 수동 구조물에 하중을 가하지 않을 것이고, 또 새총 효과(근육보다 근막을 더 많이 사용)로부터 이점을 가져 인간공학적이고 기능적인 움직임을 만들 것이다. 요란한 착지는 발바닥 전체나 발꿈치가 먼저 착지됨으로써 종종 일어난다. 올바른 착지는 림프-정맥계의 환류를 촉진할 것이다. 만약 적절한 반복 횟수로 올바르게 수행되고, 이것이 트레이닝 방법 안에 포함되면, 이런 바운딩은 셀룰라이트에 대해 최적의 결과를 얻을 수 있다.

움직임

그 자리에서 바운딩하기 시작한다. 양쪽 발을 바닥으로부터 살짝 들어올린 후, 조용히 착지한다. 5~8회 정도 바운딩하고, 그 자리에서 걷는다. 그리고 초기 운동에서 설명되었듯이 발꿈치를 올렸다내렸다 한다. 그런 다음, 다시 바운딩을 시작한다. 전체 운동을 3~5회 반복한다.

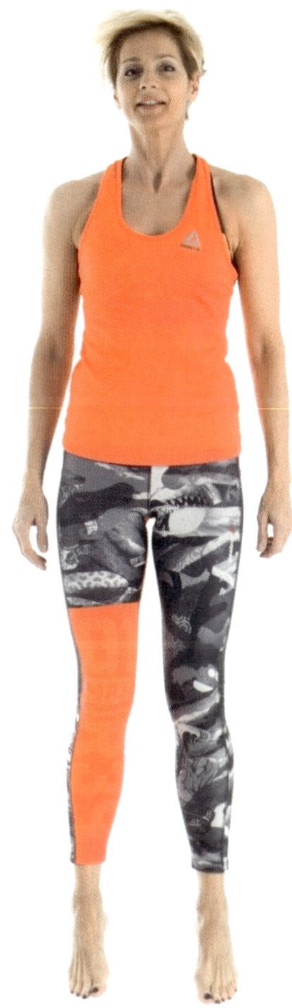

초점(Focus On)

- 양쪽 발꿈치로 민다.
- 조용하게 착지한다.
- 연모양 라인 이미지를 상상하고 능동적으로 활성화하기

검토(Work On)

- 발, 발목 및 장딴지 근육(SBL)의 탄성에너지
- 혈액순환 증진(셀룰라이트 환자에게 유용함)

자극 변화

- 앞뒤, 좌우, 그리고 비틀면서 바운딩한다(양쪽 발꿈치를 가쪽과 안쪽으로 움직이면서). 이것이 생각하는 것인가? 이런 운동은 스키를 타기 전에 워밍업하는데 사용된다. 매우 좋다!

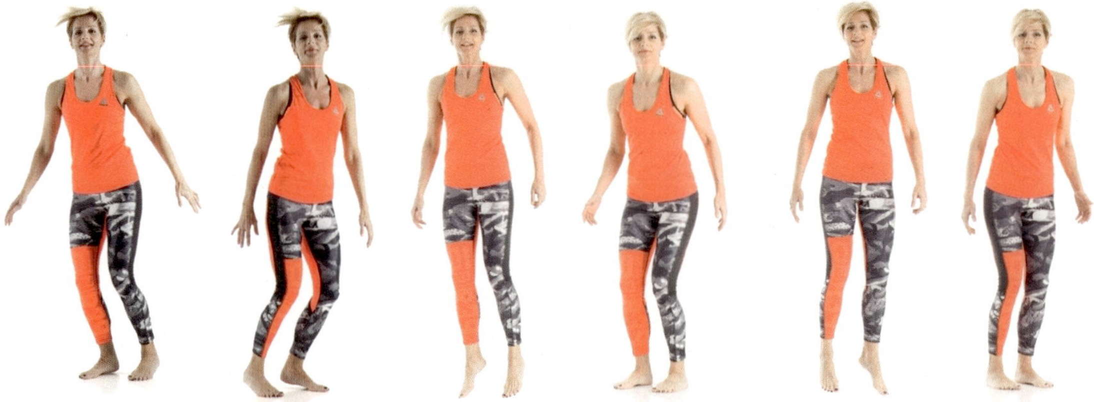

- 양쪽 발을 안쪽과 가쪽으로 돌리면서 바운딩한다.
- 양쪽 다리를 교대로 움직인다: 오른발을 이용해 앞뒤, 좌우로 각각 3~6회 반복한 후, 반대쪽도 실시한다.

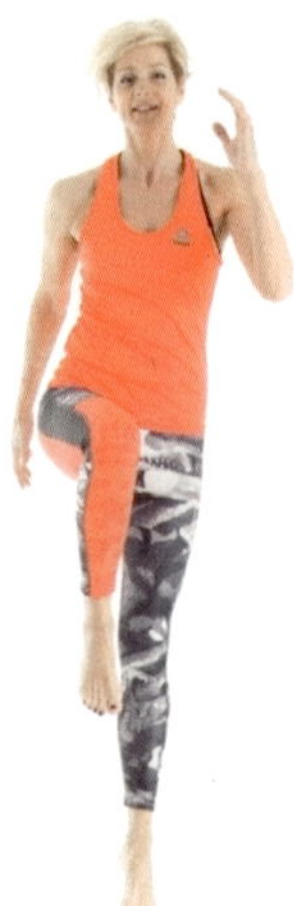

- 이 버전의 변형으로, 우리는 어린 시절로 돌아가자. 돌차기 놀이—기억하고 있는가? 나는 재미있게 했던 기억이 있다. 더 이상 아이들이 돌차기 놀이를 하거나, 깡충깡충 뛰는 것을 볼 수 없다는 것이 너무나 아쉽다. 우리는 지금보다 예전에 근막을 훨씬 더 많이 사용했던 것 같다. 이것이 바로 근막이 작용하는 방법이다: 오른발로 2번 앞쪽으로 점프한 후, 절반 쭈그려 앉기를 한다. 그리고 다시 앞쪽으로 점프한 후, 바닥에 놓인 돌이나 공을 집어 든다. 돌아서서, 왼발로도 실시한다. 전체 운동을 2~3회 반복한다. 리듬과 속도를 바꾸어 본다.

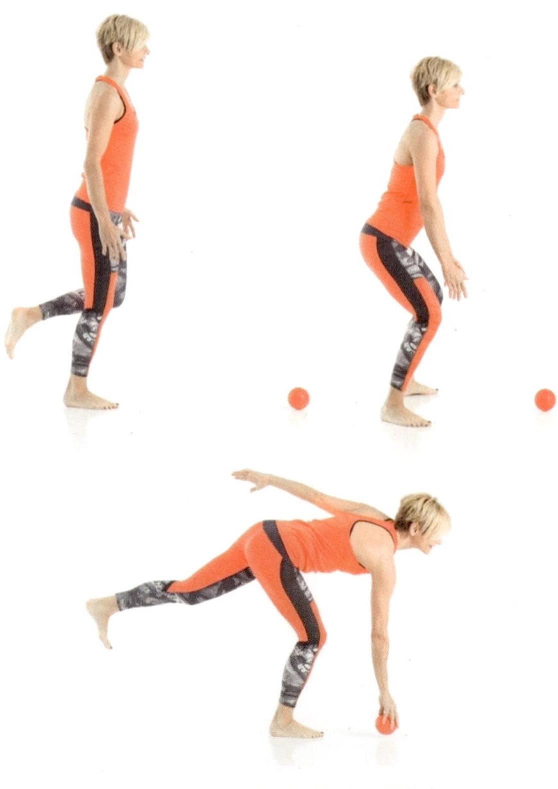

테스트

이렇게 간단한 운동을 왜 시간을 갖고 천천히 하는가? 이 테스트가 여러분에게 답을 줄지도 모른다.

양쪽 다리를 곧게 편 후, 상체를 앞쪽으로 숙여 양 손을 바닥에 집는다. 얼마나 몸을 앞으로 숙일 수 있는지를 체크하고, 또 종아리 근육, 뒤넙다리근, 척주세움근, 목덜미 근육 및 머리 근육이 얼마나 긴장되는지를 체크한다.

시작자세로 돌아가고, 탄성 바운딩 운동을 수행한다. 그리고 테스트를 반복한다. 여러분의 대부분은 SBL의 신장과 긴장이 개선되어야 한다.

전략

에너지-탄성에너지

시작자세

대부분의 트레이닝에 활용하기 위해, 길이 조절이 가능한 줄넘기용 로프를 선택한다. 적절한 길이를 맞추는 방법은 로프의 중간 지점에 한 발을 배치한 후, 로프의 손잡이를 들어올린다. 초보자의 경우에는 로프의 손잡이가 어깨 높이여야 하고, 경험자의 경우에는 배꼽 높이가 좋다.

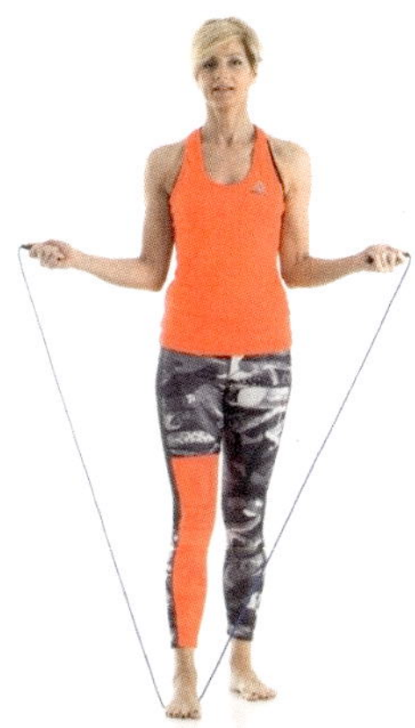

토론

어휴, 정말 피곤하다. 나는 몇 년 후에 줄넘기를 재발견했다. 처음 몇 번 시도했을 때 나는 모든 것을 조정하고 유동적으로 움직이는 것이 매우 어려웠다.
나는 심혈관계 워밍-업이나 근막 워밍-업과 같은 트레이닝 프로그램 안에 줄넘기를 포함하고 있다. 나는 **Hamazon** 트레이닝, 심혈관 스테이션과 같은 룸 안에서의 기능적 트레이닝, 그리고 긴장을 풀어야 하는 시간 안에 줄넘기를 포함시키고 있다. 내가 줄넘기 로프를 잡자마자, 학생이 "할 수 없어! 어떻게 하는지 모르겠어"하는 소리를 들었다. 나의 3가지 간단한 단계를 따르면, 여러분은 향상하기 시작할 것이다. 내가 여러분께 약속하건데, 결과는 놀라울 것이다. 만약 여러분이 권투선수의 줄넘기를 볼 기회가 생긴다면, 여러분은 그가 균형 잡혀 있고, 큰 힘을 쓰지 않고도 에너지가 충만해 있음을 알게 될 것이다. 여러분은 왜 그렇다고 생각하는가? 맞아! 더 이상 지치지 않는 것은 탄성에너지를 이용하고 있기 때문이다. 에너지를 방출하기 이전의 압축된 스프링을 생각해 보자.
개별 근육이 아니라, 온 몸으로 운동하는 것이다.

자극 변화

양쪽 다리 점프, 한쪽 다리 점프, 한 번에 1회 회전, 한 번에 2회에 회전, 앞쪽 점프 또는 측면 점프, 교차 점프 등 줄넘기의 리듬을 바꾼다.

움직임

만약 당신이 초보자이면, 다음의 3 단계를 시도해 보자.

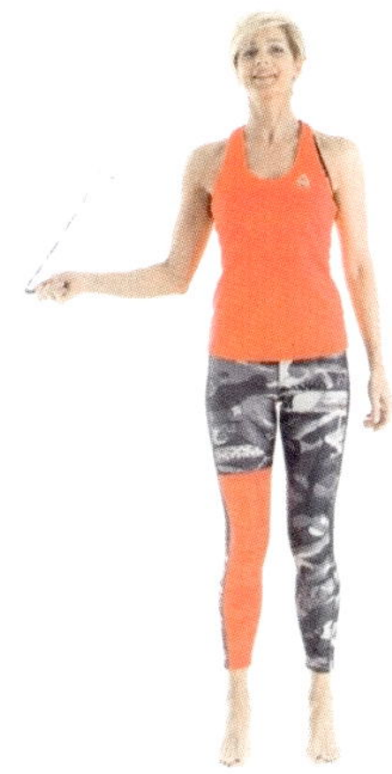

단계 1: 로프 없이 줄넘기를 흉내내며 그 자리에서 바운딩한다. 중요한 것은 일정한 리듬을 찾는 것이다.

단계 2: 로프를 이용한다. 오른손으로 양쪽 손잡이를 잡고, 이전처럼 바운딩하고 줄넘기의 동작을 추가한다. 로프가 여러분의 움직임을 방해해서는 안되고, 점프와 로프가 일치하는데 도움을 주어야 한다.

단계 3: 줄넘기 로프 앞에 양 발을 배치한다. 손과 손목을 이용해서 머리 위로 로프를 휘돌린다. 양 팔을 움직이지 말고 손목의 움직임을 제한한다. 로프가 여러분의 발 앞에 도달할 때 점프한다. 발목의 움직임에 집중한다. 무릎의 굽힘은 줄넘기를 더욱 힘들게 할 것이다. 2~3번 점프 한 후 그 자리에서 걸으면서 긴장을 풀고 다시 반복한다. 점프의 수를 점진적으로 증가시키고, 휴식 시간을 줄인다. 휴식 후에 점프가 더 쉬워진다는 것을 알아야 한다. 한 번에 줄넘기를 많이 하는 것보다, 여러 번 짧게 하는 것이 더 낫다.

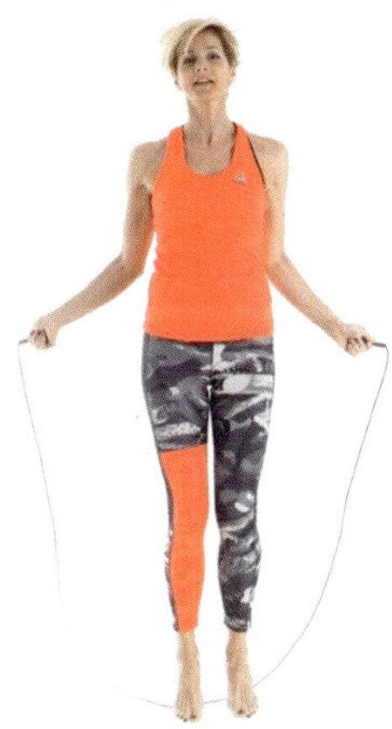

초점(Focus On)

- 양쪽 발목을 2개의 스프링처럼 사용한다.
- 조용히 점프를 시도한다. 여러분은 코끼리보다는 가젤처럼 느껴야 한다.
- 힘이 덜 들수록, 근육근막의 반응이 더 좋을 것이다.

검토(Work On)

- 탄성에너지
- 민첩성 향상
- 협응 향상
- 유산소 능력 향상
- 다리와 상체의 근력 강화

전략

에너지-탄성에너지

시작자세

양 발을 어깨너비로 벌리고 똑바로 선 자세에서 머리가 바닥 쪽으로 향하도록 상체를 앞쪽으로 숙인다.

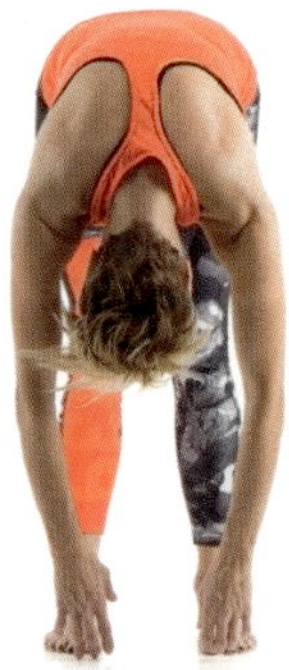

초점(Focus On)

- 고정점은 양쪽 발이고, 이동점은 상체이다.
- 과도한 노력이나 근육 당김이 없는, 유연하고 역동적인 통제된 움직임
- 운동 내내 신장(팽창)을 유지한다.
- 연모양 라인 이미지를 상상하고 능동적으로 활성화하기

검토(Work On)

- 탄성에너지
- 탄성 반동을 위한 사전-신장 활용

토론

이런 첫 번째 스윙 운동에서, 우리가 위로 올라갈 때, 에너지의 방출을 위해 **SBL**에 대한 시작자세의 신장 이점을 얻는다. 가능하면 똑바로 선 자세를 취하거나 약간 더 젖혀진 자세를 취한다.

나는 여러분이 어떤 단계도 건너뛰지 않길 원한다. 그렇지 않으면, 여러분이 요통을 겪을 수도 있다. 간단한 스윙에서 시작해 아래와 같이 진행한다:

1. 스윙
2. 끝-끝 스윙
3. 각도 변화를 동반한 끝-끝 스윙
4. 반환점에서 가속도를 동반한 끝-끝 스윙 (웨이트를 이용한 격렬한 움직임)

움직임

상체를 앞뒤로 부드럽게 스윙한다. 숨을 내쉬면서 양족 다리 사이로 양 팔을 움직여 허리를 굽힌다. 이것은 **SBL**의 당김을 증가시킬 것이다. 숨을 들이쉬면서, 팔을 약간 앞쪽으로 움직이면서 가슴을 살짝 들어올린다. 계속해서 가슴을 앞뒤로 3번 더 스윙하고, 스윙할 때마다 조금씩 가동범위를 넓힌다. 4번째 스윙할 때 심호흡을 하고, 발꿈치로 바닥을 밀면서 역동적이지만 통제된 움직임으로 가슴과 팔을 머리 위로 들어 올리고 선 자세를 취한다. 얕은앞쪽라인(**SFL**)을 신장하여 공을 던지는 것을 상상해 보자. 천천히 내쉬면서 몸을 앞쪽으로 숙여 시작자세로 다시 돌아온다. 원하는 횟수만큼 반복한다.

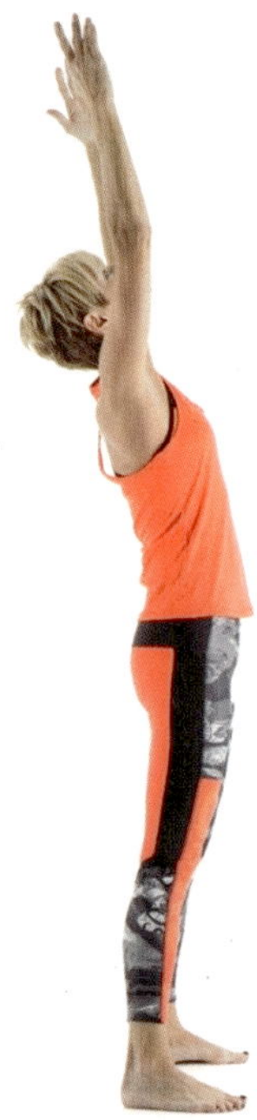

난이도 감소

앞으로 숙일 때 무릎을 약간 굽히고, 척추를 중립위로 유지한다.

자극 변화

- 위에서 아래로 스윙: 움직임을 역으로 수행한다. 폄 자세와 **SFL**의 사전-신장에서 시작한다.
- 멈춤 없는 끝-끝 스윙: 앞의 운동처럼 앞쪽으로 숙여, **SBL**을 사전-신장한다. 이 자세에서, 여러분은 들어올리기 위해 새총 효과를 사용하지만, 끝-끝 스윙에서 골반을 약간 앞쪽으로 이동하고 허리를 활처럼 휘게 함으로

써 폄을 증가시킨다(255페이지 "난이도 증가" 참고). 반환점에서 멈추지 않고, 시작자세로 돌아오기 위해 탄성 반동을 이용하여 즉시 수행한다. 움직임은 유연하고 탄성적이며 통제되어야 한다. 이런 움직임은 탄성 성분(근막)과 근육 사이의 협력작용이다.

- **경로 변경을 동반한 끝-끝 스윙:** 앞의 운동에서 설명된 동일한 움직임을 수행하지만, 폄 자세(똑바른 서기 자세)일 때, 상체를 약간 왼쪽으로 돌리는데, 이것이 움직임의 경로를 바꾸는 것이다.

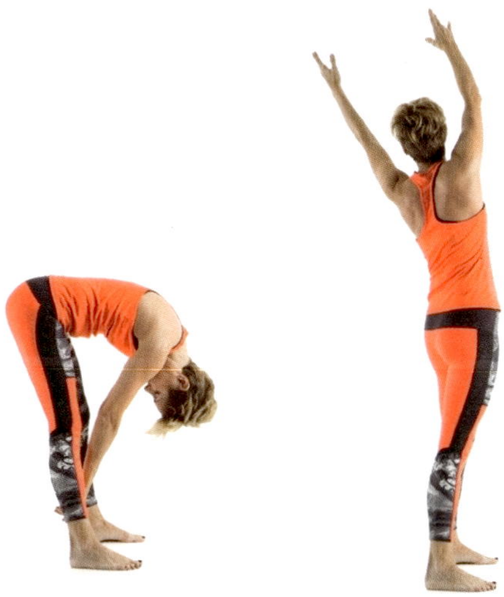

- 중립의 서기 자세에서 시작한다. 여러분이 앞으로 숙일 때, 상체를 오른쪽으로 돌려 양 팔을 오른쪽 다리의 가쪽으로 가져간다. 다시 시작자세로 돌아가기 위해 **SBL/LL**의 사전-신장을 사용한다. 원하는 만큼 반복한 후, 반대쪽도 실시한다.

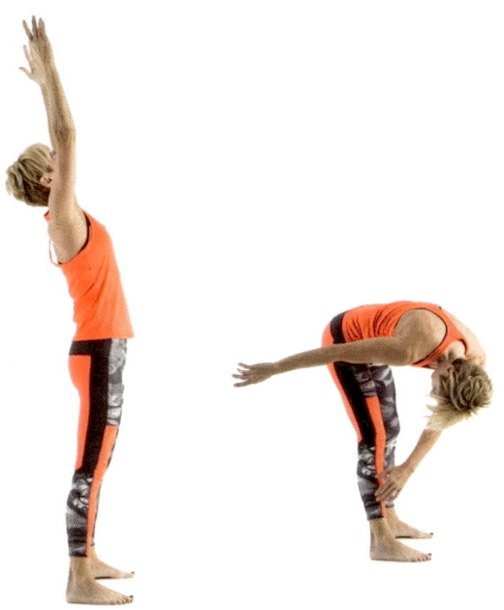

난이도 증가

- **가속이 감속의 스윙:** 반환점에서 다시 아래쪽으로 가속하고, 다시 위쪽으로 움직인다. 이것은 높은 수준의 학생들을 위한 심화 버전이다. 이것과 다음 단계를 시도하기 전에, 여러분은 이전의 운동을 성공적으로 마쳤는지를 확인한다.
- **건강한 사람이나 운동선수를 위해:** 손목 웨이트를 착용하고 모든 운동을 수행한다. 배구, 농구, 골프, 테니스 등 수많은 스포츠에서 찾아볼 수 있는 가속, 감소 및 회전 등이 수반되기 때문에 이것은 선수들에게 훌륭한 운동이 된다.
- **보행 자세에서의 측면 스윙:** 왼쪽 다리로 한 걸음 앞으로 내딛고, 양 팔을 머리 위로 올린 상태에서 약간 폄을 일으키고, **SFL**의 사전-신장을 높인다. 유연하지만 역동적인 움직임으로 양 손을 앞쪽 발 가쪽으로 가져가면서 여러분의 상체를 앞쪽으로 떨어뜨린다. **SBL**(새총 효과)의 증가된 사전-신장을 이용하여 시작자세로 돌아간다.

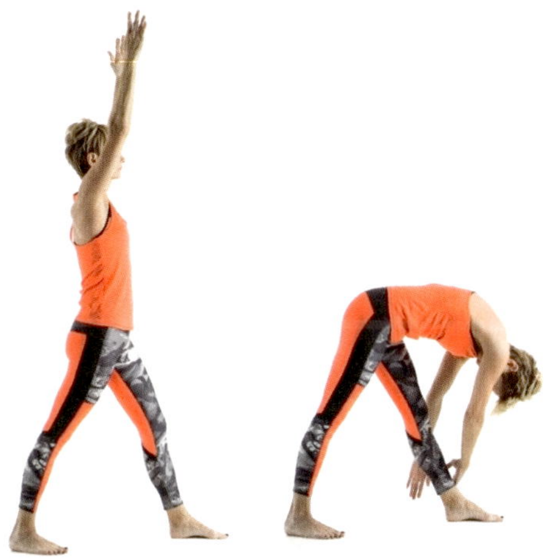

- **보행 자세에서 회전을 동반한 측면 스윙:** 시작자세로 돌아갈 때 상체를 오른쪽으로 돌려 **LL/SL**의 작용을 증가시킨다.

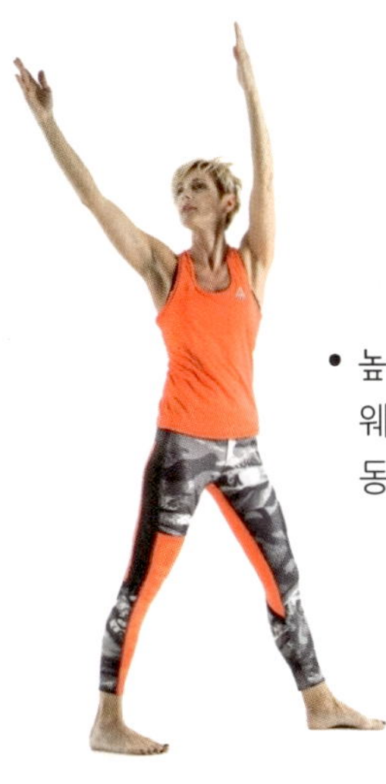

- **높은 수준의 학생을 위해:** 웨이트를 가지고 모든 스윙 동작을 수행한다.

전략
에너지-탄성에너지

시작자세

양 발을 어깨 너비를 벌리고 팔을 곧게 뻗고
오른편 바닥에 손을 대고 상체를 앞으로 굽힌다.

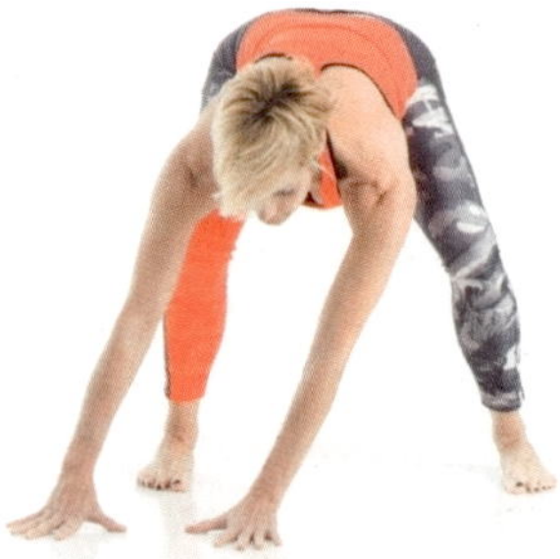

초점(Focus On)

- 연모양 라인 이미지를 상상하고 능동적으로 활성화하기
- 골반과 다리의 격렬한 움직임
- 깃털처럼 가볍게 점프해야 한다.
- 조용한 착지

검토(Work On)

- 다리의 탄성에너지
- 고유수용성 감각
- 체중을 균등하게 양 손에 분산한다.
- 움직임과 안정성 사이의 협응
- 팔과 어깨의 근력강화

토론

원숭이는 영장류다. 그들은 나뭇가지에서 다른 나뭇가지로 점프하고, 지면에서는 네발로 걷는다. 그들이 짧은 몸통을 가지고 있기 때문에, 상지와 하지의 길이가 똑같지 않다. 많은 비대칭 종들이 움직이는 방법은 놀랍다. 그들의 절대 상지 근력은 체중을 고려할 때 인상적이다.

나는 먼저 측면 움직임을 선택했는데, 그 이유는 "Front Monkey" 운동 보다 간단하기 때문이다. "Front Monkey" 운동은 통제를 잃기 쉽고, 한 바퀴 회전하여 등으로 착지할 수 있다.

움직임

양쪽 무릎에 하중을 가하기 위해 무릎을 약간 굽힌다. 골반과 다리로 점프할 때 체중을 양 손으로 전이하고, 오른쪽으로 조용히 착지한다. 점프를 재하중할 때 양쪽 무릎을 다시 굽힌다. 골반과 다리의 유연하고 격렬한 움직임으로 다른 쪽으로 점프한다. 원하는 횟수만큼 반복한다.

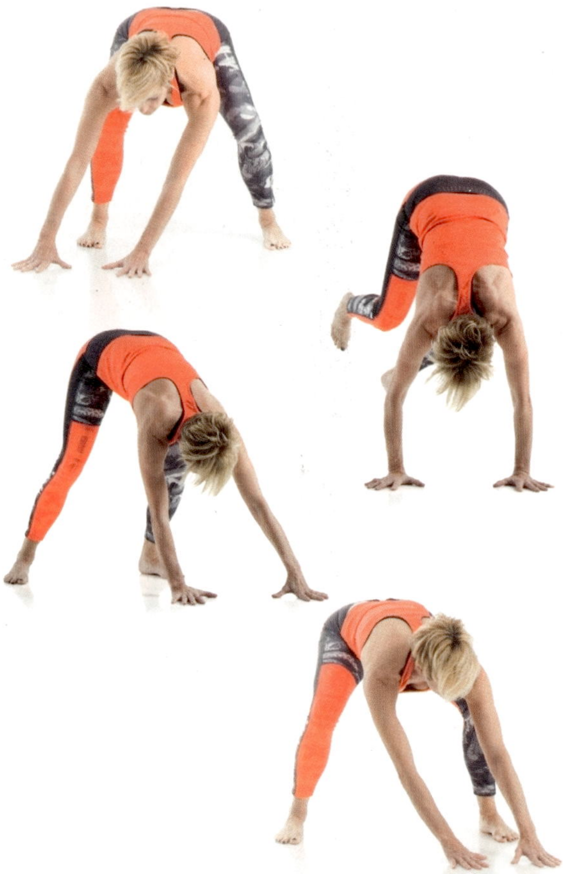

자극 변화

동일한 동작을 수행하지만, 더 유연하게 운동한다. 오른쪽에 착지하면, 양 손을 바닥으로부터 들어올리고, 양 손을 왼쪽으로 이동시킨다. 그리고 골반을 역동적으로 들어올리고, 양쪽 다리를 왼쪽으로 이동시킨다. 유연하게 움직임을 수행한다.

난이도 증가

상체가 바닥과 수직될 때까지 골반을 들어올린다.

전략

에너지-탄성에너지

시작자세

골반을 발꿈치 쪽으로 한 채로, 개가 공격할 자세(양쪽 무릎을 바닥으로 뗀 네발 자세)를 취한다.

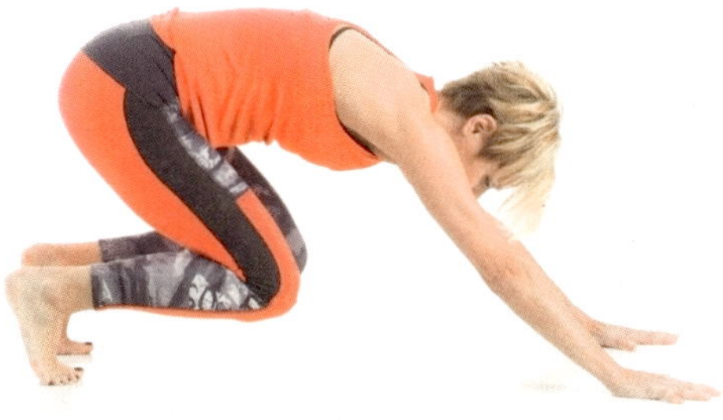

초점(Focus On)

- 활동적인 양쪽 어깨뼈
- 역동적인, 유연하고, 통제된 움직임
- 조용한 착지

검토(Work On)

- 다리의 탄성에너지
- 고유수용성 감각
- 체중을 균등하게 양 손에 분산한다.
- 움직임과 안정성 사이의 협응
- 팔과 어깨의 근력강화

토론

신체에 대한 지각은 말 그대로 뒤집혀 있다. 이것은 물구나무 서기의 준비 운동이다.

팔 라인을 활성화하고, 손의 가쪽면을 이용해 새끼손가락으로 바닥을 밀어 깊은 팔 뒤쪽 라인(DBAL)을 활성화한다. 그 다음, 엄지로 바닥을 부드럽게 압박하여 깊은 팔 앞쪽 라인(DFAL)을 활성화한다. 이것은 DBAL과 DFAL 사이의 균형을 이루게 한다. 그러나 우리는 아직 운동을 끝내지 않았다. 이번에는 양 손 밑에 흡착판이 있다고 생각해 보자. 양 손을 점진적으로 무릎 쪽으로 당기고, 큰가슴근과 넓은등근의 활성화를 느껴보자. 이것을 느낄 수 있는가? 양쪽 어깨뼈가 연모양 라인 이미지를 상상하고 능동적으로 활성화를 할 수 있는(어깨뼈 하강) 상태에 있는지를 확인해 보자.

움직임

골반을 발꿈치 쪽으로 낮추고 무릎을 바닥 쪽으로 향한 후 약간 들어올리는 스프링 동작을 한다. 여러분은 신체에 하중이 가해지는 것을 느껴야 하고, 골반을 공중으로 들어올릴 준비를 한다. 여러분은 4번째 스프링 동작 시, 체중을 양 손으로 전이하면서 역동적이지만, 통제된 움직임으로 골반을 위쪽으로 들어올린다. 그리고 조용히 착지한다. 4~6회 반복하고, 점차 가동범위를 증가시킨다.

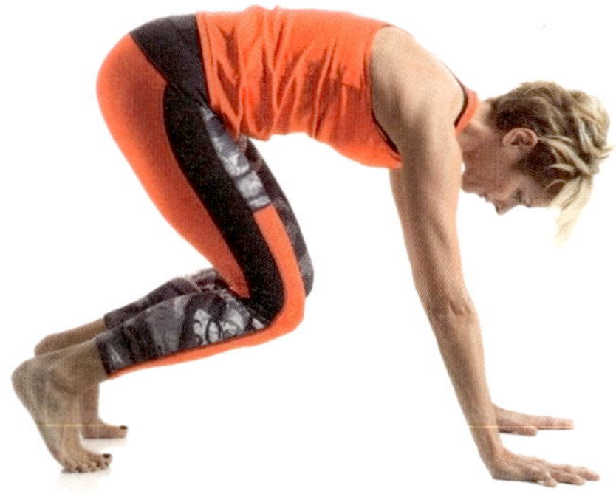

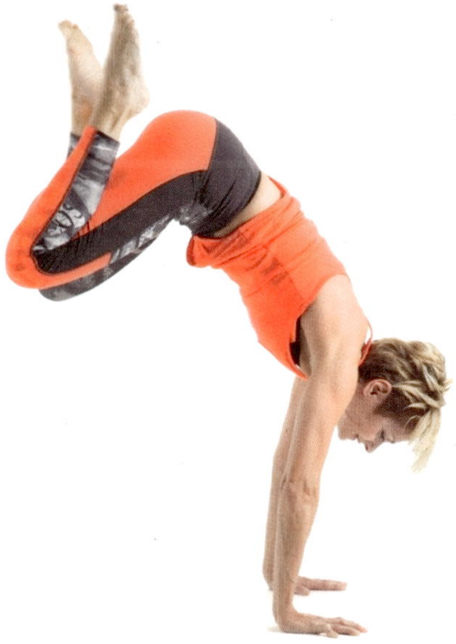

난이도 감소

- 점프를 적게 한다.
- 251 페이지와 같이 벽에 대고 운동을 수행한다.

통제되지 않거나 너무 높은 점프를 조심한다: 한 바퀴 회전하여 등으로 착지할 수도 있다. 여러분이 더 안전하길 원한다면, 벽 옆에서 수행한다. 벽이 한 바퀴 회전하는 것을 막아주기 때문이다.

전략

에너지-탄성에너지

시작자세

양 발을 엉덩이 너비로 벌리고 똑바로 선다. 양쪽 다리를 곧게 펴고, 양 손이 바닥에 닿을 때까지 상체를 앞으로 숙인다. 손으로 3걸음 앞으로 나아가서 양 손을 어깨너비만큼 벌리고 손가락을 편다. 이때 양쪽 어깨뼈는 하강을 한다. 가능한 한 발꿈치를 바닥에 붙인다. 이제 여러분의 신체는 낙타 자세를 취하게 될 것이다.

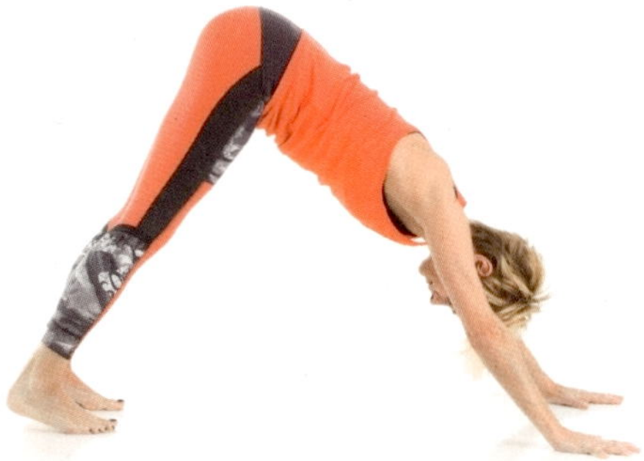

초점(Focus On)

- 팔 라인의 활성화를 유지한다.
- 연모양 라인 이미지를 상상하고 능동적으로 활성화하기
- 유연하고 통제된 움직임
- 뒤쪽 다리를 뻗는다.
- 조용한 착지

검토(Work On)

- 다리의 탄성에너지
- 고유수용성 감각
- 체중을 균등하게 양 손에 분산한다.
- 움직임과 안정성 사이의 협응
- 팔과 어깨의 근력강화

토론

243 페이지 참고

움직임

오른쪽 무릎을 구부리고 발을 바닥으로부터 들어 상체 쪽으로 가져 온다. 동시에 왼쪽 무릎을 약간 굽힌다. 오른쪽 다리로 하늘을 향해 발차기를 준비한다. 여러분의 가슴 쪽으로 무릎을 움직임으로써 여러분이 통제된 움직임으로 다리를 위쪽으로 뻗는데 필요로 하는 에너지를 만든다. 2번 더 반복해 본다.

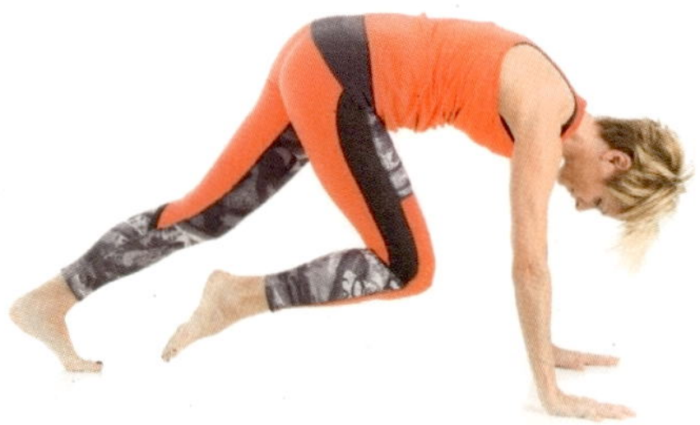

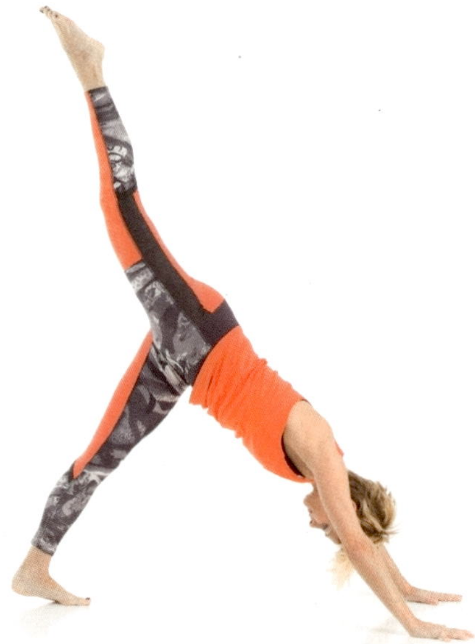

3번째 반복할 때, 왼쪽 발을 바닥으로부터 들어올리기 위해 골반을 더 강하게 민다. 2번 더 반복한 후, 반대쪽도 실시한다.

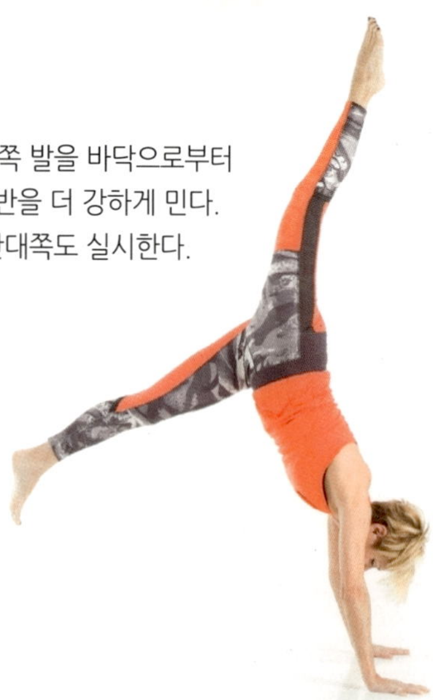

전략

에너지-탄성에너지

시작자세

양쪽 발을 햄머자세로 하여, 무릎서기 자세를 취한다.

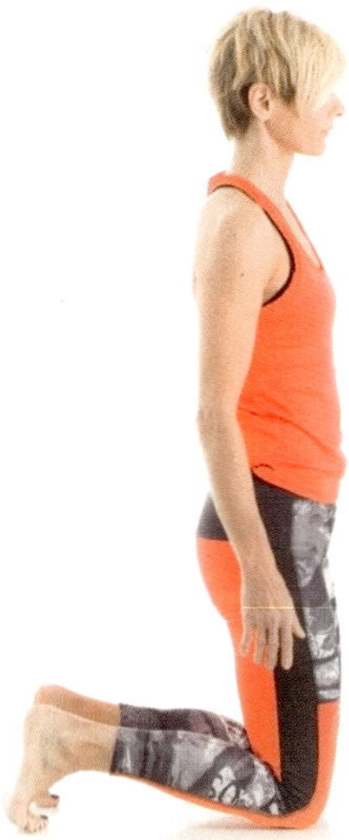

움직임

여러분이 오른쪽으로 넘어질 때, 양 팔을 약간 들어올린다.

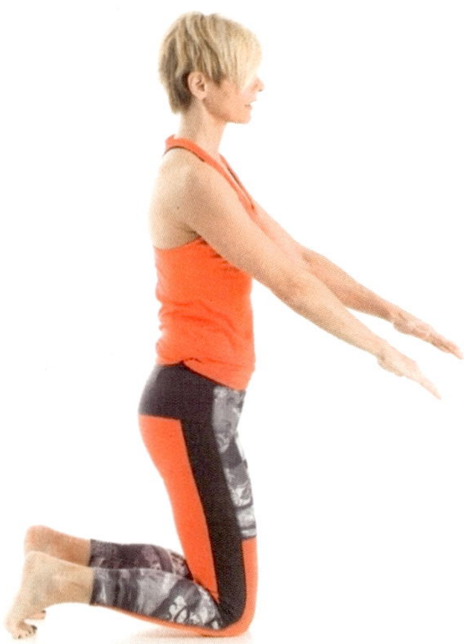

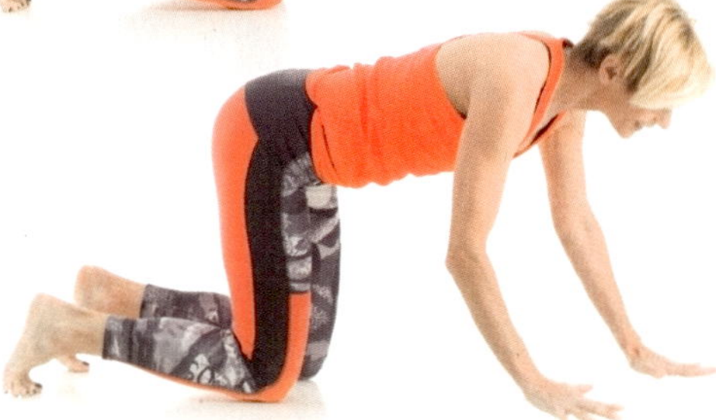

바닥에 착지할 때, 양 손을 어깨너비보다 약간 더 벌린다 (250 페이지의 **Gecko Push-Up Attack the Wall** 참고). 손으로 바닥을 집을 때 하중을 완충하기 위해 양쪽 팔꿈치를 약간 굽힌다.

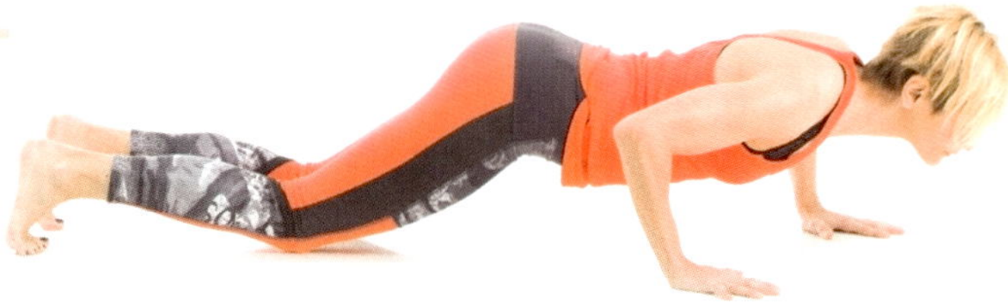

시작자세로 돌아오기 위해 양 팔을 힘껏 뻗는다.

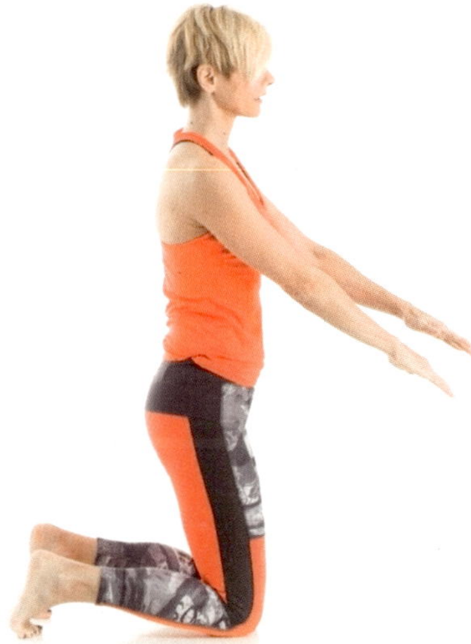

멈춤 없이 왼쪽으로 넘어지고, 위에서 설명한 모든 동작을 반복한다.

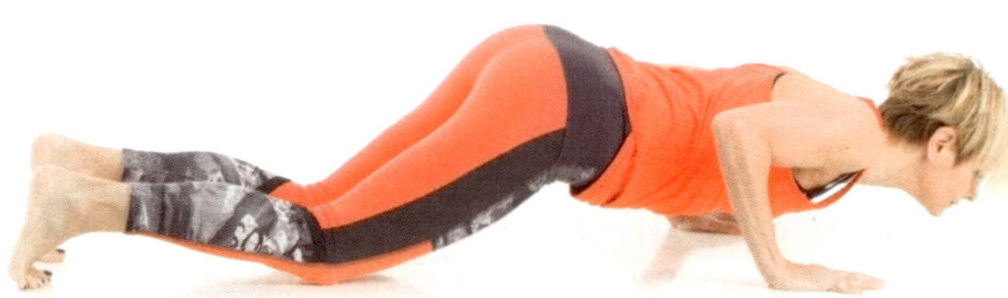

초점(Focus On)

- 연모양 라인 이미지를 상상하고 능동적으로 활성화하기
- 코어 활성화
- 조화롭고, 유연하고, 격렬하게 조용한 움직임
- 팔 라인에 힘 분산

검토(Work On)

- 팔의 탄성에너지
- 팔과 코어의 근력강화
- 협응
- 적절한 힘의 양
- 가속과 감소

토론

푸쉬-업을 할 때 여러분이 직면하는 어려움은 무엇인가? 근력 부족, 잘못된 활성화 또는 협응 부족에 의한 어려움은 적절한 운동으로 해결될 수 있다. 만약 여러분이 운동을 잘 수행하면, 좋은 결과를 얻을 수 있을 것이다. 그러나 이것만으로 충분하지 않으면, 나는 손목과 어깨와 같이 관절에 초점을 맞추고 싶다.

1. 올바른 기법에 초점한다.
2. 가동성과 동적 신장 준비에 집중한다.

두 번째 요점은 제한 없이 자유롭게 관절을 움직이는 것이 중요하다. 이런 정상적인 움직임이 없으면, 운동은 효과가 없다. 이것은 가르치는 강사의 능력에 좌우된다(기법과 계획을 수정하는). 예를 들어, 푸쉬-업이나 손에 체중이 실리는 운동을 하기 전에, **Spider Woman**(131 페이지)과 같은 가동 운동, 팔 라인의 활성화 등을 수행하자. 무슨 말인지 이해가 되었나요? 트레이닝 코스 계획에 대해 자세히 알아보자.

전통적인 푸쉬-업 근력 운동은 좁고 팔꿈치를 굽힘한 상태로 수행되었고, 팔을 펴하는 주된 근육은 위팔세갈래근, 큰가슴근, 마름근, 중간등세모근이다. 우리는 다른 자극을 제공함으로써 다양하게 수행하려고 노력한다. 우리가 푸쉬-업을 수행할 때(245 페이지 참조), 빗장뼈를 넓게 유지하고 양쪽 팔꿈치를 약간 멀어지도록 벌린다. 이것에 의해 양쪽 어깨뼈 사이의 공간을 형성한다.

이번에는 양쪽 팔꿈치를 서로 가까이 가져가는 시도를 한다: 양쪽 어깨뼈 사이의 공간을 유지하면서 양쪽 어깨뼈를 둔부 쪽으로 하강한다. 이것은 강화시키지만 팽창한다. 나는 한 방법이 다른 방법보다 낫다고 말하는 것은 아니다. 목표는 같지 않다. 여러분의 운동을 바꾸고, 다양한 방법을 촉진한다: 이것이 여러분을 강하게 만들고 것이고, 어떤 상황에도 반응할 준비를 하게 만들 것이다.

난이도 감소

움직임 범위를 줄이기 위해, 넘어질 때 스텝과 같은 플랫폼 위에 손을 집는다. 여러분이 발전하면 점차 플랫폼의 높이를 줄인다. 250 페이지의 **"Gecko Push-Up Attack the Wall"**을 참고한다.

자극 변화

다양한 자극을 제공하기 위해 모든 방향으로 조금씩 움직인다. 내가 말하고 싶은 것은 여러분의 어깨뼈를 항상 올바른 위치에 있도록 해야 한다는 것이다.
그렇지 않으면, 어깨에 많은 부담이 가해진다.

전략
에너지-탄성에너지

시작자세

네발자세에서 발가락을 안으로 말아 넣는다. 양 손을 바닥에 유지하고 어깨뼈를 둔부 쪽으로 하강하면서 골반을 발꿈치 쪽으로 이동한다.

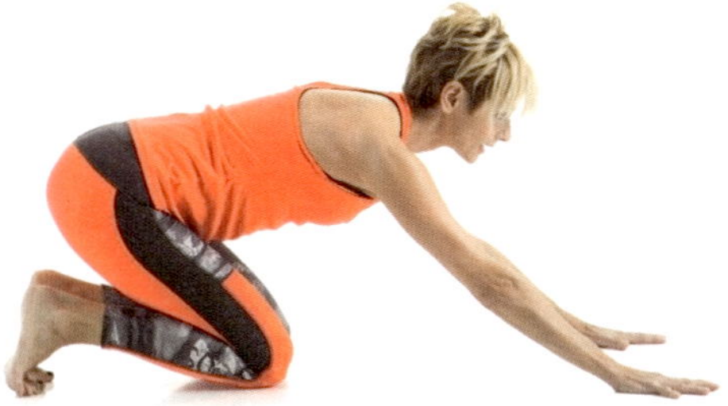

움직임

새총의 탄성을 이용하려고 돌을 넣는 것을 생각해 보자. 양 발로 바닥을 민다. 그 다음, 역동적이지만, 통제된 움직임으로 상체를 양 팔 사이에 배치하고, 양쪽 다리를 뒤쪽으로 뻗는다(무릎을 바닥으로부터 들어올린다). 이런 플랭크 자세에서, 양 팔을 굽혀 상체를 바닥 쪽으로 낮춘다. 팔의 새총 효과를 살려 스프링처럼 시작자세로 돌아가기 위해 골반을 발꿈치 쪽으로 밀면서 양 팔을 뻗는다.

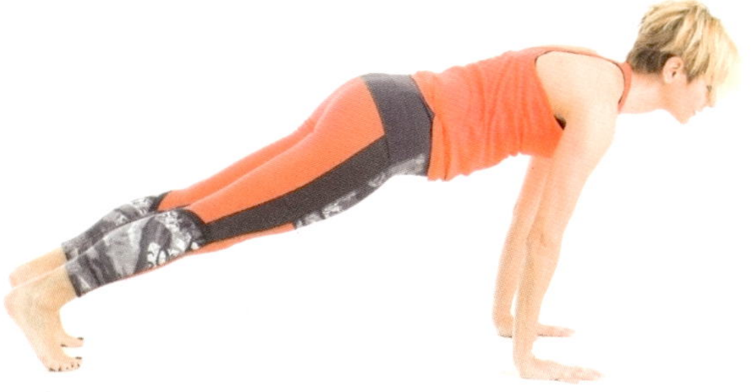

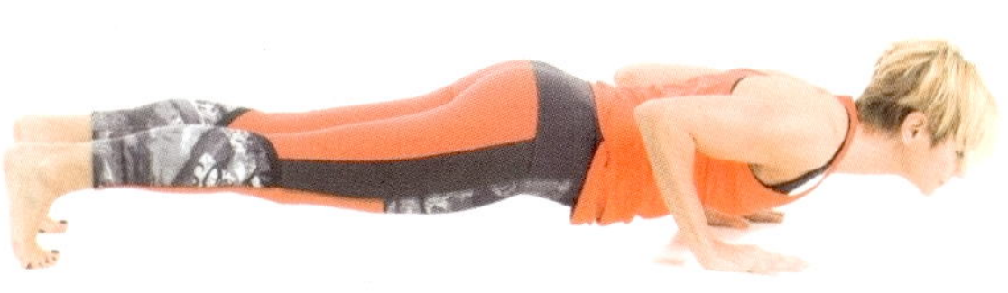

다른 움직임을 하나 추가한다. 팔을 굽힘한 후(위 사진 참조), 힘껏 양쪽 팔을 뻗는다. 짧은 공중 단계 동안 양 손을 바닥으로부터 들어올린 후, 다시 바닥에 손을 내려놓는다. 바닥과의 충격을 완화하면서, 다시 빠르게 아래로 내려가고, 그 다음 양 팔을 뻗으면서 시작자세로 돌아온다.

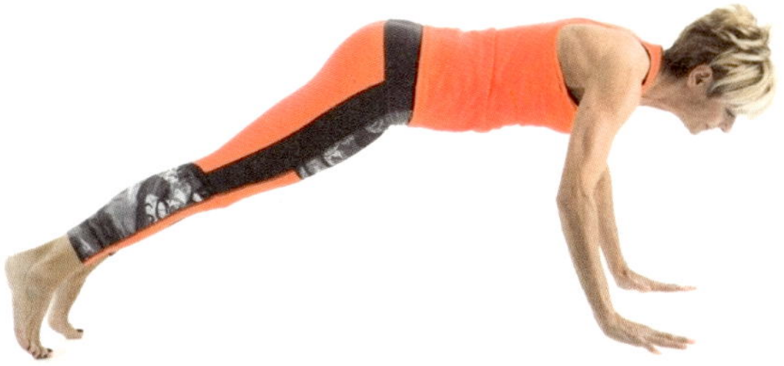

초점(Focus On)

- 연모양 라인 이미지를 상상하고 능동적으로 활성화하기
- 척주의 중립위
- 하강할 때 팔꿈치를 몸통에 붙인다.
- 코어의 활성화
- 유연하고 역동적인 차분한 움직임
- 팔 라인에 힘 분산

검토(Work On)

- 팔의 탄성에너지
- 팔과 코어의 근력강화
- 협응
- 적절한 힘의 양
- 가속과 감속

토론

만약 여러분이 모든 순서를 수행할 준비가 되어 있다면, 크리켓처럼 움직이는 것을 상상해 보자. 다리를 위로, 옆으로 또는 앞으로 움직일 준비가 되었지만, 움직임이 조화롭고 강도가 맞는지 확인한다. 적절한 에너지 소비뿐만 아니라, 상당한 힘의 분산(근육과 근막)을 요구할 때, 운동과 기술의 학습 단계를 건너뛰지 않는 것이 중요하다.

본 장을 푸쉬-업에 전념할 수도 있지만, 핵심만 자세히 설명하겠다. 가장 중요한 것은 밀 때 어깨뼈가 항상 활성화되어 있어야 한다는 것이다. 그렇지 않으면 어깨뼈가 안쪽돌림될 것이다(어깨위팔관절에 더 큰 스트레스가 가해지고, 위등세모근이 더 과도하게 작용할 것이다). 어깨뼈의 활성화는 넓은등근의 활성화에 도움이 될 것이다. 플랭크 자세의 중요한 요점을 잊어서는 안된다(62 페이지).

여러분께 한 가지 조언해 줄 것이다: **Guido Bruscia**가 지은 ***Allenamento Funzionale. Manuale Scientifico***(기능적 트레이닝의 바이블)을 읽어보기 바란다. 이 책은 다양한 변형과 많은 추가적인 내용을 담고 있다.

난이도 감소

- 운동 범위를 줄이고, 양 손을 올려놓기 위해 안정된 플랫폼(예: 스텝 또는 플라이오 박스)을 사용한다. 점진적으로 플랫폼 높이를 줄인다.
- 바닥에 무릎을 대고 앞뒤의 움직임만 수행한다.
- 바닥에 무릎을 대고 양 팔을 굽혀 앞쪽으로 움직인다.

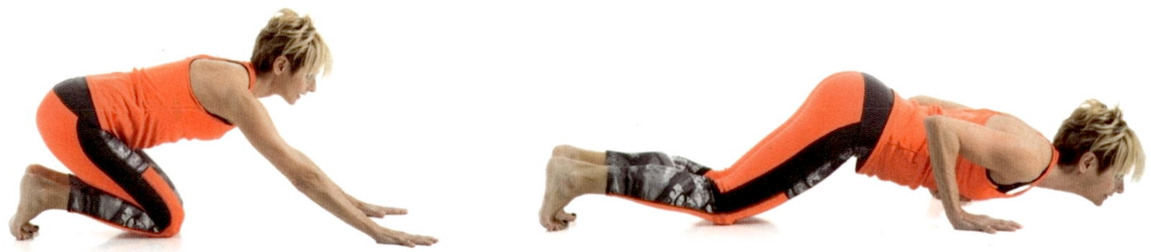

- 바닥을 밀면서 위쪽으로 올라온다: 양 팔 사이에 모래주머니를 길게 배치한다. 상체를 내릴 때, 모래주머니가 지지로서 작용하고, **ROM**을 감소시킨다.
- 시작자세의 첫 부분만 수행하고, 플랭크 자세로 이동한 다음, 다시 시작자세로 돌아온다. 앞쪽으로 이동할 때는 발앞쪽으로 바닥(고정점)을 밀어 이동한다. 한편, 연의 자세를 바꾸지 않고, 발꿈치와 복장뼈(5번 갈비뼈)를 앞쪽으로(반대점) 밀어준다. 이렇게 하면, **SFL**이 활성화되고, 신장되어서 온 몸에 힘을 분산시키는데 도움이 된다. 이런 동작을 조화롭지만 역동적으로 수행한다. 탄성과 힘의 분포에 집중하고 또 연과 코어를 활성화시키면서 5~10회 반복한다.

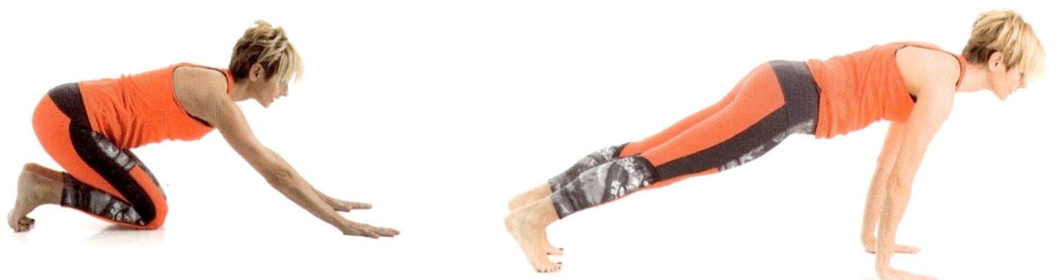

난이도 증가

시작자세에서 바닥으로부터 무릎을 든다. 즉, 여러분의 무릎을 절대로 바닥에 붙여서는 안된다.

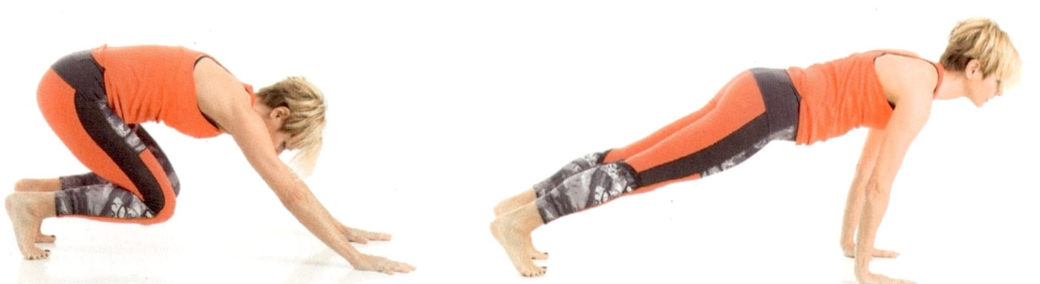

전략
에너지-탄성에너지

시작자세

강아지 자세를 취한다(무릎을 들어올린 네발자세).

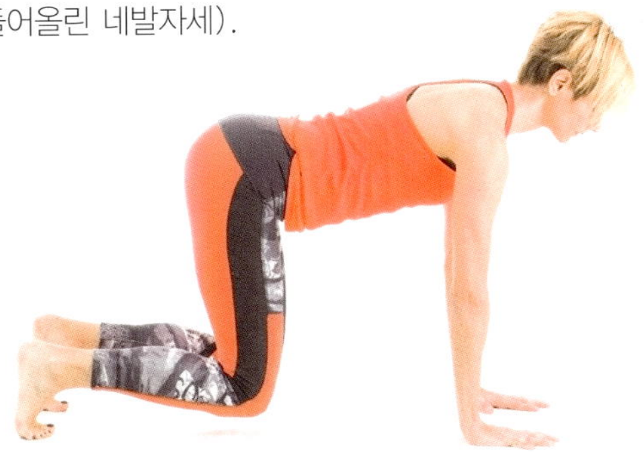

움직임

양쪽 무릎을 약간 바닥 쪽으로 내림으로써 작은 스프링 동작을 하고, 동시에 팔꿈치를 무릎 쪽으로 굽힌다. 그런 다음, 시작자세로 돌아온다. 4번째 스프링 동작을 할 때, 골반을 위쪽으로 들어올리면서 양 손과 양 발을 힘껏 점프하면서 들어올린다. 몸을 굽혀 작은 샘을 취한다. 양 팔과 양쪽 무릎을 약간 굽힘하면서 착지를 완충한다. 4회 반복한다.

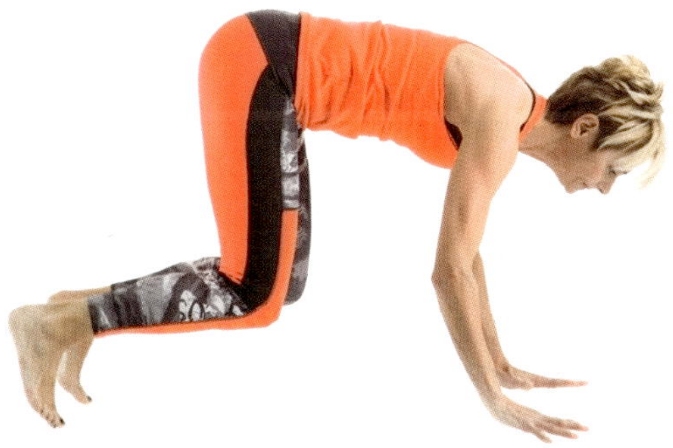

초점(Focus On)

- 연모양 라인 이미지를 상상하고 능동적으로 활성화하기
- 코어의 활성화
- 유연하고 역동적인 움직임
- 조용한 착지

검토(Work On)

- 팔과 다리의 탄성에너지
- 팔, 다리 및 코어의 근력강화
- 협응
- 적절한 힘의 양
- 가속과 감속

토론

메뚜기처럼 행동하는 것은 쉬운 일이 아니고, 모든 사람은 이 운동이 간단하다는 것을 알지 못한다. 이 운동은 양 팔과 양쪽 다리 사이의 동기화와 협응을 크게 요구한다.

난이도 감소

양 팔이나 다리로만 점프하고 움직인다.

난이도 증가

앞으로, 옆으로, 또는 대각선 방향으로 점프한다.

7.6.2. 벽을 이용한 에너지 운동

Gecko Push-Up Against the Wall(벽에 맞서서 도마뱀처럼 푸쉬-업)

전략

에너지-탄성에너지

시작자세

벽으로부터 1~1.5 미터 정도 떨어져서 벽을 바라보고 똑바로 선 자세를 취한다(키가 클수록 벽으로부터 멀리 떨어진다). 척추를 중립위로 두고, 어깨를 내려 어깨의 긴장을 푼다.

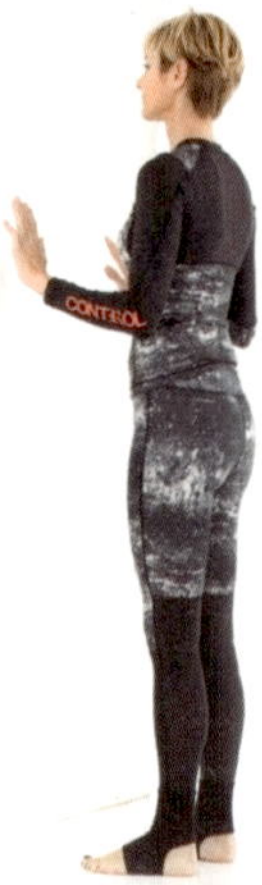

초점(Focus On)

- 연모양 이미지를 상상하고 능동적으로 활성화하기
- 여러분이 움직일 때, 전신을 정렬한다(널빤지처럼).
- 요란하지 않게 충격을 흡수하고 탄성 움직임을 수행한다.

검토(Work On)

- 팔의 탄성에너지
- 코어와 어깨위팔관절의 근력강화

난이도 증가

벽에 붙은 날으는 도마뱀: 곧 이륙하기 때문에, 안전벨트를 매자! 같은 운동을 하지만, 이번에는 앞쪽으로 넘어지면서 양 팔을 살짝 굽힘하고 양 발을 내딛는다. 발을 바닥에 대고 몸을 뒤로 젖힌다(무릎을 약간 굽힌다). 즉시 벽쪽으로 뛰어오르기 위해 양 발로 바닥을 민다. 점프할 때마다 각도를 변화시킨다.

움직임

벽쪽으로 넘어질 때 발꿈치를 바닥으로부터 들어올린다. 오른손을 왼손보다 약간 높게 벽을 집고, 온몸이 앞으로 미끄러지도록 팔꿈치를 약간 굽힘한다.

역동적인 통제된 동작으로 몸을 뒤로 밀면서 손을 벽에서 떼고 시작자세로 돌아가지만, 발꿈치를 바닥에 닿지 않는다. 다시 벽을 향해 넘어지지만, 이번에는 손의 위치(왼손이 오른손보다 높게)를 반대로 하고, 팔꿈치를 약간 바깥쪽으로 움직인다. 발꿈치를 바닥으로 내리지 않고 시작자세로 돌아가기 위해 탄성에너지를 사용한다. 여러 번 반복하고, 반복할 때마다 팔의 각도를 바꾼다.

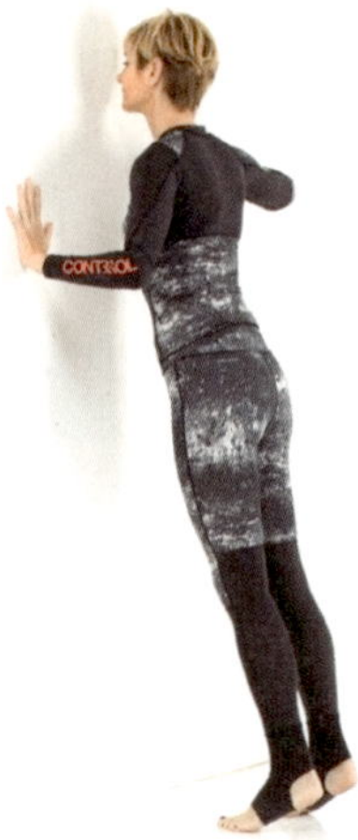

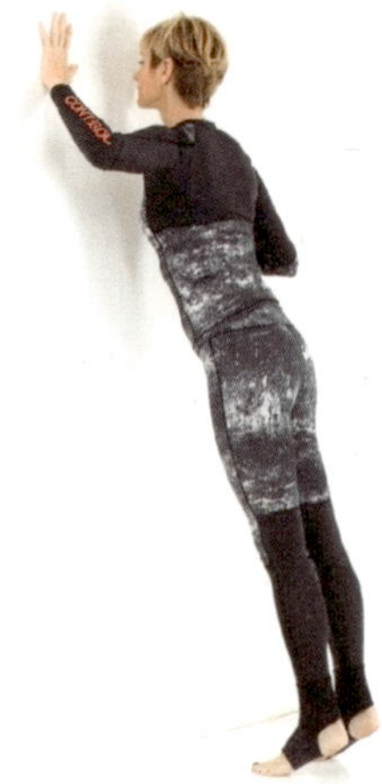

토론

모든 방향으로 큰 힘을 쓰지 않고 유연하고 탄성적으로 수행되는 이 탄성 바운딩들은 바닥에서 수행되는 동일 운동과 대체될 수 있다. 이 운동들을 비교해 보자. 벽에서 수행되는 운동은 거의 모든 사람이 수행할 수 있는 운동이다. 부가적으로, 벽의 운동은 근육보다 탄성 성분을 더 많이 사용한다. 이와 반대로 바닥에서 이루어지는 운동은 충분한 근력, 탄성 및 협응력을 가지고 있으며 이미 운동 스킬을 익힌 사람에게 더 적합하다. 바닥 운동이 근육에 더 의존하고, 운동을 잘못 수행했을 때 관절에 큰 하중이 가해진다.

전략

에너지-탄성에너지

시작자세

양 발을 벽 가까이 위치시키고, 강아지 자세를 취한다. 체중을 양 손으로 전이하면서, 오른쪽 발을 바닥으로부터 들어올려 오른쪽 무릎이 엉덩이 높이가 되도록 발앞쪽을 벽에 댄다. 어깨를 내려 어깨의 긴장을 풀고 복부를 가볍게 힘을 주어 수축해서 활성화하여 어깨위팔관절에서 안정성이 만들어진 후에 원활하게 동작을 시행할 자세를 취하고, 왼발을 바닥으로부터 들어올려 오른발과 같은 높이로 벽에 댄다.

살짝 앞으로 밀고, 팔 뒤쪽 라인이 활성화되는 것을 느껴야 한다(특히, 꼬리뼈와 연결되는 아래등세모근). 양쪽 어깨뼈를 둔부 쪽으로 하강한다. 바닥을 앞으로 민다고 상상한다.

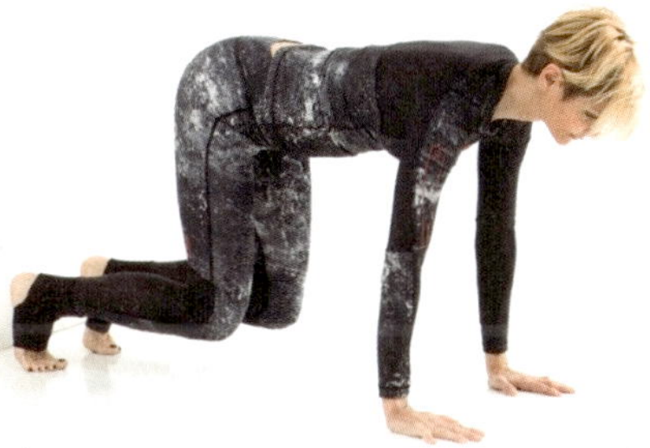

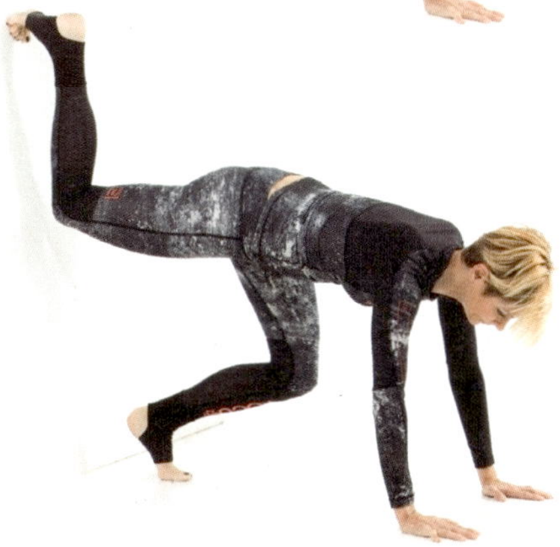

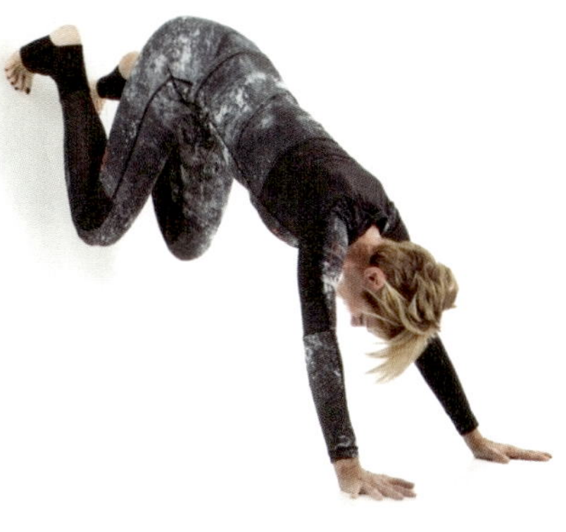

움직임

복부와 양 팔을 활성화시킨다; 2번 스프링 동작을 한다; 3번째 스프링할 때, 역동적이지만 통제된 움직임으로 점프하여 골반과 양쪽 발을 위쪽으로 들어올린다. 점프를 반복하지만, 이번에는 아래쪽으로 내려온다.

운동을 바꾼다: 두 번은 위쪽으로, 두 번은 아래쪽으로 점프한다. 4~6회 반복하고, 운동 범위를 점차 증가시킨다.

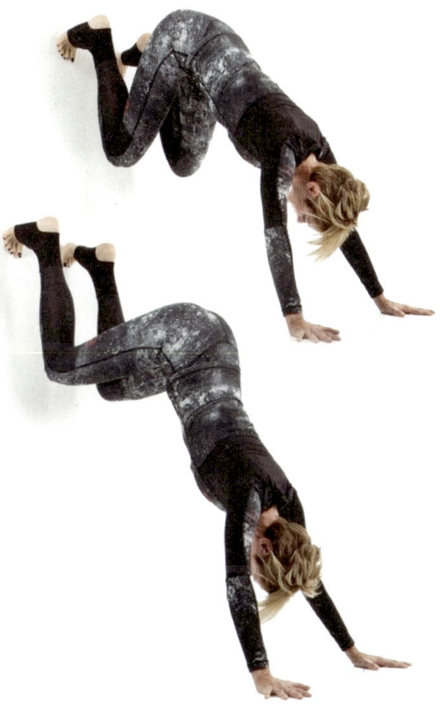

초점(Focus On)

- 반대점: 양 손과 양쪽 어깨뼈
- 양 손의 지지점: 새끼손가락과 엄지
- 연모양 라인 이미지를 상상하고 능동적으로 활성화하기
- 유연하고 통제된 움직임

검토(Work On)

- 다리의 탄성에너지
- 고유수용성
- 양 손의 균등한 체중 부하
- 협응과 안정성
- 팔과 어깨의 근력 강화

난이도 감소

- 점프를 작게 한다.
- 243 페이지의 운동을 수행한다.

전략

에너지-탄성에너지

시작자세

양 손을 어깨너비로 벌리고 네발자세를 취한다. 오른쪽 다리를 옆으로 곧게 들어올려 오른발을 엉덩관절 높이의 벽에 댄다. 오른쪽 발꿈치를 왼쪽 무릎과 일직선되게 배치한다(무릎에서 벽까지 수직선을 그린다: 여러분의 오른쪽 다리와 발꿈치는 이 선과 평행해야 한다).

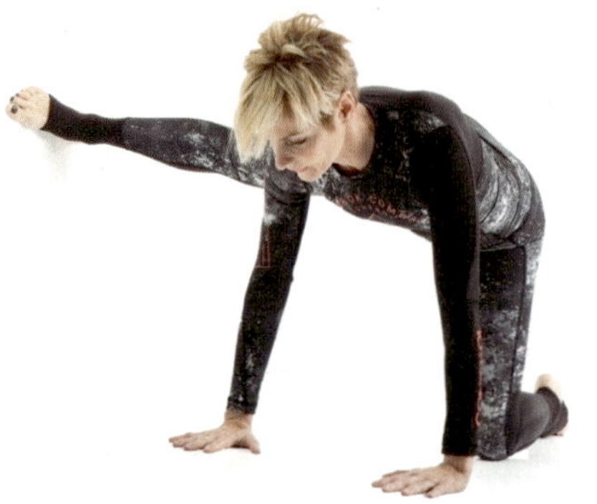

움직임

오른쪽 무릎을 리듬감 있게 굽힘하고 약간 폄한다. 3번째 반복할 때, 숨을 들이쉰다; 탄성 움직임으로 발을 벽에서 떼고 다리를 쭉 펴서 위쪽으로 들어올린다. 시작자세로 돌아온다. 4~6회 반복하고, 반대쪽도 실시한다.

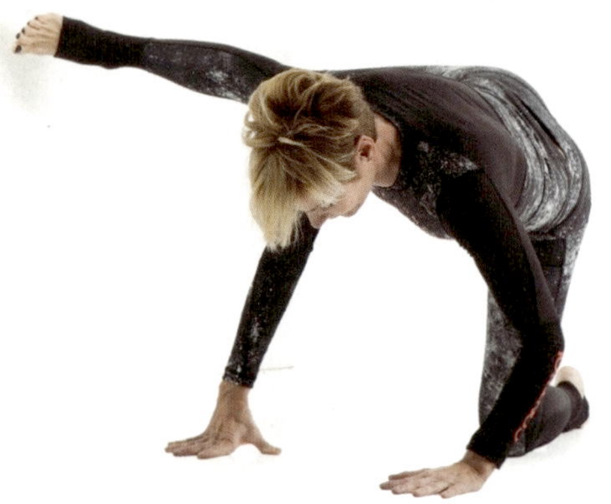

초점(Focus On)

- 고정점은 바닥에 무릎이고, 이동점은 벽에 붙은 발이다.
- 연모양 라인 이미지를 상상하고 능동적으로 활성화하기
- 네발자세 유지(발꿈치를 무릎과 일직선 되게)

검토(Work On)

- 탄성에너지
- 안쪽 허벅지(DFL)의 신장
- 엉덩관절의 기능적 가동성
- LL/FL/AL의 근력 강화
- 어깨위팔관절의 안정화

난이도 감소

- 동일한 동작을 수행하지만 이번에는 골반의 높이보다 낮게 발을 벽에 붙인다. 발을 벽으로부터 떼어내서 약간 더 높게 들어올리고, 다시 벽에 붙인다. 점프를 하면서 시작자세로 돌아온다.
- 무릎 밑에 플랫폼을 배치한다.

자극 변화

발의 위치를 바꾼다: 약간 더 낮게 하거나 조금 더 높게, 약간 안쪽이나 바깥쪽으로 돌린다.

토론

이 운동의 흥미로운 측면은 DFL의 신장과 활성화이다. 그 이유에 대해 알아보자. 이 자세의 경우, 골반바닥근이 밀접하게 연결되어 있기 때문에, 모음근을 통해 골반바닥근을 자극하고 있음을 다시 한번 강조한다(DFL, 골반바닥근막, 항문올림근 참조). 이와 동시에, 왼쪽 다리의 모음근과도 연결하고 있다.

"자극 변화" 단락에서 설명되었듯이, 발 위치를 약간 바꾸고 시작한다면, 여러분은 골반바닥근과 모음근을 다른 방향으로 자극하게 될 것이다.

이것은 논리적으로 다음 질문을 이끌어낸다: 이 운동도 골반바닥을 운동시킬 수 있는가? 그리고 아래로 처진 방광도 개선할 수 있는가? 답은 둘 다 "예"이다.

이 책의 끝부분에서, 여러분은 골반바닥을 탄력 있게 만드는데 도움을 주는 운동 목록을 발견할 수 있다.

7.6.3. 도구를 이용한 에너지 운동

Sideways Swing on Plyo Box(플라이오 박스를 이용한 옆으로 흔들기)

전략

에너지-탄성에너지

시작자세

플라이오 박스로부터 약 50 cm 떨어져서 양 발을 엉덩이 너비로 벌리고 똑바로 선 자세를 취한다. 오른쪽 발꿈치를 플라이오 박스에 올린다. 양 팔을 머리 위로 들어올리고, 상체를 왼쪽으로 돌린다. SBL의 아랫부분을 활성화하기 위해 플라이오 박스에 놓인 발꿈치로 가볍게 압박과 견인한다(등척성 사전–신장).

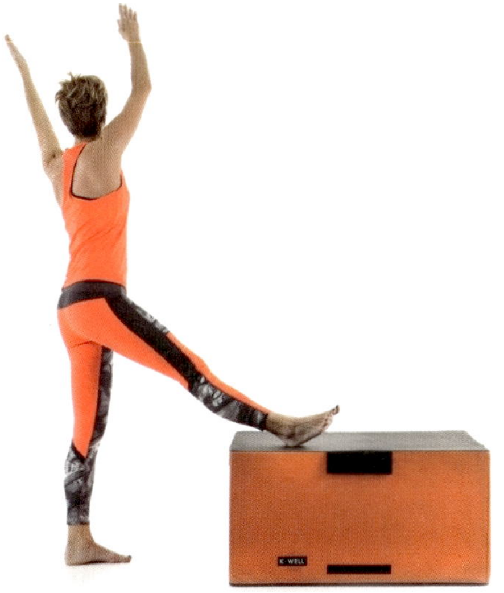

초점(Focus On)

- 고정점은 발꿈치이고, 이동점은 가슴이다.
- 양쪽 다리를 쭉 편다.
- 큰 노력이나 근육의 당김 없이 역동적이지만 유연하고 통제된 움직임. 피부를 신장한다.
- 연모양 라인 이미지를 상상하고 능동적으로 활성화하기
- 가속과 감속

검토(Work On)

- SBL/LL/SL의 탄성에너지
- 탄성 반동을 위한 사전–신장
- 고유수용성과 조절
- 가속과 감속
- 근력 강화

움직임

역동적이지만 통제된 움직임으로 상체를 앞으로 숙이고, 오른쪽으로 살짝 돌린다. 그리고 팔을 곧게 하여 오른쪽 다리의 바깥쪽에 위치시킨다. 반환점에서 멈추지 않고 탄성 반동을 사용하여 시작자세로 돌아온 후, 다시 즉각 수행한다. 상체를 내릴 때 감속으로 움직임을 조절한다. 원하는 만큼 반복한 다음, 반대쪽도 실시한다.

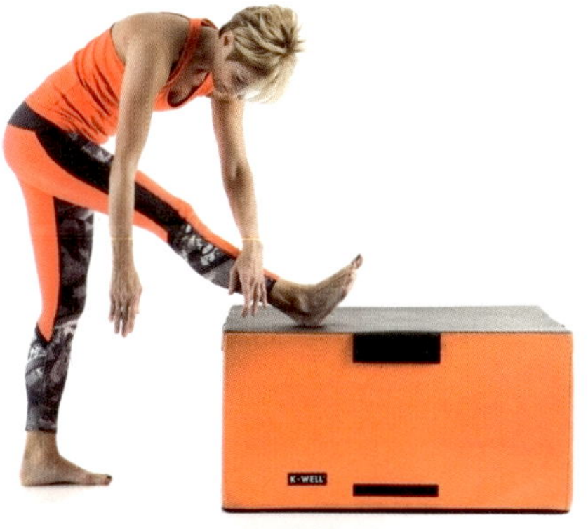

자극 변화

먼저 낮은 곳에서 높은 곳으로 스윙을 시작한다. 상체가 아래쪽으로 스윙할 때, 긴장을 변화시키면서 발꿈치, 무릎, 허벅지 쪽으로 움직인다.

토론

이 운동이 플랫폼을 사용하기 때문에, 241 페이지(왼쪽 아래)에 설명된 "sideways swing movement"와는 달리, 여러분은 뒤넙다리근과 장딴지 근육에서 신장이 증가되는 것을 느껴야 한다.

난이도 감소

- 시작자세에서 상체를 돌리지 않는다.
- 박스의 높이를 낮춘다.

난이도 증가

손목 웨이트를 사용한다.

전략

에너지-탄성에너지

시작자세

길이가 최소 4 피트(120㎝) 정도의 중등도-높은 저항 밴드를 사용한다. 한 쪽 끝에 매듭을 묶어서 손으로 잡을 수 있도록 한다. 오른발로 저항 밴드의 반대쪽 끝을 잡고, 왼손으로 밴드 매듭 부위를 잡고 몸 뒤쪽에서 저항 밴드를 교차한다. 저항 밴드를 타이트하게 당기면서 왼팔을 머리 위로 뻗는다. 왼발을 뒤쪽으로 한 걸음 물러선다.

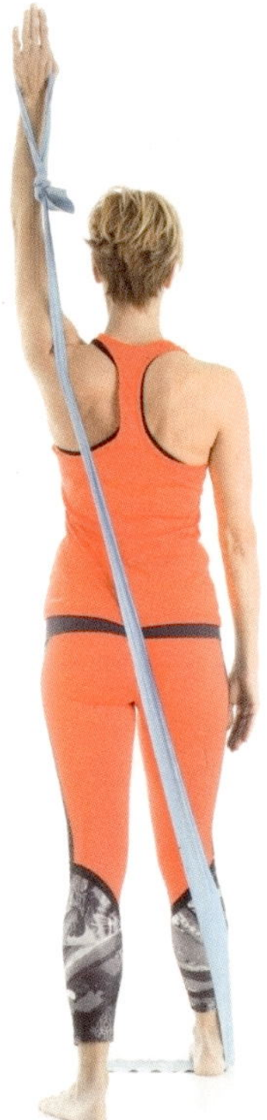

움직임

역동적 움직임으로 상체를 돌리면서 앞으로 숙여 왼손을 오른발 바깥쪽으로 가져온다. 저항 밴드의 긴장이 증가되는 것을 느껴야 한다. 이 자세에서, 엉치뼈, 허리뼈, 등뼈 및 머리에 저항 밴드를 접촉시키고 저항 밴드를 길게 신장시킨다. 저항 밴드의 사전 신장을 이용하여 다시 시작자세로 돌아가는 것은 식은 죽 먹기와 같다. 원하는 횟수만큼 반복한다.

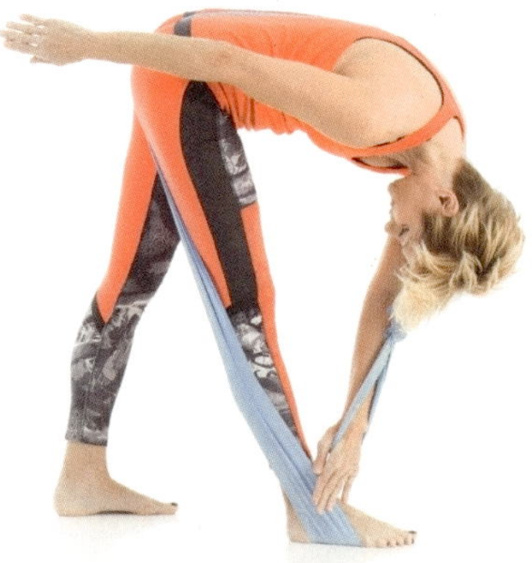

검토(Work On)

- SBL/LL/SL의 탄성에너지
- 탄성 반동을 위한 사전-신장
- 고유수용성과 조절
- 가속과 감속
- 근력 강화

초점(Focus On)

- 고정점은 양쪽 발이고, 이동점은 가슴이다.
- 양쪽 다리를 쭉 편다.
- 큰 노력이나 근육의 당김 없이 역동적이지만 유연하고 통제된 움직임. 피부를 신장한다.
- 타이트한 저항 밴드를 신장시킨다.
- 연모양 라인 이미지를 상상하고 능동적으로 활성화하기

토론

매우 중요한 점은 저항 밴드를 사용하여 운동하는 것이다. 체중을 이용할 때보다 저항 밴드를 이용할 때가 사전-신장 전략을 더 쉽게 이해하고 느낄 수 있다. 저항 밴드가 이동하는 것은 여러분이 저항 밴드의 신장을 잃어버리기 때문이다: 여러분은 저항 밴드의 힘에 의해 압박되고, 이로 인해 저항 밴드의 긴장을 잃어버리게 된다.

전략

에너지-탄성에너지

시작자세와 움직임

SFL을 사전 신장하기 위해 폄 자세에서 시작한다. 상체를 앞쪽으로 숙일 때 여러분의 팔을 아래쪽으로 떨어뜨린다. 팔의 움직임을 계속하여 곤봉을 등 뒤로 가져간다. 이때 양쪽 무릎을 약간 굽힌다. 반환점에서, 시작자세로 돌아오기 위해 탄성 반동을 이용하고, 즉각 다시 수행한다.

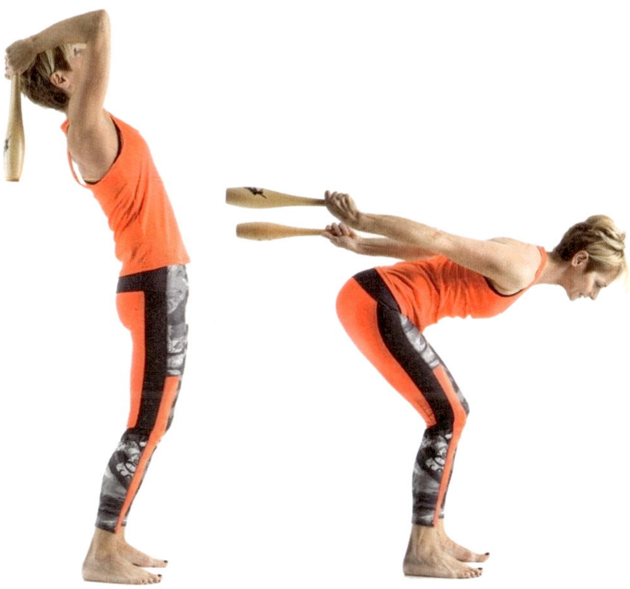

난이도 증가

- **SFL**을 사전–신장하기 위해 폄 자세에서 시작한다. 상체를 앞쪽으로 최대한 숙인다; 여러분은 **SBL**의 증가된 사전–신장을 느껴야 한다. 이 자세에서, 새총 효과를 이용하여 몸을 뒤로 들어올리면서 신장을 증가시키고, 골반을 약간 앞쪽으로 밀어 몸을 아치 모양으로 만든다. 동작을 멈추지 말고 다시 아래로 내려간다.

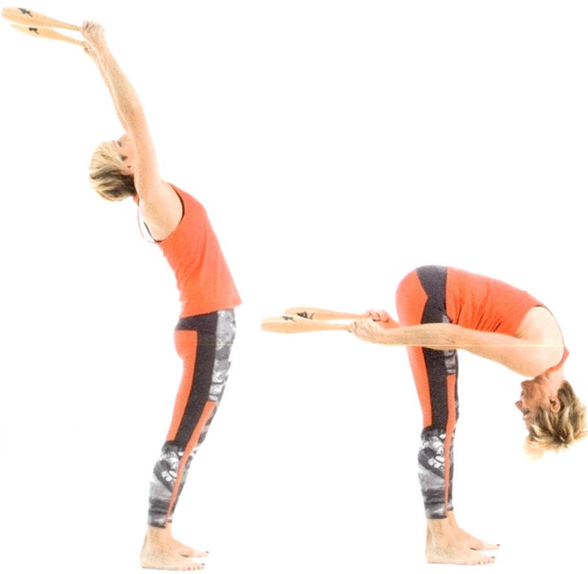

- 에너지가 넘치고, 탄력적이고 통제된 방법으로 여러분의 균형 감각을 어렵게 만든다. 앞에서 설명된 전체 움직임을 수행하지만, 한 다리를 이용한다. 즉, **"One Leg Deadlift"**와 **"Stork position in expansion"**을 결합한다. 오른쪽 다리를 들어올려 전체 움직임을 5회 반복한다(오른쪽 다리를 바닥에 절대로 내려 놓지 않는다). 그리고 다리를 바꾸어 반대쪽도 실시한다.

토론

240 페이지의 "토론" 단락에서 찾을 수 있는 모든 세부사항을 다루지 않겠다. 유일한 차이점은 나무 곤봉을 사용하는 것인데, 그 이유는 나무 곤봉이 스윙을 촉진하고, 지렛대를 증가시키고, 또 운동의 효과를 강화하기 때문이다.

나무 곤봉은 새로운 장비가 아니고, 리듬체조나 다른 종목에서 사용하는 것과 같다. 나는 곤봉이 가볍고 사용하기가 편해서 근막 트레이닝을 하는데 좋은 도구가 될 수 있음을 발견했다.

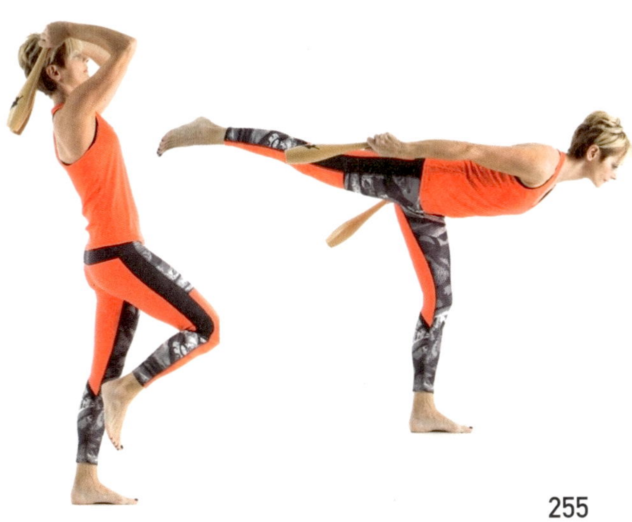

Lunge With Horizontal Swing With Wooden Clubs
나무 곤봉을 수평으로 흔들기면서 런지하기

전략

에너지-탄성에너지

시작자세

양 손에 나무 곤봉을 잡고 똑바로 선 자세를 취한다.

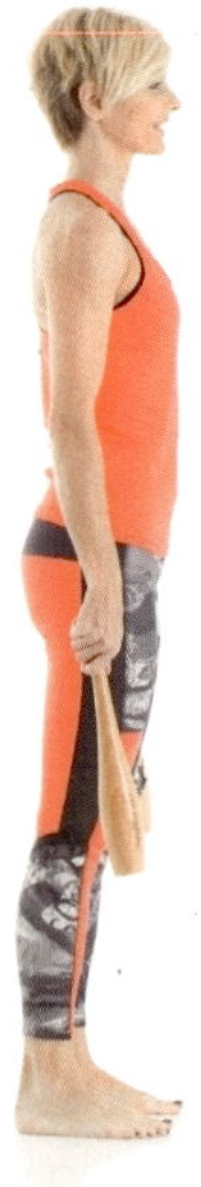

움직임

양 팔을 어깨높이까지 올려 오른쪽으로 이동시킨다. 이와 동시에 오른쪽 다리를 앞쪽으로 큰 걸음으로 내딛고 무릎을 굽힌다. 반환점에서 탄성 반동을 사용하여 가속으로 양 팔이 왼쪽으로 움직인다. 이때 오른쪽 다리를 큰 걸음으로 뒤로 물러선다. 양 팔의 가속과 감속을 이용하고 오른쪽 다리로만 앞뒤로 움직여 이 운동을 5~10회 더 리듬감 있게 반복한다. 그 다음, 왼쪽 다리를 이용해 처음부터 수행한다.

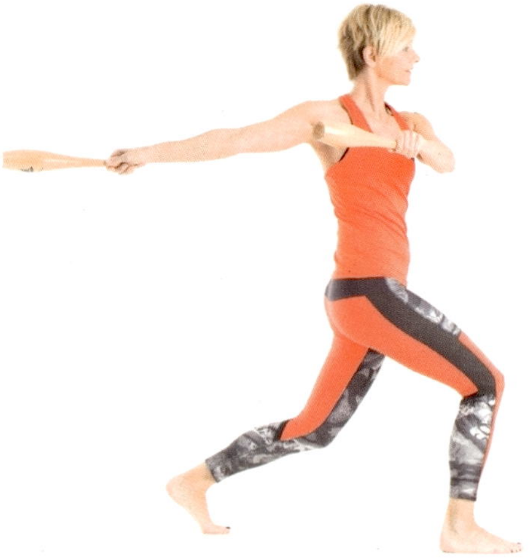

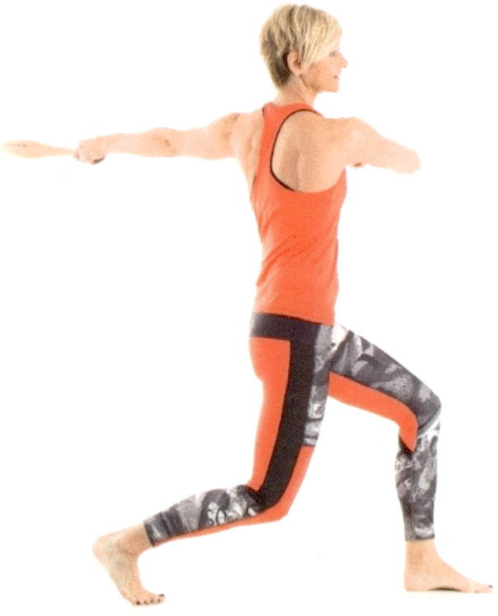

초점(Focus On)

- 고정점은 왼쪽 발이고, 이동점은 가슴과 오른쪽 발이다.
- 큰 노력이나 근육의 당김 없이 역동적이고, 유연하고 통제된 움직임
- 연모양 라인 이미지를 상상하고 능동적으로 활성화하기
- 가속과 감속

검토(Work On)

- **LL/SL**의 탄성에너지
- 탄성 반동을 위한 사전-신장
- 고유수용성과 조절
- 가속과 감속
- 근력 강화

토론

곤본을 가지고 왼쪽에서 오른쪽으로 양 팔로만 움직이지 않는다. 그렇게 하면 어깨만 지칠 뿐 상체의 탄성에너지의 도움을 받지 못할 것이다.
(상체를 T-셔츠처럼 생각하자: 몸을 비틀어 회전하고, 돌아오기 위해 에너지를 방출한다.)

자극 변화

- 양 팔이 오른쪽으로 움직일 때, 오른쪽 다리를 한 걸음 내딛는다. 양 팔을 왼쪽으로 움직일 때 탄성 반동을 이용해 왼쪽 다리를 한 걸음 내딛는다. 보행 런지와 같이 앞쪽 움직임을 계속한다. 유연하고 역동적 움직임으로 가속과 감속을 한다.
- 각도를 바꾼다.
- 손목 웨이트를 사용한다.

전략

에너지-탄성에너지

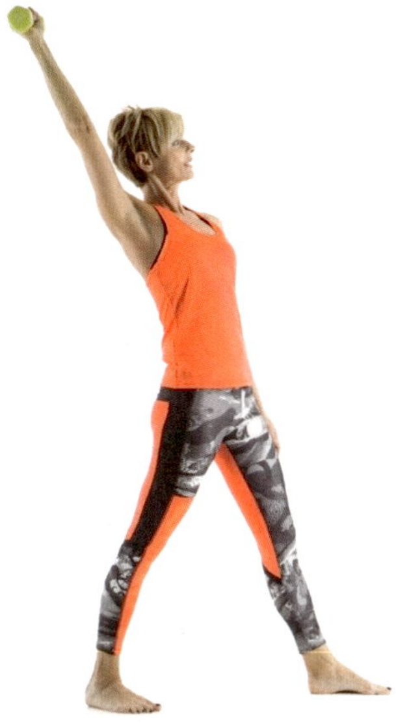

시작자세

왼쪽 다리를 앞쪽으로 내디디면서 오른손으로 웨이트를 집어 든다. 오른손을 머리 위로 들어 올린다. **SFL**의 사전-신장을 증가시키면서 신장하고 약간 폄을 일으킨다.

움직임

역동적이지만 유연한 움직임으로 상체를 앞으로 숙이면서 오른손을 왼쪽 다리 바깥쪽으로 가져간다. **SBL**의 증가된 사전 신장을 이용하여 시작자세로 돌아온다. 반환점을 활용하여 가속한다. 원하는 횟수만큼 반복한다.

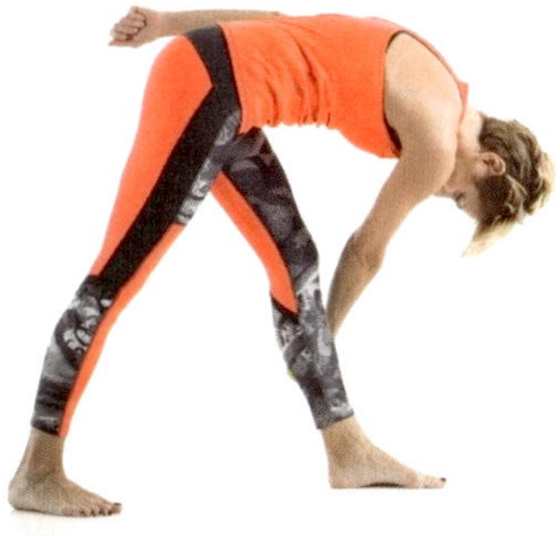

초점(Focus On)

- 고정점은 양쪽 발이고, 이동점은 가슴이다.
- 양쪽 다리를 곧게 뻗는다.
- 큰 노력이나 근육의 당김 없이 역동적이고, 유연하고 통제된 움직임
- 피부를 신장한다.
- 연모양 라인 이미지를 상상하고 능동적으로 활성화하기
- 가속과 감속

검토(Work On)

- SBL/LL/SL의 탄성에너지
- 탄성 반동을 위한 사전-신장
- 고유수용성과 조절
- 가속과 감속
- 근력 강화

토론

이 운동에서, **"Sideways Swing in Walking Position**(241 페이지)"와 **"Sideways Swing With Resistance Band**(254 페이지)"으로 여러분이 배우고 연습했던 모든 것은 유용하게 활용된다. **"Swing With Dumbbells"** 운동은 수준 높은 학생에게만 적합한 운동인데, 그 이유는 탄성 반동의 이점을 얻을 수 있는 사전-신장과 신장을 어떻게 만들어내는지에 대한 지식을 필요로 하기 때문이다: 그렇지 않으면, 허리를 다칠 수 있다.

이 운동은 많은 운동선수들에게 매우 유용한 워밍-업 운동이다. 여러분은 이 운동이 어떤 스포츠에 적합한지를 생각할 수 있는가? 테니스, 배구, 농구 등이 떠오른다. 이것은 전신을 위한 사전-신장 운동이다.

난이도 증가

오른발을 한 걸음 내디디면서 오른손으로 웨이트를 집어 든다. 오른팔을 머리 위로 들어올린다. **SFL**을 사전-신장한다. 왼발을 앞쪽으로 내디디면서 상체와 오른팔을 힘차게 왼쪽으로 회전하고 굽힌다. 이때 양쪽 무릎도 함께 굽힌다. 시작자세로 돌아오고, 리듬을 바꾼다: 가속과 감속.

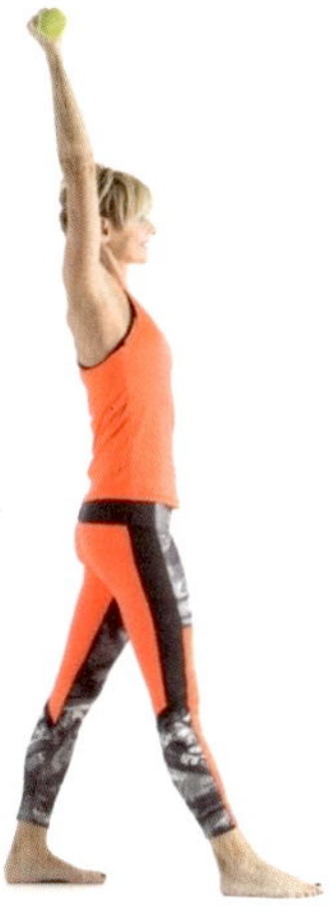

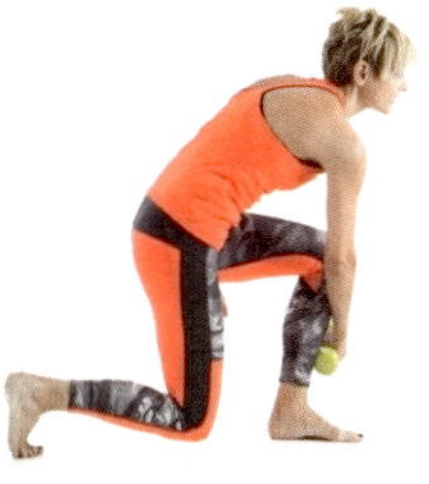

난이도 감소

더욱 탄력적인 **"Sideways Swing in Walking Position"** 운동(241 페이지)을 수행한다.

전략

에너지-탄성에너지

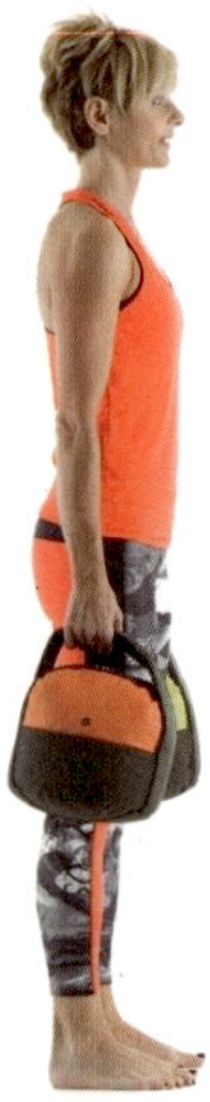

시작자세

양 손으로 부드러운 케틀벨을 하나씩 잡고 똑바른 선 자세를 취한다. 연 자세를 취한다.

움직임

리듬감 있고 탄력적인 동작으로 상체를 약간씩 돌려 오른팔을 앞쪽으로, 왼팔을 뒤쪽으로 움직인다. 계속해서 앞뒤로 리듬감 있게 흔들 때 양쪽 무릎을 약간씩 굽힘과 폄을 한다. 점차 팔의 운동 범위와 상체의 회전를 증가시킨다. 머리를 정면으로 유지하고 응시한다. 원하는 횟수만큼 반복한다.

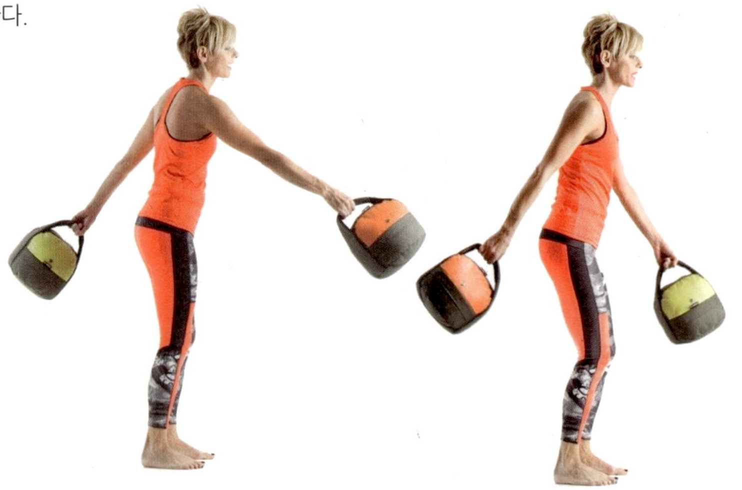

초점(Focus On)

- 고정점은 머리이고, 이동점은 상체와 골반이다.
- 큰 노력이나 근육의 당김 없이 리듬감 있고, 유연하고 통제된 움직임
- 연모양 라인 이미지를 상상하고 능동적으로 활성화하기
- 가속과 감속

검토(Work On)

- **LL/SL**의 탄성에너지
- 등뼈와 어깨관절의 기능적 가동성
- 탄성 반동을 위한 사전-신장
- 양쪽 팔과 양쪽 다리, 그리고 케틀벨의 궤적 사이 협응
- 근력 강화
- 가속과 감속

토론

이것은 매우 기능적인 움직임이다. 그 이유는 보행 때의 몸통 움직임을 일으키고, 이와 동시에 호흡을 향상하기 때문이다.

난이도 감소

가벼운 웨이트나 나무 곤봉, 또는 웨이트 없이 운동을 수행한다.

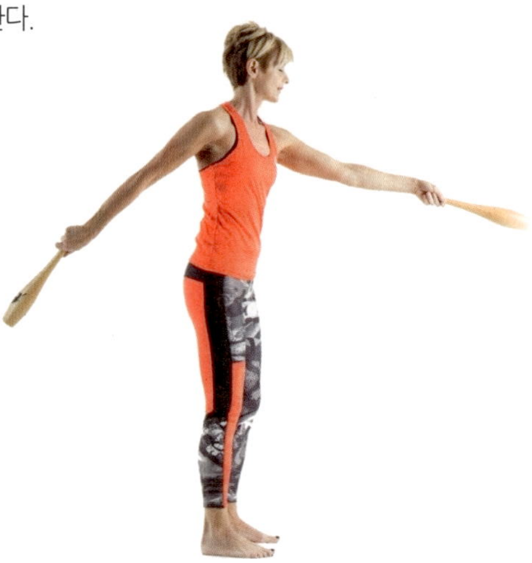

난이도 증가

- 스윙 운동을 계속하면서, 오른팔을 앞쪽으로 움직일 때 왼쪽 다리를 한 걸음 앞으로 내딛는다. 이 자세를 유지한 채, 계속 스윙 동작을 한다. 3번 스윙한 후, 왼팔을 앞으로 움직일 때 오른쪽 다리를 한 걸음 앞으로 내딛는다.
- 각 걸음마다 스윙을 수행한다.

전략

에너지-탄성에너지

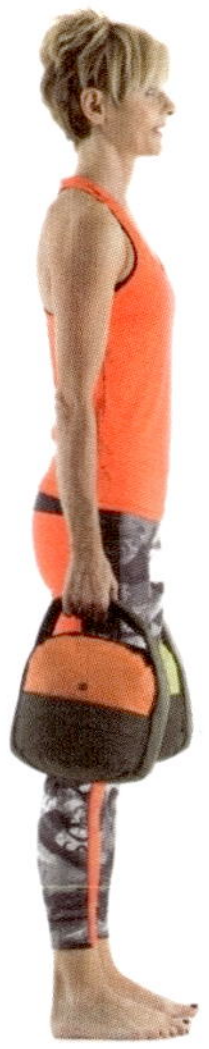

시작자세

양 손에 케틀벨을 하나씩 들고 똑바로 선 자세를 취한다. 등과 골반을 중립위로 유지한다.

초점(Focus On)

- 고정점은 머리이고, 이동점은 상체와 골반이다.
- 큰 노력이나 근육의 당김 없이 리듬감 있고, 유연하고 통제된 움직임
- 연모양 라인 이미지를 상상하고 능동적으로 활성화하기
- 가속과 감속

검토(Work On)

- 관련된 다중 라인의 탄성에너지
- 등뼈와 어깨관절의 기능적 가동성
- 탄성 반동을 위한 사전–신장
- 가속과 감속
- 양쪽 팔과 양쪽 다리, 그리고 케틀벨의 궤적 사이의 협응
- 근력 강화

토론

이 운동의 어려움은 케틀벨의 스윙과 신체 움직임의 협응에 달려 있다.

양쪽 케틀벨을 같은 방향으로 움직이는 이 운동의 핵심은 타이밍이다. 그 이유는 춤(댄스)처럼, 유연하고 조화로운 움직임을 제공하는 통제된 방법으로 하중이 사용되기 때문이다. 타이밍이란 바로 이런 것이다: 여러분이 포스 트로트, 자이브, 살사 및 탱고 등의 춤을 추고 있다고 상상해 보자. 여러분의 파트너는 여러분이 수행하고 있는 것과 반대되는 동작을 하게 된다. 만약 여러분의 타이밍이 맞지 않으면, 춤이 정신적으로나 신체적으로 힘들어진다.

움직임

양쪽 케틀벨을 같은 방향으로 앞뒤로 스윙하기 시작한다. Y 자 모양의 새총이 앞쪽으로 막 나가려 할 때처럼 양쪽 케틀벨이 등 뒤에 있을 때, 왼쪽 다리를 앞쪽으로 한 걸음 내딜 때 탄성 반동을 이용한다.

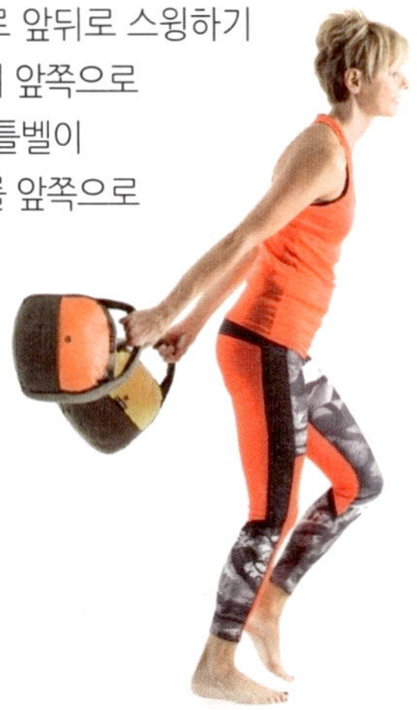

이 자세를 유지하고 2번 더 앞뒤로 움직인다. 3번째 움직일 때 오른쪽 다리를 앞쪽으로 한 걸음 내딛는다. 이런 식으로 원하는 만큼 계속 앞쪽으로 보행한다.

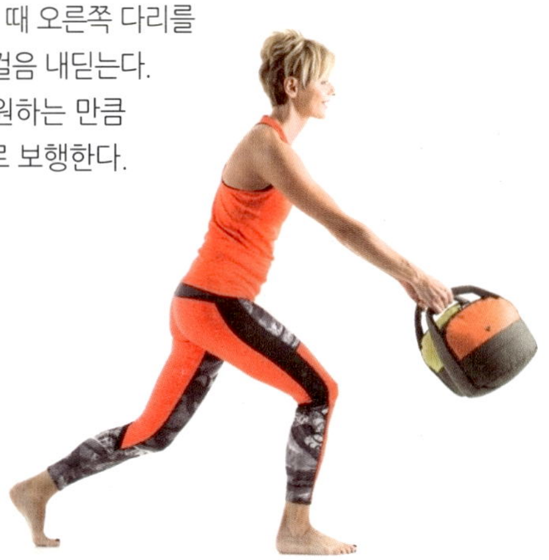

난이도 증가

- 왼쪽 다리로 한 걸음 앞으로 내딛고, 케틀벨을 계속 스윙한다. 3번째 스윙할 때, 양 팔이 등 뒤에 있는 동안, 런지(오른쪽 무릎을 바닥에 닿을 때까지 굽힌다.)를 수행하고 런지로부터 일어서고 오른쪽 다리를 한 걸음 앞쪽으로 내디디기 위해 케틀벨의 반동을 이용한다. 원하는 숫자만큼 점진적으로 운동을 수행한다.
- 전체 운동을 더 유동적으로 만들기 위해, 여러분은 각 운동 때마다 스윙을 할 수도 있다. 런지를 할 때, 케틀벨을 등 뒤로 움직이고, 그 다음 한 걸음을 내디디기 위해 반동을 이용하면서 앞쪽으로 움직인다.
- 기억할 것은 큰 노력이나 근육의 당김 없이 리듬감 있고, 유연하고 통제된 움직임을 수행하는 것이다.

전략
에너지-탄성에너지

시작자세

똑바로 선 자세에서 오른손으로 케틀벨을 잡는다. 그리고 왼쪽 다리와 함께 앞쪽으로 한 걸음 내딛는다.

움직임

오른팔이 등 뒤에 있을 때까지 오른팔을 스윙하고 가쪽돌림한다. 이와 동시에, 체중을 오른쪽 다리로 이동시킨다. 반환점에서 여러분의 체중과 함께 앞쪽으로 움직이면서 팔을 약간 안쪽으로 돌림한다. 스윙을 유지하고 궤적과 속도를 바꾼다. 체중이 왼쪽 다리로 이동하고 팔이 왼쪽으로 움직여 등 뒤로 갈 때까지 팔의 안쪽돌림을 그대로 유지한다. 오른쪽 다리로 체중을 지지하면서 케틀벨을 오른쪽으로 가져가기 위해 동작을 정반대로 한다. 원하는 횟수만큼 반복한 후, 반대쪽도 실시한다.

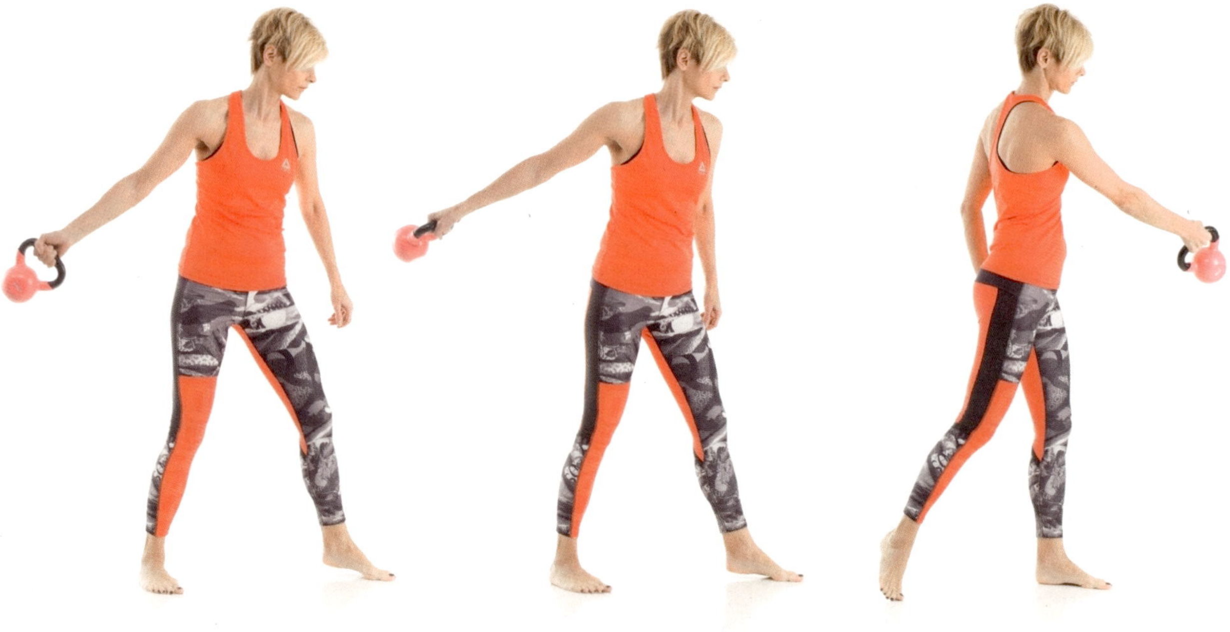

초점(Focus On)

- 큰 노력이나 근육의 당김 없이 리듬감 있고, 유연하고 통제된 움직임
- 연모양 라인 이미지를 상상하고 능동적으로 활성화하기
- 가속과 감속

검토(Work On)

- 관련된 다중 라인의 탄성에너지
- 등뼈와 어깨관절의 기능적 가동성
- 양쪽 팔과 양쪽 다리, 그리고 케틀벨의 궤적 사이의 협응
- 근력 강화

이완: 근막 이완

8

RELEASE

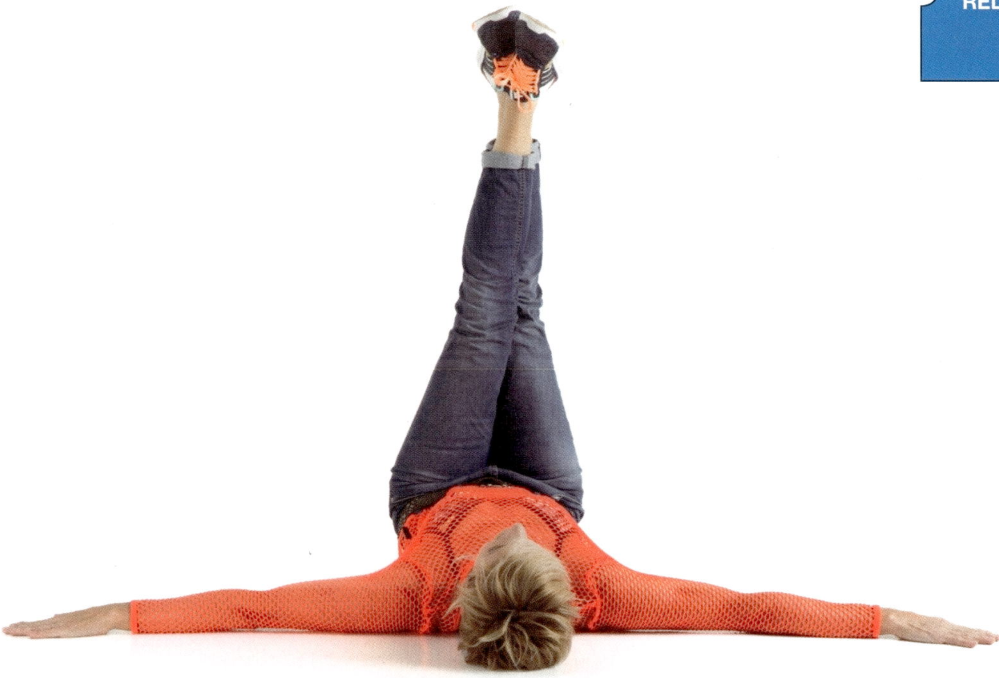

근막은 압축되는 것을 좋아하고, 압박을 요구하고, 활주하는 것을 좋아한다.

8.1. 이완 전략

이전의 장에서처럼, 우리는 트레이닝 프로그램 안에 근막 이완 전략을 포함시키는 결정을 왜 했는지 그리고 어떻게 했는지를 자세히 설명할 것이다. 근막 이완 전략은 중추신경계(CNS)를 위해 압박, 마찰, 흔들기, 진동, 스윙, 견인 및 터치 등으로 이루어진 간단한 기법이며 즉각적인 결과와 폭넓은 자극을 가진다.

나의 책인 **Pilates per lo Sport**(필라테스 스포츠)[3]에서, 나는 BBR(Body Ball Relaxing)에 대해 이야기했고, 여러분의 트레이닝 프로그램의 일환으로 셀프-마사지를 모든 장에서 다루었다. 오늘날 이것은 그 어느 때보다도 나의 트레이닝에 필수적인 부분이고, 더 큰 자각을 가지고 있다.

근막 조직은 우리 몸의 모든 세포를 위한 필터처럼 작용한다. 근막은 혈액이나 림프계에 의해 노폐물이 운송될 수 있을 때까지 대사 노폐물을 처리하고, 신선한 기질에 세포를 제공한다. 근막 필터가 차단되면, 들어가고 나가는 물질의 교환이 모두 금지된다. 우리는 근막을 촉진하기 위해 이완 전략을 사용하고, 이것으로 인해 우리의 대사와 전반적인 건강이 강화된다.

볼과 폼 롤러는 셀프-마사지에 탁월한 도구로서 근육근막 구조를 이완시키고 더 큰 재생을 자극할 수 있는 이상적인 도구이다.

이완 전략은 근육과 신경에 작용함으로써 광범위한 근막 조직에 특히 효과적으로 작용한다. 침범된 부위에 적용된 볼이나 폼 롤러의 압박은 조직을 재수화하고 긴장을 제거하여 근육의 탄력, 활력, 강인함을 유지하며 그 기능을 재활성화한다. 물의 교환이 전혀 없는 연못을 생각해 보자. 시간이 지나면 연못에서 악취가 풍기고 부패가 발생하기 시작한다. 이와는 대조적으로, 물이 끊임없이 교환되는 호수는 깨끗하고 신선함을 유지한다.

이완 전략은 움직임의 유동성을 증가시키기 위해 간질액(근육의 윤활유)을 목표로 하고 있다. 게다가, 이완 전략은 긴장, 정체, 그리고 안정으로부터 근육을 덮고 있는 근막 조직을 이완시키며, 말이집에서 자유롭게 활주를 일으킨다. 잘 윤활된 근육은 가장 높은 스포츠 수행력을 일으킬 것이고, 근육 손상을 예방하는데 도움을 줄 것이다(**1.3.1**절의 "물" 참조). 이런 이유 때문에, 많은 사람들이 효과를 볼 수 있지만 특히 운동선수에게 근막 마사지를 권장하는 이유이다.

근육근막 이완 전략의 목표:

- 조직에서 수분을 보충하고 수분을 공급한다.
- 긴장을 제거한다.
- 유연성을 개선한다.
- 재생을 향상시킨다.
- 통증을 완화시켜 준다.

소위 통증유발점은 무엇인가?

건강한 근육은 느슨하고 탄력적이며, 만져도 통증이 발생하지 않는다. 8인치(20㎝) 길이의 로프라고 생각해 보자. 만약 여러분이 로프의 중간 부분을 묶으면, 길이가 짧아질 것이다. 이런 현상은 근육 조직이나 근육을 둘러싸는 근막 조직에서 발생한다. 이웃한 조직에서 통증유발점이 생성된다.

일반적으로 통증유발점으로 알려진 근육근막 통증유발점은 수축된 근육 부분의 민감한 부분이며, 촉진 시 결절이 만져진다.

통증유발점이 생성되면 무슨 일이 일어나는가? 단축된 근육의 밴드들이 뭉치게 되어 탄력을 잃게 되고, 반면 다른 근막(침범되지 않은 근막)은 타이트한 탄성 밴드처럼 신장될 것이다. 이 모든 경우에 수동 가동성과 능동 가동성을 잃게 되는데, 그 이유는 근육 밴드의 일부가 이미 신장되어 있고 전체 구조물의 크기를 제한하기 때문이다. 다른 결과는 손상을 일으킬 수 있는 근육 길이의 감소인데, 그 이유는 수축 시 모든 근육원섬유가 동원될 수 없기 때문이다. 이것은 운동선수에게 있어 최악이다. 이것이 발생하는 가장 흔한 원인은 근육의 과하중이나 부적절한 하중일 것이다. 통증유발점에서, 산소와 영양분의 공급이 차단되어 지속적인 수축을 일으킨다.

가장 흔한 원인들은

- 컴퓨터 앞에서 장시간 작업하는 경우
- 잘못된 자세
- 장시간 동안 차 안에 있는 경우
- 스트레스
- 부정적 감정 상태
- 나쁜 식습관

그러나 통증유발점은 과도한 좌식생활에 의해서도 발생할 수 있다. 즉, 근육을 신장하고 이완할 기회를 제공하지 않고, 같은 자세로 장시간 앉아 있을 때 통증유발점이 발생할 수 있는 것이다.

통증유발점의 유형

통증유발점에는 다양한 종류가 있으며, 각각 고유한 특성을 가진다:

- 1차(또는 중앙) 통증유발점이 가장 전형적인 통증 유발점이며, 근힘살의 중간지점에서 발견되고, 일반적으로 환자가 인식하고 보고하기 가장 쉽다.
- 2차(또는 위성) 통증유발점은 1차 통증유발점 주변에 형성되며, 이 지점이 가장 먼저 치료된다.
- 부착점의 통증유발점은 힘줄에서 발견된다.
- 확산된 통증유발점은 다른 신체 부위에 영향을 주고, 측만증이나 과도앞굽음증과 같은 자세 변형과 관련이 있다.
- 1차 또는 2차 활성 통증유발점은 연관통을 유발하며, 터치만으로도 통증이 발생한다.
- 잠복성(또는 비활성) 통증유발점은 연관통을 유발하지 않으며, 통증이 발생하지 않고 근경직으로 이어져 자극에 따라서는 활성화될 수 있다.

8.2. 이완 전략의 금기증

이완 전략이 다음과 같은 상황일 때 금기시 된다:

- 꿰매었거나 골절이나 개방성 상처가 있는 경우
- 항응고제를 복용하는 경우
- 악성종양, 골다공증, 급성 류마티스 관절염, 당뇨병, 과민성 피부 또는 순환기 계통의 질병(부종, 혈종, 고혈압 또는 저혈압 등)이 있는 경우

다음 부위에도 주의한다:

- 꼬리뼈(골절 위험으로 피해야 함)
- 11번째와 12번째 갈비뼈(뜬갈비뼈)
- 칼돌기(복장뼈 하단)
- 복부 부위(두덩뼈에서 아래갈비뼈까지이고, 몸통의 앞쪽면)
- 목뼈와 상위 목 부위(동맥, 뇌신경, 척추신경)

8.3. 도구(Equipment)

공, 폼 롤러, 감각 볼, 테니스 공과 골프공 등을 포함한 많은 것들이 셀프 마사지에 사용될 수 있다. 내가 가장 좋아하는 것은 부드러운 감각 볼이다. 왜냐하면 이것은 피부 밑에 있는 조직을 자극하기 때문이다. 이런 공의 사용으로 변할 수 있는 근육근막 조직들은 압박의 강도, 기간, 속도(빠르게 또는 점진적으로)에 따라 달라질 수 있다.

직경이 5, 6 또는 7인치(13, 15 또는 18 ㎝) 되는 폼 롤러와 공이 대부분의 사람들에게 이용될 수 있는데, 그 이유는 이들이 3차원이고, 또 공기를 주입하거나 배출함으로써 공의 경도를 우리가 조절할 수 있기 때문이다.

초보자나 신장이 2 미터 이상인 사람, 또는 90kg 이상의 체중을 가진 사람은 가장 큰 공(7인치[18㎝])을 사용해야 한다. 터치만으로도 통증이 있거나 통증 유발점이 여러 개가 있는 매우 수축된 근육의 경우에 이 정도 크기의 공으로 시작해야 한다. 이 공은 섬세하고 일반적인 반응과 이완을 위해 가장 많이 사용된다.

7인치(18㎝)의 공으로 셀프 마사지를 한 후, 불편함이 없다면 직경 15㎝의 공을 사용한다.

이 공은 넙다리네갈래근, 넓은등근과 같은 다양한 신체 부위에 사용될 수 있고, 체격이 큰 사람에게 적합하다.

가장 작은 5인치(13 ㎝)의 공이 더 강한 편이고, 진보되고 구체적인 트레이닝 프로그램에서 이 공의 사용을 권장한다. 이 공은 깊은 엉덩관절 굽힘근과 돌림근띠 등과 같이, 보다 제한된 부위에 사용될 수 있다.

현기증이나 메스꺼움이 생기면 셀프 마사지를 중단한다. 또한 과도한 압력을 가하면, 신체의 일부가 손상을 당하기 쉽기 때문에, 이런 부위의 주변이나 근처에서 마사지를 할 때는 매우 주의깊게 하는 것이 중요하다.

8.4. 근육근막 이완술 (Myofascial Release Techniques)

적절한 양의 압박은 근력과 근육의 긴장을 감소시킨다. 나는 강도와 목표를 더 잘 설명하기 위해 사용하는 용어들의 일부를 명확하게 설명하는 것으로 시작하고 싶다.

마사지: 통증유발점에 적용; 0.5인치(1㎝) 정도 되는 앞뒤의 작은 움직임으로 점진적인 압박을 적용하여 긴장을 제거한다.

지압: 통증유발점에 적용; 3초간 누르고 이완하는 식으로 긴장을 제거한다.

활주: 넓은 부위에 적용; 점진적인 압박을 통해 근육근막 라인의 방향으로 활주하고, 볼이나 폼 롤러로 피부를 활주하여 탄성 효과를 얻는다.

굴리기(롤링): 넓은 부위에 적용; 천천히 또는 빠르게 굴린다; 만약 여러분이 천천히 굴리기를 하면, 각 호흡 후 심장 방향으로 굴리기를 한다 – 압축 효과.

이완: 통증유발점에 적용; 통증 지점에 그대로 머무른다. 계속 호흡을 하고, 숨을 쉴 때마다 공으로 부드럽게 압력을 가하여 긴장이 가라앉을 때까지 기다렸다가 심장 방향으로 0.5인치(1 ㎝) 정도 이동한다. 특정 통증유발점에서는 작은 원을 그리거나 별 모양을 그릴 수도 있다

근막에 대한 이런 범위의 기법은 기계적, 생화학적, 신경학적 반응의 조합 덕분(아직 연구 중이지만)에 통증유발점을 해소하는데 도움을 준다.

기억해야 할 사항:

- 근막이완술이 반대 효과를 달성할 수 있기 때문에, 고통이 없으면 얻는 것도 없다는 철학처럼 통증을 없애는 것이 목표가 아니다.
- 절대 숨을 참지 않고, 계속 호흡해야 한다.
- 아픈 지점을 발견하면 압력을 낮추고 그 부위에 머무르면서, 깊은 호흡을 쉬며 통증이 가라앉을 때까지 0.5인치(1㎝) 이하의 작은 움직임을 일으킨다.
- 호흡을 방해하는 지점을 발견하면, 천천히 그 지점을 벗어난다. 다음에 이 지점을 다시 찾아올 수 있다.
- 움직이기로 결정한 속도가 운동의 강도를 결정한다. 경험의 법칙에 따르면: 여러분이 느리게 움직일수록, 더 강한 느낌이 들 것이고, 종종 조직이 더 많이 이완될 것이다

8.5. 트레이닝 계획이나 기존 트레이닝의 보완 계획

본 장에서 나는 근육근막 이완 전략과 트레이닝에 이 전략을 어떻게 하면 가장 효율적으로 적용할 수 있는지에 대해서만 이야기하고 있음을 기억하기 바란다. 실제 트레이닝 수업에서, 나는 9장에서 볼 수 있는 다른 FReE를 포함시킬 것이다. 근육근막 이완이 여러분 자신의 프로그램에 통합될 수 있는 방법이 많이 있으며, 그 중 일부가 아래에 열거되어 있다.

셀프 마사지를 하기 전에 유산소 운동을 2~5분 정도 하여 조직을 따뜻하게 하는 것이 좋은 생각임을 항상 기억하기 바란다. 정기적이고 표적화된 트레이닝은 근막 조직을 재생시키고, 장기간의 긴장 해소를 촉진하여 수행력 향상으로 이어진다.

마사지와 마찬가지로, 여기에서 자세히 설명되는 모든 이완 운동은 근막 조직에 압박을 가하는 것을 포함한다. 이것은 말 그대로, 스펀지처럼 짜여진 근막에 체액 교환을 기계적으로 촉발시킨다.

이 액체들은 신진대사와 림프 노폐물을 운반한다. 그러면, 근막이 다시 체액으로 채워진다. 이런 교환은 신진대사를 활발하게 하고 근막과 주변 장기 모두의 건강을 증진시킨다. 이것은 바로 압박을 가함으로써 근막을 활성화하고 재생시키는 것이 중요하다는 이유이다. 이런 효과는 다양한 기법에 근거한 마사지는 물론, 오스티오패스와 물리치료에 의해 이루어진다. 근막 조직은 단축되는 것을 좋아하고, 압박을 필요로 하며, 활주하는 것을 좋아함을 기억하기 바란다.

하루가 마무리는 되는 시점의 근육근막 이완

종종 여러분의 자세가 스트레스로 가득 차는 하루의 끝 시점에서 가장 좋은 것은 여러분 자신을 위해 휴식을 취하는 것이다. 이렇게 하면 낮에 쌓였던 긴장감을 없앨 수 있고, 근육과 근막의 정확한 길이와 균형을 되찾을 수 있다. 나는 긴장과 근육 수축에 취약한 다음과 같은 신체 부위에 초점을 맞춘 운동을 선택하고 싶다. 여러분의 운동을 신중하게 선택한다.

다음은 발부터 시작되는 전신 이완 순서의 예이다:

- 발
- 종아리 근육
- 안쪽 허벅지
- 엉덩이
- 골반
- 허리뼈
- 전체 척주
- 팔

반복: 운동 당 1~3회
트레이닝 수업 기간: 20~30분, 주 2회

나는 특정 이완 트레이닝 이후에 물을 많이 마실 것으로 권장한다. 근막과 조직이 많은 체액을 요구하고 있음을 기억한다. 이 기법은 독소를 배출하는 것이다. 대사 노폐물은 물에 의해 쉽게 제거된다.

FReE 트레이닝 수업에서의 이완 운동

여러분은 FReE 트레이닝 수업의 아래와 같은 단계에서 근육근막 이완 운동을 찾을 수 있을 것이다:

- 워밍업
- 중간 단계
- 종료 단계

반복: 운동 당 1~3회
트레이닝 수업 기간: 30~55초

전신 피트니스나 특정 스포츠 트레이닝 수업의 이완 운동

1. 워밍업(Warm-Up)

- 몸을 따뜻하게 하기 위해 가벼운 유산소 운동부터 시작한다.
- 긴장을 제거하는 운동을 포함시킨다.
- 리듬, 속도 및 각도를 변화시키는 모든 근육근막 라인을 위한 운동을 선택한다. 처음에는 느린 속도로 운동을 하고, 그 다음 점차 속도를 증가시키지만, 모든 것을 통제 하에 유지한다.

반복: 운동당 1~3회
워밍-업 기간: 5~20분

이런 워밍업을 특정 문제 부위에 몇 분간 사용한다면 여러분께 다른 이점을 제공할 것이다. 대부분의 운동선수 경우, 엉덩이(6개 가쪽돌림근 포함)와 허리 부위가 대부분 수축되는 부위이고, 모든 운동선수 움직임의 핵심이다. 등, 어깨, 목 등의 전체 유연성을 위해서는, 척추의 긴장이 완전히 해소되어야 한다.

강도 높은 근력 강화 운동을 하기 전에, 나는 엉덩정강띠와 같은 큰 부위 위를 굴리기하는 것을 선호하지 않는데, 그 이유는 굴리기가 근막을 탈수화시키고 불안정하게 만들고 또 근막이 회복되고 재수화되는데, 많은 시간이 소요되기 때문이다.

2. 중간 단계

- 긴장을 제거하는 운동을 선택한다.
- 운동이 트레이닝 수업 동안 몇 개의 통증유발점을 빠르게 완화시킬 수 있다.

3. 종료 단계

- 긴장을 제거하고 이완시키는 운동을 선택하라.
- 여러분의 회복을 적절하게 돕는다.

신장/필라테스 수업에서의 이완 운동

- 생산과 이완을 더 좋게 하기 위해 신장 운동을 하기 전에 이완 운동을 포함시킨다.
- 긴장을 제거하기 위해 워밍업과 트레이닝 수업 동안 이들 이완 운동을 포함시킨다.
- 종료 단계에서 이완 운동을 선택한다.

반복: 3~10회

이것이 여러분의 수업을 얼마나 향상시키는지를 알게 되면 놀랄 것이다.

8.6. 근막이완운동의 범주

본 장에서는 이완 운동을 근육근막 라인에 의해 분류한다: **SBL – SFL – LL –DFL – AL.**

8.6.1. SBL 이완

Rocking on the Sacrum With a Sensory Ball
(감각 볼을 엉치뼈에 배치하고 몸 흔들기)

전략

SBL 이완

시작자세

양 팔을 바닥에 편안하게 배치하고 무릎을 세우고 누운 자세를 취한다. 감각 볼을 엉치뼈 중앙에 배치한다.

움직임

숨을 들이쉬면서 두덩뼈를 배꼽 쪽으로 당기면서 허리뼈를 바닥 쪽으로 내린다(골반의 뒤쪽경사). 내쉬면서 두덩뼈를 배꼽에서 멀어지도록 한다. 가벼운 감각 볼의 압박을 유지하면서 계속 골반을 앞뒤로 흔든다.

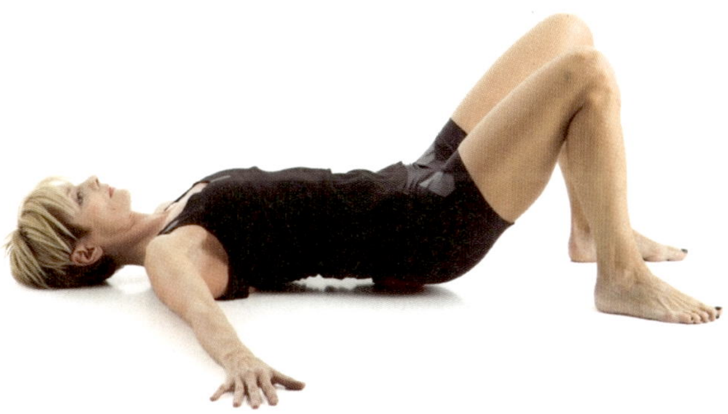

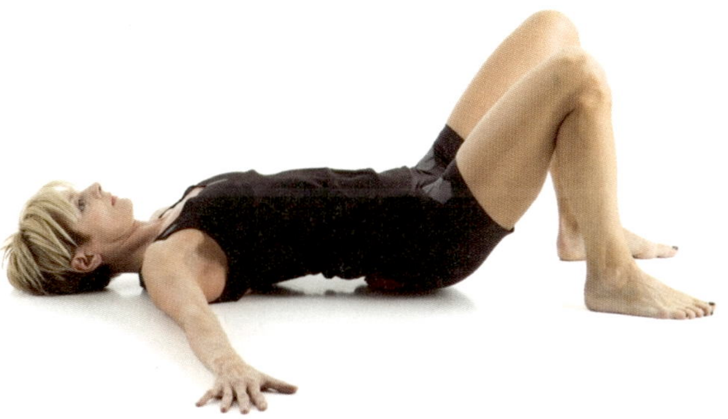

초점(Focus On)

- 유연하고 큰 힘이 들지 않는 움직임
- **주의:** 감각 볼을 꼬리뼈에 배치해서는 안된다.

검토(Work On)

- 엉치허리부위의 긴장 완화
- 부교감신경의 자극
- 조직의 자극
- 순환 향상
- 조직 산화 증가

토론

이 운동을 수행한 후, 볼을 제거하고 골반을 바닥 위에 내려 놓는다. 여러분의 엉치 부위는 이완되고 바닥에 잘 붙어야 한다.

자극 변화

이완을 증가시키기 위해 286 페이지 "Balanced Breathing" 운동을 추가한다.

Knee Fall Out With a Sensory Ball(감각 볼을 이용해 무릎을 옆으로 벌리기)

전략

엉치엉덩부위의 이완

시작자세

양 팔을 바닥에 편안하게 배치하고 무릎을 세우고 누운 자세를 취한다. 감각 볼을 엉치뼈 중앙에 배치하고 왼쪽 다리를 쭉 뻗는다. 감각 볼을 약간 오른쪽(엉치뼈와 둔부 사이)으로 이동한다.

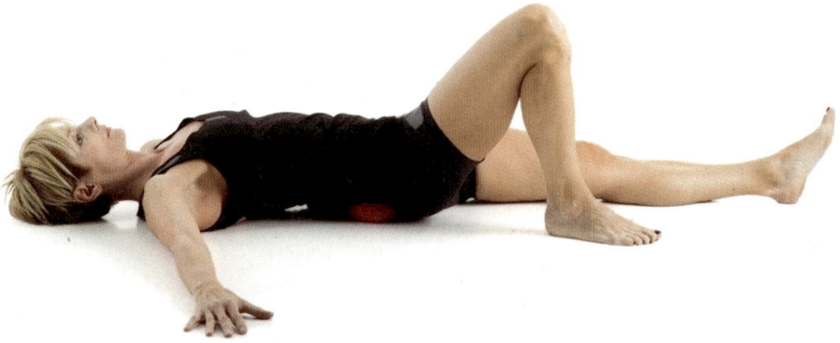

움직임

숨을 들이쉬면서 오른쪽 무릎이 왼쪽 엉덩뼈능선에서 멀어지도록 가쪽으로 움직인다. 내쉬면서 탄성 반동을 이용해 오른쪽 다리를 시작자세로 다시 만든다. 10회 반복한 후, 반대쪽도 실시한다.

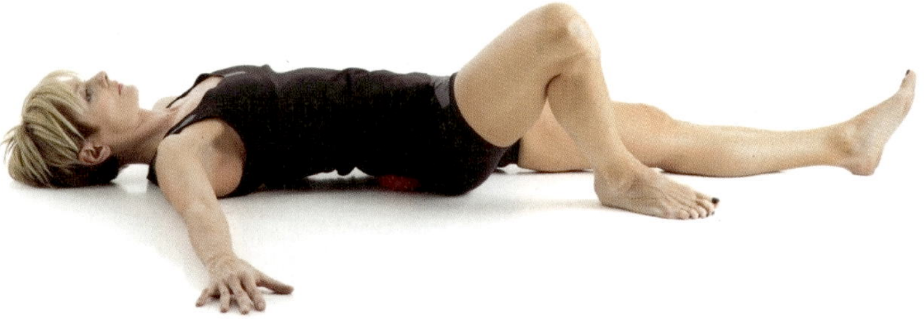

초점(Focus On)

- 유연하고 강하지 않는 움직임
- 굽힘된 다리쪽 둔부는 항상 바닥에 붙어 있어야 한다.

검토(Work On)

- 엉치엉덩부위, SBL/LL의 이완
- 넙다리삼각(허리근, 엉덩근 및 두덩근), DFL의 개방
- 부교감신경의 자극

토론

큰볼기근에 대한 이 운동의 효과를 느끼고 싶은가? 오른쪽 다리의 운동을 마쳤으면, 공을 치우고 바닥 위에 내려놓는다. 이것을 느낄 수 있는가? 오른쪽 둔부가 납작한 타이어처럼 편평해짐을 느껴야 한다. 이완의 느낌은 환상적이다. 이것은 동전의 한 면일 뿐이지만, 양쪽 면 모두 긍정적이다.

우리는 넙다리삼각(샅인대 밑을 지나가는 허리근, 엉덩근, 두덩근, 신경다발)이 열리는 것을 느낀다. 이 3 근육은 작은 뼈돌기에서 볼기뼈와 허리뼈에 이르는 부채꼴(이것이 넙다리삼각으로 불리는 이유이다)을 형성한다.
이 근육들의 톤과 길이의 유지는 자유로운 움직임을 허용하고 조직의 건강을 유지시킨다.

이것은 어떤 사람에게 적합한가? 이 운동은 일반적으로 허리 통증이나 긴장을 가진 과도한 앞굽음증 환자나 운동선수에게 적합하다. 이 운동은 긴장을 완화하고 이완하는데 도움을 줄 것이다.

8.6.2. 엉치허리 부위의 SBL/LL 이완

Sideways Rocking on the Sacrum With a Sensory Ball
(감각 볼을 엉치뼈에 배치하고 측면으로 몸 흔들기)

전략

엉치허리부위의 이완

시작자세

누운 자세로 양 팔을 바닥에 편안하게 하고 무릎을 세운다. 감각 볼 1개는 오른쪽(엉치뼈와 둔부 사이)에 배치하고, 나머지 1개는 왼쪽에 배치한다. 양쪽 다리를 모은 후, 바닥으로부터 들어올린다. 이때 양쪽 발은 이완한다.

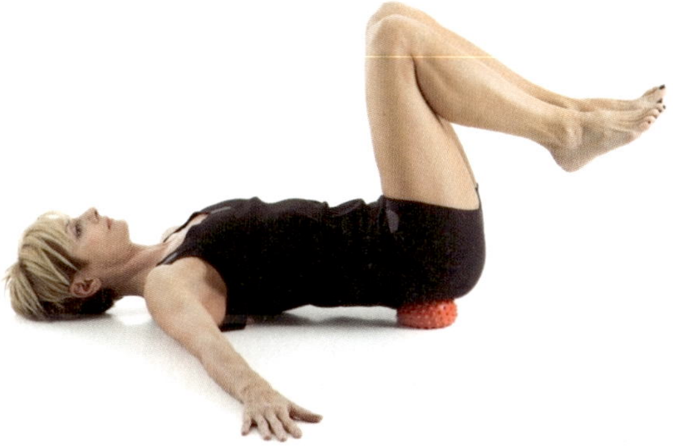

초점(Focus On)

- 유연하고 큰 힘이 들지 않는 움직임
- **주의:** 감각 볼을 꼬리뼈에 배치해서는 안된다.
- 호흡 유지(호흡을 멈추지 않는다)

검토(Work On)

- 엉치허리부위의 긴장 완화
- 부교감신경의 자극
- 조직의 자극
- 순환 향상
- 조직 산화 증가

토론

움직일 때 통증을 느끼면, 움직임을 중단하고 호흡을 유지하면서 이완하도록 노력한다. 만약 통증이 가라앉으면, 위의 운동을 계속 수행하고, 점차 운동 범위를 증가시킨다.

움직임

숨을 들이쉬면서 양쪽 무릎을 조심스럽게 왼쪽으로 움직인다. 내쉬면서 시작자세로 돌아온 후, 다시 오른쪽으로 움직인다. 이런 움직임을 계속 반복한다. 여러분이 이 움직임을 완전히 익혔다면, 중간에 멈춤 없이 계속 수행한다. 좌우 5~8회 수행한다.

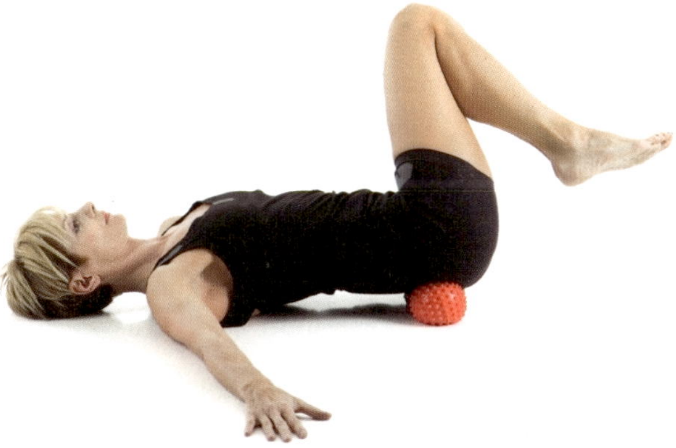

자극 변화

- 엉덩뼈 위쪽 부분까지 감각 볼을 움직인다.
- 폼 롤러를 사용한다.

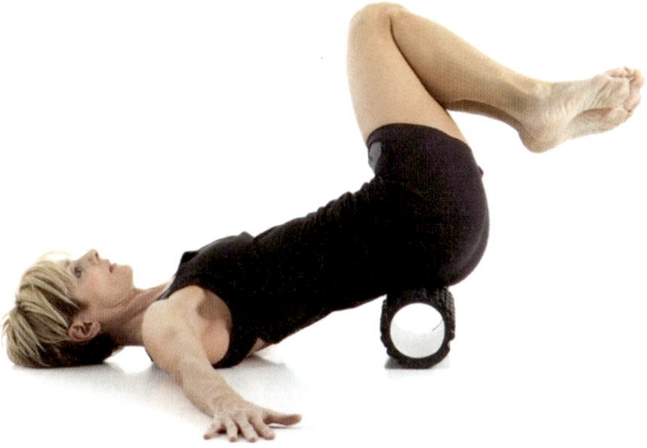

Back Massage Against the Wall With a Sensory Ball
감각 볼을 벽에 붙이고 등 마사지

전략

SBL 이완

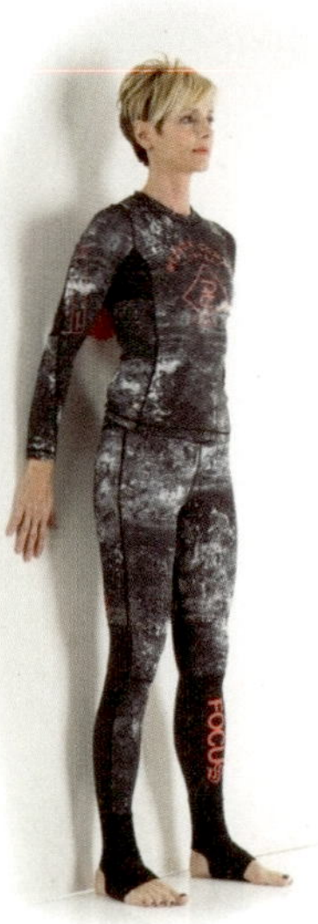

시작자세

등을 벽에 대고 똑바로 서서, 2개의 공을 각각 어깨뼈 바로 아래쪽인 척주의 오른쪽과 왼쪽과 벽 사이에 배치한다.

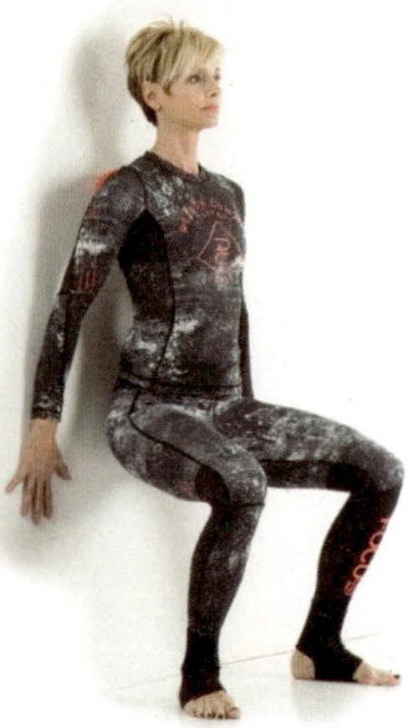

움직임

양쪽 다리를 앞쪽으로 움직여 골반을 바닥 쪽으로 낮추면서 공을 천천히 굴린다. 이때 등과 골반을 중립위로 유지한다. 벽을 계속 밀고 위아래로 천천히 움직이면서 공을 이용해 등을 마사지한다. 부위별로 5~8회 반복한다.

초점(Focus On)

- 벽을 일정하게 민다.
- 등과 골반을 중립위로 유지한다.
- 호흡을 계속한다.

검토(Work On)

- 등뼈와 허리뼈의 긴장을 완화한다.
- 유연성을 향상시킨다.

자극 변화

- 폼 롤러를 사용한다.
- 허리 마사지: 공을 허리 부분에 놓고 아래에서 위로 굴리기 시작한다.
- 감각 볼로 이완시킨다. 이 운동은 호흡을 좋게 한다. 무릎세우고 누운 자세에서, 2개의 공을 어깨뼈 바로 아래쪽인 척주의 오른쪽과 왼쪽에 배치한다. 양 팔을 머리 위로 들어올린다. 만약 여러분이 많은 긴장이나 등의 아치가 위쪽으로 올라간 느낌을 가진다면, 양 팔을 몸통 옆으로 내린다. 자세를 유지하고 호흡을 하면서, 감각 볼로 긴장을 푼다. 필요하다면, 공을 허리 부위로 옮겨 운동을 반복할 수도 있다. 긴장이 완화되거나 완전히 완화되는 것을 느낄 때까지 그 지점을 유지한다.

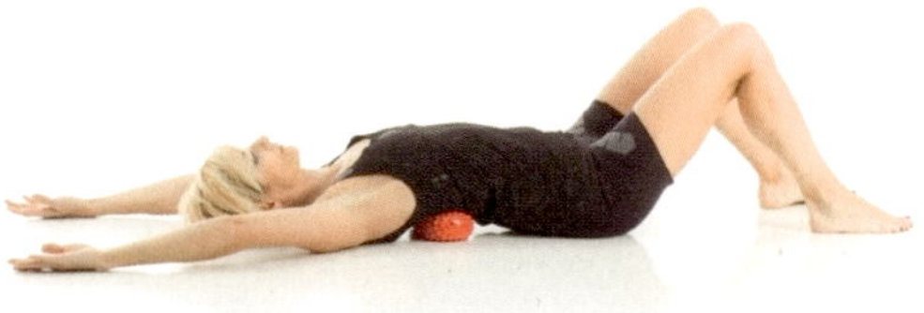

난이도 증가

- 등을 대고 누운 자세에서 운동을 수행한다. 이것은 체중으로 압박을 증가시키는 것이다. 양쪽 어깨뼈 사이에서 작은 움직임으로 시작하며, 호흡을 계속한다(숨쉬지 않고). 자신감이 생기면, 허리 부위에 이를 때까지 운동 범위를 점차 증가시키고, 섬세하게 진행한다.

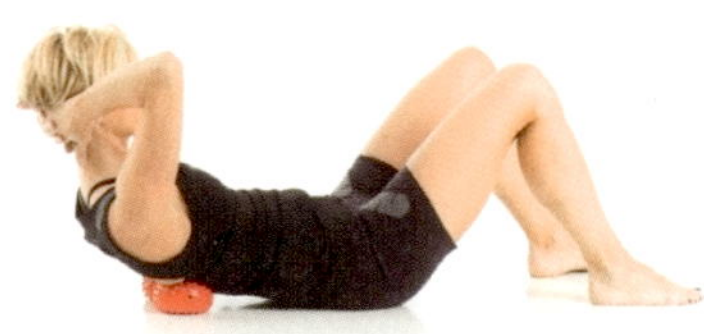

- 폼 롤러를 사용하여 동일한 운동을 수행한다. 폼 롤러를 어깨뼈 밑에 놓고 작은 움직임을 이용해 위아래로 굴린다. 호흡을 계속한다(호흡을 중단하지 않고).

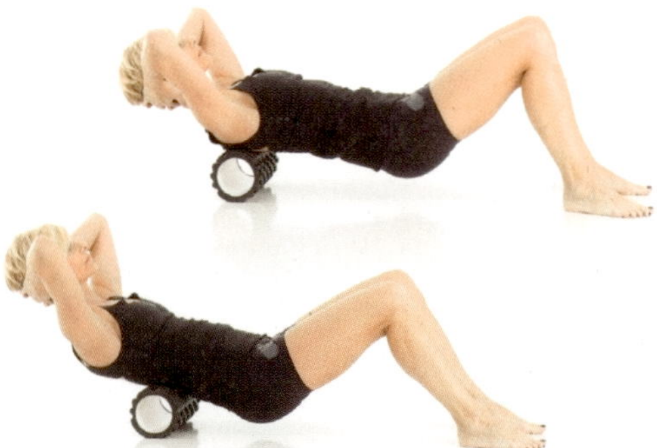

전략

SBL(목 뒤쪽)의 이완

시작자세

무릎을 세우고 눕는다. 사진과 같이 폼 롤러를 목덜미에 배치하고, 양 팔을 몸통 옆으로 붙인다.

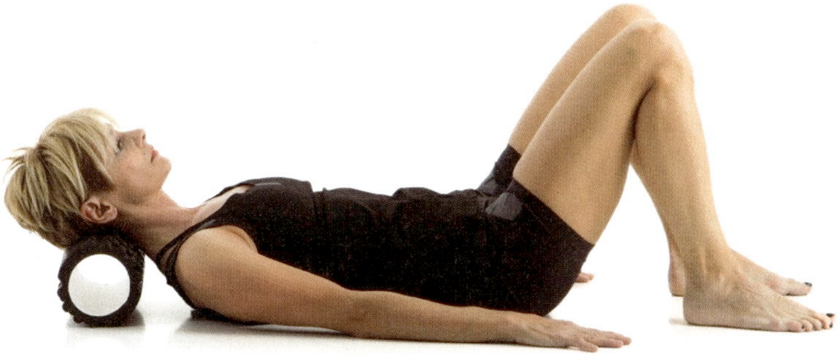

움직임

섬세하고 느린 움직임으로, 먼저 시선과 머리를 오른쪽으로 돌린다. 통증유발점을 찾기 위해 이런 작은 움직임을 사용한다. 통증유발점을 하나 발견하면, 더 찾는 것을 중단하고, 점진적인 압박이나 섬세한 마사지를 적용한다. 방향을 바꾼다.

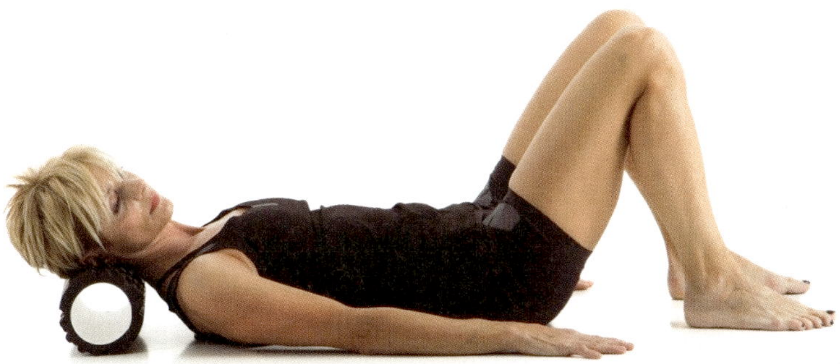

초점(Focus On)

느리고 섬세한 움직임

검토(Work On)

- 목덜미의 긴장 완화(두통이나 목의 긴장을 가진 사람에게 종종 사용된다.)
- 부교감신경의 자극

토론

빈도의 측면에서 보면, 매일 5~8회 구르기를 할 수 있다. 저녁 때 등을 대고 누운 자세에서 이 운동을 수행하는 것이 가장 유익하다. 그 이유는 이것이 부교감신경을 활성화시켜 수면을 돕기 때문이다.

난이도 감소

벽에 폼 롤러를 배치하고, 선 자세에서 이 운동을 수행한다.

8.6.3. SFL 이완

Leg Lift in Prone Position With a Sensory Ball
(엎드린 자세에서 감각 볼을 밑에 배치하고 다리 들기)

전략

SFL/LL의 이완

시작자세

왼쪽 골반(엉덩뼈능선과 **ASIS** 사이)에 공을 배치하고, 엎드려 눕는다. 연모양 라인 이미지를 상상하고 능동적으로 활성화하면서 손등에 이마밑에 배치한다.

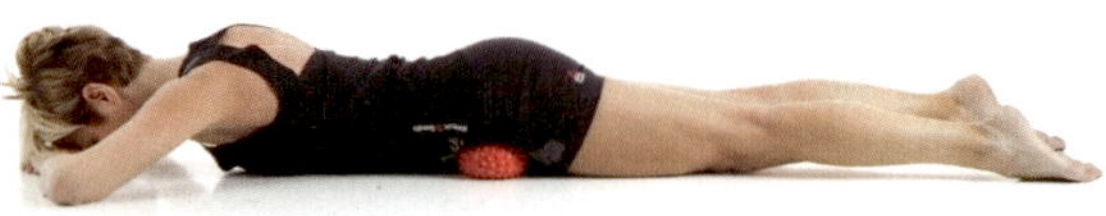

움직임

왼쪽 다리를 곧게 뻗은 채로 들어올린다. 이때 공과 바닥 위의 골반이 잘 유지되어야 한다. 다시 시작자세로 다리를 내린다. 3회 반복한다.

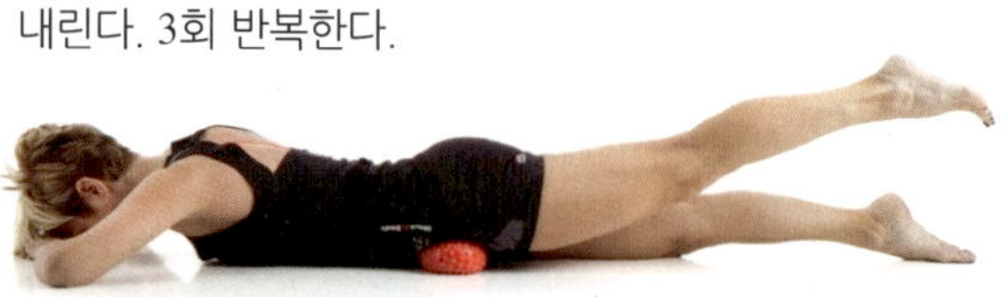

왼쪽 다리를 들어올린 채로 유지하고, 무릎을 둔부 쪽으로 굽힘한 후 다시 뻗는다.
이때 다리를 바닥에 내려서는 안된다. 3회 반복한다.

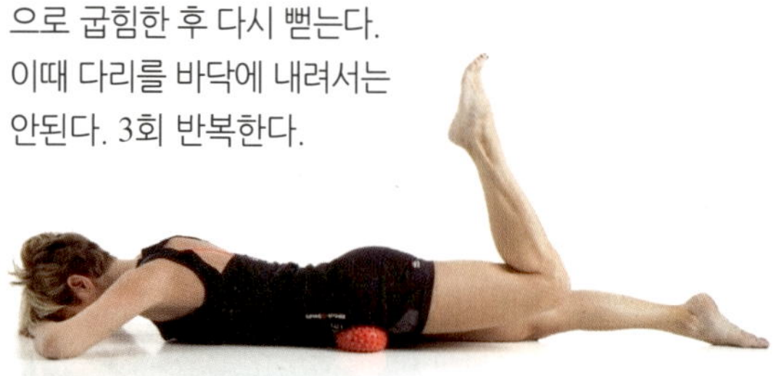

곧게 뻗은 다리를 정중선으로부터 멀리 움직인 후, 다시 시작자세로 돌아온다. 이때 다리를 바닥에 내리지 않는다. 3회 반복한다.

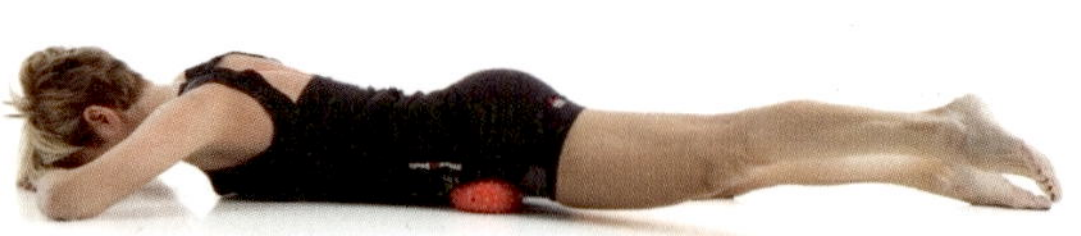

다리를 옆으로 움직인 다음, 무릎을 둔부 쪽으로 굽힘한 후 다시 쭉 뻗는다. 이때도 다리를 바닥에 내리지 않고, 3회 반복한다.

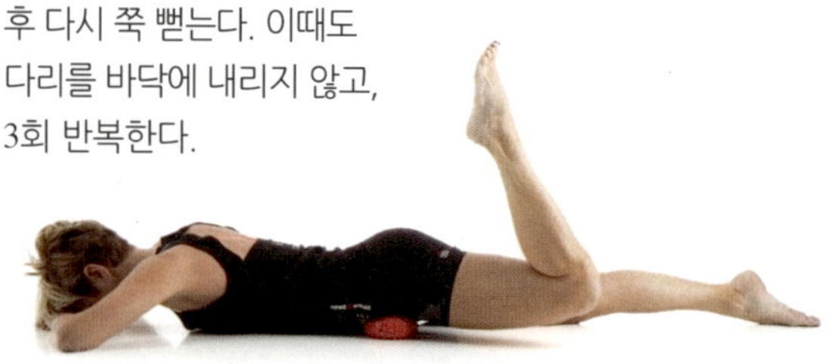

시작자세로 돌아온다. 그리고 무릎을 둔부 쪽으로 굽힘한 후 다시 쭉 뻗고 바닥 위에 내려놓는다. 이번에는 전체 운동을 오른쪽 다리로 실시해 본다.

초점(Focus On)

- 공과 바닥 사이의 접촉을 항상 유지한다.
- 연모양 라인 이미지를 상상하고 능동적으로 활성화하기
- 척추 중립위

검토(Work On)

- 골반 앞쪽에 있는 **SFL/LL**의 긴장을 완화한다.
- 넙다리곧은근과 넙다리근막긴장근의 유연성을 향상시킨다.
- 뒤넙다리근과 볼기 근육을 강화한다.

토론

개별적으로 이 운동들을 수행할 수 있다.

자극 변화

아래와 같은 자세를 취한다. 엉덩관절의 안쪽돌림근과 가쪽돌림근의 작용을 증가시키면서 정중선으로부터 멀어지도록 다리를 움직인 후, 다시 정중선 쪽으로 가져온다.

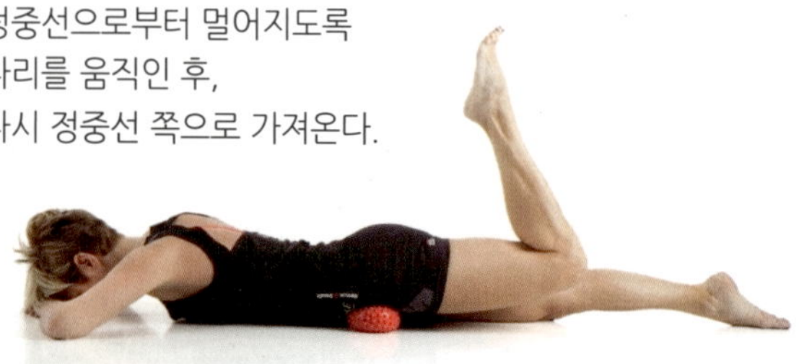

전략

SFL의 이완

시작자세

양 발을 붙인 상태로 엎드린 자세를 취한 후, 감각 볼을 복장뼈 밑에 배치한다. 이때 양쪽 팔꿈치를 굽힘하여 어깨높이로 벌리고, 양 손을 바닥 위에 내려놓는다. 연을 활성화하기 위해 목을 길게 늘인다.

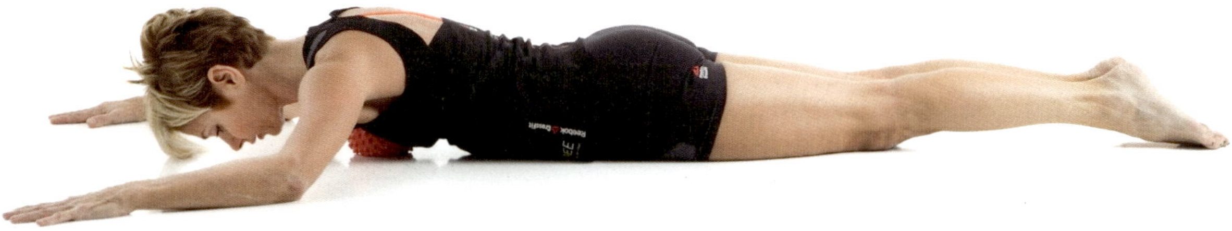

움직임

들이쉬면서 복장뼈로 감각 볼을 앞쪽으로 민다. 머리와 가슴을 같은 방향을 펴하면서 들어올린다.
이 자세를 유지한 후, 숨을 내쉴 때 시작자세로 돌아온다. 5~8회 반복한다.

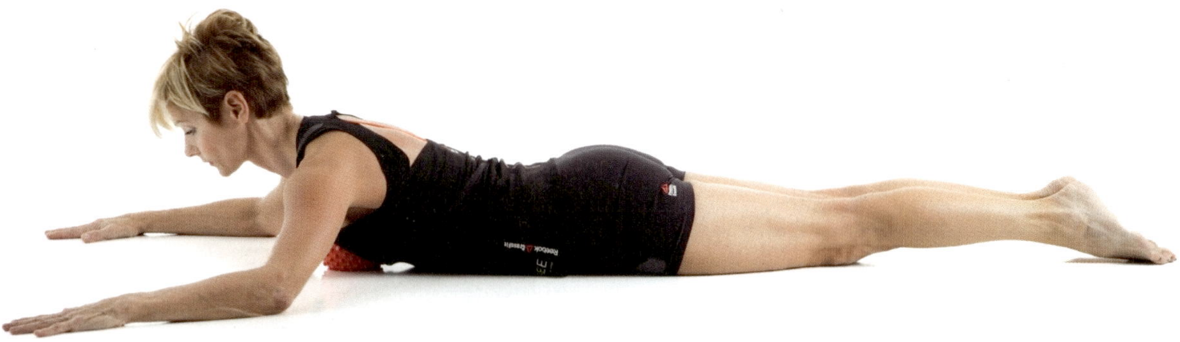

초점(Focus On)

- 연모양 라인 이미지를 상상하고 능동적으로 활성화하기
- 신장 관찰

검토(Work On)

- 복장뼈 부위의 SFL/SAL 긴장 완화
- 가슴과 어깨의 가동성과 유연성 향상

토론

운동을 끝냈으면, 공을 제거하고 바닥 위에 눕는다.
여러분의 가슴 부위가 더 많이 이완될 것이다.

Sliding Over the Sternum With a Sensory Ball in a Seated Position
앉은 자세에서 감각 볼을 복장뼈에 붙이고 활주하기

전략

SFL의 이완

시작자세

바닥이나 의자에 편안하게 앉고, 오른손으로 감각 볼을 집어 든다. 연모양 라인 이미지를 상상하고 능동적으로 활성화하면서 감각 볼을 복장뼈의 왼쪽 아래 부위에 배치한다.

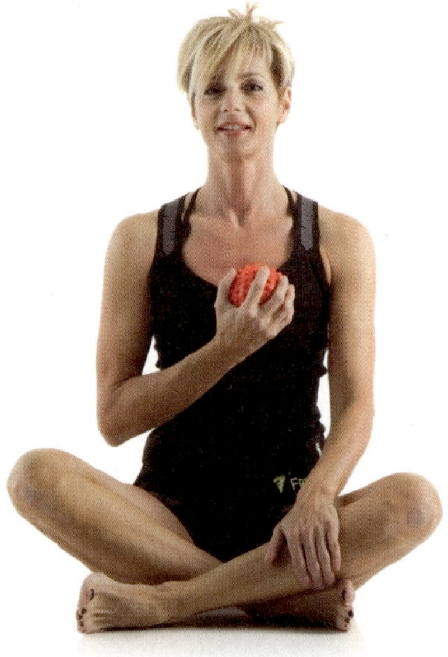

볼로 피부를 점진적으로 압박하고(볼이 피부를 움켜잡도록), 빗장뼈까지 천천히 활주한다. 공을 피부로부터 들어올려 복장뼈의 왼쪽 아래 부위로 다시 가져간다. 3회 반복한 후, 복장뼈의 오른쪽 아래 부위로 공을 가져간다.

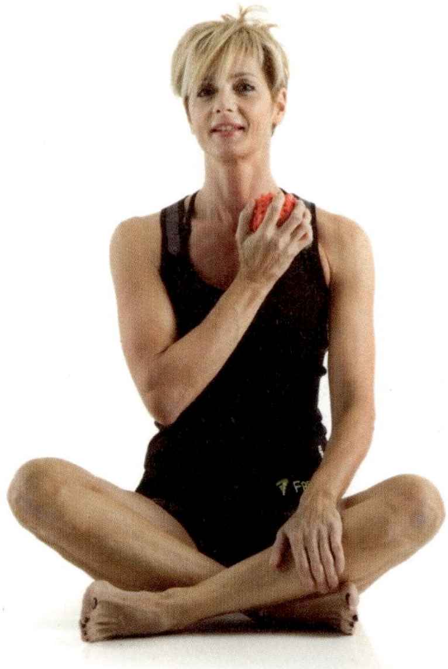

초점(Focus On)

- 연모양 라인 이미지를 상상하고 능동적으로 활성화하기
- 천천히 볼을 활주한다.

검토(Work On)

- 복장뼈 부위의 **SFL/SAL** 긴장 완화
- 가슴과 어깨의 가동성과 유연성 향상

토론

여러분이 왼쪽의 운동을 끝냈다면, 공을 내려놓고 몸의 반응에 귀를 기울인다. 오른쪽과 왼쪽의 차이점을 알 수 있는가? 왼쪽이 더 길게 느껴질 수 있고, 거울을 볼 때 양쪽 어깨의 높이가 같지 않을 수 있다. 이 운동의 좋은 점은 긍정적인 자세 입력을 여러분께 제공한다는 것이다.

공의 활주에서 오는 이완의 느낌은 복장뼈를 단순히 압박하거나 구르기를 함으로써 재현될 수 없다. 활주는 구조물에 흔적을 남긴다: 활주가 어느 방향으로 이루어져야 하는지를 보여준다.

얼마나 많은 사람들이 뒤굽음증을 가지고 있는지를 살펴보자. 뒤굽음 자세를 가진 많은 사람들은 그들의 양쪽 어깨가 전방으로 쏠려 있고, 복장뼈가 골반 쪽으로 이동되어 있다. 이런 사례가 활주 운동을 받아야 하는 이상적인 후보군이다. 여러분이 압박을 적용할 때, 감각 볼이 피부를 꽉 잡는다. 여러분이 천천히 공을 위쪽으로 밀 때, 여러분은 공이 피부를 당기고 있고, 계속 가지 못하는 뻣뻣한 지점에 부딪히는 느낌을 가져야 한다. 여러분은 조직의 이완을 느낄 때까지 그 지점에서 멈추고, 그 다음 위쪽으로 공을 계속 활주시킨다. 이것은 근막을 신장하는 효율적인 방법이다. 기억해야 할 것은, 근막이 어느 요구에도 순응한다는 사실이다.

테스트

왼쪽에 놓인 공을 활주한 후, 오른쪽으로 이동시켜 다시 활주한다. 이때 원을 그리듯이 활주한다. 여러분은 좌우의 차이점을 확인해야 한다. 마사지를 받은 쪽은 큰 어깨 가동성과 함께 더 가볍게 느껴져야 한다.

8.6.4. LL의 이완

Circles Around the Piriformis With the Duo Ball
(듀오 볼로 이상근에 배치하고 다리로 원 그리기)

전략

궁둥구멍근(이상근)의 이완

시작자세

등을 대고 눕고, 오른쪽 넙다리뼈머리와 엉덩뼈 사이에 듀오 볼을 배치한다. 왼쪽 다리를 바닥 위로 쭉 뻗은 상태로 배치하고, 오른쪽 다리를 굽힘하여 들어올린다. 양 팔을 편안하게 벌려 바닥 위에 내려놓는다.

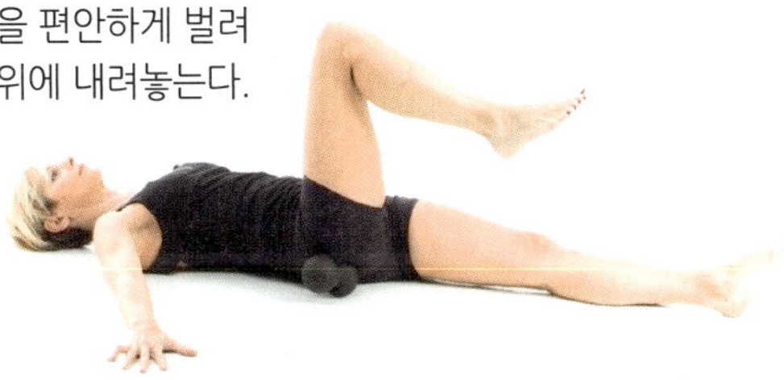

숨을 들이쉬면서 무릎을 가쪽으로 움직이면서 원을 그리기 시작한다.

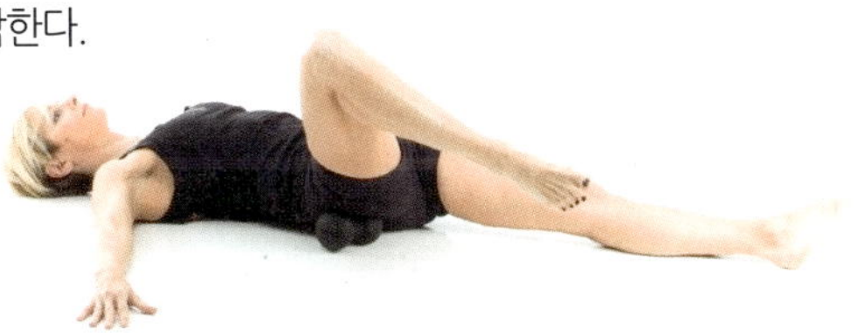

넙다리를 최대로 벌림한 상태에서, 다리를 안쪽으로 돌리고 발의 안쪽면을 바닥 위에 내려놓는다.

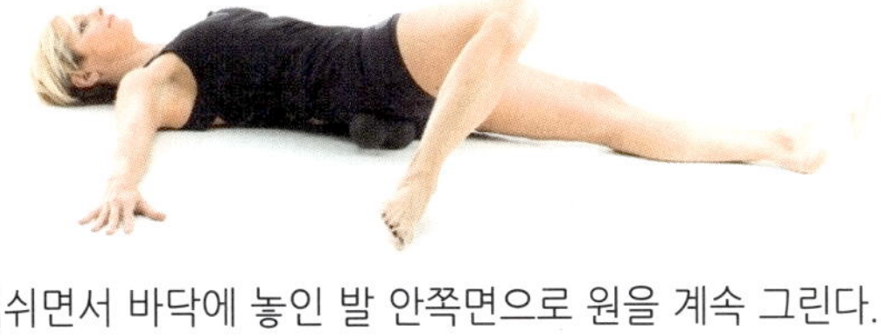

내쉬면서 바닥에 놓인 발 안쪽면으로 원을 계속 그린다.

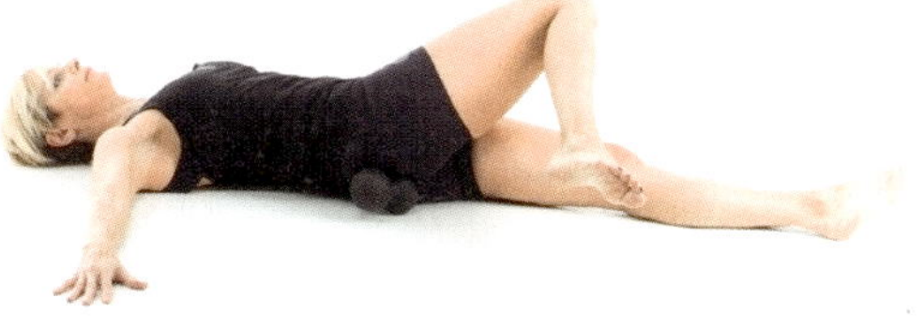

시작자세로 돌아오기 위해 원을 완전히 그린다.

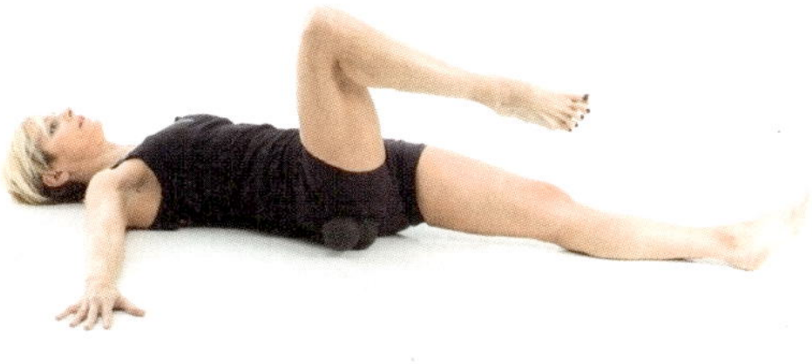

원을 5회 반복으로 그린 후, 반대쪽도 실시한다.

초점(Focus On)

고정점은 골반이고, 이동점은 무릎이다.

검토(Work On)

- 궁둥구멍근의 긴장 완화
- 가동성과 유연성의 증가

자극 변화

원의 크기를 증가시킨다: 최대한 무릎을 가슴까지 들어올린 후, 겨드랑이 쪽으로 움직이고, 다시 다리를 안쪽으로 회전시켜 하나의 원을 완성한다. 목표가 엉덩관절을 가동시키는 것이기 때문에 골반을 움직여서는 안된다.

토론

이것은 궁둥구멍근의 기발한 이완 운동이다. 이것이 의미하는 것이 무엇이라고 생각하는가? 나는 궁둥신경이 지나가는 통로인 둔부의 중앙 지점(궁둥구멍근)에 공을 배치하는 경우를 종종 본다. 이것은 궁둥신경을 압박하거나 수축시킬 것이다. 그러나 이 운동에서 보여지듯이 듀오 볼(duo ball)을 배치하면, 궁둥신경을 자극하지 않고, 근육과 넙다리뼈머리 근처의 힘줄만 이완시킬 것이다. 기발하지 않는가?

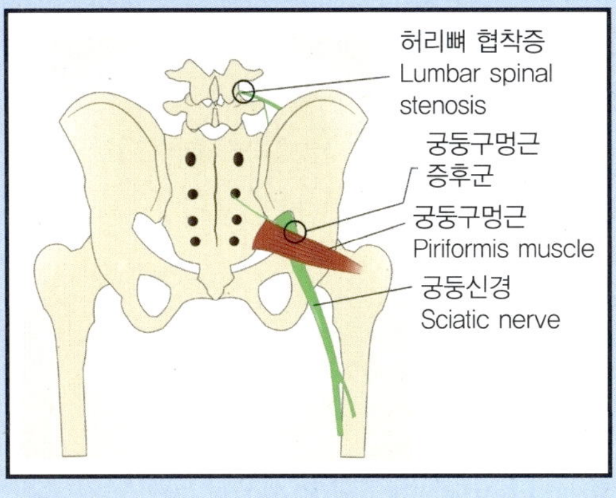

Sitting on a Sensory Ball in the "Z" Position
Z 자세에서 감각 볼 위에 앉기

전략
궁둥구멍근의 이완

시작자세
오른쪽 다리를 앞쪽으로, 왼쪽 다리를 측면으로 한 "Z" 앉기 자세를 취한다. 넙다리뼈머리와 엉덩뼈 사이(허벅지와 골반 사이의 가쪽)에 공을 배치한다. 그리고 양 팔을 몸통 옆에 내리고 척추를 곧게 편한다.

움직임
공의 압박을 증가하기 위해, 상체를 곧게 편 다음, 왼팔을 들어올려 오른쪽으로 상체를 기울인다. 다시 똑바른 자세로 올라오기 위해, 갈비뼈부터 먼저 움직이기 시작하고, 그 다음 팔과 머리를 움직인다. 5~8회 반복한 후, 반대쪽도 실시한다.

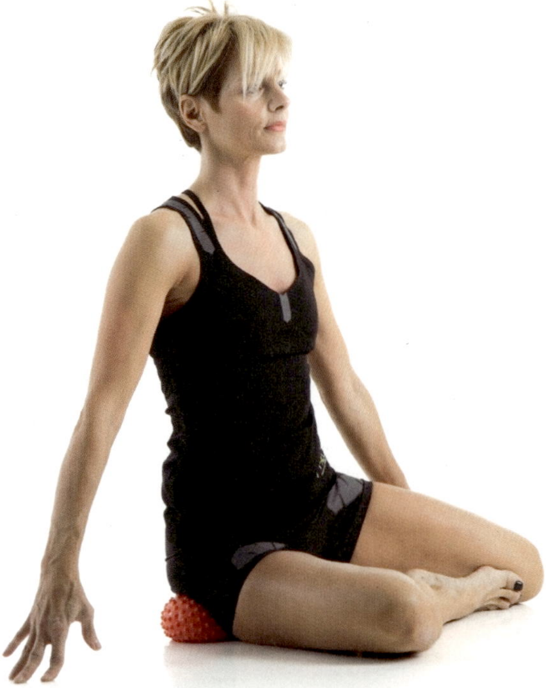

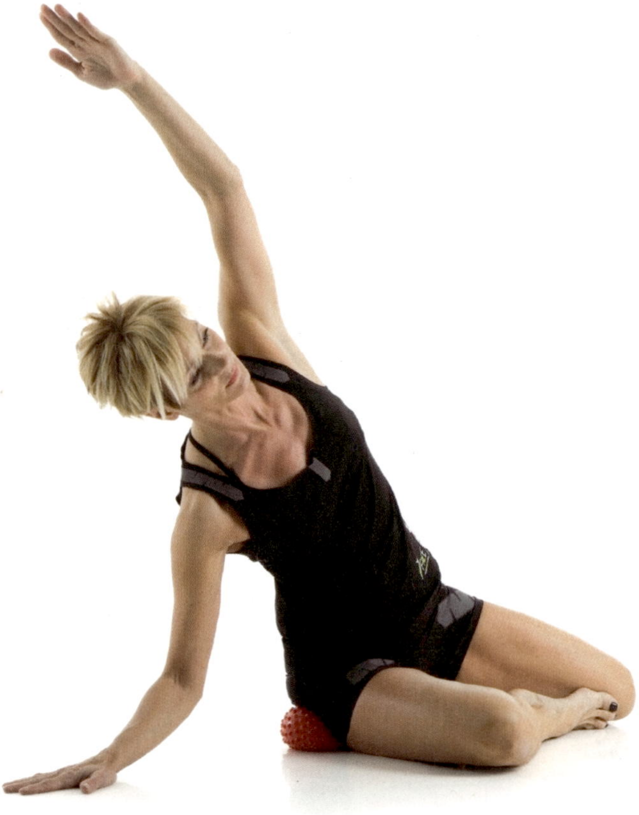

초점(Focus On)
고정점은 골반이고, 이동점은 팔이다.

검토(Work On)
- 궁둥구멍근의 긴장 완화
- 가동성과 유연성의 증가

토론
이 운동은 "Z" 앉기 자세를 쉽게 하는데 도움을 준다 (193 페이지의 운동 참조).

감각 볼로 가쪽 라인을 따라 지그재그 그리기

전략

LL(엉덩정강띠)의 이완

시작자세

옆으로 누운 자세에서 아래팔을 바닥에 대고 어깨와 팔꿈치를 수직 일직선으로 배치한다. 오른쪽 다리를 곧게 펴서 바닥 위에 내려놓고, 오른쪽 밑에 공을 배치한다. 왼쪽다리는 굽혀 오른쪽 다리의 앞쪽 바닥에 왼쪽 발바닥을 배치한다.

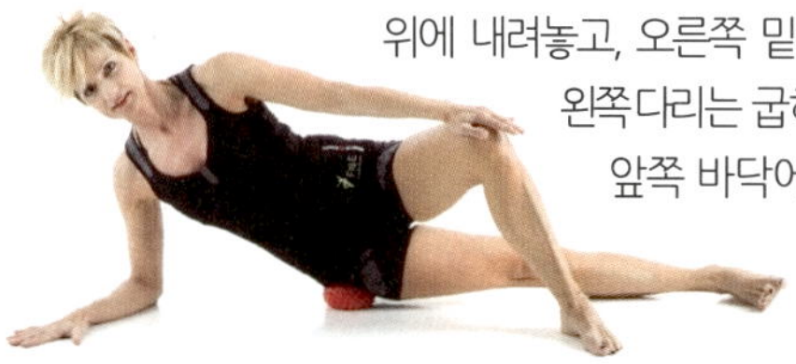

움직임

공을 두덩뼈 쪽인 앞쪽으로 약간 움직이기 시작한 후, 다시 둔부 쪽으로 움직인다. 공이 앞뒤로 움직이면서 천천히 무릎 쪽으로 이동하기 시작한다. 공이 거의 무릎에 닿을 때까지 지그-재그 운동을 계속한다.

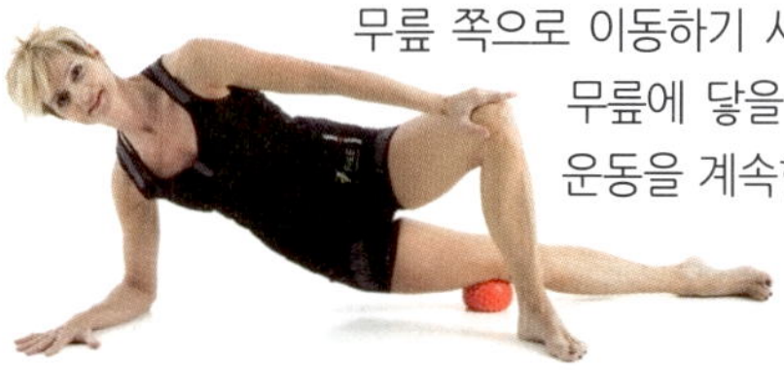

공이 무릎 근처에 오면, 몸을 회전시켜 엎드리면서 공을 오른쪽 허벅지의 가쪽면(가쪽넓은근과 엉덩정강띠 사이)으로 이동시킨다. 공이 ASIS에 도달할 때까지 천천히 공을 골반 쪽으로 굴린다. 전체 운동을 3회 반복한 후, 반대쪽도 실시한다.

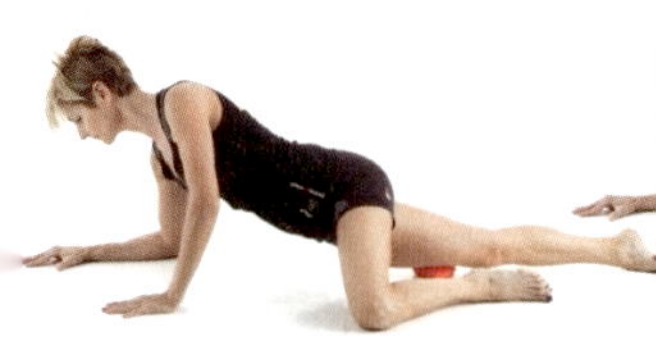

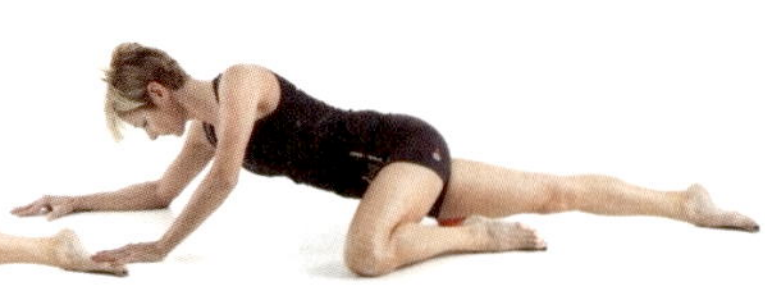

초점(Focus On)

- 유연하고 큰 힘이 들지 않은 움직임
- 연모양 라인 이미지를 상상하고 능동적으로 활성화하기
- 호흡(호흡을 중단하지 않는다)

검토(Work On)

- LL – 엉덩정강띠의 긴장 완화
- 엉덩정강띠와 넙다리네갈래근/뒤넙다리근 사이의 활주 향상
- 뒤넙다리근의 유연성 증가
- 순환 증진
- 조직 산화 증가
- 근력 증가

토론

이 자세가 가장 편안한 자세는 확실히 아니다. 나의 조언은 등쪽의 연모양 라인 이미지를 상상하고 활성화하기를 유지하는 것이다; 그렇지 않으면, 목덜미에 하중이 가해진다.

이 운동이 여러분의 근력을 얼마나 강화시킬 것인가? 근육과 근막 조직의 여러 층이 붙어 있고 서로 압박하고 있다는 것을 상상해 보자. 그들의 움직임은 유연하다고 생각하는가? 이 근육들을 강화시키는 것이 가능하다고 생각하는가? 확실한 것은 제한이 있다는 것이다. 위쪽으로 갈수록, 우리는 엉덩정강띠와 가쪽 넙다리네갈래근를 분리하는 노력을 할 것이고, 반면 지그-재그 운동은 엉덩정강띠의 긴장을 감소시킨다. 이 운동을 수행함으로써, 여러 근육(넙다리네갈래근, 엉덩정강띠, 뒤넙다리근)과 조직층 사이의 작용이 연결, 근력 및 활주(근육 사이)의 측면에서 뚜렷하게 향상될 것이다.

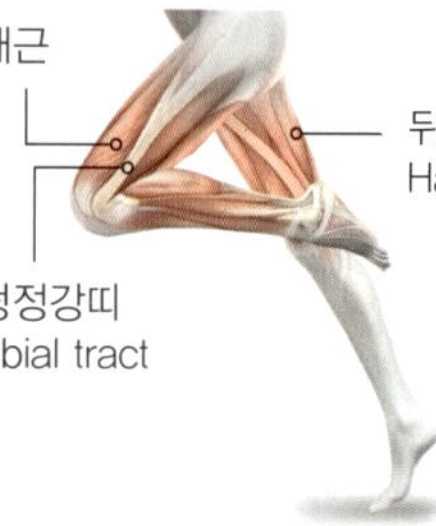

이것은 누구에게 적합한가? 하지정맥류를 가진 사람들에게는 적합하지 않을 것이다.

자극 변화

힘줄이 종종 종아리뼈머리 부근의 LL에서 발달하는데, 이것이 무릎의 긴장을 초래한다. 공을 무릎 가쪽면 밑에 배치하면, 여러분은 돌출된 뼈(종아리뼈머리)를 찾을 수 있다. 3초간 압박한 후 이완한다. 5~8회 반복한다.

난이도 감소

이 운동이 여러분께 적합하지 않다면, 벽과 나란하게 서서, 양말 안에 공을 배치하고, 오른손으로 양말의 끝을 잡는다. 오른쪽 어깨 위로 스타킹을 넘긴다. 골반의 측면과 벽 사이에 공을 배치한다. 체중으로 벽을 밀고, 천천히 앞뒤로 움직이기 시작하면서 LL을 마사지한다. 여러분이 공을 더 아래쪽으로 움직일수록, 스타킹을 더 많이 신장시켜야 한다. 이 방법은 공이 여러분으로부터 떨어지지 않도록 유지하는 방법이다.

8.6.5. DFL 이완

Circles With the Sensory Ball on Your Cheek
(뺨에 감각 볼을 대고 원 그리기)

전략

DFL-깨물근의 이완

시작자세

바닥이나 의자에 편안하게 앉아서 오른손으로 공을 잡고, 연모양 라인 이미지를 상상하고 능동적으로 활성화한다. 그리고 오른쪽 뺨에 공을 댄다.

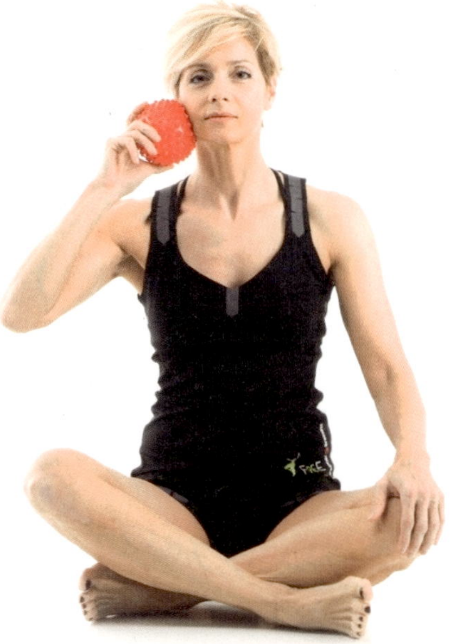

움직임

뺨과 턱을 마사지하기 위해 점진적으로 공을 누르고, 5~10회 원을 그린다. 반대쪽도 실시한다.

초점(Focus On)

- 연모양 라인 이미지를 상상하고 능동적으로 활성화하기
- 호흡

검토(Work On)

- 뺨과 목의 긴장 완화
- 깨물근, DFL의 긴장 완화

토론

스트레스로 인한 긴장을 감소시키기 위해, 우리는 가끔 치아를 강하게 다문다. 이것은 낮이나 밤에도 할 수 있다. 이것은 깨물근을 피로하게 만들어 구축이나 통증을 유발한다. 이것은 긴장을 완화하는데 도움을 주는 많은 운동 중의 하나이다.

이 운동은 누구에게 적합한가? 이것은 치아를 강하게 다무는 사람이나 목 통증이 있는 사람에게 적합하다.

8.6.6. AL의 이완

Shoulder Movements Against the Wall With a Sensory Ball
(벽에 감각 볼을 배치하고 어깨 운동)

전략

어깨와 얕은 팔 뒤쪽 라인(SBAL)의 이완

시작자세

양 발을 엉덩이 너비로 벌리고, 벽 옆에서 선 자세를 취한다. 어깨와 벽 사이에 공을 배치한다. 공을 점진적으로 압박하고, 연의 자세를 유지한다.

움직임

공을 천천히 0.5인치 정도 움직이고, 1번의 호흡 동안 그 자세를 유지한다. 그리고 나머지 0.5인치를 움직인다. 전체 어깨 부위를 마사지하면서 처음에는 앞쪽으로 움직이고, 그 다음 뒤쪽으로 움직인다. 만약 통증 지점을 찾았다면, 매번 속도를 줄이고 공을 0.5인치 미만으로 움직인다. 긴장이 감소하면, 각 부위 당 5~8회씩 움직임을 계속한다.

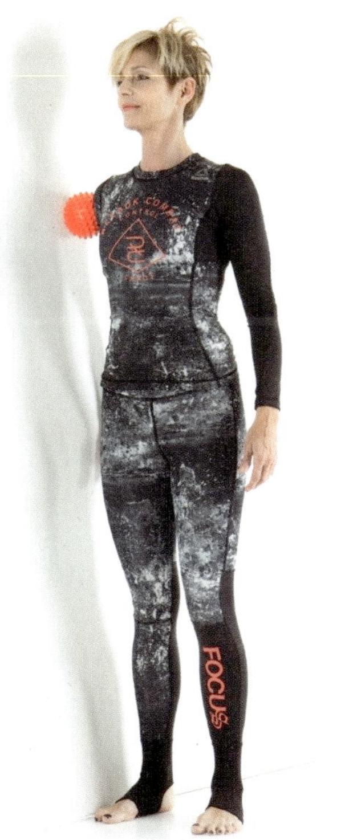

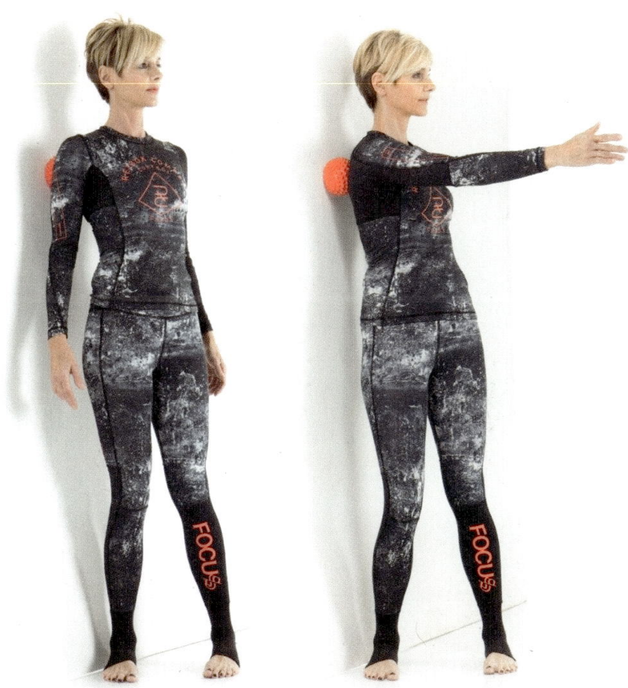

초점(Focus On)

- 연모양 라인 이미지를 상상하고 능동적으로 활성화하기
- 느린 움직임

검토(Work On)

- 어깨 부위의 긴장 완화
- 가동성, 유연성 및 근력의 향상

토론

조직의 유연성을 유지하기 위해, 이 운동을 1주일에 2~3회 반복한다.

자극 변화

공을 위쪽으로 움직이고, 그 다음 아래쪽으로 움직인다.

Shoulder Blade Movements Against the Wall With a Mini Foam Roller
미니 폼 롤러를 벽에 붙이고 어깨뼈 운동

전략

어깨뼈 가쪽가장자리의 이완

시작자세

양 발을 엉덩이 너비로 벌리고, 벽 옆에서 선다. 오른팔을 머리 위로 올리고, 벽과 어깨뼈 가쪽가장자리 사이에 미니 폼 롤러를 배치한다. 미니 폼 롤러를 부드럽게 압박한다.

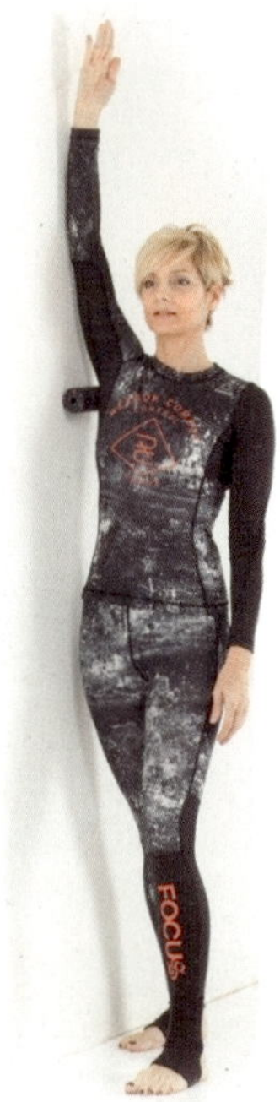

초점(Focus On)

미니 폼 롤러를 일정하게 압박한다.

검토(Work On)

어깨뼈 가쪽가장자리의 긴장을 제거한다.

토론

어깨뼈의 위아래에서 발견되는 근육근막 구조물이 스트레스를 받게 되고, 장시간 앉은 자세를 취할 때 변화가 생긴다. 이 부위에서 긴장이 높아지는 이유가 바로 이것이다.

움직임

가장 민감하거나 통증 부위에서 천천히 위아래로 롤링을 한다. 통증 부위를 찾았다면, 그 부위에서 아주 작은 움직임으로 시작한다. 만약 통증 부위를 찾을 수 없다면, 어깨뼈 위에서 폼 롤러를 움직인다. 이 부위가 긴장이 증가되는 부위일 수 있다. 5~8회 운동하면 통증은 감소되어야 하고, 4~5회 트레이닝을 했으면 통증이 완전히 사라져야 한다.

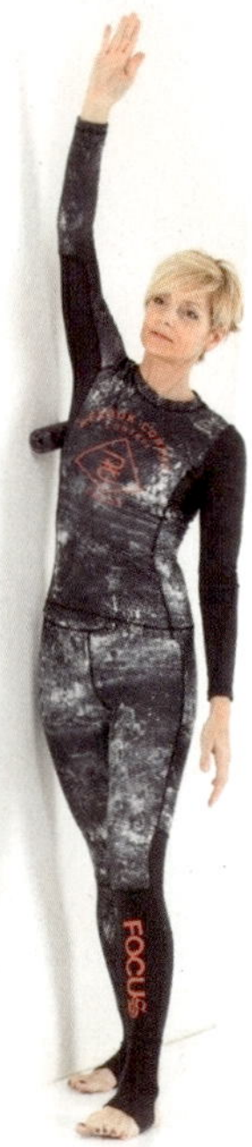

자극 변화

- 양쪽 다리를 벽에서 멀리 위치할수록, 미니 폼 롤러에 가해지는 체중이 증가할 것이고, 운동이 더 어려워질 것이다. 강도를 조절하기 위해서 이 기법을 사용할 수 있다.
  - 큰 폼 롤러를 사용한다.
  - 강도를 증가시키기: 옆으로 누운 자세에서 폼 롤러를 어깨뼈 가쪽 가장자리에 배치하고 전체 운동을 수행한다.

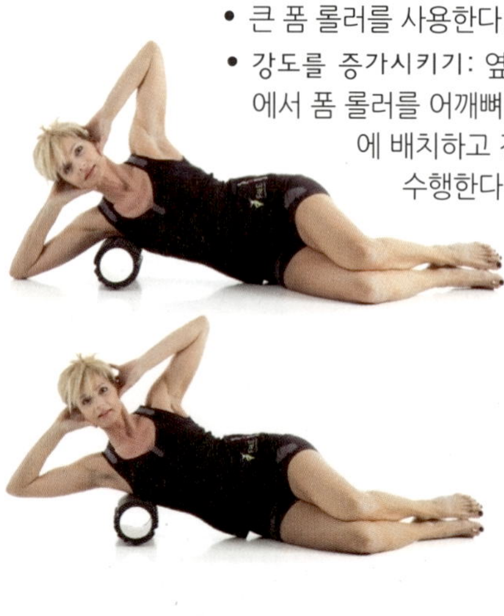

시작은 작은 움직임으로 한다.

미니 폼 롤러를 벽에 붙이고 전완 운동

전략

아래팔의 이완

시작자세

양쪽 다리를 엉덩이 너비로 벌리고 벽에 바짝 붙어서 선 자세를 취한다. 팔꿈치를 어깨높이로 위치시켜 벽과 아래팔 사이에 미니 폼 롤러를 배치한다.

움직임

아래팔을 천천히 위쪽으로 굴린 후(손바닥은 여러분 쪽으로 향한다) 다시 아래로 굴린다. 통증 부위를 찾고, 이 부위에서 작은 움직임을 수행한다. 이 자세들에서, 주먹을 쥐었다폈다 하고, 또 손목을 굽힘과 폄시킨다.

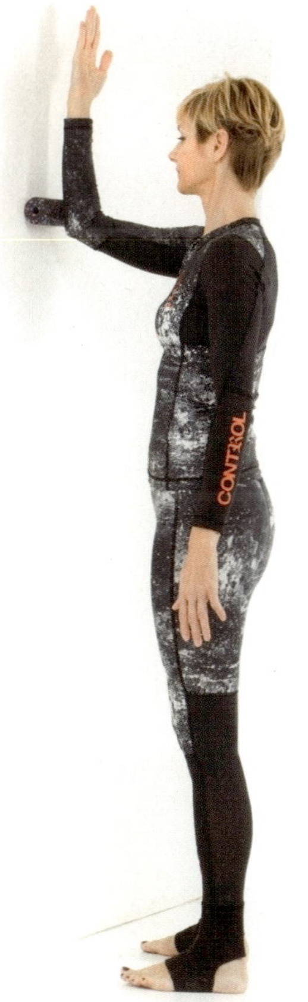

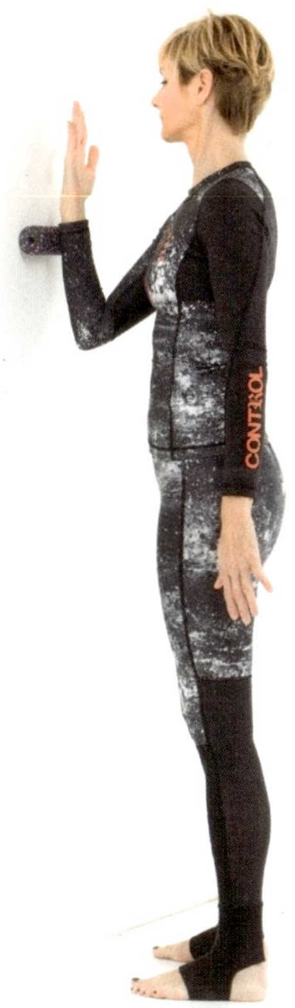

초점(Focus On)

- 연모양 라인 이미지를 상상하고 능동적으로 활성화하기
- 폼 롤러를 일정하게 압박한다.

검토(Work On)

손가락 굽힘근의 이완

토론

컴퓨터 앞에서 많은 시간을 보내는 사람들은 매일 또는 하루에 2번 이상 이 운동을 해야 한다. 이 운동은 테니스 엘보우를 예방하고 치료하는데 매우 효율적인 방법이고, 컴퓨터 작업을 많이 하는 사람이나 마우스를 많이 사용하는 사람에게 매우 효과적이다.

Forearm Movements on All Fours With a Foam Roller
폼 롤러를 이용한 네발자세의 전완 운동

전략

팔 라인의 이완

시작자세

네발자세에서 오른손을 폼 롤러 위에 올려놓고, 연모양 라인 이미지를 상상하고 능동적으로 활성화한다.

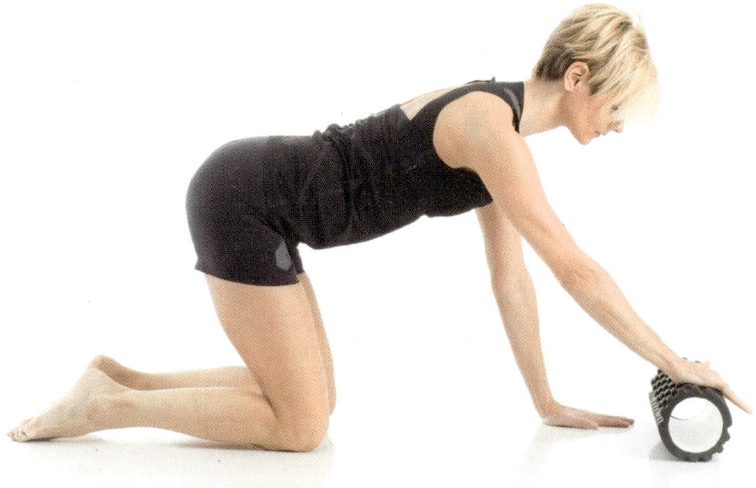

움직임

들이쉬면서 앞쪽으로 신장한다. 여러분이 손가락을 위쪽으로 폄할 때, 폼 롤러를 아래쪽으로 압박한다.
내쉬면서 시작자세로 돌아온다. 5~8회 반복한다.

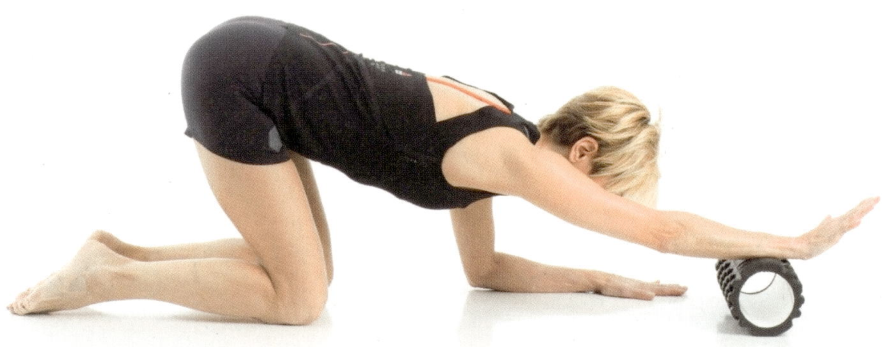

초점(Focus On)

- 연모양 라인 이미지를 상상하고 능동적으로 활성화하기
- 폼 롤러를 일정하게 압박한다.

검토(Work On)

손가락 굽힘근의 이완

전략

팔 라인의 이완

시작자세

네발자세에서 오른손을 폼 롤러 위에 올려놓고, 손바닥을 하늘 쪽으로 향하게 한다. 연모양 라인 이미지를 상상하고 능동적으로 활성화한다.

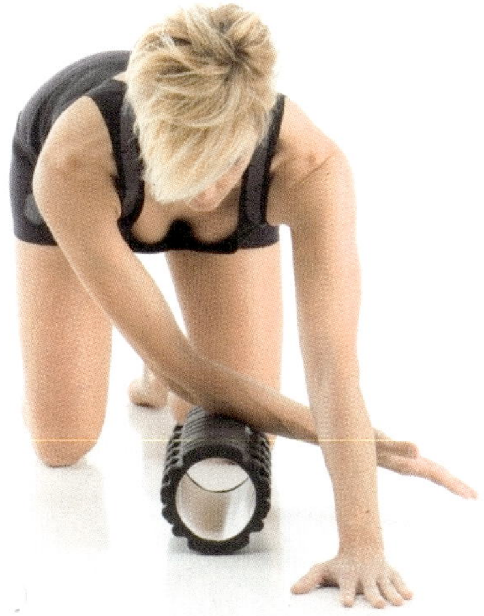

움직임

상체를 회전하면서 천천히 팔을 어깨 쪽으로 굴리고, 등을 손 쪽으로 굴린다. 통증 지점을 찾아 보고, 통증 부위에 작은 움직임을 수행한다. 5~8회 반복하고, 반대쪽 팔도 실시한다.

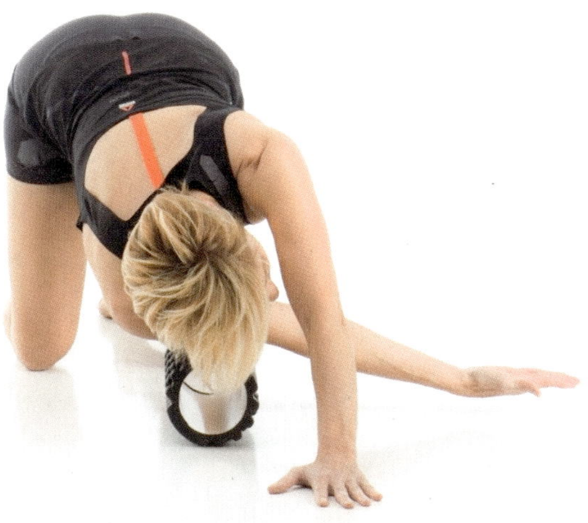

초점(Focus On)

- 연모양 라인 이미지를 상상하고 능동적으로 활성화하기
- 폼 롤러를 일정하게 압박한다.

검토(Work On)

팔과 어깨에 영향을 주는 라인들을 이완한다.

전략

가슴 부위의 이완

시작자세

볼을 가슴 근육 밑에 배치하고 엎드린 자세를 취한다. 이때 양 팔을 어깨높이에서 옆으로 벌린다.

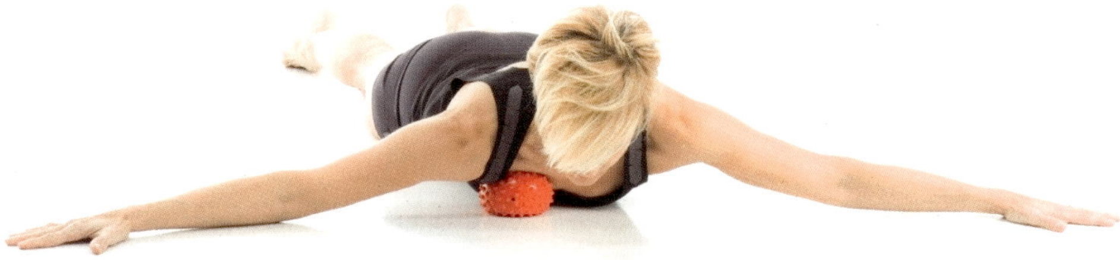

움직임

통증유발점을 찾기 위해 어깨쪽으로 공을 천천히 움직인다. 여러분이 1개의 통증유발점을 찾았다면, 그 부위에서 작은 움직임을 수행하고, 긴장을 줄이도록 노력한다.

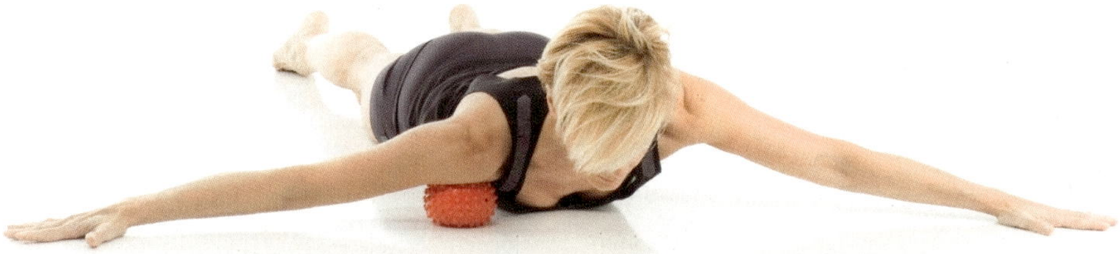

초점(Focus On)

호흡

검토(Work On)

팔 앞쪽 라인의 이완

난이도 감소

벽을 이용한 가슴 운동: 벽을 이용해 전체 운동을 수행한다.

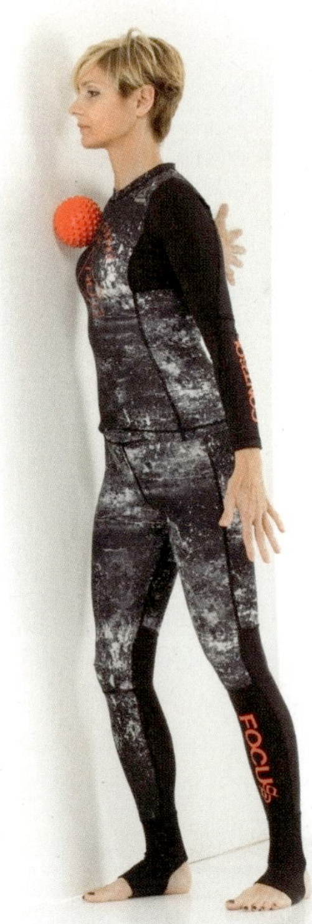

8.6.7. 호흡 이완

5 to 10 Balanced Breathing With Weight
(웨이트를 이용한 5~10초간의 호흡 운동)

전략

부교감신경의 자극

시작자세와 움직임

무릎을 세우고 누운 자세에서, 양 팔을 몸통 옆에 배치한다.
복부 위에 2~11 파운드(1~5㎏)의 웨이트를 올려놓는다
(이것은 근력 강화 운동이 아니다).

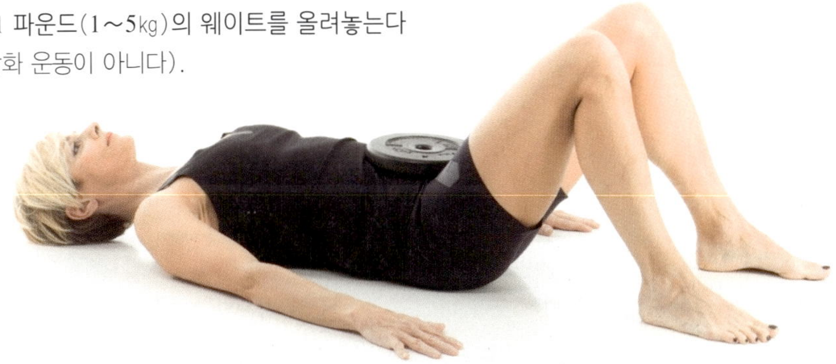

움직임

5초 동안 코로 숨을 들이쉬면서, 10초 동안 입으로 내쉰다. 10~15회 더 반복한다.

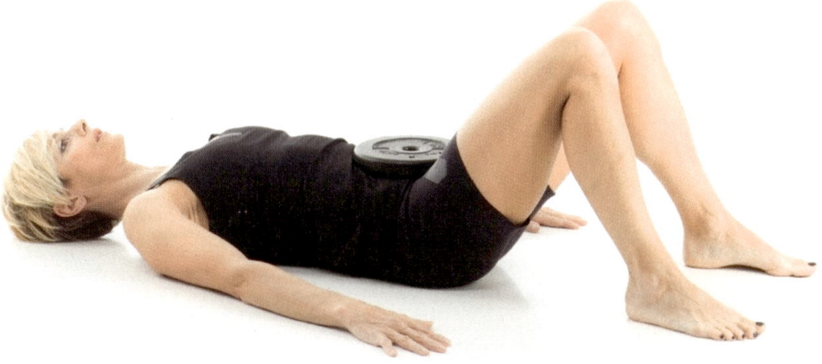

초점(Focus On)

- 허리뼈 쪽으로 숨을 들이쉰다.
- 숨을 들이쉴 때 웨이트가 움직이지 않아야 한다.

검토(Work On)

부교감신경을 자극한다.

토론

여러분은 웨이트 없이 이 운동을 수행할 수도 있다.
웨이트는 여러분께 이완을 돕는다.

전략
부교감신경의 자극

시작자세와 움직임

등을 대고 누워서 양 손을 배 위에 올려 놓거나 몸통 옆에 배치한다. 5초간 코를 통해 들이쉬면서, 1초간 숨을 유지하고, 5초간 입을 통해 내쉰다. 그리고 1초간 숨을 참는다. 10~15회 호흡주기를 반복한다. (1회 호흡주기는 한 번의 들이쉬기와 한 번의 내쉬기로 구성된다.)

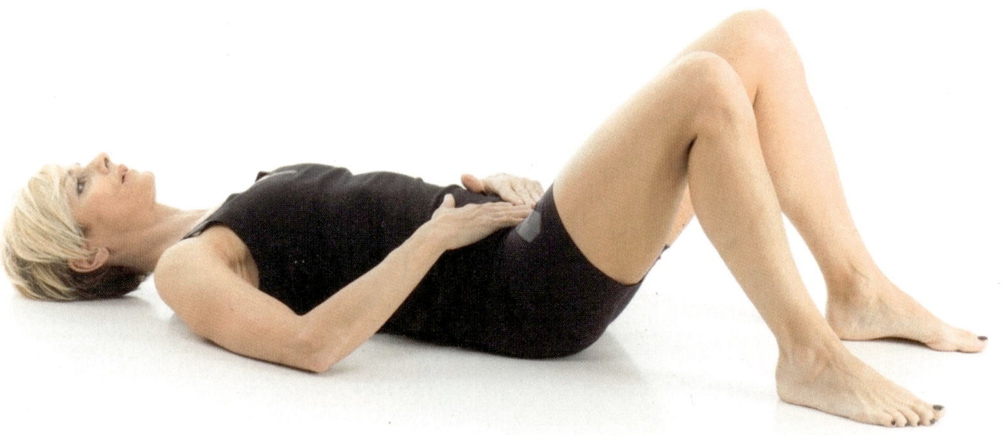

초점(Focus On)

허리뼈 쪽으로 숨을 들이쉰다.

검토(Work On)

- 가슴과 호흡을 동기화한다.
- 심박동수를 균형 있게 한다.

토론

이 운동은 심장과 호흡을 동기화시키고, 호르몬 DHEA(코티솔란트 길항제)를 자극하여 혈액 속의 코티솔을 제거한다. 여러분은 보다 이완되고, 기분이 좋아질 것이다. 우리가 나이가 들면, 우리의 DHEA와 코티솔 곡선이 편평해지는 경향이 있는데, 이것은 우리 몸이 두 가지 호르몬을 생산하기 어렵다는 것을 의미한다. 이것은 다른 호르몬계의 리듬과 면역체계에 부정적인 영향을 미친다. 요가와 명상과 같은 기법이 이들 두 호르몬 사이의 관계를 조화롭게 유지하는데 도움을 줄 것이다.

트레이닝 프로그램 9

이렇게 많은 이론과 교육 이후에, 마침내 우리는 트레이닝 자체에 도달하게 된다.

본 장에서, 나는 다양한 관심의 예를 가진 트레이닝 프로그램을 제안하고 있다; 여러분이 해야 할 것은 여러분의 목표를 선택하는 것이다. 우리가 알고 있듯이, 근막 구조는 매우 다양하기 때문에 나의 트레이닝 제안도 다양할 것이다.

모든 변화나 향상을 검사하고 확인해 보자;
모든 피드백을 환영한다.

단계 1: 관심 부위를 선택하자.

- 건강한 발(발꿈치 뼈가시/엄지발가락가쪽휨증)
- 손목굴증후군
- 강한 어깨
- FReE 목
- 축 늘어진 허벅지 및 셀룰라이트
- 달리기
- 유연성 향상
- 가동성 향상
- 필라테스와의 통합
- 기능적 트레이닝과의 통합
- FReE 트레이닝
- 근막-네이팅이 FReE Beast를 움직인다.

단계 2: 여러분의 트레이닝에 가장 적합한 트레이닝 프로그램을 선택한다. 프로그램을 부지런히 따라가다 보면, 여러분은 빠르게 진전되고 있음에 놀랄 것이다.

단계 3: 통증을 갖고 결코 트레이닝을 수행해서는 안 된다.

단계 4: 프로그램 이후 트레이닝 가이드라인 단락에 수록된 트레이닝과 홈워크 지침을 따라 각 프로그램에 목록된 운동을 수행한다.

프로그램은 이 책에서 다루지 않는 기능적 트레이닝과 필라테스 운동도 포함하고 있다. 이 운동들은 소문자로 작성된다.

참고: 여러분은 트레이닝 필요성을 완전히 충족시키기 위해 다른 형태의 트레이닝 프로그램에 있는 운동도 포함할 수 있다.

9.1. 건강한 발을 위한 프로그램: 발꿈치뼈가시와 엄지발가락가쪽휨증

개념: 논스톱 프로그램과 운동의 순서

구조: 트레이닝 프로그램은 6~15개의 운동 순서로 구성된다.

초점: 다리 라인(**SBL-SFL-LL-DFL**)의 긴장을 균형있게 맞춘다. 통증을 제거하고, 기능성과 운동 수행력을 향상시킨다.

전략: 이완, 라인 느끼기, 신장, 에너지 및 가동성

발꿈치뼈가시 — 프로그램 1	
도구: 감각 볼 — 폼 롤러 — 플라이오 박스	
FOOT MASSAGE WITH BALL: 각 발당 1 × 30초(58 페이지)	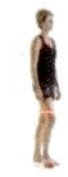
ANTERIOR STIMULATION OF THE ANKLES RESTING ON THE FOAM ROLLER: 1 x 5(95 페이지)	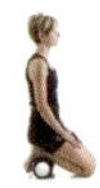
POSTERIOR STIMULATION OF THE ANKLES RESTING ON THE FOAM ROLLER 1 x 5 (97 페이지)	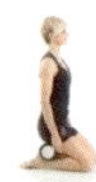
PRESSURE AND MASSAGE ON THE CALF MUSCLE WITH A FOAM ROLLER: 각 다리당 1 x 5 (98 페이지)	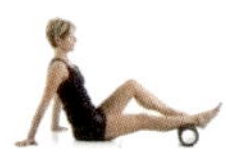
PRESSURE AND MASSAGE ON THE INNER LEG WITH A FOAM ROLLER: 각 다리당 1 x 5 (99 페이지)	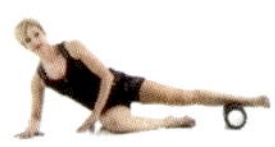
PRESSURE AND MASSAGE ON THE INNER THIGH WITH A FOAM ROLLER: 각 다리당 1 x 5 (100 페이지)	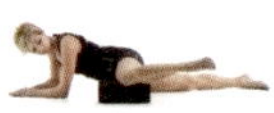
ON/OFF SHORTENED HIP FLEXOR: 좌우 1 x 5(90 페이지)	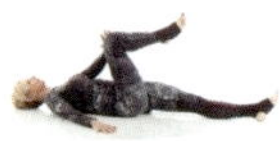
ON/OFF HIP FLEXOR STRETCH: 각 다리당 3 x 3초(91 페이지)	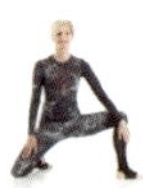
ELASTIC BOUNCES: 3 x 10초 (237 페이지)	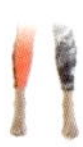
ELEPHANT ON PLYO BOX: 좌우 1 x 5~10 초 (211 페이지)	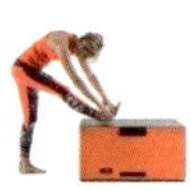
MODIFIED WARRIOR ON PLYO BOX: 좌우 1 x 5~10(213 페이지)	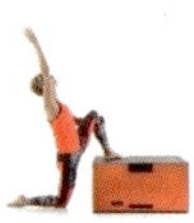
LEG LIFT IN PRONE POSITION WITH SENSORY BALL: 좌우 1 x 시리즈(272 페이지)	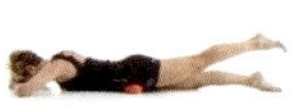
ELASTIC BOUNCES: 3 x 10 초 (237 페이지)	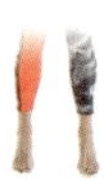

발꿈치뼈가시 — 프로그램 2	
도구: 감각 볼	
FOOT MASSAGE WITH BALL: 각 발당 1 x 30초 per foot (58 페이지)	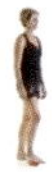
ELASTIC BOUNCES: 3 x 10초(237 페이지)	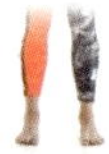
STEPPING BACK AND FORTH: 각 다리당 1 x 10초(109 페이지)	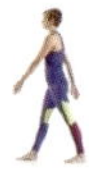
"L" STEP: 각 다리당 1 x 10(110 페이지)	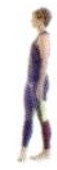
ROUND ELEPHANT: 각 다리당 1 x 10(156 페이지)	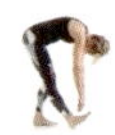
ZIG ZAG ON THE LATERAL LINE WITH A SENSORY BALL: 좌우 1 x 3(277 페이지)	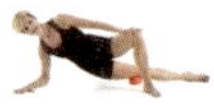
THREE FEET IN MOVEMENT: 좌우 1 x 5(163 페이지)	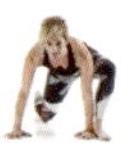
SUPPORTED LUNGE WITH BOW: 좌우 1 x 5 (235 페이지)	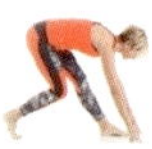
BOOMERANG IN SIDEWAYS HALF-KNEELING POSITION: 좌우 1 x 5(188 페이지)	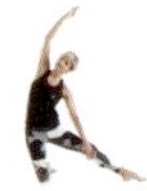
BEACHED STORK – KNEE RAISE: 좌우 1 x 5(123 페이지)	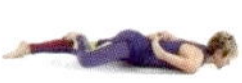
WINDMILL IN HALF-KNEELING POSITION: 좌우 1 x 5 (184 페이지)	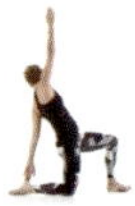
LIZARD: 각 다리당 1 x 20초 (189 페이지)	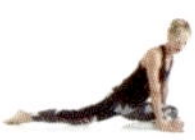
LARGE CORKSCREW: 각 다리당 3 x 15초(197 페이지)	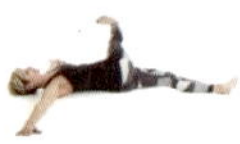
SIDEWAYS BOX: 각 다리당 3 x 15초(217 페이지)	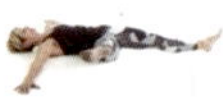

트레이닝 지침

맨발로 운동을 수행하고, 체중을 발의 3개 접촉지점에 분산한다.

트레이닝: 2주 동안 주당 2~3회, 그 다음, 프로그램 2로 진행한다.

홈워크: 공으로 발을 마사지하기 위해 매일 저녁 시간을 찾는다.

참고: 여러분의 트레이닝 요구를 충족시키기 위해 다른 종류의 트레이닝에 속하는 다양한 프로그램의 운동을 포함시킬 수 있다.

엄지발가락가쪽휨증 — 프로그램 1

도구: 감각 볼

목표: 초기 단계 때 엄지발가락가쪽휨증을 예방하고 개선하기 위해

FOOT MASSAGE WITH BALL:
각 발당 1 x 20초(58 페이지)

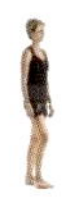

STEPPING BACK AND FORTH:
각 다리당 1 x 10(109 페이지)

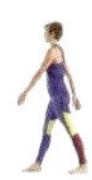

"L" STEP:
각 다리당 1 x 10(110 페이지)

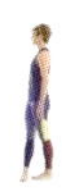

FRONTAL WOODPECKER: MOVEMENTS IN HALF-KNEELING POSITION:
각 다리당 1 x 5(114 페이지)

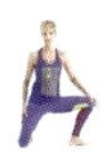

STORK AGAINST THE WALL:
각 다리당 5 x 3초(82 페이지)

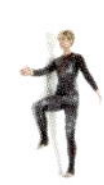

SHIFT SQUAT: 좌우 1 x 5
(181 페이지)

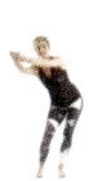

MOVING STORK:
각 다리당 1 x 5~10(119 페이지)

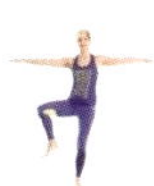

THREE FEET IN MOTION:
다리당 x 5(161 페이지)

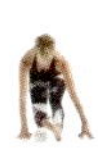

THORACIC SPINE ROTATIONS ON TWO POINTS OF SUPPORT:
좌우 1 x 5(129 페이지)

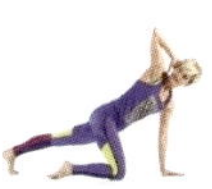

참고: 여러분의 트레이닝 요구를 충족시키기 위해 다른 종류의 트레이닝에 속하는 다양한 프로그램의 운동을 포함시킬 수도 있다.

엄지발가락가쪽휨증 — 프로그램 2

도구: 감각 볼 — 폼 롤러 — 저항 밴드

목표: 초기 단계 때 엄지발가락가쪽휨증을 예방하고 개선하기 위해

FOOT MASSAGE WITH BALL:
각 발당 1 x 20초(58 페이지)

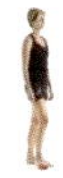

ANTERIOR STIMULATION OF THE ANKLES RESTING ON THE FOAM ROLLER: 1 x 10(95 페이지)

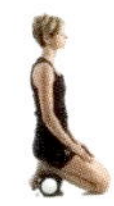

POSTERIOR STIMULATION OF THE ANKLES RESTING ON THE FOAM ROLLER: 1 x 10(97 페이지)

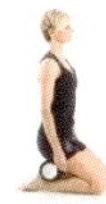

PRESSURE AND MASSAGE ON THE CALF MUSCLE WITH A FOAM ROLLER: 각 다리당 1 x 5
(98 페이지)

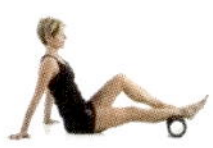

PRESSURE AND MASSAGE ON THE INNER LEG WITH A FOAM ROLLER: 각 다리당 1 x 5(99 페이지)

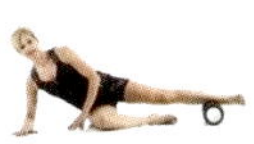

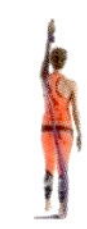

STEPPING BACK AND FORTH WITH A RESISTANCE BAND:
좌우 1 x 10(110 페이지)

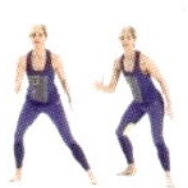

SIDE STEP AND DIAGONAL STEP:
좌우 1 x 10(111 페이지)

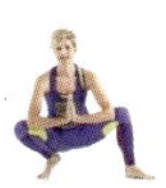

CRAB IN SQUAT POSITION:
좌우 1 x 3~5(117 페이지)

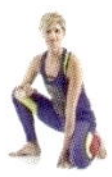

RUNNER'S KNEE IN SQUATTING POSITION: 좌우 1 x 3~5
(118 페이지)

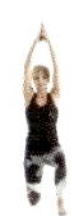

SHIFT SQUAT IN HALF-KNEELING POSITION: 좌우 1 x 5~8
(182 페이지)

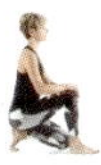

UNCOMFORTABLE HALF-SITTING POSITION: 다리당 3 x 5
(169 페이지)

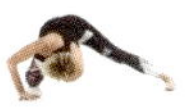

THREE-LEGGED WINDMILL:
좌우 1 x 5(186 페이지)

KNEE SAVER-LATERAL STABILIZATION:
좌우 1 x 10(120 **페이지**)

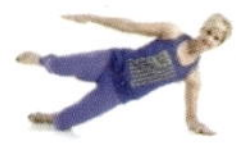

SUPINE CORKSCREW:
좌우 1 x 5(196 **페이지**)

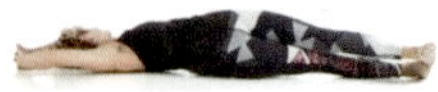

참고: 여러분의 트레이닝 요구를 충족시키기 위해 다른 종류의 트레이닝에 속하는 다양한 프로그램의 운동을 포함시킬 수도 있다.

엄지발가락가쪽휨증 — 프로그램 3

도구: 저항 밴드

목표: 초기 단계 때 엄지발가락가쪽휨증을 예방하고 개선하기 위해

ELASTIC BOUNCES:
3 x 10초(237 **페이지**)

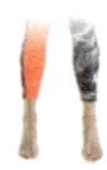

STEPPING BACK AND FORTH WITH A RESISTANCE BAND:
각 다리당 1 x 10(110 **페이지**)

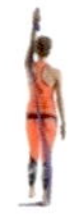

SIDEWAYS LUNGE:
각 다리당 1 x 5(112 **페이지**)

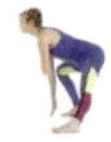

DIAGONAL LUNGE:
각 다리당 1 x 5(112 **페이지**)

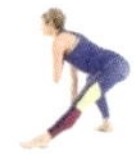

UNCOMFORTABLE HALF-SITTING POSITION:
각 다리당 3 x 5(169 **페이지**)

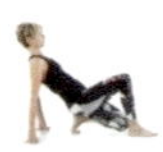

ELEPHANT IN MOTION:
각 다리당 1 x 5(157 **페이지**)

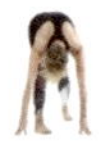

BEETLE STRETCH:
1 x 5~10(218 **페이지**)

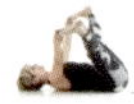

SPREADING YOUR KNEES IN HALF-SITTING POSITION:
좌우 1 x 3~5(115 **페이지**)

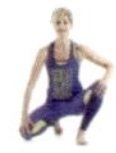

GORILLA: 1 x 5
(214 **페이지**)

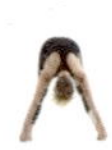

STATUE: 각 다리당 1 x 20초
(174 **페이지**)

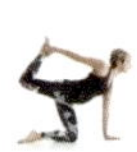

SHIFT SPLIT SQUAT:
각 다리당 1 x 5~7(182 **페이지**)

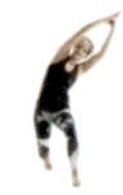

PRONE CORKSCREW:
좌우 1 x 5(199 **페이지**)

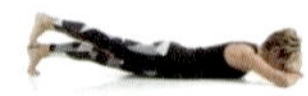

SPREADING YOUR TOES:
1 x 10~20초(166 **페이지**)

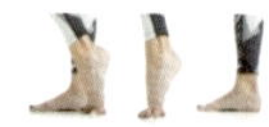

트레이닝 지침

맨발로 운동을 수행하고, 체중을 발의 3개 접촉지점에 분산한다.

트레이닝: 2주 동안 주당 2~3회, 다음 프로그램으로 진행한다.

홈워크: 전화나 텍스트가 울릴 때마다 여러분의 체중이 발의 3개 접촉지점에 균등하게 분산되는지를 체크한다.

참고: 여러분의 트레이닝 요구를 충족시키기 위해 다른 종류의 트레이닝에 속하는 다양한 프로그램의 운동을 포함시킬 수도 있다.

9.2. 손목굴증후군과 가슴문증후군(TOS)을 위한 프로그램

개념: 논스톱 프로그램과 운동 순서

구조: 6~15개 운동 순서가 트레이닝 프로그램으로 구성된다.

초점: 팔 라인의 긴장을 균형 맞춘다. 통증을 제거하고, 기능성 및 운동 수행력을 향상시킨다.

전략: 이완, 라인 느끼기, 가동성과 신장

토론: 이 방법은 다음을 향상시키기 위해 모든 사람에게 이용될 수 있다:

- 자세
- 손목굴증후군과 가슴문증후군
- 어깨의 위치(안쪽돌림)
- 네발자세에서의 손 지지
- 다음의 운동

근력강화 트레이닝, 케틀벨 트레이닝, 기능적 트레이닝 등을 하기 전 수행력 향상과 손상 예방을 위해 이 프로그램들을 워밍-업에 사용한다.

첫 2개의 프로그램(프로그램 1과 프로그램 2)은 염증과 관련된 긴장을 완화하고, 팔 라인을 균형 맞추기 위해 고안되었다. 프로그램 3과 프로그램 4는 약한 고리를 신장하고 강화시킴으로써 팔 라인의 균형을 맞추기 위해 고안되었다.

손목굴증후군과 TOS — 프로그램 1	
도구: 감각 볼 — 폼 롤러	
EYES ALERT, NECK LOOSE (87 페이지)	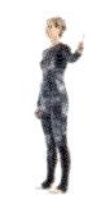
BACK MASSAGE AGAINST THE WALL WITH A SENSORY BALL(270 페이지)	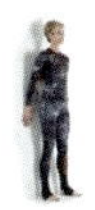
FOREARM MOVEMENTS AGAINST THE WALL WITH A MINI FOAM ROLLER (281 페이지)	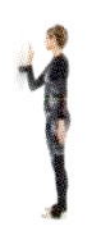
SHOULDER MOVEMENTS AGAINST THE WALL WITH A SENSORY BALL(279 페이지)	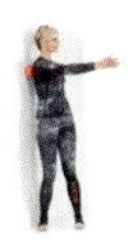
PECTORAL MOVEMENTS AGAINST THE WALL WITH A SENSORY BALL(284 페이지)	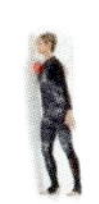
CIRCLES WITH THE SENSORY BALL ON YOUR CHEEK (278 페이지)	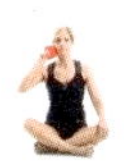
CHEST LIFT IN PRONE POSITION WITH A SENSORY BALL (273 페이지)	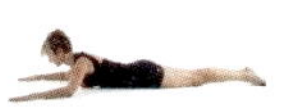
THORACIC SPINE ROTATIONS(130 페이지)	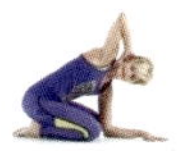
LOOSEN UP ON THE SENSORYBALLS(270 페이지)	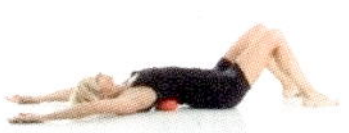
KNEE FALL OUT WITH A SENSORY BALL(268 페이지)	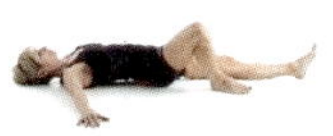

트레이닝 지침

각 운동을 5~10회 반복하고, 호흡을 유지한다(호흡을 멈추지 않는다).

트레이닝: 격일에 한 번씩 운동을 수행하고, 총 4번의 트레이닝 수업을 수행한다. 그리고 그 다음 프로그램으로 넘어간다.

홈워크: 매일 Eyes Alert, Neck Loose(87 페이지)를 수행한다.

참고: 여러분의 트레이닝 요구를 충족시키기 위해 다른 종류의 트레이닝에 속하는 다양한 프로그램의 운동을 포함시킬 수도 있다.

손목굴증후군과 TOS — 프로그램 2	
도구: 감각 볼 — 폼 롤러	
SLIDING OVER THE STERNUM WITH A SENSORY BALL IN A SEATED POSITION(274 페이지)	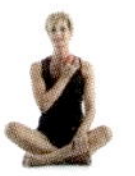
LOOSEN UP ON THE SENSORY BALLS(270 페이지)	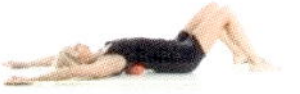
PECTORAL MOVEMENTS LYING ON YOUR FRONT(284 페이지)	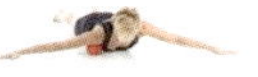
BACK MASSAGE WITH A FOAM ROLLER(270 페이지)	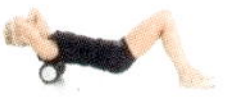
FOREARM MOVEMENTS ON ALL FOURS WITH A FOAM ROLLER(282 페이지)	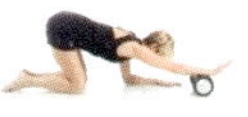
ARM MOVEMENTS ON ALL FOURS WITH A FOAM ROLLER (283 페이지)	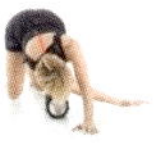
SPLITS AGAINST THE WALL: 1 x 30~45초(220 페이지)	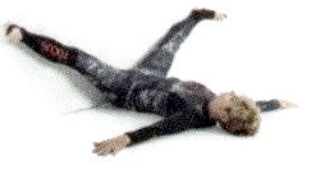

트레이닝 지침

각 운동을 5~10회 반복하고, 호흡을 유지한다(호흡을 멈추지 않는다).

트레이닝: 격일에 한 번씩 운동을 수행하고, 총 4번의 트레이닝 수업을 수행한다. 그리고 그 다음 프로그램으로 넘어간다.

홈워크: 매일 Eyes Alert, Neck Loose(87페이지)와 Circles With Your Wrists를 수행한다.

참고: 여러분의 트레이닝 요구를 충족시키기 위해 다른 종류의 트레이닝에 속하는 다양한 프로그램의 운동을 포함시킬 수도 있다.

손목굴증후군과 TOS — 프로그램 3

도구: 저항 밴드 — 플라이오 박스

ALTERNATING SWING WITH WOODEN CLUBS(258 페이지)

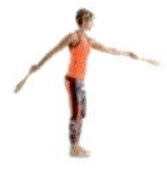

ARMS TO THE WALL: 1 x 30초(79 페이지)

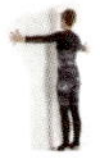

EYES ALERT, NECK LOOSE (87 페이지)

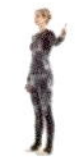

SPIDER WOMAN (131 페이지)

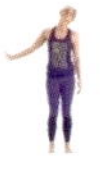

THORACIC SPINE ROTATIONS (130 페이지)

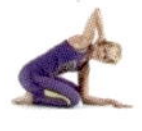

GIRAFFE: SWINGING WITH RESISTANCE BAND(225 페이지)

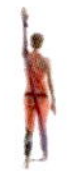

SIDEWAYS SPIDER AGAINST THE WALL(222 페이지)

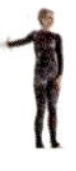

CIRCLES WITH YOUR ARM AGAINST THE WALL(138 페이지)

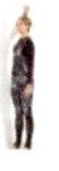

AIRCRAFT MARSHALLING WITH CLUBS(142 페이지)

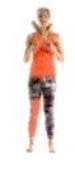

SIDEWAYS TILTING OF THE UPPER BODY IN STANDING POSITION (126 페이지)

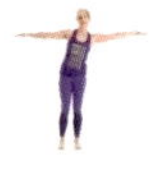

BIRD DOG AGAINST THE WALL: 각 팔 당 2 x 30초(176 페이지)

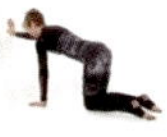

SIDEWAYS MODIFIED WARRIOR ON PLYO BOX: 3 x 3초 (224 페이지)

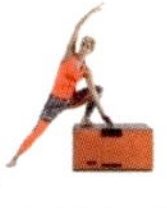

트레이닝 지침

각 운동을 5~10회 반복하고, 호흡을 유지한다(호흡을 멈추지 않는다).

트레이닝: 격일에 한 번씩 운동을 수행하고, 총 4번의 트레이닝 수업을 수행한다. 그리고 그 다음 프로그램으로 넘어간다.

홈워크: 매일 Spider Woman(85 페이지)을 수행한다.

참고: 여러분의 트레이닝 요구를 충족시키기 위해 다른 종류의 트레이닝에 속하는 다양한 프로그램의 운동을 포함시킬 수도 있다.

손목굴증후군과 TOS — 프로그램 4

도구: 웨이트

ALTERNATING SWING WITH SOFT KETTLEBELLS (258 페이지)

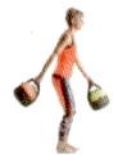

DYNAMIC LITTLE MERMAID (193 페이지)

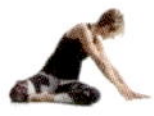

PRONE LARGE CORKSCREW (201 페이지)

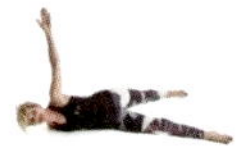

SPIDER AGAINST THE WALL: 3 x 15초(221 페이지)

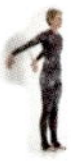

GIRAFFE: SWINGING WITH WEIGHTS (225 페이지)

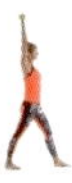

BAMBOO AGAINST THE WALL (205 페이지)

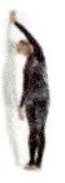

BIRD DOG AGAINST THE WALL (176 페이지)

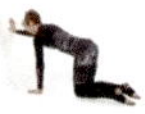

WINDMILL AGAINST THE WALL (208 페이지)

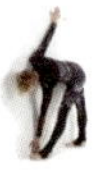

CRAB (168 페이지)

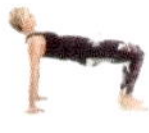

SUPINE CORKSCREW (196 페이지)

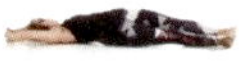

트레이닝 지침

각 운동을 5~10회 반복하고, 호흡을 유지한다(호흡을 멈추지 않는다).

트레이닝: 격일에 한 번씩 운동을 수행하고, 총 4번의 트레이닝 수업을 수행한다.

홈워크: 매일 Spider Against the Wall (221 페이지)을 수행한다.

참고: 여러분의 트레이닝 요구를 충족시키기 위해 다른 종류의 트레이닝에 속하는 다양한 프로그램의 운동을 포함시킬 수도 있다.

9.3. 강한 어깨를 위한 프로그램

개념: 논스톱 프로그램과 운동 순서

구조: 6~15개 운동 순서가 트레이닝 프로그램으로 구성된다.

초점: 팔 라인의 균형을 맞춘다. 자세, 일상의 기능성과 운동 수행력을 향상시킨다.

전략: 이완, 라인 느끼기, 가동성과 신장

어깨 — 프로그램 1

도구: 감각 볼 — 폼 롤러

목표: 라인 느끼기 — 팔 라인 느끼기

MOVING STORK:
좌우 1 x 5(119 페이지)

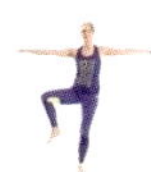

BACK MASSAGE AGAINST THE WALL WITH A SENSORY BALL:
1 x 10(270 페이지)

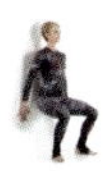

BACK TO THE WALL IN STANDING POSITION: 3 x 20초(81 페이지)

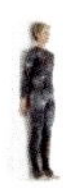

SHOULDER MOVEMENTS AGAINST THE WALL WITH A SENSORY BALL:
좌우 1 x 10(279 페이지)

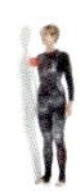

FOREARM MOVEMENTS AGAINST THE WALL WITH A MINI FOAM ROLLER: 좌우 1 x 10
(281 페이지)

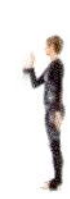

PECTORAL MOVEMENTS AGAINST THE WALL WITH A SENSORY BALL:
좌우 1 x 10(284 페이지)

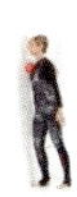

SHOULDER BLADE MOVEMENTS AGAINST THE WALL WITH A MINI FOAM ROLLER:
좌우 1 x 10 (280 페이지)

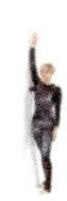

SPIDER WOMAN: 좌우 1 x 5~7
(131 페이지)

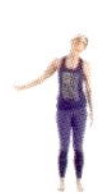

CIRCLES WITH YOUR ARM AGAINST THE WALL:
각 팔 당 1 x 10
(138 페이지)

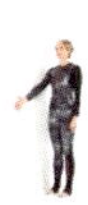

THE SHOULDER BLADES WRAP:
1 x 5~8(133 페이지)

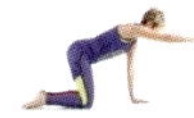

WINDMILL AGAINST THE WALL:
좌우 1 x 5(208 페이지)

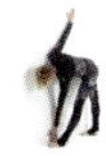

SPIDER AGAINST THE WALL:
3 x 15초(221 페이지)

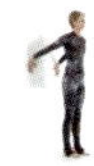

KNEE SAVER-LATERAL STABILIZATION:
좌우 1 x 10(120 페이지)

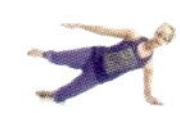

CRAB:
5 x 15초(168 페이지)

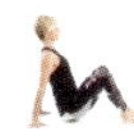

트레이닝 지침

운동을 바르고 통제된 방법으로 수행한다(연모양 라인 이미지를 상상하고 활성화하기).

트레이닝: 격일에 한 번씩 운동을 수행하고, 총 4번의 트레이닝 수업을 수행한다. 그런 다음 다음 프로그램으로 넘어간다.

참고: 여러분의 트레이닝 요구를 충족시키기 위해 다른 종류의 트레이닝에 속하는 다양한 프로그램의 운동을 포함시킬 수도 있다. 2주 동안 주당 2~3회, 다음 프로그램으로 진행한다.

어깨 — 프로그램 2

도구: 저항 밴드 — 폼 롤러 — 웨이트 — 곤봉

목표: 팔 라인의 균형을 맞추기 위해

EYES ALERT, NECK LOOSE:
좌우 1 x 10(87 페이지)

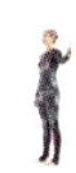

CIRCLES WITH THE RESISTANCE BAND: 좌우 1 x 10(141 페이지)

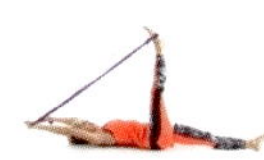

FOREARM MOVEMENTS ON ALL FOURS WITH A FOAM ROLLER:
좌우 1 x 10(282 페이지)

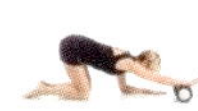

ARM MOVEMENTS ON ALL FOURS WITH A FOAM ROLLER:
좌우 1 x 10(283 페이지)

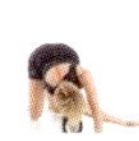

PECTORAL MOVEMENTS LYING ON YOUR FRONT: 좌우 1 x 5
(284 페이지)

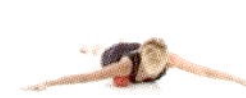

SHOULDER BLADE MOVEMENTS ON THE FLOOR WITH A FOAM ROLLER:
좌우 1 x 5(280 페이지)

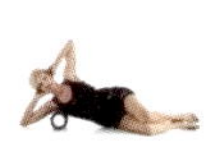

ARMS TO THE WALL:
각 자세 당 1 x 5초(79 페이지)

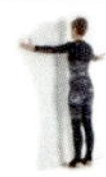

INFINITE SWING WITH KETTLEBELL:
각 팔당 1 x 10(260 페이지)

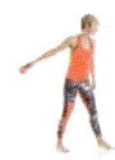

GIRAFFE: SWINGING WITH WEIGHTS
1 x 5~10(225 페이지)

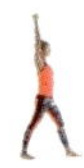

SIDEWAYS TILTING OF THE UPPER BODY IN STANDING POSITION:
좌우 1 x 10(126 페이지)

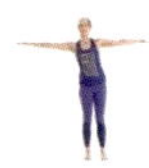

AIRCRAFT MARSHALLING WITH CLUBS: 1 x 5~10(142 페이지)

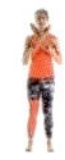

BIRD DOG AGAINST THE WALL:
각 다리당 1 x 30초(176 페이지)

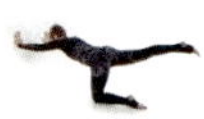

DANCING SPIDER AGAINST THE WALL(223 페이지)

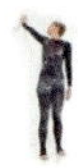

SIDEWAYS SPIDER AGAINST THE WALL: 5 x 3초(222 페이지)

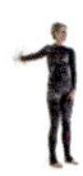

CRAB: 4 x 10초
(168 페이지)

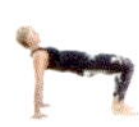

트레이닝 지침

운동을 바르고 통제된 방법으로 수행한다(연모양 라인 이미지를 상상하고 활성화하기).

트레이닝: 격일에 한 번씩 운동을 수행하고, 총 4번의 트레이닝 수업을 수행한다. 그런 다음 다음 프로그램으로 넘어간다.

참고: 여러분의 트레이닝 요구를 충족시키기 위해 다른 종류의 트레이닝에 속하는 다양한 프로그램의 운동을 포함시킬 수도 있다.

어깨 — 프로그램 3

목표: 팔 라인을 강화하기 위해

프로그램 2를 반복하고, 다음 운동을 추가한다:

TRANSVERSE SEATED WINDSHIELD WIPERS: 좌우 1 x 5
(125 페이지)

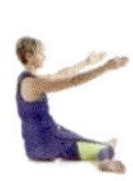

GECKO PUSH-UP AGAINST THE WALL: 1 x 5~10
(250 페이지)

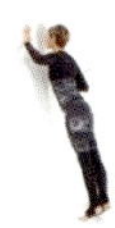

CRAB: 각 손 위치당 2 x 3초
(168 페이지)

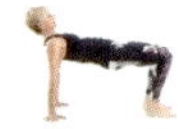

CRICKET PUSH-UP
(247 페이지)

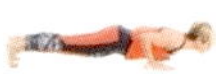

트레이닝 지침

운동을 바르고 통제된 방법으로 수행한다(연모양 라인 이미지를 상상하고 활성화하기).

트레이닝: 격일에 한 번씩 운동을 수행하고, 총 4번의 트레이닝 수업을 수행한다. 그런 다음 다음 프로그램으로 넘어간다.

참고: 여러분의 트레이닝 요구를 충족시키기 위해 다른 종류의 트레이닝에 속하는 다양한 프로그램의 운동을 포함시킬 수도 있다.

9.4. 목을 위한 프로그램

개념: 논스톱 프로그램 과 운동 순서

구조: 6~15개 운동 순서가 트레이닝 프로그램으로 구성된다.

초점: 목 긴장 완화

전략: 이완, 라인 느끼기, 가동성과 신장

FReE 목

도구: 감각 볼 — 폼 롤러 — 플라이오 박스

목표: 목의 긴장을 완화하기 위해

FOOT MASSAGE WITH BALL:
각 발당 1 x 30초(58 페이지)

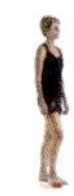

BACK MASSAGE WITH A FOAM ROLLER: 1 x 10(270 페이지)

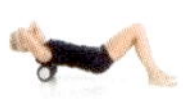

BACK TO THE WALL IN STANDING POSITION: 3 x 20초(81 페이지)

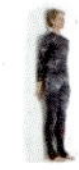

EYES ALERT, NECK LOOSE:
1 x 5(87 페이지)

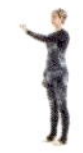

SPIDER WOMAN: 좌우 1 x 5
(131 페이지)

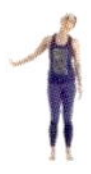

PRESSURE AND MASSAGE ON THE CALF MUSCLE WITH A FOAM ROLLER: 각 다리당 1 x 5
(98 페이지)

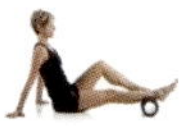

SLIDING OVER THE STERNUM WITH A SENSORY BALL IN A SEATED POSITION: 좌우 3(274 페이지)

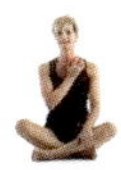

PECTORAL MOVEMENTS AGAINST THE WALL WITH A SENSORY BALL: 좌우 3 x 4(284 페이지)

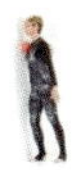

CIRCLES WITH YOUR ARM AGAINST THE WALL: 각 팔당 1 x 10 (138 페이지)

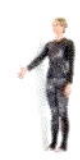

BAMBOO AGAINST THE WALL: 좌우 3 x 5초(205 페이지)

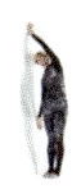

ELEPHANT ON THE PLYO BOX: 좌우 1 x 5(211 페이지)

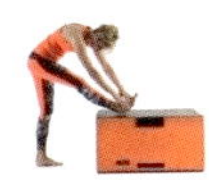

DYNAMIC CAMEL(양 손 밑에 플랫폼 배치): 1 x 5(160 페이지)

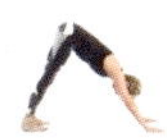

ROCKING ON THE SACRUM WITH A SENSORY BALL: 1 x 5~10 (267 페이지)

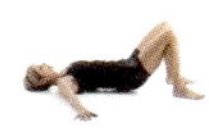

BACK OF THE NECK RELEASE WITH A FOAM ROLLER: 좌우 1 x 3~5 (271 페이지)

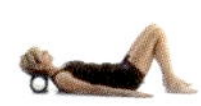

트레이닝 지침

운동을 바르게 통제된 방법으로 수행한다.

트레이닝: 격일에 한 번씩 운동을 수행하고, 총 4번의 트레이닝 수업을 수행한다. 그런 다음 다음 프로그램으로 넘어간다.

참고: 여러분의 트레이닝 요구를 충족시키기 위해 다른 종류의 트레이닝에 속하는 다양한 프로그램의 운동을 포함시킬 수도 있다.

9.5. 축 늘어진 허벅지와 셀룰라이트를 위한 프로그램

축 늘어진 허벅지란 무엇인가?

이것은 엉덩이와 가쪽 허벅지 사이에 쌓여 있는 셀룰라이트의 한 형태에 의해 발생되며, 신체의 불균형을 일으킨다. 이런 불균형적인 지방 증식을 막는 것은 쉬운 일이 아니지만, 불가능한 것도 아니다.

만족스러운 결과를 얻기 위해, 다음과 같은 여러 측면에서 작업이 이루어져야 한다:

- 올바른 식단
- 올바른 자세
- 표적 운동

축 늘어진 허벅지의 원인은?

- 과체중
- 나쁜 식습관, 과도한 알코올 소비
- 좌식 생활
- 잘못된 자세
- 적은 물 섭취(충분한 물을 섭취하지 않음)
- 순환 불량
- 일부 약물(경구용 피임약이 전통적인 예)
- 너무 타이트한 옷이나 굽이 높은 신 (순환을 방해하고 셀룰라이트을 유발한다.)

토론: 아래에 제시된 방법들은 모든 사람들에 의해 수행될 수 있지만, 축 늘어진 허벅지와 셀룰라이트를 가진 사람을 위해 특별히 고안된 것이다.

이 운동의 목표는 다음과 같다:

- 체액 배출을 통해 정체 부위의 순환을 회복하고, 지방조직을 동원하는 데 도움을 준다.
- 근육근막 라인의 균형을 맞추어 다리의 정렬을 개선한다.
- 몸의 균형을 회복한다(상체, 하체).
- 골반바닥을 개선한다.
- 자세를 향상시킨다.

축 늘어진 허벅지는 종종 골반바닥의 약증뿐만 아니라 불균형한 LL과 DFL과 관련된다.

초점: 트레이닝 수업은 무엇으로 구성되는가?

축 늘어진 허벅지를 방지하는 트레이닝은 심혈관 운동, 근육근막 운동 및 근력강화 운동 사이의 올바른 균형을 찾아야 한다. 이를 위해 다음을 포함한 순환 트레이닝보다 더 좋은 것은 없다.

- 지방분해를 촉진하는 유산소 운동
- 몸의 균형을 회복시키는 근육근막 운동
- 근육을 탄력 있게 만드는 근육 운동

이 접근법은 축 늘어진 허벅지와 셀룰라이트를 막아준다.

개념: 논스톱 프로그램 과 운동 순서

구조: 순환 트레이닝이고, 짧은 휴식과 논스톱으로 수행되는 6~15개 운동 순서가 트레이닝 프로그램으로 구성된다.

초점: 다리 라인(LL–DFL–SBL–SFL)의 긴장 균형을 맞춘다. **향상:** 자세, 미세순환의 기능성 및 체형

전략: 이완, 라인 느끼기, 가동성, 신장 및 에너지

순환 트레이닝 — 기본 프로그램

도구: 감각 볼 — 미니— 밴드 — 폼 롤러 — 플라이오 박스

목표: 축 늘어진 허벅지를 방지하기 위해

워밍업 단계

Cardio 5분
FOOT MASSAGE WITH BALL:
각 발당 1 x 20초(58 **페이지**)

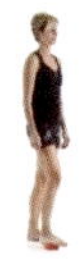

구심성 ON/OFF 운동

SHORTENED HIP FLEXOR:
각 다리당 1 x 3 x 3초(90 **페이지**)

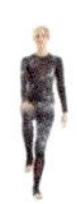

Eccentric ON/OFF HIP FLEXOR STRETCH:
각 다리당 1 x 3 x 3초(91 **페이지**)

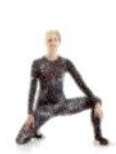

STEPPING BACK AND FORTH:
좌우 1 x 10(109 **페이지**

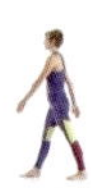

BEAT IN STANDING POSITION:
안쪽 허벅지와 문제 부위 1 x 20초
(92 **페이지**)
Cardio 5분

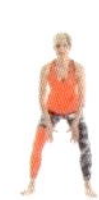

중간 단계

논스톱 2~3회 반복

KNEE SAVER-LATERAL STABILIZATION: 좌우 1 x 10
(120 **페이지**)

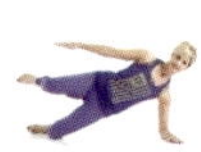

THREE-LEGGED WINDMILL AGAINST THE WALL:
좌우 1 x 5(210 **페이지**)
Front squat: 1 x 5
Push-up: 1 x 5~15

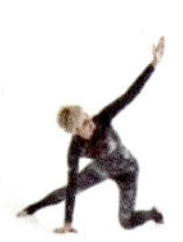

ELASTIC BOUNCES: 3 x 10초
(237 **페이지**)
Cardio 1분

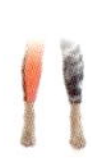

능동 회복 3~4분:

ZIG ZAG ON THE LATERAL LINE AGAINST THE WALL: 좌우 1 x 3(277 **페이지**)

논스톱 2~3회 반복

SIDEWAYS MOVEMENTS WITH MINI BAND: 좌우 2 x 5
(94 **페이지**)

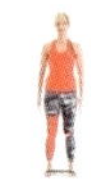

FRONTAL WOODPECKER: MOVEMENTS IN HALF-KNEELING POSITION: 좌우 1 x 5(114 **페이지**)

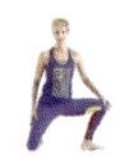

BRIDGE AGAINST THE WALL:
각 다리당 1 x 5(140 **페이지**)

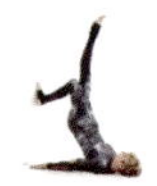

Suspension training Low Row:
1 x 10~15
ABDOMINAL:좌우 1 x 10
(56 **페이지**)
Cardio 1분

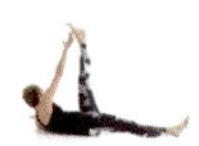

능동 회복 3~4분:

BEAT IN STANDING POSITION:
전신 허벅지에 대해 1 x 30초(92 **페이지**)

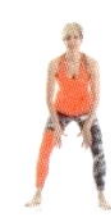

쿨-다운

SIDEWAYS ROCKING ON THE SACRUM WITH A FOAM ROLLER:
1 x 30초(269 **페이지**)

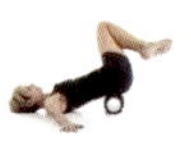

ZIG ZAG ON THE LATERAL LINE WITH A SENSORY BALL: 좌우 1 x 3
(277 **페이지**)

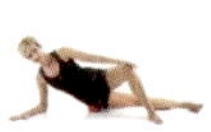

BALANCED BREATHING: 1 x 1분
(286 **페이지**)
Cardio 5~10분

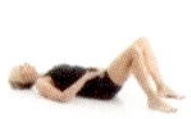

트레이닝 지침

맨발로 운동을 수행한다. 호흡을 유지한다 (호흡을 멈추지 않는다).

트레이닝: 2주 동안 주당 2~3회, 그런 다음, 다음 프로그램으로 넘어간다. 격일 마다 30~60분 보행을 한다.

홈워크: 낮 동안 Beat in Standing Position and Elastic Bounces 3~4회

강도 증가

Bridge Against the Wall exercise with the gymball leg curl: 1 x 5로 대체.

참고: 여러분의 트레이닝 요구를 충족시키기 위해 다른 종류의 트레이닝에 속하는 다양한 프로그램의 운동을 포함시킬 수도 있다.

순환 트레이닝 – 중간 프로그램

도구: 폼 롤러 – 곤봉 – 웨이트

목표: 측 늘어진 허벅지와 셀룰라이트를 방지하기 위해

워밍업 단계

Cardio 5분

ANTERIOR STIMULATION OF THE ANKLES RESTING ON THE FOAM ROLLER: 1 x 10(95 페이지)

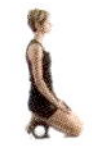

PRESSURE AND MASSAGE ON THE CALF MUSCLE WITH A FOAM ROLLER: 각 다리당 1 x 5(98 페이지)

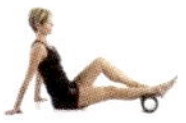

PRESSURE AND MASSAGE ON THE INNER LEG WITH A FOAM ROLLER: 각 다리당 1 x 5(99 페이지)

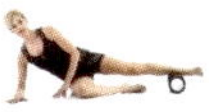

STEPPING BACK AND FORTH +UPPER BODY ROTATIONS: 좌우 1 x 10(110 페이지)

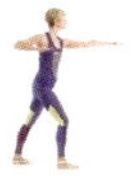

SIDE STEP AND DIAGONAL STEP: 좌우 1 x 10(111 페이지)

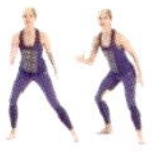

중간 단계 (논스톱 2~3회 반복)

SIDEWAYS LUNGE: 각 다리당 1 x 5(112 페이지)

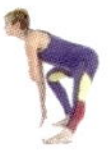

SWING WITH WOODEN CLUBS: 1 x 10(255 페이지)

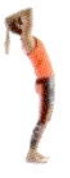

GECKO PUSH-UP AGAINST THE WALL: 1 x 5~10 (250 페이지)

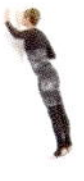

CRAB: 1 x 5~10(168 페이지)

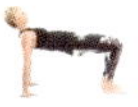

DIAGONAL LUNGE: 각 다리당 1 x 5 (112 페이지)

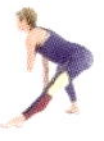

SWING WITH WOODEN CLUBS: 1 x 10(255 페이지)

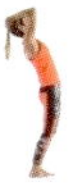

능동 회복 3~4분:

ELEPHANT IN MOTION: 각 다리당 1 x 5(157 페이지)

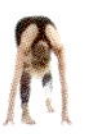

BEAT IN STANDING POSITION: 전체 허벅지에 대해 1 x 30초(92 페이지)

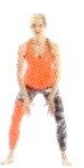

(논스톱 2~3회 반복)

BIRD DOG AGAINST THE WALL: 각 다리당 1 x 30초 (176 페이지)

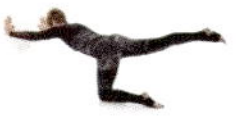

ROTATING SPLIT SQUAT AGAINST THE WALL: 각 다리당 1 x 5(206 페이지)

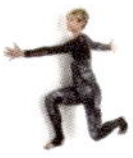

BAMBOO: 좌우 1 x 5(180 페이지)

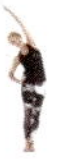

Push Press: 1 x 5~10

Rowing with kettlebell: 1 x 5~10

DYNAMIC LUNGE STARTER: 좌우 1 x 5(235 페이지)

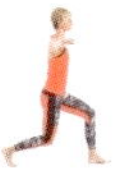

능동 회복 3~4분:

FLASH ACTIVATION: 1 x 20초(93 페이지)

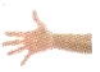

SIDEWAYS ELASTIC BOUNCES 1 x 20초(238 페이지)

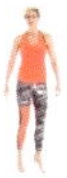

BEAT IN STANDING POSITION 전체 허벅지에 대해 1 x 30초(92 페이지)

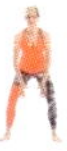

쿨-다운

SUPINE CORKSCREW: 좌우 1 x 5(196 페이지)

PRONE CORKSCREW: 좌우 1 x 3(199 페이지)

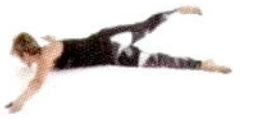

ZIG ZAG ON THE LATERAL LINE WITH A SENSORY BALL: 좌우 1 x 3(277 페이지)

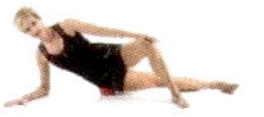

BALANCED BREATHING: 1 x 1분(286 페이지)

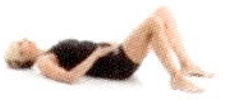

Cardio 5~10분

트레이닝 지침

맨발로 운동을 수행한다.

호흡을 유지한다(호흡을 멈추지 않는다).

트레이닝: 2주 동안 주당 2~3회, 이런 다음, 다음 프로그램으로 넘어간다.

격일 마다 30~60분 보행을 한다.

홈워크: 낮 동안 Beat in Standing Position 과 Elastic Bounces 3~4회

강도 증가

웨이트를 이용한 측면 런지

참고: 여러분의 트레이닝 요구를 충족시키기 위해 다른 종류의 트레이닝에 속하는 다양한 프로그램의 운동을 포함시킬 수도 있다.

순환 트레이닝 — 심화 프로그램 1

도구: 웨이트 — 점프 로프 — 감각 볼

목표: 측 늘어진 허벅지와 셀룰라이트를 방지하기 위해

워밍-업 단계

Cardio 5분

STORK AGAINST THE WALL:
1 x 30(82 페이지)

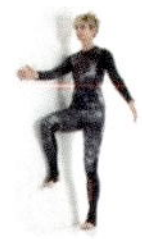

GLUTEAS MAXIMUS ON/OFF AGAINST THE WALL:
좌우 1 x 5(83 페이지)

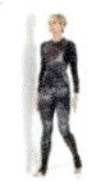

UNCOMFORTABLE HALF-SITTING POSITION: 좌우 1 x 5
(169 페이지)

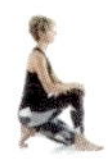

ELEPHANT IN MOTION:
좌우 1 x 5(157 페이지)

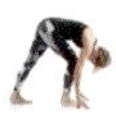

THREE FEET IN MOTION:
각 다리당 1 x 5(163 페이지)

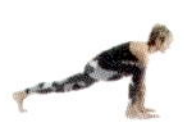

SKIPPING: 1 x 30초
(239 페이지)

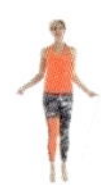

CIRCLES WITH YOUR ARM AGAINST THE WALL:
각 팔당 1 x 3(138 페이지)

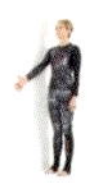

CRAB: 1 x 5~10
(168 페이지)

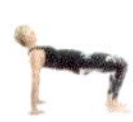

중간 단계 (논스톱 2~3회 반복)

ELASTIC LUNGE:
좌우 1 x 3~5(236 페이지)

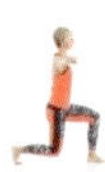

SWING WITH DUMBBELLS:
좌우 1 x 5(257 페이지)

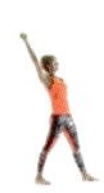

SKIPPING: 1 x 30초
(239 페이지)

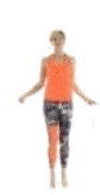

High Row & W Position: 1 x 10

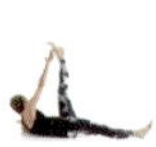

ABDOMINAL: 좌우 X 1 x 10
(56 페이지)

SKIPPING: 1 x 30초
(239 페이지)

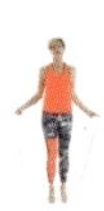

(논스톱 2~3회 반복)

능동 회복 2~3분:

FOOT MASSAGE WITH BALL:
각 발당 1 x 20초(58 페이지)

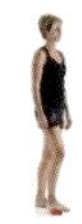

SIDEWAYS DOG ON THREE LEGS AGAINST THE WALL:
좌우 1 x 5~10(252 페이지)

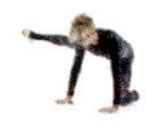

Snatch with kettlebell:
각 팔당 1 x 10

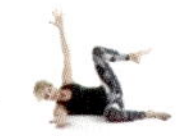

ROLLING BEETLE: 좌우 1 x 5
(218 페이지)

SKIPPING: 1 x 30초(239 페이지)

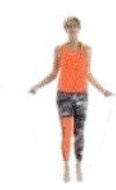

SYNCHRONIZED SWINGING WALKING LUNGE WITH KETTLEBELLS:
각 다리당 1 x 7(259 페이지)

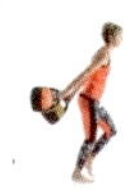

Floor pull: 1 x 5~10

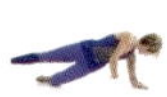

KNEE SAVER WITH ROTATION:
좌우 1 x 5~10(121 페이지)

SKIPPING: 1 x 30초
(239 페이지)

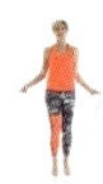

능동 회복 2~3분:

BEAT IN STANDING POSITION:
전체 허벅지에 대해 1 x 30초
(92 페이지)

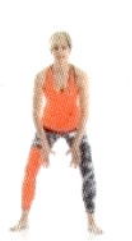

쿨-다운

THREE-LEGGED SCORPION STINGER(187 페이지)

Cardio 5~10분

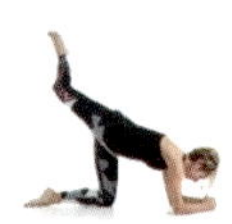

트레이닝 지침

맨발로 운동을 수행한다. 호흡을 유지한다(호흡을 멈추지 않는다).

트레이닝: 2주 동안 주당 2~3회, 그런 다음, 다음 프로그램으로 넘어간다.

격일 마다 30~60분 보행을 한다. 거리를 점차 증가시킨다.

홈워크: Flash Activation and Foot Massage With Ball: 낮 동안 2회

참고: 여러분은 유산소 운동 기구로 skipping을 대체할 수 있다. 여러분의 트레이닝 요구를 충족시키기 위해 다른 종류의 트레이닝에 속하는 다양한 프로그램의 운동을 포함시킬 수도 있다.

순환 트레이닝 — 심화 프로그램 2

도구:

저항 밴드 — 곤봉 — 점프 로프 — 감각 볼

목표: 축 늘어진 허벅지와 셀룰라이트를 방지하기 위해

워밍–업 단계

Cardio 5분

중간 단계

HOPSCOTCH: 1 x 30초
(238 페이지)

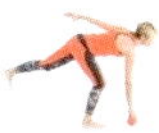

BEAT IN STANDING POSITION:
전체 허벅지에 대해 1 x 15초
(92 페이지)

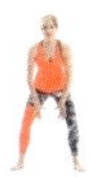

ABDOMINALS AGAINST
THE WALL: 1 x 7(179 페이지)

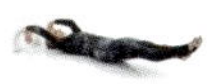

Assisted pull up with resistance band: 1 x 5~10
SKIPPING: 1 x 30초(239 페이지)

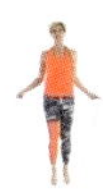

Overhead squat: 1 x 5~7
SIDEWAYS DOG ON THREE LEGS AGAINST THE WALL:
좌우 1 x 5~10(252 페이지)

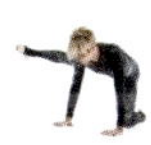

KNEELING BEAT: 전체 허벅지에 대해
1 x 15초(92 페이지)

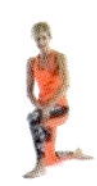

SIDEWAYS MONKEY:
좌우 1 x 5(242 페이지)

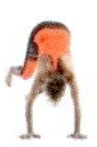

AIRCRAFT MARSHALLING WITH CLUBS: 1 x 10(142 페이지)

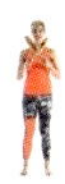

SKIPPING: 1 x 30초
(239 페이지)

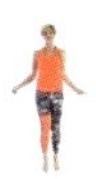

KNEE SAVER–LATERAL STABILIZATION: 좌우 1 x 10
(120 페이지)

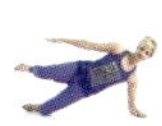

SUPPORTED LUNGE WITH BOW:
각 다리당 1 x 5~10
(235 페이지)

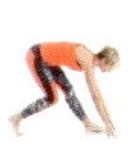

논스톱 1~3회 반복

BEAT IN STANDING POSITION:
전체 허벅지에 대해 1 x 15초
(92 페이지)

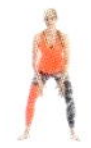

CRICKET PUSH-UP: 1 x 5
(247 페이지)

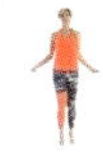

CRAB: 1 x 5~10
(168 페이지)

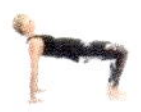

SKIPPING: 1 x 30초
(239 페이지)
회복: 3~4분

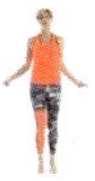

쿨–다운

Cardio 10분
FOOT MASSAGE WITH BALL:
각 발당 1 x 20초(58 페이지)

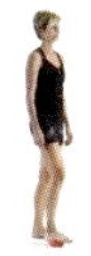

TWISTING SCORPION:
좌우 1 x 3~5(216 페이지)

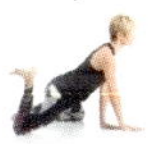

트레이닝 지침

맨발로 운동을 수행한다. 호흡을 유지한다(호흡을 멈추지 않는다).

트레이닝: 2주 동안 주당 2~3회, 그런 다음, 다음 프로그램으로 넘어간다.

격일 마다 30~60분 보행을 한다. 거리를 점차 증가시킨다.

홈워크: 전화나 텍스트를 받을 때 심호흡을 한다.

참고: 여러분은 유산소 운동 기구로 skipping을 대체할 수 있다. 여러분의 트레이닝 요구를 충족시키기 위해 다른 종류의 트레이닝에 속하는 다양한 프로그램의 운동을 포함시킬 수도 있다.

9.6. 달리기 수행력을 위한 프로그램

개념: 논스톱 프로그램과 운동 순서

구조: 6~15개 운동 순서가 트레이닝 프로그램으로 구성된다.

초점: 관절 기능성과 달리기 수행력의 향상

전략: 이완, 신장, 에너지 및 가동성

달리기

도구: 감각 볼

목표: 워밍 업– 쿨 다운

워밍–업 단계

CIRCLES WITH YOUR ARM AGAINST THE WALL: 각 팔당 1 x 10(138 **페이지**)

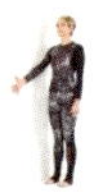

Circles with your wrists: 각 손목당 1 x 10
ELASTIC BOUNCES: 3 x 10초(237 **페이지**)

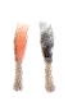

SHIFT SQUAT: 좌우 1 x 5 (181 **페이지**)

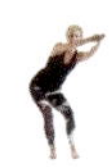

BEAT IN STANDING POSITION: 전체 다리에 대해 1 x 30초(92 **페이지**)

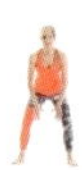

STEPPING BACK AND FORTH: 각 다리당 1 x 5(109 **페이지**)

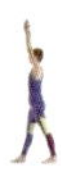

"L" STEP: 각 다리당 1 x 5 (110 **페이지**)

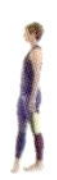

ROUND ELEPHANT: 각 다리당 1 x 10(156 **페이지**)

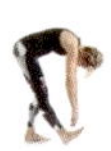

SWING FROM LOW TO HIGH: 1 x 10 (240 **페이지**)

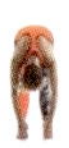

중간 단계

달리기할 때 1.25 마일(2㎞)마다 30초 동안 탄성 바운딩을 수행한 후, 계속 달리기를 수행한다. 각 능동 회복 후 여러분의 수행력을 최적화하는 근막 조직이 재수화될 때 여러분은 달리기 속도와 폭발력이 증가하는 것을 바로 알 수 있을 것이다.

쿨–다운

회복 속도를 증가시키기 위해 전체 다리에 대한 폼 롤러 운동을 수행한다.

FOOT MASSAGE WITH BALL: 각 발당 1 x 20초(58 페이지)

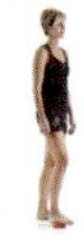

트레이닝 지침

맨발로 운동을 수행한다.

정확하게 운동을 수행한다.

참고: 여러분의 트레이닝 요구를 충족시키기 위해 다른 종류의 트레이닝에 속하는 다양한 프로그램의 운동을 포함시킬 수도 있다.

9.7. 가동성과 유연성의 향상을 위한 프로그램

개념: 논스톱 프로그램 과 운동 순서

구조: 6~15개 운동 순서가 트레이닝 프로그램으로 구성된다.

초점: 기능적 가동성 향상

전략: 가동성과 신장.

토론: 아래에 제시된 프로그램들은 관절 가동성을 향상시키기 위해 고안되었다.

- 관절 구획을 위한 운동
- 가동성과 신장 운동의 조합

트레이닝에서의 통합: 여러분의 트레이닝 안에 특정의 관절계를 위한 운동을 포함시킨다. 예: 강한 팔 운동을 하기 전에, 2~4개 어깨, 팔꿈치 및 손목의 가동 운동을 선택한다.

가동성 – 프로그램 1

도구: 저항 밴드

목표: 주요 관절의 가동성

기능적 가동성: 발목/발

STEPPING BACK AND FORTH WITH RAISED ARMS (109 **페이지**)

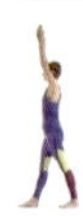

"L" STEP (110 **페이지**)

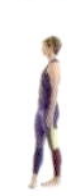

STEP WITH ROTATION (110 **페이지**)

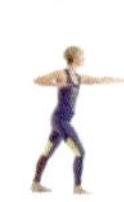

SAGITTAL WOODPECKER: MOVEMENTS IN HALF-KNEELING POSITION (113 페이지)

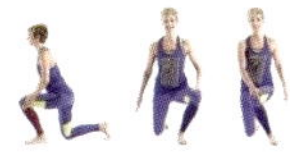

FRONTAL WOODPECKER: MOVEMENTS IN HALF-KNEELING POSITION (114 페이지)

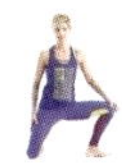

CRAB IN SQUAT POSITION (117 페이지)

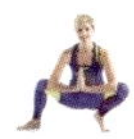

기능적 가동성: 엉덩관절

MOVING STORK AGAINST THE WALL (135 페이지)

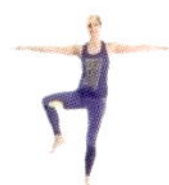

KNEE SAVER-LATERAL STABILIZATION (120 페이지)

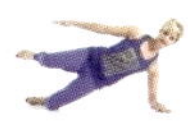

KNEE SAVER WITH STRAIGHT LEG (121 페이지)

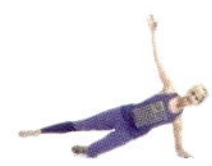

CIRCLES WITH THE RESISTANCE BAND(141 페이지)

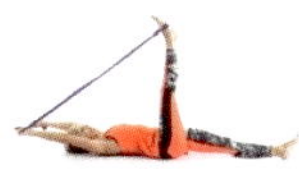

기능적 가동성: 척주

BRIDGE AGAINST THE WALL (140 페이지)

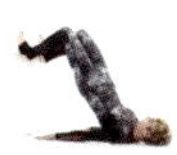

THORACIC SPINE ROTATIONS (130 페이지)

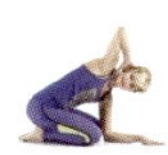

SIDEWAYS TILTING OF THE UPPER BODY IN STANDING POSITION (126 페이지)

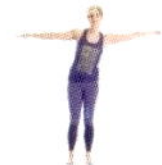

기능적 가동성: 어깨위팔관절

SPIDER WOMAN (131 페이지)

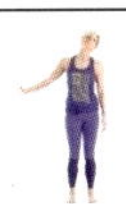

THE SHOULDER BLADES WRAP (133 페이지)

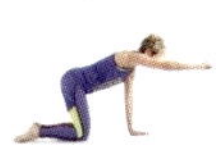

CIRCLES WITH YOUR ARM AGAINST THE WALL (138 페이지)

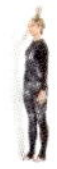

트레이닝 지침

맨발로 운동을 수행한다.

정확하게 운동을 수행한다.

각 운동마다 5~8회씩 수행한다.

트레이닝: 주당 3회

참고: 여러분의 트레이닝 요구를 충족시키기 위해 다른 종류의 트레이닝에 속하는 다양한 프로그램의 운동을 포함시킬 수도 있다.

가동성 — 프로그램 2

도구: 곤봉 — 케틀벨

목표: 주요 관절의 가동성

기능적 가동성: 발목/발

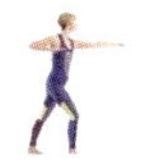

STEP WITH ROTATION (110 페이지)

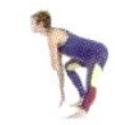

SIDEWAYS LUNGE (112 페이지)

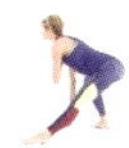

DIAGONAL LUNGE (112 페이지)

SPREADING YOUR KNEES IN HALF-SITTING POSITION (115 페이지)

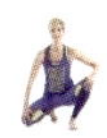

GOOSE WALK IN HALF-SITTING POSITION (116 페이지)

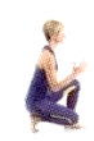

기능적 가동성: 엉덩관절

KNEE SAVER WITH ROTATION (121 페이지)

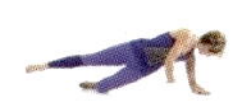

BEACHED STORK - KNEE RAISE (123 페이지)

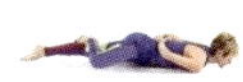

TRANSVERSE SEATED WINDSHIELD WIPERS (125 페이지)

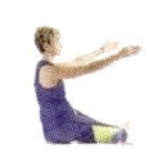

기능적 가동성: 척주

SIDEWAYS TILTING OF THE UPPER BODY IN STANDING POSITION (126 페이지)

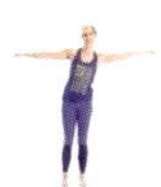

TIRED CAT ON ALL FOURS (128 페이지)

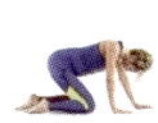

THORACIC SPINE ROTATIONS ON TWO POINTS OF SUPPORT (129 페이지)

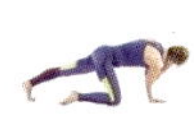

BRIDGE AGAINST THE WALL (140 페이지)

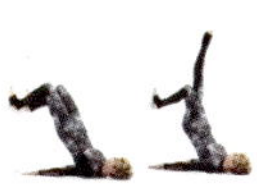

기능적 가동성: 어깨위팔관절

SPIDER WOMAN (131 페이지)

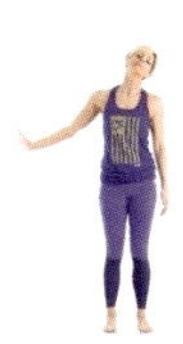

CIRCLES WITH YOUR ARM AGAINST THE WALL(138 페이지)

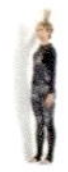

AIRCRAFT MARSHALLING WITH CLUBS(142 페이지)

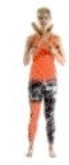

INFINITE SWING WITH KETTLEBELL (260 페이지)

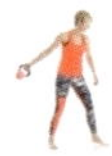

트레이닝 지침

맨발로 운동을 수행한다.

정확하게 운동을 수행한다.

각 운동마다 5~8회씩 수행한다.

트레이닝: 주당 3회

참고: 여러분의 트레이닝 요구를 충족시키기 위해 다른 종류의 트레이닝에 속하는 다양한 프로그램의 운동을 포함시킬 수도 있다.

가동성과 신장 — 프로그램 3

목표: 가동성과 유연성

STEPPING BACK AND FORTH (109 페이지)

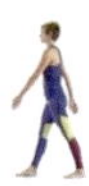

ELEPHANT (155 페이지)

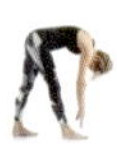

UNCOMFORTABLE HALFSITTING POSITION(169 페이지)

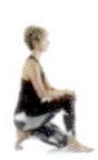

FRONTAL WOODPECKER: MOVEMENTS IN HALFKNEELING POSITION(114 페이지)

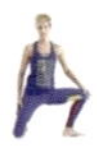

SIDEWAYS LUNGE (112 페이지)

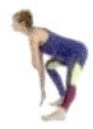

DIAGONAL LUNGE (112 페이지)

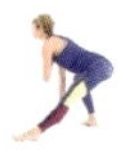

THREE-LEGGED SCORPION STINGER(187 페이지)

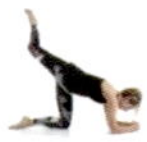

KNEE SAVER WITH ROTATION (121 페이지)

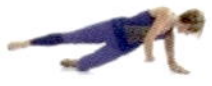

ROLLING BEETLE (218 페이지)

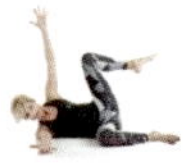

TRANSVERSE SEATED WINDSHIELD WIPERS(125 페이지)

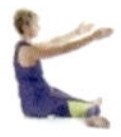

WINDMILL IN HALF-KNEELING POSITION(184 페이지)

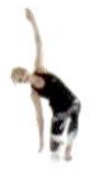

CAMEL WALK (159 페이지)

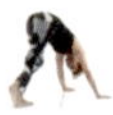

SPIDER WOMAN (131 페이지)

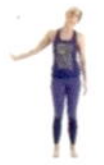

SHIFT SPLIT SQUAT(182 페이지)

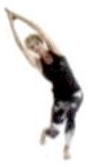

SPREADING YOUR TOES (166 페이지)

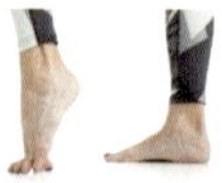

THREE FEET IN MOTION (161 페이지)

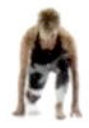

THE SHOULDER BLADES WRAP (133 페이지)

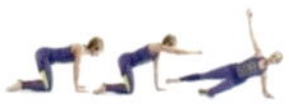

SPREADING YOUR KNEES IN HALF-SITTING POSITION (115 페이지)

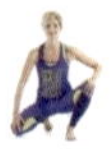

GOOSE WALK IN HALF-SITTING POSITION(116 페이지)

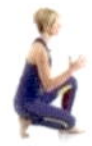

BRIDGE(171 페이지)

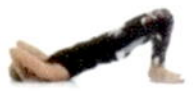

COBRA(173 페이지)

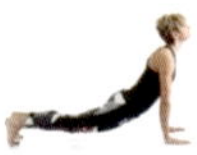

SUPINE CORKSCREW INACTION (198 페이지)

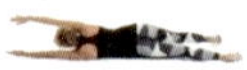

ROTATING COBRA (200 페이지)

LIZARD(189 페이지)

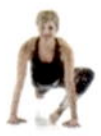

BAMBOO WITH LEGS CROSSED (127 페이지)

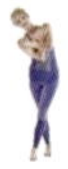

트레이닝 지침

맨발로 운동을 수행한다.

유연하고 정확하게 운동을 수행한다.

각 운동마다 3~6회씩 수행하거나 15~20초 동안 유지한다.

트레이닝: 주당 2~3회

신장(Stretch)

목표: 유연성을 향상시키기 위해

개념: 논스톱 프로그램 과 운동 순서

구조: 6~15개 운동 순서가 트레이닝 프로그램으로 구성

초점: 유연성 향상

전략: 신장과 라인 느끼기

BEAT IN STANDING POSITION:
안쪽 허벅지와 문제 부위 1 x 20초
(92 페이지)

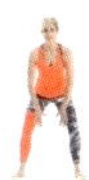

ELASTIC BOUNCES: 3 x 20초
(237 페이지)

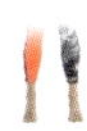

FLASH ACTIVATION: 1 x 20초
(93 페이지)

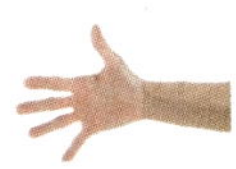

ELEPHANT IN MOTION:
각 다리당 1 x 5(157 페이지)

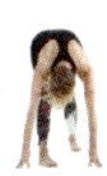

ROUND ELEPHANT:
각 다리당 1 x 10(156 페이지)

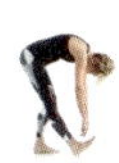

SHIFT SQUAT: 좌우 1 x 5
(181 페이지)

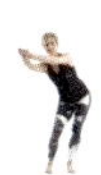

UNCOMFORTABLE HALFSITTING
POSITION: 각 다리당 3 x 5
(169 페이지)

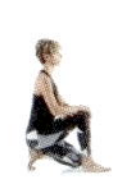

ELEPHANT IN MOTION: 좌우 1 x 5
(157 페이지)

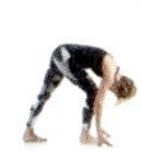

THREE FEET IN MOTION: 좌우 1 x 4
(162 페이지)

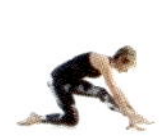

THREE FEET IN MOTION:
각 다리당 5(162 페이지)

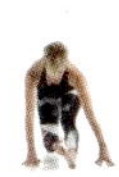

OPENING A BOOK: 좌우 1 x 4
(203 페이지)

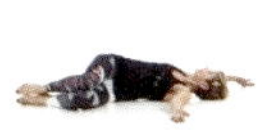

ROLLING BEETLE: 좌우 1 x 4
(218 페이지)

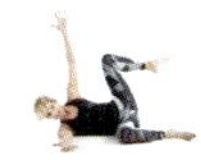

BEETLE STRETCH: 1 x 4
(218 페이지)

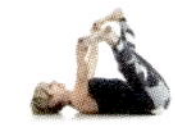

BRIDGE CORKSCREW:
좌우 1 x 4(195 페이지)

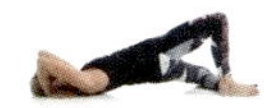

THREE-LEGGED SCORPION
STINGER: 좌우 3
(187 페이지)

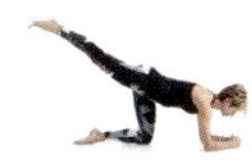

WINDMILL IN HALF-KNEELING
POSITION: 좌우 1 x 4
(184 페이지)

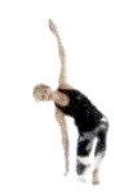

THREE-LEGGED WINDMILL:
좌우 1 x 4(186 페이지)

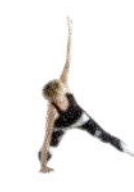

SUPINE CORKSCREW:
좌우 1 x 4(196 페이지)

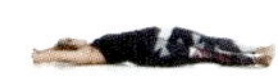

PRONE CORKSCREW:
좌우 1 x 4(199 페이지)

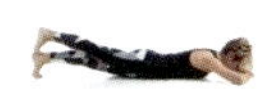

ATTACKING SCORPION:
좌우 1 x 3(167 페이지)

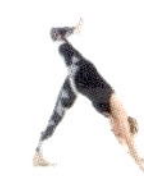

STANDING CORKSCREW:
좌우 1 x 3(183 페이지)

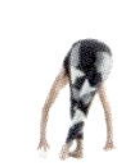

LIZARD: 좌우 1 x 20초
(189 페이지)

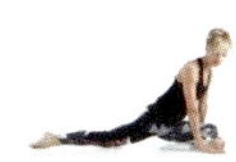

DYNAMIC CAMEL: 1 x 5
(160 페이지)

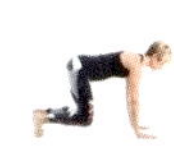

서기 자세로 돌아온다.

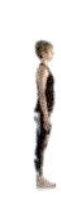

트레이닝 지침

맨발로 운동을 수행한다.

정확하고 통제된 방법으로 운동을 수행한다.

트레이닝: 주당 3회

참고: 여러분의 트레이닝 요구를 충족시키기 위해 다른 종류의 트레이닝에 속하는 다양한 프로그램의 운동을 포함시킬 수도 있다.

9.8. 필라테스를 위한 프로그램

필라테스 – 기본 프로그램

도구: 감각 볼 – 저항 밴드

목표: 운동 실행의 향상

개념: 논스톱 프로그램 과 운동 순서

구조: 트레이닝 프로그램은 하나의 전체 운동으로 구성

초점: 유연성, 가동성 및 안정성 및 토잉

전략: 라인 느끼기, 가동성, 신장, 이완 및 에너지

ELASTIC BOUNCES: 3 x 10초
(237 페이지)

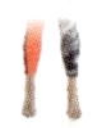

BACK TO THE WALL INSTANDING
POSITION: 3 x 20초(81 페이지)

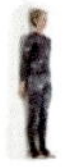

BACK TO THE WALL WITH
ARMSRAISED: 1 x 10(81 페이지)

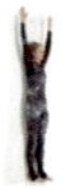

KNEE FALL OUT WITH ASENSORY
BAL (268 페이지)

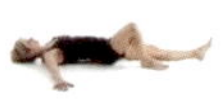

The Hundred
The Roll up
CIRCLES WITH THE RESISTANCE
BAND: 좌우 1 x 10(141 페이지)

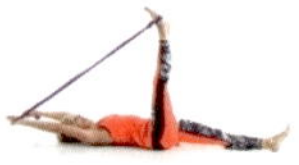

The One Leg Circle
Rolling Back
The One Leg Stretch
The Spine Stretch
CHEST LIFT IN PRONE POSITION
WITH A SENSORY BALL: 1 x 3~5
(273 페이지)

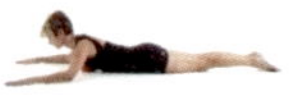

LEG LIFT IN PRONE POSITION WITH
A SENSORY BALL
3 per position(272 페이지)
The Swan-Dive

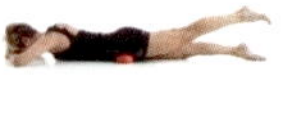

트레이닝 지침

맨발로 운동을 수행한다.

정확하고 통제된 방법으로 운동을 수행한다.

트레이닝: 주당 3회

필라테스 – 중간 프로그램

도구: 감각 볼

목표: 운동 실행의 향상

FOOT MASSAGE WITH BALL
1 x 30 sec per foot(58 페이지)

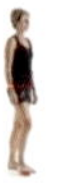

EYES ALERT, NECK LOOSE
(87 페이지)

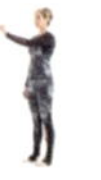

The Hundred
The Roll up
SITTING ON A SENSORY BALL IN
THE "Z" POSITION(276 페이지)

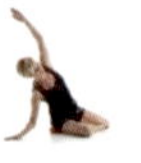

The One Leg Circle
Rolling Back
The One Leg Stretch The Spine Stretch
THREE FEET IN MOTION:
좌우 1 x 5(161 페이지)

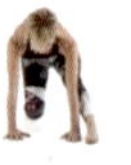

Rocker With Open Legs
The Saw
The One Leg Kick
BOOMERANG IN SIDEWAYS
HALF-KNEELING POSITION:
좌우 1 x 5(188 페이지)

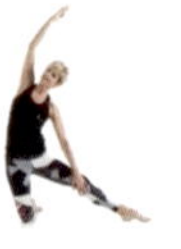

The Side Kicks
SCREWDRIVER(202 페이지)

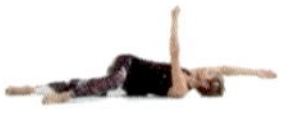

The Spine Twist
DYNAMIC CAMEL: 1 x 5
(160 페이지) - 손 밑에 플랫폼을 배치함

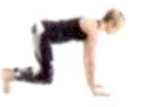

Push-up
SWING FROM LOW TO HIGH:
1 x 10(240 페이지)

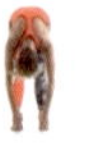

9.9. 기능적 트레이닝을 위한 프로그램

기능적 트레이닝

도구: 웨이트

목표: 전신 운동

워밍-업 단계

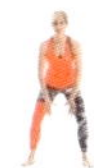

Cardio 5분
BEAT IN STANDING POSITION:
1 x 30초(92 페이지)

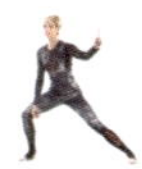

SIDE LUNGE WITH MOVEMENT OF THE EYES(88 페이지)

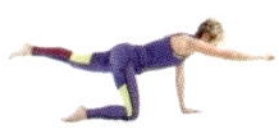

THE SHOULDER BLADES WRAP (133 페이지)

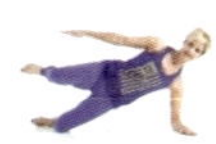

KNEE SAVER-LATERAL STABILIZATION: 1 x 5(120 페이지)

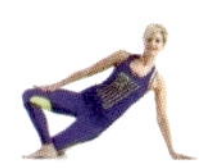

KNEE SAVER: 1 x 5 (121 페이지)

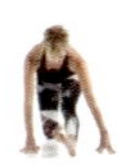

THREE FEET IN MOTION: 각 다리당 5(161 페이지)

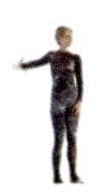

SIDEWAYS SPIDER AGAINST THE WALL: 1 x 5초(222 페이지)

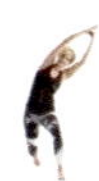

SHIFT SPLIT SQUAT: 각 다리당 1 x 5(182 페이지)

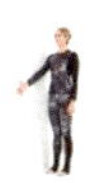

CIRCLES WITH YOUR ARM AGAINST THE WALL: 각 팔당 1 x 10(138 페이지)

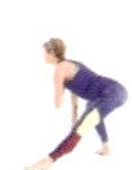

DIAGONAL LUNGE: 각 다리당 1 x 5(112 페이지)

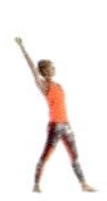

SWING WITH DUMBBELLS: 좌우 1 x 5~7(257 페이지)

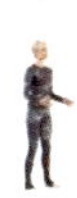

DOG BREATHING(PANTING): 1 x 30~45초(86 페이지)

중간 단계

Squat: 1 x 10
ELASTIC BOUNCES:
1 x 30초(237 페이지)

논스톱 3회 반복

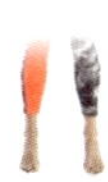

Push-up: 1 x 10
SPIDER WOMAN:
1 x 5
(131 페이지)

논스톱 3회 반복

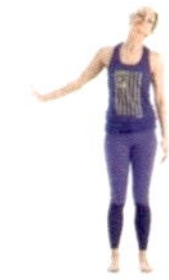

ABDOMINAL: 좌우 1 x 10
(56 페이지)

THREE FEET IN MOVEMENT:
좌우 1 x 10(163 페이지)

논스톱 3회 반복

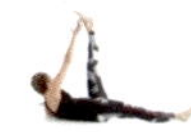

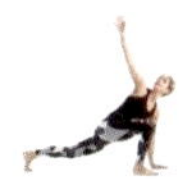

Walking lunges with KB:
각 다리당 1 x 5
BEAT: 1 x 30(92 페이지)

논스톱 3회 반복

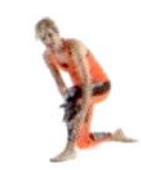

Rowing KB: 1 x 10
GIRAFFE (225 페이지)

논스톱 3회 반복

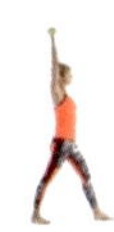

ABDOMINALS AGAINST THE WALL: 1 x 10(179 페이지)

BIRD DOG AGAINST THE WALL: 1 x 30~45초
(176 페이지)

논스톱 3회 반복

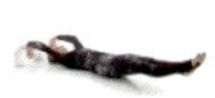

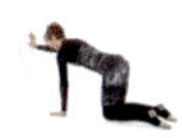

쿨-다운

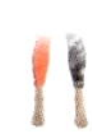

ELASTIC BOUNCES:
1 x 30초(237 페이지)

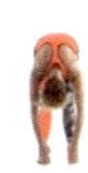

SWING FROM LOW TO HIGH:
1 x 10(240 페이지)

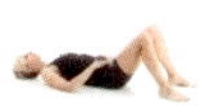

BALANCED BREATHING:
1 x 1분(286 페이지)

트레이닝 지침

근막 운동과 등장성 운동을 한 쌍으로 수행한다: 먼저 등장성 운동을 수행한 후, 근막 운동을 수행한다.

참고: 우리는 운동의 순서를 바꿀 수도 있다: 즉, 먼저 근막 운동을 수행한 후, 등장성 운동을 수행할 수도 있다.

기능적 트레이닝 준비 운동
도구: 메디신 볼 — 저항 밴드 **목표:** 운동실행의 향상

스쿼트 준비:

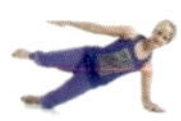

KNEE SAVER-LATERAL STABILIZATION: 좌우 1 x 10 (120 페이지)

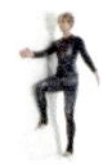

STORK AGAINST THE WALL: 각 다리당 5 x 3(82 페이지)

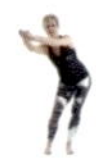

SHIFT SQUAT: 좌우 1 x 5 (181 페이지)

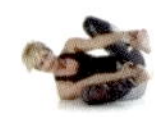

ROLLING BEETLE(218 페이지)

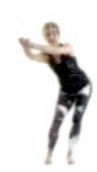

SHIFT SQUAT: 좌우 1 x 5 (181 페이지)

런지 준비:

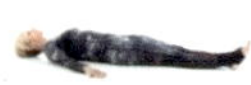

ON/OFF SHORTENED HIP FLEXOR ON YOUR BACK(90 페이지)

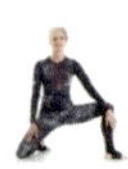

Eccentric ON/OFF HIP FLEXOR STRETCH(91 페이지)

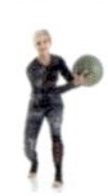

GLUTEUS MAXIMUS ON/OFF WITH MEDICINE BALL(84 페이지)

한발 데드리프트 준비:

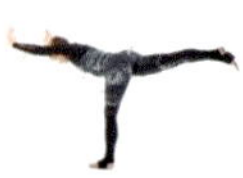

ONE LEG DEADLIFT AGAINST THE WALL(136 페이지)

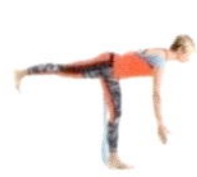

ONE LEG DEADLIFT WITH RESISTANCE BAND(137 페이지)

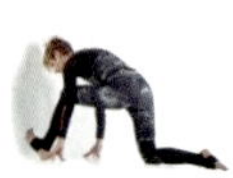

THREE FEET IN MOTION AGAINST THE WALL(165 페이지)

윈드밀 준비:

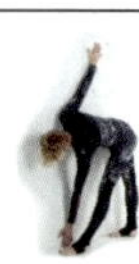

WINDMILL AGAINST THE WALL (208 페이지)

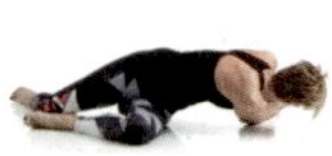

DYNAMIC LITTLE MERMAID (193 페이지)

프레스 준비:

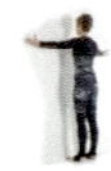

ARMS TO THE WALL (79 페이지)

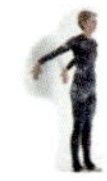

SPIDER AGAINST THE WALL 3 x 15 sec (221 페이지)

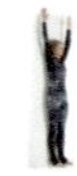

BACK TO THE WALL WITH ARMS RAISED (81 페이지)

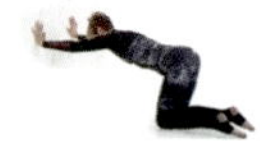

BIRD DOG AGAINST THE WALL (176 페이지)

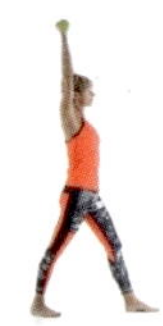

GIRAFFE: SWINGING WITH RESISTANCE BAND (225 페이지)
ALL SHOULDER, ARM, AND BACK EXERCISES WITH A BALL OR FOAM ROLLER

플랭크 준비:

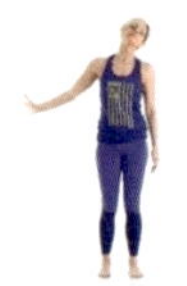

SPIDER WOMAN(131 페이지)

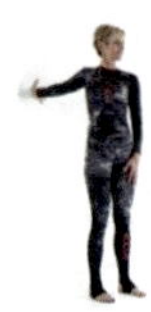

SIDEWAYS SPIDER AGAINST THE WALL (222 페이지)
ALL SHOULDER, ARM, AND BACK EXERCISES WITH A BALL OR FOAM ROLLER

9.10. S.O.S. 운동

트레이닝 도중의 근경련? 몇 가지 방법:

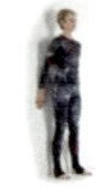

BACK MASSAGE AGAINST THE WALL WITH A SENSORY BALL(270 페이지)

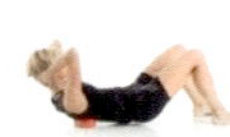

BACK MASSAGE ON THE FLOOR WITH A SENSORY BALL (270 페이지)

트레이닝 지침

이완하기: 통증성 통증유발점에서 그대로 머무르고, 계속 호흡한다. 긴장이 완화될 때까지 숨을 내쉴 때마다 볼로 부드럽게 압박을 적용한다. 긴장이 완화되면, 0.5인치(1㎝) 정도 심장 쪽으로 움직인다. 이것을 반복한다. 특정 통증유발점에서는, 작은 원이나 별 모양을 그릴 수도 있다.

9.11. 트레이닝 후 운동

예제 1:

회복(역동적인 팔 트레이닝 이후)

FOREARM MOVEMENTS ON ALL FOURS WITH A FOAM ROLLER (282 페이지)

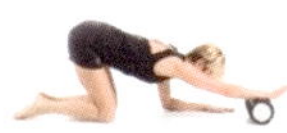

ARM MOVEMENTS ON ALL FOURS WITH A FOAM ROLLER(283 페이지)

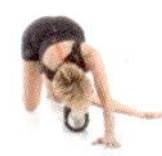

예제 2:

회복(역동적인 다리 트레이닝 이후)

LEG LIFT IN PRONE POSITION WITH BALL: 좌우 1 x 시리즈 (272 페이지)

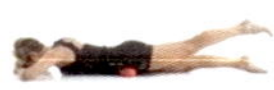

ZIG ZAG ON THE LATERAL LINE WITH A SENSORY BALL

(277 페이지)

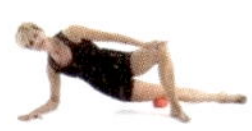

ROCKING ON THE SACRUM WITH A SENSORY BALL: 1 x 5~10 (267 페이지)

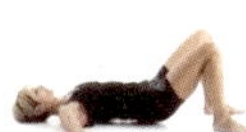

CIRCLES AROUND THE PIRIFORMIS WITH THE DUOBALL(275 페이지)

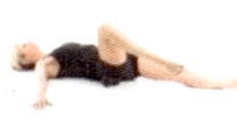

ANTERIOR STIMULATION OF THE ANKLES WITH A FOAM ROLLER(95 페이지)

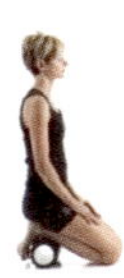

PRESSURE AND MASSAGE ON THE CALF MUSCLE WITH AFOAM ROLLER(98 페이지)

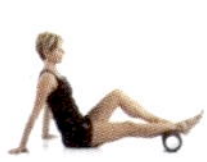

PRESSURE AND MASSAGE ON THE INNER LEG WITH A FOAM ROLLER(99 페이지)

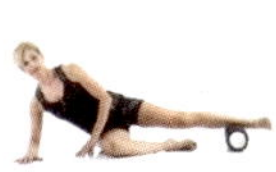

BEAT(HAVE FUN TAPPING) (92 페이지)

9.12. FReE 프로그램

FReE – 프로그램 1

목표: 근막 구조물의 활성화

개념: 논스톱 프로그램과 운동 순서

구조: 트레이닝 프로그램은 하나의 전체 운동으로 구성되어 있다.

초점: 근막 조직의 수화와 생생함을 유지

전략: 라인 느끼기, 가동성, 신장, 이완 및 에너지

FOOT MASSAGE: 45초 (58 페이지)

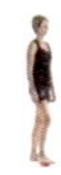

STEP WITH ROTATION: 1 x 10 (110 페이지)

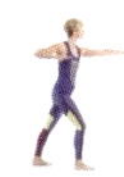

ELASTIC BOUNCES: 3 x 30초 (237 페이지)

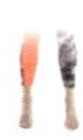

STANDING SWING FROM LOW TO HIGH: 1 x 10 (240 페이지)

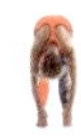

BAMBOO WITH LEGS CROSSED: 1 x 5(127 페이지)

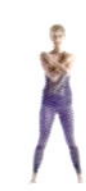

EYES ALERT AND REACTIVE WITH SIDEWAYS LUNGE: 1 x 5 (88 페이지)

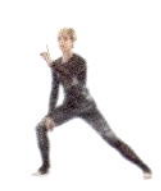

DIAGONAL LUNGE: 각 다리당 1 x 5(112 페이지)

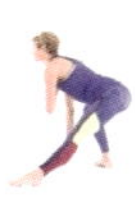

CRAB IN SQUAT POSITION: 좌우 1 x 3~5(117 페이지)

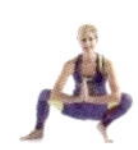

RUNNER'S KNEE IN SQUATTING POSITION: 1 x 5(118 페이지)

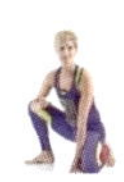

SPIDER WOMAN: 1 x 5 (131 페이지)

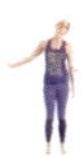

SPREADING YOUR KNEES IN HALF-SITTING POSITION: 1 x 5 (115 페이지)

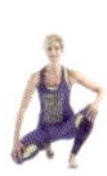

KNEE SAVER WITH ROTATION: 좌우 1 x 10(121 페이지)

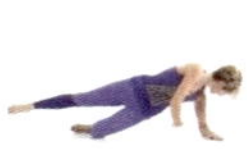

TRANSVERSE SEATED WINDSHIELD WIPERS: 좌우 1 x 5
(125 페이지)

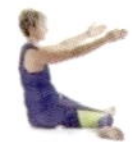

CAMEL WALK: 1 x 10
(159 페이지)

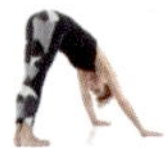

THE SHOULDER BLADES WRAP:
좌우 1 x 5(133 페이지)

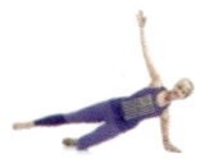

ATTACKING SCORPION:
좌우 1 x 5(167 페이지)

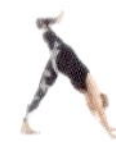

END TO END SIDEWAYS SWINGS WITH CHANGE OF TRAJECTORY:
좌우 1 X 5~10(241 페이지)

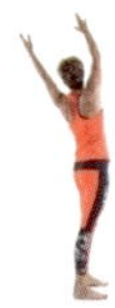

CRAB: 1 x 5
(168 페이지)

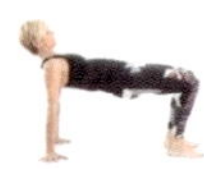

THORACIC SPINE ROTATIONS ON TWO POINTS OF SUPPORT:
좌우 1 x 5(129 페이지)

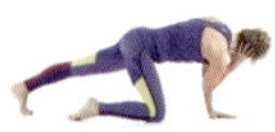

ROUND ELEPHANT:
좌우 1 x 5(156 페이지)

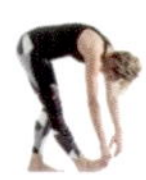

ELEPHANT IN MOTION:
좌우 1 x 5(157 페이지)

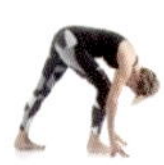

SUPPORTED LUNGE WITH BOW:
좌우 1 x 5(235 페이지)

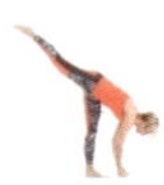

BOOMERANG IN SIDEWAYS HALF-KNEELING POSITION:
좌우 1 x 4(188 페이지)

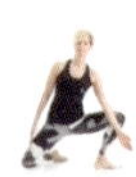

DYNAMIC CAMEL: 1 x 5
(160 페이지)

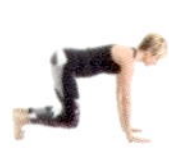

FLYING ATTACKING SCORPION:
각 다리당 1 x 4(244 페이지)

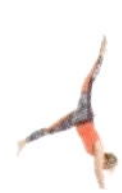

SHIFT SQUAT IN HALF-KNEELING POSITION: 좌우 1 x 4(182 페이지)

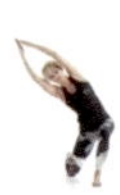

STANDING CORKSCREW:
좌우 1 x 4(183 페이지)

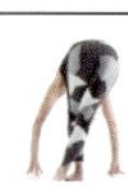

THREE-LEGGED WINDMILL:
좌우 1 x 4(186 페이지)

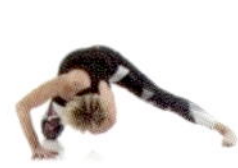

GORILLA: 1 x 5
(214 페이지)

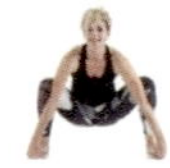

JUMPING DYNAMIC FROG:
1 x 4(215 페이지)

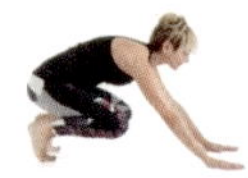

SHIFT SPLIT SQUAT:
좌우 1 x 5(182 페이지)

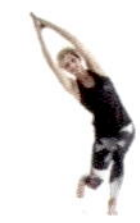

END TO END SIDEWAYS SWINGS WITH CHANGE OF TRAJECTORY:
좌우 1 x 5(241 페이지)

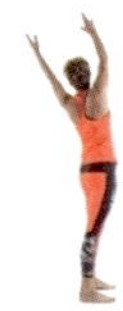

SIDEWAYS MONKEY:
좌우 1 x 3(242 페이지)

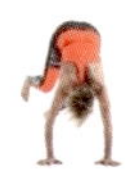

SITTING UNCOMFORTABLY ON BOTH YOUR HEELS: 1 x 3
(169 페이지)

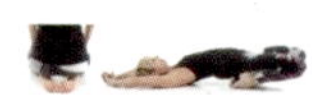

LIZARD: 좌우 1 x 3
(189 페이지)

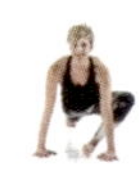

DYNAMIC LITTLE MERMAID:
좌우 1 x 3(193 페이지)

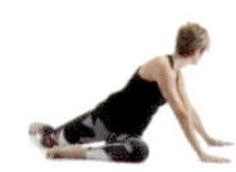

SUPINE CORKSCREW:
1 x 3(196 페이지)

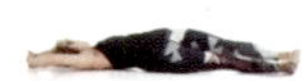

SUPINE CORKSCREW IN ACTION:
좌우 1 x 3(198 페이지)

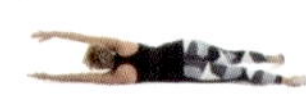

PRONE CORKSCREW:
좌우 1 x 3(199 페이지)

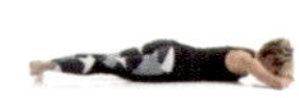

5~10 BALANCED BREATHING WITH WEIGHT
(285 페이지)

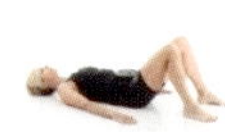

트레이닝 지침

맨발로 운동을 수행한다.

정확하고 통제되고 탄성적인 방법으로 운동을 수행한다.

트레이닝: 주당 2~3회

FASCIA—NATING MOVES FReE BEAST

목표: 자유롭게 움직이기 위해

개념: 논스톱 프로그램과 운동 순서
구조: 트레이닝 프로그램은 하나의 전체 운동으로 구성되어 있다.
초점: 근막 조직의 수화와 탄성 유지
전략: 가동성, 신장 및 에너지

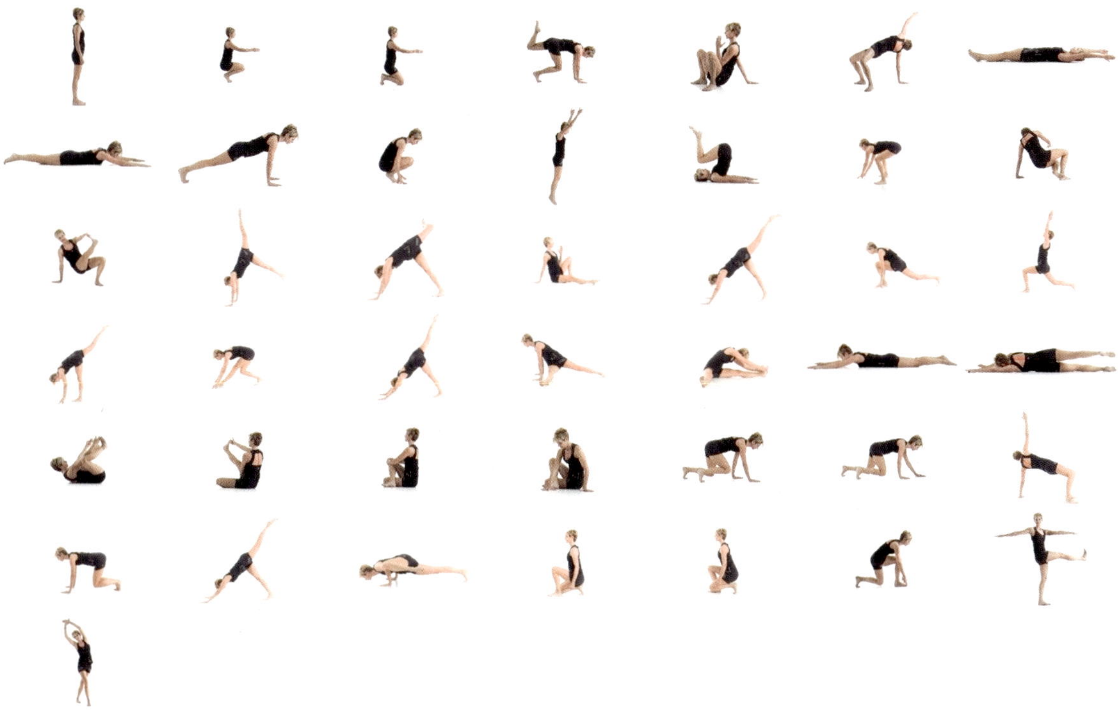

트레이닝 지침

맨발로 운동을 수행한다.

각 운동을 3~6회 수행하고, 반대쪽도 실시한다.

유연하고 탄성적으로 운동을 수행한다.

트레이닝: 주당 2~3회

운동 인덱스

참고자료

[1] Albini E. (2010) *Pilates Woodpole.* Red, Milano

[2] Albini, E. (2008) *Pilates per tutti.* Elika, Cesena

[3] Albini, E. (2010) *Pilates per lo sport.* Red, Milano

[4] Bruscia, G. (2008) *Donne in palestra: l'allenamento giusto.* Elika, Cesena

[5] Bruscia, G. (2010) *Addominali per tutti.* Elika, Cesena

[6] Bruscia, G. (2010) *Kettlebell.* Elika, Cesena

[7] Bruscia, G. (2017) *La verità sull'allenamento funzionale.* Elika, Cesena

[8] Buckminster Fuller, R. (1975) *Synergetics.* New York: Macmillan

[9] Calais-Germain, B. (2015) *Anatomia per il movimento. Introduzione all'analisi delle tecniche corporee.* Epsylon, Roma

[10] Canepa, L., "Il benessere visivo. Il metodo Bates" [http://www.benessere.com/salute/arg00/metodo_bates.htm, consulted in March 2018]

[11] Chetta, G (2010) "Propriocettori" [http://www.giovannichetta.it/propriocettori.html, consulted in March 2018]

[12] Cook, G. (2010) *Functional Movement Systems.* On Target Publications, California

[13] Denys-Stuyf, G. (1996) *Il manuale del mézierèrista.* Marrapese, Roma

[14] Dipartimento di Scienze della vita e Biologia dei sistemi. "Connettivi propriamente detti", in Atlante di Citologia ed Istologia [http://www.atlanteistologia.unito.it/page.asp?xml=connettivi.connettivi%20propriamente%20detti, consulted in March 2018]

[15] Douglas, J. (1707) *Myographiae Comparatae Specimen.* Printed by W.B. for G. Strachan, London

[16] Earls, J. (2014) *Born to Walk*. Berkeley: North Atlantic

[17] Fascia Research Congress 2009, Boston [http://www.fasciacongress.org/2009]

[18] Frederick, C., Frederick, A. (2016) *Faszienstretching: Diagnose, Behandlung, Training*. Riva. Kindle edition, 58

[19] Freiwald, J. (2009) *Optimales Dehnen. Sport-Prävention-Rehabilitation.* Balingen: Spitta Verlag

[20] Freiwald, J. (2013) *Optimales Dehnen. Sport-Prävention-Rehabilitation* (2nd Ed.). Balingen: Spitta

[21] Freiwald, J. (2014) *Effectiveness of Adjuvant (Supplementary) ThermaCare® Heat Packages in the Treatment of Chronic Low Back Pain Patients in a Multimodal Setting.* Wuppertal: Bergische Universität Wuppertal

[22] Freiwald, J., Baumgart, C., Konrad, P. (2007) *Einführung in die Elektromyographie. Sport-Prävention-Rehabilitation.* Balingen: Spitta

[23] Freiwald, J., Greiwing, A. (2014) *Optimales Krafttraining. Sport-Rehabilitation-Prävention*. Balingen: Spitta

[24] Frigo, G. (2008) *Anatomia e funzionalità della fascia crurale*, Thesis Università di Padova [http://tesi.cab.unipd.it/27901/1/ANATOMIA_E_FUNZIONALITA.pdf, consulted in February 2018]

[25] Garfin, S.R., Tipton, C.M., Mubarak, S.J., Woo, S.L., Hargens, A.R, Akeson, W.H. (1981) "Role of fascia in maintenance of muscle tension and pressure". J Appl Physiol, 51: 317-320

[26] Hegge, J. (1993) "Alcune riflessioni sul rapporto tra visione, propriocezione e cinetica". J of Behav Optometry, 4: 95-97

[27] Help Chemistry, Sacra chimica blog (2017) "Osmosi e osmosi inversa" [https://sacrachimicablog.wordpress.com/2017/03/27/osmosi-e-osmosi-inversa-2/, consulted in March 2018]

[28] Hinz, B., Gabbiani, G., Chaponnier, C. (2002) "The NH2-terminal peptide of α–smooth muscle actin inhibits force generation by the myofibroblast in vitro and in vivo". Journal of Cell Biology, 13; 157(4): 657–663; doi: 10.1083/jcb.200201049

[29] Hinz, B., Phan, S.H., Thannickal, V.J., et al. (2012) "Recent developments in myofibroblast biology: paradigms for connective tissue remodeling". Am J Pathol, 180: 1340-1355

[30] Ingber, D.E. et al. (1993) "Mechanotransduction across the cell surface and through the cyto-skeleton". Science, 260: S. 1124-1127

[31] Jarvinen, T.A., Jozsa, L., Kannus, P., Jarvinen, T.L., Jarvinen, M. (2002) "Organization and distribution of intramuscular connective tissue in normal and immobilized skeletal muscle. An immunohistochemical, polarization and scanning electron microscopic study". J Musc Res Cell Mot, 23: 245-254

[32] Kapandji, I.A. (2004) *Fisiologia articolare*. Monduzzi Editore, Bologna

[33] Kawakami, Y., Muraoka, T., Ito, S., Kanehisa, H., Fukanaga, T. (2002) "In vivo muscle fibre behaviour during countermovement exercise in humans reveals a significant role for tendon elasticity". J Physio, 540: 635-646

[34] Laborit, H. (2000) *L'inhibition de l'action. Biologie, physiologie, psychologie, sociologie*. Paris-Montréal

[35] Langevin, H.M. (2006) "Connective tissue: a body-wide signaling network?" Med Hypotheses, 66(6):1074-7

[36] Langevin, H.M., Cornbrooks, C.J., Taatjes, D.J. (2004) "Fibroblasts form a body-wide cellular network". Epub, 122(1): 7-15

[37] Langevin, H.M., Fox, J.R., Koptiuch, C., et al. (2011) "Reduced thoracolumbar fascia shear strain in human chronic low back pain". BMC Musculoskelet. Disord, 19: 203

[38] Larsen, C. (2013) *Gut zu Fuss ein Leben lang*. Trias

[39] Leinonen, V., Kankaanpaa, M., Luukkonen, M., et al. (2003). "Lumbar paraspinal muscle function, perception of lumbar position, and postural control in disc herniation-related back pain". Spine, 28: 842-848

[40] Levine, P.A. (2002) *Traumi e shock motivi, come uscire dall'incubo*. Macro Edizioni

[41] Magnusson, P., Narici, M., Maganaris, C., Kjaer, M. (2008) "Human tendon behaviour and adaptation, in vivo". J Physiol, Jan 1; 586(Pt 1): 71-81; doi: 10.1113/jphysiol.2007.139105

[42] Masunaga, S. (2000) *Meridian Dehnuebungen*. Felicitas Huebner, Deutschland

[43] McGill, S. (2004) *Ultimate Back Fitness and Performance*. Waterloo, Ontario, Canada: Wabuno Publishers

[44] Medicina per tutti (2010). "Tessuto connettivo propriamente detto" [https://www.medicinapertutti.it/argomento/tessuto-connettivo-propriamente-detto/, consulted in March 2018]

[45] Medicina per tutti (2017). "Tessuto connettivo lasso" [https://www.medicinapertutti.it/argomento/tessuto-connettivo-lasso/, consulted in March 2018]

[46] Mobile Sport. "Siamo vecchi come le nostre articolazioni" [https://www.mobilesport.ch/actualita/riscaldamento-siamo-vecchicome-le-nostre-articolazioni/, consulted in March 2018 (source: "mobile" journal 4/2008, 20-21, Jost Hegner)]

[47] Mobile Sport. "Erwachsenensport Schweiz ESA, Mobile praxis, Magglingen" [https://www.mobilesport.ch/suchergebnisse/?q=fuss, consulted in March 2018]

[48] Myers, T.W. (2006) *Meridiani Miofasciali. Percorsi anatomici per i terapisti del corpo e del movimento.* Tecniche Nuove, Milan

[49] Myers, T.W. (2007) *Meridiani miofasciali.* Tecniche nuove, Milan

[50] Myers, T.W. (2014) *Anatomy Trains: Myofascial Meridians for Manual and Movement Therapists.* Health Sciences UK. Kindle edition

[51] Myers, T.W. (2014) *Anatomy Trains: Myofascial Meridians for Manual and Movement Therapists* (3rd Ed.). Edinburgh: Churchill Livingstone Elsevier

[52] Myers, T.W., Fredrick, C. (2012) "Stretching and fascia". In: Schleip, R., Findley, T., Chaitow, L., et al. editors, *Fascia, the Tensional Network of the Human Body,* Edinburgh: Churchill Livingstone Elsevier

[53] Pilates, J.H., Miller, W.J., Robbins, J. (2000) *The Millennium Edition: Return to Life Through Contrology and Your Health*. Presentation Dynamics, ISBN 1-928564-00-3

[54] Pollack, G.H. (2013) *The Fourth Phase of Water. Beyond Solid, Liquid and Vapor*. Ebner and Sons Publishers, Seattle, Washington

[55] Rotolo. J., Roll, R. (1988) *Dall'occhio al piede: una catena propriocettiva coinvolta nel controllo posturale. (Postura e andatura: sviluppo, adattamento e modulazione).* Elsevier Science Publishers, 155-164

[56] Schleip, R. (2011) "Principles of Fascia Fitness" [www.terrarosa.com.au, Issue 7]

[57] Schleip, R., Baker A. (2015) *Fascia in Sport and Movement*, Handspring Publishing Limited, Scotland

[58] Schleip, R., Duerselen, L., Vleeming, A., Naylor, I.L., Lehmann-Horn, F., Zorn, A., Jaeger, H., Klingler, W. (2012) "Strain hardening of fascia: static stretching of dense fibrous connective tissues can induce a temporary stiffness increase accompanied by enhanced matrix hydration". Journal of Bodywork and Movement Therapies, 16: 94e100

[59] Schleip, R., Findley, T.W., Chaitow, L., Huijing, P.A. (2012) *Fascia: the Tensional Network of the Human Body*, Churchill Livingstone Elsevier

[60] Schleip, R., Müller, D.G. (2012) "Training principles for fascial connective tissues: Scientific foundation and suggested practical

applications". Journal of Bodywork & Movement Therapies, 1-13

[61] Schleip, R. (2002) "Fascial plasticity – a new neurobiological explanation: part 1" and "Fascial plasticity – a new neurobiological explanation: part 2". Journal of Bodywork and Movement Therapies, 7(1): 11-19; 7(2): 104-116

[62] Slomka, G., Regelin, P. (2005) *Stretching – aber richtig!* Blv-Verlag

[63] Staubesand, J., Li, Y. (1996) "Zum Feinbau der Fascia cruris mit besonderer Berucksichtigung epi- und intrafaszialer Nerven". Manuelle Medizin, 34: 196-200

[64] Stecco, C. (2014) *Functional Atlas of the Human Fascial System*. Elsevier Health Sciences UK. Kindle edition

[65] Stecco, C. (2015) *Functional Atlas of the Human Fascial System*. Churchill Livingstone Elsevier

[66] Stecco, C., Porzionato, A., Macchi, V., Tiengo, C., Parienti, A., Aldegheri, R., Delmas, V., De Caro, R. (2006) "Histological characteristics of the deep fascia of the upper limb". Italian journal of anatomy and embryology, 111(2): 105-10

[67] Stecco, C., Porzionato, A., Stecco, A., Macchi, V., Day, J.A., De Caro, R. (2008) "Histological study of the deep fasciae of the limbs". Journal of Bodywork and Movement Therapies, 12(3): 225-230

[68] Stecco, L., Stecco C. (2008) *Fascial Manipulation*. Padua: Piccini Publisher

[69] Still, A.T. (1899) *Philosophy of Osteopathy*. Academy of Osteopathy, Kirksville, MO

[70] Tomasek, J.J., Gabbiani, G., Hinz, B., Chaponnier, C., Brown, R.A. (2002) "Myofibroblasts and mechano-regulation of connective tissue remodeling". Nat Rev Mol Cell Biol, 3(5): 349-363

[71] Treccani. "Hooke, Robert" [http://www.treccani.it/enciclopedia/robert-hooke/, consulted in March 2018]

[72] Vleeming, A., Mooney, V., Stoeckart, R. (2007) *Movement, Stability & Lumbopelvic Pain* (2nd Ed.). Churchill Livingstone Elsevier

[73] Wikipedia, "Sistema nervoso parasimpatico" [https://it.wikipedia.org/wiki/Sistema_nervoso_parasimpatico, consulted in March 2018]

[74] Wildman F. (2006) *The Busy Person's Guide to Easier Movement*. The Intelligent Body Press

[75] Wilke, J., Schleip, R., Klingler W., Stecco, C. (2017) "The Lumbodorsal Fascia as a Potential Source of Low Back Pain: A Narrative Review". Biomed Res Int, 2017: 5349620; doi: 10.1155/2017/5349620

[76] Willard, F. (2007) Fascial Continuity: Four Fascial Layers of the Body. Fascia Research Congress, Boston

[77] Willard, F.H., Vleeming, A., Schuenke., M.D., Danneels, L., Schleip, R. (2012) "The thoracolumbar fascia: anatomy, function and clinical considerations". J Anat, 2012 Dec; 221(6): 507-536; doi: 10.1111/j.1469-7580.2012.01511.x

[78] Wolf, C. (2003) "Flexibility Highways" [http://www.ptonthenet.com/articles/Flexibility-Highways-2032, consulted in March 2018]

[79] Wood, T.O., Cooke, P.H., Goodship, A.E. (1988) "The effect of exercise and anabolic steroids on the mechanical properties and crimp morphology of the rat tendon". Am J SportsMed, 16(2): 153-158

저자에 대해

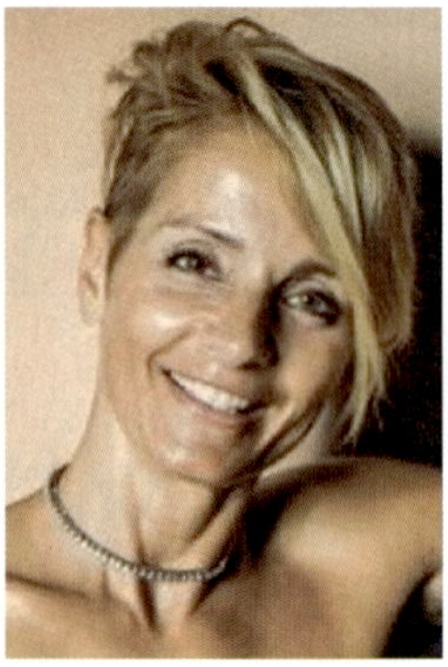

Ester Albini는 Ester Albini Pilates Academy의 오너이고, Functional Training School (FTS)의 공동 설립자이다. 그녀는 퍼스널 트레이너 겸 피트니스 강사이고, 스위스 연방으로부터 피트니스 학위를 받았다. 그녀의 전문 트레이닝은 Anatomy Trains 레벨과 II, IKFF 인증 케틀벨 트레이너 레벨 I, TRX 레벨 II, Reebok Master Trainer, Polestar, Balanced Body, Gyrotonic Teacher 레벨 1, 그리고 Posturologa Mézières and Bricot 등을 포함하고 있다. 그녀는 FTS, 이탈리아 피트니스 연맹(FIF), 리복 및 스위스 피트니스 스포츠 아카데미(SAFS)를 포함해 여러 단체의 국제 강사로 일해 왔다. Albini는 우드폴 메소드, Body Ball Relaxing, 그리고 Fascial Real Emotion(FReE)의 창시자이다. 또한 그녀는 여러 책과 DVD를 출간한 저자이기도 하다.